AF336445

LA
FIÈVRE TYPHOÏDE

IId 62
200

3554-77 — CORBEIL. Typ. et stér. de CRÉTÉ.

LA
FIÈVRE TYPHOÏDE

PAR

CHARLES MURCHISON

MEMBRE SOCIÉTAIRE (FELLOW) DU COLLÈGE ROYAL DES MÉDECINS
MEMBRE DE LA SOCIÉTÉ ROYALE DE LONDRES
MÉDECIN ET PROFESSEUR A L'HOPITAL DE SAINT-THOMAS
MÉDECIN CONSULTANT DE L'HOPITAL DES FIÉVREUX DE LONDRES

traduit par

LE Dr LUTAUD

EX-MÉDECIN DE L'HOPITAL FRANÇAIS DE LONDRES

Accompagné de notes et précédé d'une introduction

PAR

M. HENRY GUÉNEAU DE MUSSY

Membre de l'Académie de médecine
Médecin des hôpitaux de Paris
Membre sociétaire du Collège royal des médecins de Londres
Médecin fondateur de l'hôpital français de Londres

PARIS

LIBRAIRIE GERMER BAILLIÈRE ET Cie

108, BOULEVARD SAINT-GERMAIN, 108
(Au coin de la rue Hautefeuille)

—

1878

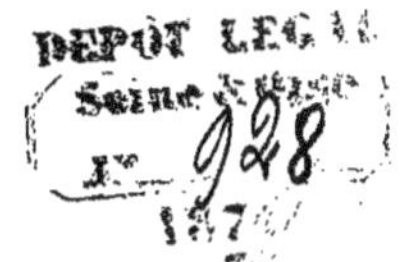

INTRODUCTION

A L'ÉDITION FRANÇAISE

PAR M. HENRI GUENEAU DE MUSSY

APERÇU DE LA THÉORIE DU GERME CONTAGE

DE L'APPLICATION DE CETTE THÉORIE A L'ÉTIOLOGIE
DE LA FIÈVRE TYPHOÏDE.

QUELQUES CONSIDÉRATIONS SUR LES MOYENS PROPHYLACTIQUES

> Comme certaines contagions par excellence ont
> pour cause prochaine ou pour contagient un être
> organisé parasitaire, ne serait-il pas permis de sup-
> poser que d'autres êtres organisés, d'une espèce
> donnée, sont aussi les agens des autres conta-
> gions? (M. BOUILLAUD, *Bull. de l'Acad. de méd.*)

Le livre dont nous publions la traduction n'a pas besoin
d'être recommandé au public médical. Son importance est depuis longtemps connue en France. Les extraits et les citations qui en ont été donnés, jusque dans ces derniers temps,
n'ont fait qu'augmenter le désir d'en avoir le texte complet.
Il y a trois ans que mon ami le docteur Murchison a bien
voulu me confier le soin de faire une édition française de son
ouvrage. Je ne me pardonnerais pas de n'avoir pas répondu plus
tôt à sa confiance, si le retard avait dépendu de ma volonté.

Les raisons qui en ont été la cause n'ont pas d'intérêt pour
le lecteur. Aujourd'hui encore je regrette de ne lui offrir qu'une
portion de l'œuvre de Murchison. Cette portion, il est vrai, est
celle qui présente le plus d'intérêt aux Français. Le titre anglais
porte : *Traité des fièvres continues de la Grande-Bretagne*, et comprend les quatre espèces de fièvres qui sévissent habituelle-

ment dans la patrie de l'auteur : le typhus, la fièvre relapse, la fièvre typhoïde et la fièvre continue simple, ou fièvre éphémère. Les deux premières de ces affections ne sont que bien rarement et accidentellement observées chez nous ; les monographies qui les concernent ne seront publiées que plus tard. Toutefois quand nous avons rencontré dans l'histoire de la fièvre typhoïde des allusions à quelques passages de ces monographies, nous avons eu soin de les reproduire. J'emploie ici le pluriel, je me demande si j'en ai le droit. Le travail de la traduction appartient exclusivement à mon jeune et excellent confrère. Aussi compétent dans la connaissance des langues que dans la science de la médecine, il a accompli cette tache, entreprise à ma sollicitation, de manière à conserver à ce beau livre les mérites qui font reconnaître l'auteur, en Angleterre, comme la plus haute autorité en matière de pyrétologie. C'est sir Thomas Watson, salué lui-même par tout le corps médical de son pays comme son plus noble représentant, qui fait ce glorieux compliment au docteur Murchison dont, toutefois, il ne partage pas complétement l'opinion en matière d'étiologie.

On peut bien avancer sans exagération, que jamais la question des maladies virulentes et contagieuses, celle de la fièvre typhoïde en particulier, n'a, autant qu'aujourd'hui, occupé les esprits. Les prodigieux résultats obtenus par les investigations des savants de notre temps dans le champ des recherches étiologiques, deviennent eux-mêmes d'efficaces encouragements à de nouveaux travaux. Dans les grandes découvertes auxquelles on assiste, on veut trouver la promesse de découvertes plus grandes encore. Aussi voyons-nous les sociétés, comme les congrès scientifiques, mettre partout au premier rang de leur programme la recherche des causes de la fièvre typhoïde. Les recherches, en tant qu'antérieures à 1873, sont discutées dans le livre du docteur Murchison.

Depuis lors la science a poursuivi ses investigations. De nouvelles discussions ont été engagées sur la question, et je ne crois pas qu'il soit hors de propos de résumer ici les diverses expressions de l'opinion sur un sujet que nul autre ne surpasse en importance.

Ce n'est pas d'aujourd'hui que les observateurs des faits de la nature ont été séduits par l'analogie que présente le développement de certaines maladies avec les procédés de la fermentation, et il est digne de remarque que cette préoccupation s'est développée en raison directe des progrès simultanés de la médecine et des sciences physico-chimiques. La multiplication rapide de l'élément virulifère chez l'individu affecté, devinée longtemps avant d'avoir été constatée, et la transmission de ce même élément à un individu sain, offrent une ressemblance si frappante avec l'action du levain, que le docteur William Farr, chef du Bureau de la statistique en Angleterre, a adopté pour désigner les maladies infectieuses, le terme qualificatif de zymotiques.

Robert Boyle, patricien anglais, qui consacra presque toute sa vie et ses grandes richesses à l'étude des sciences physico-chimiques par la voie expérimentale, écrivait il y a plus de deux siècles cette phrase mémorable : « Celui qui comprendra à fond « la *nature* des ferments et les fermentations, sera probable- « ment beaucoup plus que ceux qui l'ignorent, capable de se « rendre un compte clair de certaines maladies qui ne seront « peut-être jamais complétement comprises sans qu'on pré- « nètre dans la doctrine des fermentations. »

Il a été donné à notre siècle et à notre patrie de voir naître cet homme, et il semble que l'horoscope tiré par Robert Boyle ait pressenti M. Pasteur. Le génie et la sagacité de notre compatriote ont réussi à pénétrer la nature des fermentations. En établissant l'identité des organismes ferments avec des corpuscules suspendus dans les milieux qui nous entourent, et en démontrant leur ressemblance avec d'autres organismes qui peuvent pénétrer dans l'être vivant, en prendre possession, et en opérer la destruction, d'une manière analogue à celle dont les ferments se comportent avec les liquides fermentescibles, M. Pasteur a ouvert des voies inconnues jusqu'à lui. L'étiologie et la thérapeutique s'y sont engagées, et y ont trouvé pour la médecine et la chirurgie des indications dont l'humanité a déjà profité, et pourra profiter bien plus encore. La difficulté est de ne pas s'égarer dans ces voies, et de ne pas y recueillir pour des vérités réelles de simples apparences pouvant de loin faire illusion. Ces travaux impérissables, comme les appelle le professeur Tyndall,

en ont engendré d'autres qui viennent tous les jours les confirmer et les étendre.

De la comparaison sérieuse de l'action du ferment avec ce
qui se passe dans quelques maladies contagieuses, est née la
théorie du germe morbifique qui occupe aujourd'hui tant
d'esprits supérieurs.

Voici deux vases contenant un liquide limpide, de l'urine
diabétique fraîche dans laquelle plonge un thermomètre dé-
licat. Dans l'un de ces vases on inocule une quantité aussi
minime que possible de levure de bière, l'autre est laissé
intact. Pendant les douze premières heures l'observateur ne
distingue aucun changement. Plus tard le liquide du vase
inoculé commence à fermenter, et le thermomètre s'y élève
très-sensiblement. Le second jour, la fermentation est complète, et la température du liquide, a monté de près de 2°.
Cet état de perturbation dure cinq jours, après quoi la température s'abaisse au degré où elle est restée dans le vase non
inoculé et le liquide s'éclaircit en déposant un sédiment considérable de levure de bière. Alors, vers le sixième jour, le
liquide du vase non volontairement inoculé commence à se
troubler à son tour, à fermenter. Le thermomètre y indique
une élévation de température de plus de 1° qui persiste
pendant six jours au bout desquels il s'éclaircit comme celui
de l'autre vase par la formation d'un dépôt de levûre au fond
du vase. N'y a-t-il pas là, demande le docteur Roberts qui
exposait naguère ces expériences devant l'Association médicale
de la Grande-Bretagne réunie à Manchester, une analogie
frappante entre cette fièvre développée dans un flacon, et la
manifestation d'une fièvre éruptive comme la petite vérole?
— Dans les deux cas : inoculation volontaire ou fortuite, période incubatoire séparant le moment où l'inoculation a eu
lieu, et la manifestation des premiers symptômes; élévation
de température, multiplication de la substance virulente ou de
la levure; enfin, défervescence ou cessation du travail pertur-
bateur. Tous ces traits ne présentent-ils pas entre eux une
grande ressemblance? Toutefois, ajoute le savant clinicien,
« la comparaison ne peut pas être poussée plus loin. Je ne
« prétends pas dire que le sang ou les tissus du varioleux
« subissent des changements comparables à la conversion du

« sucre diabétique en alcool et en acide carbonique, et je ne
« voudrais pas non plus qu'on m'attribuât l'opinion que l'élé-
« vation de la température de l'urine diabétique par la fermen-
« tation est absolument l'analogue de l'hyperthermie fébrile. »

Ces différences ne sont pas les seules. Il y en a une entre
autres qui frappe tout d'abord, c'est que la fièvre dans la
bouteille a été évidemment précédée de l'introduction d'un organisme vivant le *torula cerevisiæ*, sans qu'on puisse *a priori*
affirmer que rien de pareil ait eu lieu dans le cas de la fièvre variolique développée sans inoculation directe. Il s'agit
d'examiner si cette différence est aussi réelle qu'apparente, et
de voir si la variole *spontanée* n'est pas le produit de l'introduction d'un germe, tout aussi sûrement que la variole qui a
résulté de l'inoculation volontaire.

Essayons de dire d'abord ce que c'est qu'un germe.

Leeuwenhoek, dès le commencement du siècle dernier, avait
découvert, avec son microscope très-imparfait, dans divers produits organiques, tels que les matières intestinales et le tartre
dentaire, de petits corps filiformes, extrêmement minces, qui re-
çurent plus tard le nom de vibrioniens en raison de la motilité
dont ils sont doués. On n'aperçoit en eux nulle organisation distincte appréciable, même aux instruments actuels. Les uns ont
des mouvements vacillants non flexueux autour de leur centre et
de leurs extrémités, ce sont les *bactéries*. Les autres des mouvements ondulatoires, ce sont ceux du genre *vibrio*. D'autres se meuvent en spirale, ce qui leur a valu le nom de *spi-
rilla*.

Les individus de la plus petite taille apparaissent au plus
fort grossissement comme des points mouvants ou immobiles.
Ils peuvent même être si ténus qu'on ne constate leur présence qu'à l'état d'agglomération. Les plus longs atteignent
20 centièmes de millimètre. Il y a vingt ans, ces organismes
qu'on trouvait dans beaucoup de liquides organiques en voie
de décomposition, dans des liquides pathologiques tels que le
pus des abcès chauds chez l'adulte, quelquefois même dans
des liquides normaux, n'offraient d'intérêt que par la difficulté
qu'on éprouvait à les classer, et on ne s'en occupait guère,
lorsque M. Pasteur, découvrit qu'en apportant de profondes
modifications dans la constitution chimique des milieux où

ils se développent, ils devenaient les agents d'un grand nombre de fermentations. M. Davaine les étudia de très-près ; il établit leur place dans le règne végétal à côté des conferves. Impossibles à distinguer les uns des autres par les caractères qu'ils présentent à la vue même aidée des plus puissants microscopes, les vibrioniens se classent toutefois en catégories très-diverses par la manière dont ils se comportent avec les milieux. Les uns ne vivent que dans l'oxygène ou l'air libre, ce sont les *aérobies* de M. Pasteur ; les autres ne prennent l'oxygène qu'en l'enlevant à des combinaisons organiques dont il fait partie, ce sont des *anaérobies* On en voit qui résistent à une température de plus de 100° et d'autres, qui périssent à moins de 50°. Il en est de même de la dessiccation qui tue ceux-ci, et que ceux-là subissent sans périr. Ce qui, en l'absence de tout autre caractère, fait reconnaître entre eux des distinctions profondes, c'est le mystérieux caprice qui les dirige dans le choix de leur habitat. En voici un exemple observé par M. Pasteur.

Le ferment de l'acide tartrique ordinaire est un vibrionien. Cet acide dévie à droite le plan de la lumière polarisée ; on connaît un autre acide tartrique, qui opère la déviation à gauche, d'où les dénominations d'acide tartrique droit et d'acide tartrique gauche. La composition chimique de ces deux acides est absolument la même ; les agents de la fermentation dans ces deux acides sont deux vibrions, et le vibrion ferment qui détruit l'acide droit, n'a aucune action sur l'acide tartrique gauche, autrement dit, il ne se développe pas dans un milieu ou ce dernier acide existe à l'exclusion de l'autre. Il y a un troisième acide, l'acide racémique qui résulte de la combinaison d'une molécule d'acide tartrique droit avec une molécule d'acide tartrique gauche. Si le racémate d'ammoniaque est soumis à l'action du vibrion tartrique droit, la fermentation commencera et se continuera jusqu'à destruction complète dudit acide, et l'acide tartrique gauche restera intact tant qu'il ne sera pas attaqué par le vibrion spécifique.

Je ne multiplierai pas ces citations : elles suffisent à montrer que ces variétés de propriétés révèlent chez les vibrioniens, des variétés d'espèces tout aussi distinctes que si elles s'exprimaient par des caractères appréciables à la vue. En

1850, date qu'on est trop disposé à oublier, M. Davaine avait signalé dans le sang des animaux atteints de *sang de rate*, la présence d'un vibrionien immobile qu'il appela *bactéridie*. Cette découverte éclairée et développée par les travaux de M. Pasteur fournit une application frappante à la théorie moderne du germe morbifique.

Ici se présente une question, oiseuse sans doute pour la plupart des lecteurs, imposée cependant par la résistance de quelques esprits aux solutions les plus évidentes. Quelle est l'origine de ces organismes? Sont-ils formés de la réunion des éléments protoplasmiques pris aux milieux dans lesquels on les trouve, ou viennent-ils des milieux externes où ils préexistaient. On peut dire que si cette question de physiologie est aujourd'hui résolue de la manière la plus satisfaisante, ce n'est pas sans avoir soulevé les plus ardentes discussions, et provoqué les plus subtiles recherches. Je n'essaye pas de raconter les phases par lesquelles elle a passé depuis vingt ans, les objections minutieuses sans cesse répétées par les partisans de la génération spontanée et toujours, à mon sens, réduites à néant par M. Pasteur et ses disciples; je veux cependant rapporter quelques faits récents d'expérimentation qui ajoutent encore l'évidence à l'évidence.

Le docteur Roberts, à l'aide de précautions prises contre l'intervention de l'air et pour le détail desquelles je renvoie le lecteur au texte du très-intéressant discours qu'il a prononcé naguère à Manchester, avait conservé pendant plusieurs années dans des flacons d'où il avait chassé l'air, préalablement stérilisés par la chaleur, des liquides organiques très-putrescibles, tels que de l'urine, du liquide pleurétique, du sérum de vésicatoire, sans leur voir subir la moindre altération. Il vint à ouvrir à l'air libre quelques-uns de ces flacons; dans d'autres il introduisit une quantité d'eau ordinaire; bientôt après, il y vit se développer de nombreux vibrioniens. Dans une seconde expérience, il ne laissa arriver l'air ou le liquide contaminant à ses liquides putrescibles qu'à travers un filtre de terre de pipe, et ceux-ci ne perdirent rien de leur parfaite limpidité.

C'est par une filtration semblable que M. Alph. Guérin prévient au moyen des pansements ouatés la fermentation putride.

Le docteur Tyndall s'est aussi occupé de la question, et il a apporté à l'investigation du sujet toute l'énergie que lui donne sa passion pour la vérité scientifique, doublée de son génie expérimentateur. Il a commencé par démontrer qu'un rayon concentré de lumière électrique révèle par la réfraction la présence dans l'air de poussières bien autrement ténues que celles que les plus puissants grossissements permettent de distinguer ; il a reconnu de plus qu'une grande proportion de ces poussières était formée de matière organique et enfin que là où le rayon lumineux était réfracté par ces poussières, les liquides fermentescibles se décomposent rapidement, tandis qu'ils se conservent indéfiniment dans l'air qu'il avait pu rendre optiquement pur, c'est-à-dire sans signe de réfraction aucune.

Peut-on déduire de ces expériences qui ne sont que des procédés différents d'expériences analogues précédemment faites, une autre conclusion que celle-ci ? la fermentation ou la putréfaction observée ne peut être causée que par l'introduction dans les liquides d'expériences, des particules solides qui flottent dans l'air, ou qui sont suspendues dans l'eau employée ; et ce n'est que par un procédé semblable que la fermentation a pu avoir lieu, et que l'imprégnation variolique a pu se produire, dans les exemples cités plus haut, où le ferment d'une part et le contage de l'autre n'ont pas été volontairement introduits dans le liquide et sous la peau. Je dis un procédé semblable ; car il résulte d'expériences dont je parlerai bientôt que le contage de la variole est, comme le ferment, quelque chose de particulé.

Chacun sait avec quelle imperturbable patience M. Pasteur est arrivé à discerner les organismes spécifiques d'un grand nombre de fermentations, comment, en les isolant par des cultures successives, il a trouvé et montré que tel organisme produisait une fermentation spéciale et pas d'autre, ainsi que nous l'avons vu tout à l'heure pour l'acide tartrique.

Il s'agissait d'appliquer ces démonstrations à l'étiologie et à la pathogénie des maladies dans lesquelles l'économie animal est envahie par des vibrions, de montrer quelle part, par exemple, la bactéridie de M. Davaine avait à la pathogénie des affections charbonneuses. Ce point si contesté, obscurci quelquefois par des anomalies inattendues, a été enfin, dépuis peu de temps, éclairé de la plus vive lumière par des travaux entrepris simultanément dans les laboratoires français et allemands.

On ne contestait pas que le sang inoculé à un animal susceptible de prendre la maladie la lui communiquât. La discussion portait sur la détermination de la partie de ce sang qui transmet le mal. Est-ce le plasma et ce qu'il tient en dissolution, ou bien sont-ce les éléments solides, qui font l'office de contage? MM. Colze et Feltz, et M. Davaine avaient montré que des fractions de goutte infinitésimales de liquide virulent peuvent donner la mort. On devait donc se demander si la virulence du sang charbonneux ne tenait pas au liquide lui-même, aussi bien, si non plus, qu'à l'organisme figuré. Tout en se reconnaissant disposé à voir le contage dans la bactérie, le professeur Chauveau déclarait que le fait serait bien plus assuré, si l'on parvenait à laver le vibrion de tout soupçon de contamination de la part du sang de l'animal charbonneux. M. Pasteur n'a pas reculé devant cet appel. Il s'est assuré d'un liquide capable d'offrir un habitat convenable au vibrion, il l'a trouvé dans l'urine; et il s'en est servi pour y cultiver la *bactéridie* et l'y faire passer par un nombre de lavages et de générations assez grand, pour qu'il fût impossible qu'il lui restât rien du liquide au sein duquel elle avait été originellement recueillie. Ainsi lavée et purifiée, la bactérie inoculée a produit le charbon; et, d'un autre côté, le liquide dans lequel elle avait été cultivée, filtré convenablement, a pu être injecté sans donner la maladie.

La question semblait donc résolue. Toutefois certains faits bien observés ont paru contredire ceux-ci, et retirer à la bactérie la part capitale qui lui est attribuée dans la production du charbon. On a vu des liquides organiques mis à l'abri de toute contamination, être envahis par la fermentation, après avoir subi une ébullition prolongée. Bien que la bactéridie périsse rapidement dans les milieux qui ne lui sont pas favorables, on a vu aussi, de temps à autre, des épidémies charbonneuses prendre naissance et se développer dans des étables où la maladie avait sévi des mois et même des années auparavant, mais où on avait cru prendre toutes les précautions propres à détruire les contages. Tout dernièrement

M. Paul Bert, dans une première série d'expériences, a soumis du sang charbonneux à une pression d'oxygène de 10 atmosphères, et à l'action de l'alcool concentré. La virulence a survécu à ces traitements, et l'expérimentateur en a conclu qu'elle ne pouvait pas dépendre de germes organiques figurés qui n'y auraient certainement pas résisté. Enfin des inoculations de sang soi-disant charbonneux ont amené la mort sans qu'on pu découvrir, chez les animaux inoculés, de traces de *bactéridies*.

Ces anomalies paraissaient fournir des arguments victorieux aux adversaires de la doctrine du contage vivant et particulé, mais des observations minutieuses et persévérantes ont réussi à dissiper tous les doutes.

M. Davaine avait déjà remarqué que dans les formes variées que peuvent revêtir les vibrions, les plus petits, les moins distincts sont ceux qui résistent le plus aux causes de destruction. La même observation avait été faite par M. Roberts de Manchester; il avait aussi avancé et cherché à prouver que des particules germinales pouvaient survivre à la température de l'eau bouillante; en même temps le docteur Burdon Sanderson expliquait la permanence de la contagion dans certaines étables par la supposition que les organismes du sang de rate existaient dans deux états, l'état de bactéries caduques telles qu'on les trouve dans le sang, et l'état plus résistant de semences ou de spores dans lequel ils peuvent se maintenir pendant un temps indéfini. Cette supposition s'accordait d'ailleurs avec le résultat des recherches de M. Dallinger et du docteur Drysdale. Ces messieurs avaient trouvé que certaines monades complétement développées périssent dans une température de 60°, tandis que leurs spores, si ténus qu'ils sont individuellement invisibles au plus puissant grossissement, peuvent encore germer après avoir été exposés pendant plus de dix minutes à une chaleur de 140°.

Ces observations, comme ces hypothèses, ont été confirmées et justifiées par les études faites au laboratoire physiologique de Breslau, où le professeur Cohn observa des faits analogues chez les bactéries des infusions de foin qui avaient été bouillies. Il les vit d'abord naître de spores, passer ensuite par toutes les phases de leur croissance, et retourner à l'état de spores.

Il pensa qu'il pouvait en être de même de la bactéridie du charbon, et ses présomptions viennent d'être vérifiées par M. Koch, son élève.

C'est sur les souris, très-sensibles au contage charbonneux, que M. Koch a fait ses expériences. Il prit une proportion infinitésimale de sang charbonneux, et le mêla sur le porte-objet, à de l'humeur aqueuse de l'œil du bœuf, recouvert d'une lamelle de verre très-mince; puis il déposa la préparation dans un incubateur qu'il maintint à la température du corps, en ayant soin de l'examiner fréquemment. Au bout de deux heures les bâtonnets commencèrent à s'allonger, et en quelques heures de plus ils devinrent de longs filaments; plus tard encore, à des intervalles assez réguliers, apparurent le long de ces filaments des points opaques qui grossirent peu à peu pendant vingt heures au bout desquelles ils acquirent l'apparence de corps ovales réfractant fortement la lumière; enfin les fils se rompirent finissant par se dissoudre complétement, et il ne resta plus que les spores qui se comportèrent de diverses manières suivant qu'on leur retira ou qu'on leur fournit des moyens de subsister. Si, à la suite de ces transformations, on les abandonnait à eux-mêmes sans nourriture, ils ne changeaient pas d'état. Mais en leur donnant un supplément de liquide nourrissant, M. Koch les vit se transformer en bactéries, puis en filaments et repasser enfin par les phases déjà observées. Il lui restait alors à prouver l'activité pathogénique des bâtonnets et des spores, ainsi cultivés artificiellement. Il le fit en introduisant le liquide, tantôt chargé de bâtonnets, tantôt chargé de spores, dans une petite incision faite à la peau de la souris; dans les deux cas il ne manqua jamais de produire la fièvre charbonneuse. Inoculait-il au contraire le liquide dans lequel il ne s'était développé ni spores ni bâtonnets pendant le séjour dans l'incubateur, il n'obtenait qu'un résultat nul. Enfin, M. Koch reconnut qu'à l'état de bâtonnet, la bactéridie ne possède qu'une vitalité peu résistante, et qu'elle perd sa qualité de contage après six semaines au plus, tandis qu'à l'état de spore elle la conserve indéfiniment et en dépit des traitements les plus destructeurs. Soumises à l'écrasement, humectées et séchées à plusieurs reprises, soumises même à l'action des liquides putrides pendant longtemps, les spores de la bactéridie possèdent encore au bout de quatre ans les mêmes propriétés virulifères. Il n'est donc pas étonnant qu'un liquide virulent par la présence de spores bactéridiennes ne perde rien de ses qualités après avoir subi la pression de l'oxygène à haute tension ou le contact avec l'alcool concentré.

Pour que ces épreuves fussent concluantes, il fallait les faire avec des bactéries périssables. M. Pasteur a envoyé à M. Paul Bert du liquide chargé de bactéries charbonneuses à l'état de développement complet. Le savant physiologiste après l'avoir fait passer par les épreuves fatales aux organismes vivants a constaté qu'il avait perdu les propriétés virulentes : les contages sont tués. A ceux qui pensaient avoir vu mourir des animaux inoculés de sang charbonneux sans trouver dans leur sang de bactéridies, MM. Pasteur et Davaine ont montré que le sang prétendu charbonneux est du sang putride, du sang capable de donner la mort même lorsqu'il n'est introduit dans l'économie qu'à la dose la plus faible que l'imagination puisse concevoir.

La réunion et la comparaison de ces faits, démontrent d'une manière irréfutable : que la maladie charbonneuse est causée par l'introduction chez un individu sain d'un organisme vivant, provenant d'un autre individu infecté du même mal, que la transmission ait lieu directement ou par l'intermédiaire d'un insecte qui la transporte ; la bactéridie, une fois introduite, se multiplie à l'infini, et avec une telle rapidité, que, selon M. Davaine, le nombre de ces contages peut dépasser celui des globules du sang en peu de jours.

Le *charbon* n'est pas la seule maladie dans laquelle ce procédé étiologique puisse être constaté avec la même évidence ; il se retrouve à l'œuvre dans la production de la *septicémie ;* là aussi, c'est un vibrion qui est l'agent morbifique, mais un vibrion à caractères et à aptitudes différentes. La bactéridie est immobile, et ne vit que dans l'oxygène à l'état libre ; elle est aérobie. A ce titre, elle diffère des ferments proprement dits qui ne se nourrissent d'oxygène qu'en l'enlevant aux substances auxquelles il est combiné. C'est principalement dans le sang qu'elle habite et qu'elle pullule. Le vibrion septicémique, comme un vrai ferment, est anaérobie ; il vit et multiplie sans oxygène libre, et même il s'y flétrit et y prend très-rapidement la forme de spores ; il se développe dans les tissus d'une vitalité très-affaiblie autour des cavités splanchniques d'abord ; et ne pénètre qu'en dernier lieu dans les vaisseaux sanguins, où il peut prendre un développement considérable. Ne peut-on pas attendre des effets pathogéniques différents de la présence d'êtres doués de propriétés si dissemblables, s'établissant dans des habitats divers, et s'y comportant chacun à sa manière ?

Il est encore une maladie très-contagieuse, très-bizarre dans ses allures, à peine connue en France, fréquente en Écosse et en Irlande, observée en Angleterre, en Russie, en Pologne et encore en d'autres contrées de l'Europe, répandue aussi dans le nord du continent américain, qui est invariablement caractérisée par la présence dans le sang de vibrioniens qui se meuvent en spirale. Ces spirilles, c'est M. Obermeier de Berlin qui les a vus le premier en 1868 et depuis ils ont été trouvés par tous ceux qui les ont cherchés, chez des sujets malades de la fièvre relapse.

Cette pyrexie doit son nom à sa marche toute particulière ; elle débute soudainement par des frissons, et se développe pendant cinq ou six jours avec tous les caractères d'une fièvre continue grave, à rémissions momentanées ; les symptômes s'appaisent alors brusquement, ordinairement à la suite d'une sueur abondante. Après un intervalle de même durée dans lequel la santé paraît irréprochable, le mal revient soudainement avec un appareil symptomatique en tout semblable au premier paroxysme, pour cesser encore par une brusque défervescence. Ces mêmes périodes peuvent se renouveler jusqu'à trois ou quatre et même cinq fois avant que la santé soit définitivement rétablie. La terminaison fatale est très-rare, et une première attaque ne préserve pas d'atteintes ultérieures.

M. Heydenreich de Saint-Pétersbourg a suivi avec la plus minutieuse attention l'évolution de la fièvre relapse dans 46 cas, examinant l'état du sang et observant la température de deux à six fois par jour. En tout, il a fait mille fois l'examen du sang. Il a constaté que, chaque fois que la température s'élevait, soit pendant les grands paroxysmes, soit pendant les exacerbations momentanées durant le paroxysme ou à la fin de l'intervalle apyrétique, cette élévation était précédée de l'apparition des spirilles dans le sang. Ils disparaissaient peu de temps avant la crise, et ne se montraient pas pendant toute la durée de la période apyrétique. Au contraire, ils se retrouvaient dans le sang, tant que durait le paroxysme, mais en nombre très-variable, changeant d'un jour et même d'une heure à l'autre, et pendant ces variations la température se maintenant élevée, ou ne subissant que de très-légères différences. Les irrégularités, déjà notées par d'autres observateurs, leur avaient suggéré des doutes sur l'identité du spirille avec le contage de la fièvre relapse.

M. Heydenreich remarqua que les organismes ne vivaient en dehors du corps du malade, qu'à la condition de maintenir le sang qui les contenait à la température ordinaire de la chambre. Exposés à une température égale à celle du corps ou de celle de la fièvre (40°) ils mouraient rapidement. Cette remarque le conduisit à supposer, que pendant les grands paroxysmes, plusieurs générations de spirilles se succédaient l'une à l'autre avant qu'elles disparussent définitivement à l'époque de la crise. Il supposa encore que, dans les cas les plus ordinaires, l'éclosion des générations empiétaient l'une sur l'autre, si bien qu'une apparaissait avant que la précédente fut complétement détruite. Ce fait lui expliqua les grandes variations constatées dans le nombre des spirilles à de courts intervalles. Quelquefois cependant il pourrait arriver que tous les spirilles aient péri, c'est pourquoi on n'en retrouvait plus dans le sang et c'est aussi ce qui donnait lieu aux rémissions qui surviennent dans le cours des paroxysmes. La corrélation de l'apparition des spirilles et de l'élévation de la température était si constante que M. Heydenreick prédisait avec la plus rigoureuse précision, et sans se tromper une seule fois en l'absence de tout autre symptôme, l'élévation de la température par le seul fait de la réapparition de la spirille.

Ces explications sur lesquelles je reviendrai, sont loin d'être satisfaisantes, et appellent de nouvelles études. Au lieu de croire que les spirilles disparaissent réellement pour revenir ensuite, on pourrait supposer qu'ils persistent à l'état de spores invisibles reprenant par intervalles leur développement complet.

Mais alors, comment dans les inoculations faites en Russie, sur des individus qui s'y sont volontairement prêtés, le sang n'a-t-il été contagieux qu'à la condition d'être pris pendant les crises? La culture des spirilles éclairerait peut-être la question. En attendant, bien que le professeur Lebert pense qu'on ne puisse guère douter qu'un parasite si nettement déterminé, si abondant dans la fièvre relapse qui est la seule maladie ou il ait jamais été observé n'ait une part importante au développement et à la propagation de la maladie en question, il n'est pas encore permis de dire que la fièvre relapse est la maladie du spirille comme le charbon est la maladie de la bactéridie. Or, le charbon est aussi bien, comme le dit M. Pasteur, la maladie de la bactéridie que la gale est la maladie de l'acarus, la trichinose la maladie des trichines. Sans doute ce n'est qu'à un moment que ces affections se trouvent rapprochées les unes des autres par le mode étiologique. Le développement symptômatique ne tarde pas à les séparer par de grandes distances; ces différences tiennent à la manière propre de chacun de ces êtres d'exploiter l'organisme qu'il pénètre à de plus ou moins grandes profondeurs. L'acarus borne ses attaques à la surface de la peau où il est facilement atteint de façon que de notre temps la gale peut être guérie en moins de deux heures. C'est dans le tissu musculaire que pénètre la trichine, où suivant l'importance des fonctions auxquelles prennent part les muscles envahis, surviennent les accidents de gravité diverse, quelquefois mortels, dont M. Delpech a tracé le tableau. La bactéridie s'attaque à la substance la plus importante de l'organisme, au sang même, et le trouble dans sa fonction vitale en lui enlevant l'oxygène qu'il devait porter aux organes, tandis que le vibrion septique arrête les transformations nécessaires à la vie, en leur substituant une fermentation putride.

A la *fièvre typhoïde* elle-même paraît être associée la présence d'un microphyte décrit en 1874 par un des médecins chargés par le conseil privé de poursuivre des investigations relatives à la pathogénie des maladies contagieuses. Le docteur Klein a exposé ses recherches dans un rapport très-étendu, illustré d'un grand nombre de planches, où figure le micrococcus soit isolé, soit aggloméré, tel qu'il l'a observé dans les selles typhoïdes, dans les tissus de l'intestin malade et dans les glandes mésentériques. C'est un fongus qui possède des filaments de mycélium sur le trajet desquels on voit des renflements qui contiennent des spores. Il est remarquable que ces organismes ont la plus grande ressemblance avec le *crenothrix polyspora* découvert par M. Cohn dans le puits d'un quartier de Breslau, fameux par les ravages de la fièvre typhoïde. M. Cohn a étudié l'histoire naturelle de ces fongus qui passent par des formes très-diverses de développement. La description qu'il en a donnée correspond exactement à celle des micrococci du docteur Klein. Dans les selles le fongus se montre aggloméré en grosses masses spheroïdes formées de nombreux micrococci tenus ensemble par une sorte de glu transparente. Dans l'incubateur à 39°, ces masses sphéroïdes se multiplient considérablement, et si on ne les maintient pas à l'abri de l'air, on les voit envahies par le *bactérium termo* qui détruit en pullulant lui-même, les micrococci. Dans l'intestin, M Klein l'a étudié à différentes périodes de la maladie. Dans un cas où la mort a eu lieu le sixième jour, certaines parties de la membrane muqueuse de l'iléon qui, à l'œil nu, ne présentent d'autres altérations appréciables qu'une très-légère tuméfaction œdémateuse et les cryptes de Lieberkühn contiennent des groupes de ces organismes reliés entre eux par une substance glaireuse. Ils sont d'un vert-jaunâtre, et réfractent fortement la lumière.

Leur volume varie depuis celui d'un très-fin granule, jusqu'à celui qui serait le double d'un globule rouge du sang. Ils ont en général la forme d'un sphère, d'un sablier ou d'une fève. A la circonférence de leurs agglomérations on en voit quelques-uns à forme d'haltères dont l'apparence, suivant l'expérience de l'auteur, montre que ces corpuscules multiplient par division transverse.

Ce n'est pas seulement dans les cryptes de Lieberkühn que se logent les produits du fongus. On les trouve encore en masses plus ou moins considérables dans le tissu de la membrane muqueuse, aux environs des plaques de Peyer. Ils abondent dans les espaces lymphatiques qui entourent les cryptes, et le tissu qui y confine ; on les suit, moins nombreux toutefois, dans les vaisseaux lymphatiques, les veines,

et les capillaires veineux, non-seulement au voisinage des
plaques de Peyer et des glandes solitaires, mais aussi dans le
tissu muqueux et sous-muqueux. Le docteur Klein a, dans
d'autres cas, retrouvé les micrococci sous l'épithelium, entre celui-ci et la trame des villosités. Il les a vus dans l'épaisseur
des parois veineuses, qu'ils traversent pour pénétrer dans les
vaisseaux. Dans ces diverses situations ils forment souvent
des agglomérations en masses sphéroïdes analogues à celles
qu'on trouve dans les selles. A des périodes plus avancées la
végétation parasite se montre dans les tissus désorganisés
(nécrosés) des follicules isolés ou agminés, et semble produire,
par son développement, leur destruction plus ou moins complète. L'observateur les suit jusque dans la substance des ganglions mésentériques en voie de décomposition. Il a essayé de
communiquer la fièvre typhoïde aux animaux, en particulier
à des singes, en mélant dans leurs aliments des détritus four-
millant de micrococci, il n'y a pas réussi. M. John Simon, en
présentant aux lords du Conseil privé les travaux du docteur
Klein, considère comme approximativement prouvé que la
contagion de la fièvre typhoïde a sa cause, en tout ou en
partie, dans le microphyte nouvellement découvert, et que cet
exemple confirme la doctrine qui attribue la constitution des
contages spécifiques à des formes organiques spécifiques.

Les organismes dont il vient d'être question, si ténus qu'ils
soient, ont cependant des formes et des propriétés physiologiques qui permettent de les reconnaître pour des êtres doués
de vie. Il en est d'autres beaucoup moins visibles encore qui
sont tenus en suspension dans les liquides pathologiques à
l'état de granules très-fins, libres, ou adhérents aux éléments
cellulaires. Que ces liquides soient du pus putride, ou une
humeur virulente, telle que celles de la vaccine, de la clave-
lée, ou de la morve, les granules se présentent au microscope sous un même aspect. Mais, de leur présence ou de leur
absence, résultent des effets si différents qu'il est impossible de
ne pas leur attribuer une certaine part dans la pathogénie des
maladies auxquelles ils se trouvent associés. M. Chauveau
nous a donné sur ce sujet des renseignements très-importants.

Les liquides en question introduits à l'état de pureté dans
le tissu conjonctif, y font naître une inflammation phlegmo-

neuse plus ou moins intense, qui se termine ordinairement par un abcès dans le point où a été pratiquée l'inoculation.

L'agent producteur de cette inflammation, est certainement l'élément figuré contenu dans le liquide; car, si on parvient à séparer cet élément cellulaire ou granuleux, du liquide ambiant, celui-ci, réduit au sérum et aux matières dissoutes, n'est plus apte à produire l'inflammation dans le tissu conjonctif; il n'est plus phlogogène. Si, au contraire, après avoir fait passer ces éléments solides par des lavages successifs, on les mêle a un liquide inoffensif tel que de l'eau pure, l'injection de cette eau ainsi chargée produit la même phlogose que l'introduction du pus lui-même.

C'est donc bien aux corpuscules que l'inflammation doit être attribuée; en est-il de même de la virulence? La réponse est affirmative. En effet, un liquide virulent privé des éléments solides perd ses propriétés spécifiques, c'est-à-dire cesse de reproduire la maladie dont est affecté l'individu sur lequel il a été pris. De plus, en comparant la manière dont les liquides virulents, plus ou moins dilués, se comportent avec l'action des humeurs inflammatoires simples. traitées de la même façon, on observe des différences qui témoignent des propriétés spécifiques de ces éléments figurés.

Dilué dans cinq parties d'eau, plus ou moins, le pus simple perd la propriété phlogogène, et j'aurais dû dire que cette propriété est déjà très-atténuée si on enlève à l'humeur ses leucocytes, tout en lui laissant ses autres éléments figurés.

L'humeur virulente au contraire ne perd rien de son activité par les dilutions, si étendues quelles soient. Une injection très-diluée, peut, quoique bien rarement, n'avoir pas d'effet contagieux; mais si elle agit, c'est avec autant d'activité que si le liquide avait été employé pur.

N'est-ce pas la preuve que les dilutions ne font qu'éloigner les particules protoplasmiques les unes des autres; qu'elles peuvent séparer ces particules au point que la quantité de liquide prise pour une injection n'en contienne pas, et alors il n'y a pas d'effet, tandis que l'action contagieuse s'exerce toute entière si l'instrument rencontre une particule spécifique dans le liquide injecté; l'individu inoculé subit la maladie spécifique, ainsi communiquée, dans toutes ses phases, à ce

point même que cette maladie confère l'immunité contre une
seconde atteinte quand il s'agit d'une affection qui n'attaque
qu'une fois le même sujet. M. Chauveau appelle les maladies
à contages formés de ces granules protoplasmiques, *maladies
virulentes* proprement dites, se refusant à les confondre avec
les maladies causées par des *parasites ferments*. Je n'ai garde
de me plaindre d'une réserve si sage, et cependant j'avoue
que je ne vois pas bien ce qui distingue ces contages granuleux d'autres contages, de la bactéridie par exemple, si ce n'est
leur exiguité et l'ignorance où nous sommes de leur mode
d'action. M. Chauveau insiste beaucoup sur la réssemblance
complète des effets *locaux* de l'injection du pus simple avec
les effets du pus spécifique. C'est qu'il y a là un élément commun, le leucocyte, et tant qu'il emploie ce pus faiblement dilué,
il produit la phlogose locale. Pour cela il faut une certaine
masse. Pourquoi cette masse, insuffisante après dilution à
produire l'inflammation locale quand il s'agit de pus simple,
ne manque-t-elle pas de la produire quand il s'agit de pus
virulent? C'est que, dans ce cas, ce n'est plus dans la quantité
que réside l'activité, c'est dans la qualité de l'agent, dans sa
spécificité. D'où vient cette activité? ici, je laisse répondre
M. Chauveau. « L'activité virulente se développe et se confine
« étroitement dans la matière génératrice ou protoplasma gra-
« nuleux des néoformations que provoque l'excitation spécifique
« due à la présence du principe virulent. » Cette théorie déjà mise
en avant par Lionel Beale qui appelle les néoformations des
bioplasmes, suppose donc la fabrication de toutes pièces d'un
germe nouveau. En tous cas, cette néoformation est bien un
germe, ou tout au moins en devient un, puisqu'elle est capable
de se reproduire et qu'elle se reproduit en effet à l'infini chez
l'individu contagioné. C'est si bien un germe que M. Chauveau ne lui donne pas d'autre nom. La cause intime de la
virulence, dit-il en résumant une de ses études, réside dans
les propriétés spécifiques qu'acquiert le protoplasma des élément qui naissent et se développent au contact d'un germe virulent déjà doué de ces mêmes propriétés spécifiques en
produisant des germes semblables.

Jusqu'à présent ces germes ne se distinguent d'autres particules que par les effets qu'ils produisent, et bien que nous puis-

sions aujourd'hui constater leur existence mieux que Van Swieten qui ne faisait que les deviner, nous devons nous contenter de dire avec lui :

« Certè videmus toties in morbis aliquid, nonnisi effectis suis in corpori humano cognitum, turbare totum corpus et assimilare in suam naturam humores antesanos; qui humores sic mutati constituunt materiem morbosam dictam medicis, et quæ materies morbosa potentiam sæpe habet propagandi eumdem morbum. »

La doctrine du germe contage avait été professée avant que la présence des particules figurées eût été démontrée dans l'organisme. Voici ce que Hildenbrand écrit dans son livre du *typhus contagieux* (1811);

« Le typhus est toujours produit par contagion, c'est-à-
« dire par communication, d'une *matière* qui, comme les
« autres miasmes contagieux, occasionne chez un homme
« sain, une fièvre particulière pendant laquelle se déve-
« loppe de nouveau le germe d'une maladie semblable. Tout
« miasme contagieux a les propriétés : 1° de reproduire son
« analogue dans une maladie qu'il a occasionnée ; 2° de
« se répandre et de s'élever à l'infini en vertu de ce dévelop-
« pement secondaire, c'est-à-dire aussi longtemps qu'il existe
« une matière propre à recevoir le miasme et à en produire
« un nouveau. Ces deux propriétés lui sont communes avec
« les germes des animaux et des plantes. »

Le langage de nos jours n'a rien à changer à ces expressions ; c'est presque dans les mêmes termes que M. William Budd, parle de « l'élément contagieux de la fièvre typhoïde qui est le produit de sa propre reproduction dans le corps atteint de maladie, et en sort pour se répandre ailleurs. » Il compare le germe de la fièvre typhoïde à celui de la variole, qui, ainsi que le démontre l'expérience de l'inoculation, peut être introduit en quantité infinitésimale, et reproduit dans les recoins les plus internes de l'organisme, sous la forme d'un poison spécifique, par un procédé tout spécifique qui constitue la fièvre contagieuse. Déjà M. Budd avait été un des premiers après Pellarin, Gietl de Munich et John Snow, à expliquer la propagation du choléra par la théorie du germe contage transporté dans les déjections. Depuis plus de vingt ans, il

professe la même doctrine à l'égard du contage de la fièvre typhoïde. « Mon opinion est faite sur le germe contage depuis
« que j'ai commencé à m'occuper de ces questions, écrivait-il à
« Tyndall en 1870, et je ne doute pas que des organismes vi-
« vants ne soient la cause spécifique des maladies contagieuses.
« Au fait, il est impossible de parler de l'essence et des ca-
« ractères distinctifs de ces fièvres, sans employer des termes
« qui ne peuvent s'appliquer qu'à ce qui a vie. Lisez les
« écrits les plus opposés à la théorie du germe contage,
« et vous trouverez qu'il n'y est question que de propagation
« du semblable par le semblable, etc. »

Les opinions de M. Budd sur l'étiologie de la fièvre typhoïde
sont discutées en leur lieu dans le cours de ce livre. Je me
contente de dire maintenant que la théorie du germe contage dont il est un des plus chauds partisans, compte parmi
ses défenseurs les autorités les plus imposantes, et à leur tête
l'illustre sir Thomas Watson. Ce grand maître dont la
sagesse et le savoir, la profonde expérience pratique, aussi
bien que l'élégance et la clarté du langage font considérer
ses écrits comme des modèles d'enseignement médical, vient
de publier dans la *Revue du XIXe siècle*, un plaidoyer en
faveur de la théorie des germes :

« Comme la vie ne provient que de la vie qui l'a précédée
« et comme, selon le verdict de l'expérience scientifique
« exacte, la génération spontanée n'existe pas, de même,
« selon l'affirmation du même témoignage, il n'y a pas, du
« moins à la présente époque du monde, d'origine spontanée
« pour aucune de ces maladies spécifiques (les maladies zy-
« motiques)... Elles ne peuvent naître que de la contagion...
« c'est-à-dire en étant transmises d'une personne à une autre
« par contact direct, ou par des particules de matière flot-
« tantes dans l'air, ou adhérentes aux vêtements, à la literie,
« aux murs, aux meubles, et mises à la portée de celui qui
« prend la maladie. Ces particules, plus ou moins nombreuses
« constituent les contages. En langage populaire, on les appelle
« des germes, ou, par une dénomination plus simple et plus
« exacte, des semences, et chaque maladie de ce groupe a sa
« semence propre et particulière. »

Cette théorie si séduisante par sa simplicité n'a cependant

pas porté la conviction dans tous les esprits. Je vais exposer quelques-unes des objections qui lui sont adressées.

Le docteur Burdon Sanderson (1) qui a, plus que personne, contribué à faire connaître les corpuscules « sphéroïdes » et leur présence dans les maladies infectieuses, exprime maintenant des doutes sur les titres des germes à être classés dans les organismes. « Ils n'ont pas de structure, dit-il ; suivant le professeur Tyndall lui-même, la matière germinale ou productrice de la vie où prennent naissance les bactéries n'a aucun caractère appréciable au microscope. Les prétendus germes de ces choses ultra-microscopiques, ne sont que des agrégations moléculaires ; tout ce qu'on ne peut dire est qu'ils sont mitoyens aux choses non vivantes et aux êtres vivants. »

A cette objection le docteur Tyndall répond : « Il est vrai que les particules organiques n'ont aucune structure appréciable à nos microscopes ; il est même vrai que, si le rayon explorateur de lumière solaire ou de lumière électrique révèle dans l'air en apparence le plus pur, dans l'eau distillée la plus limpide, dans l'eau même provenant d'un cristal de glace fondue, des flocons visibles en masse, il lui est impossible d'isoler individuellement les corpuscules qui les composent, mais il est vrai aussi qu'en introduisant une bulle infiniment petite de cet air, ou une goutelette de cette eau dans un liquide organique jusque-là stérile, j'y vois apparaître, ici la bactérie globuleuse, là la bactérie en bâton, ou de longs filaments flexibles, ou des organismes à mouvements rapides, ou encore des organismes immobiles. J'y vois aussi éclore, le *bacillus anthracis* (bactéridie de Davaine) qui engendre le sang-de-rate, et à côté de celui-ci, une autre bactérie dont les spores n'ont aucun caractère microscopique distinct des spores de la bactédirie et cependant incapable de produire le charbon que la bactéridie produit invariablement. Je ne peux pas croire que des particules qui, dans les progrès de leur développement, arrivent à des organismes si différents les uns des autres par leurs propriétés, n'aient pas entre eux de différences de structure, et puisqu'ils ont

____

(1) Lettre au *Times*, 10 février 1877.

des différences de structure, ils doivent avoir la chose dif-
férentiée, c'est-à-dire la structure (1). » Il termine par cette
comparaison : « Les particules en question sont vues à l'état
d'agglomération dans l'air, aussi distinctement qu'on voit un
troupeau sur une montagne éloignée sans qu'on puisse distinguer les bondissements de chaque mouton qui le com-
pose. » Ces particules réfractent les ondes lumineuses diri-
gées sur elles. Si on vient à les semer elles donnent des
récoltes spécifiques différentes les unes des autres. Jusqu'à
présent on ne connaît que les germes qui soient capables
de se reproduire ainsi, de même que je ne connais que le
sodium capable de produire la ligne multiple D dans le
spectre solaire. Nous concluons donc, de ces récoltes, à l'existence dans l'atmosphère de germes, avec autant de certitude
pour le moins que de l'apparence de la ligne D nous concluons
à l'existence du sodium, et même notre première conclusion
a bien plus de certitude que l'autre, en raison du bien plus
grand nombre d'expériences sur lesquelles elle repose.

La théorie du germe contage n'a pas moins d'adeptes
en Allemagne qu'en Angleterre. Un grand nombre de colla-
borateurs de l'encyclopédie de Ziemssen la font intervenir dans
l'étiologie des maladies infectieuses.

Ces organismes vivants qui pénètrent dans un autre organisme, qui s'y installent, y croissent, et s'y multiplient, sont
des parasites. Quel rôle jouent-ils chez leurs hôtes, par quels
moyens et jusqu'à quel point lui nuisent-ils ? quel rapport a la
présence de ces êtres avec les phénomènes de la maladie à laquelle ils assistent ? A quel agent malfaisant peut-on les
comparer ? On les appelle des poisons, mais c'est bien, comme
le fait remarquer le professeur Chauffard, par un déplorable
laisser aller du langage médical. Le poison ne se multiplie
pas ; il ne produit pas de soi-même des particules transpor-
tables d'un individu à un autre et conservant leurs propriétés toxiques : le poison n'a que des effets proportionnés
à la dose à laquelle il a été ingéré et surtout absorbé. L'atteinte qu'il porte à la structure ou à la fonction de l'organe sur
laquelle il a une action spéciale, se mesure à la quantité

____

(1) *Philosophical transactions,* 1876.

dans laquelle il arrive à cet organe. Que ce soit en quantité insuffisante pour détruire l'organe, il amènera un trouble plus ou moins grand, mais loin de se reproduire, il s'éliminera ; l'organe troublé reprendra son état normal, et le ressentiment qu'aura éprouvé l'économie, proportionnellement à l'importance de l'organe atteint, s'apaisera aussi. Qui ne connaît les expériences si précises et si instructives de M. Cl. Bernard, dans lesquelles les empoisonnements et les éliminations sont gradués à volonté? Peut-on modérer ainsi l'action du parasite virulifère? Une spore unique absolument invisible peut en quelques heures s'être multipliée par milliards, si elle possède de son côté les conditions favorables, et si elle les rencontre chez l'hôte qu'elle attaque. Ces deux ordres de conditions sont très-importantes à considérer. Au point de vue de la théorie du germe contage, elles fournissent les explications les plus plausibles. L'action du parasite dépend de l'état de sa vitalité qui, lui-même, dépend surtout du milieu où il se multiplie. Il ne se féconde qu'après avoir rencontré l'habitat spécial qui lui convient. Pour l'un c'est la peau, et les membranes muqueuses d'une région particulière, (variole, rougeole, diphthérie, typhoïde) ; pour un autre ce seront les glandes de l'intestin (fièvre typhoïde) ; pour le vibrion septique, c'est une plaie avec tendance à la mortification du tissus. Les conditions de l habitat peuvent être modifiées par l'intervention d'un autre parasite venant disputer le terrain à celui qui y était déjà, l'y détruisant et se nourrissant de ses débris. C'est ce que M. Pasteur a démontré pour la bactérie. Elle peut être détruite et arrêtée dans sa multiplication par l'invasion d'un autre vibrionien ; et c'est, nous l'avons déjà vu, ce qui arrive au *micrococcus* de la fièvre typhoïde que vient détruire le *bacterium termo* ; c'est aussi ce qui rend compte d'un fait si souvent mis en avant par les adversaires de la théorie, la diminution de la virulence d'un liquide en proportion du développement des bactéries. L'état général de l'individu atteint peut aussi avoir une grande influence sur les qualités de l'habitat. Hildenbrand et M. Hardy citent les exemples de galeux guéris à la suite d'une affection fébrile, et l'on peut voir le ténia abandonner un intestin où il ne trouve plus les conditions qui lui convenaient. J'ai été témoin d'une

guérison de ce genre chez un chien : il avait un catarrhe intestinal, et un ténia qui résistait à tous les vermifu-
ges ; un paysan conseilla un séton qui fût mis à la nuque.
Le catarrhe ne tarda pas à guérir ; alors le ténia fut expulsé et
n'a pas reparu depuis.

Les changements que des causes banales peuvent apporter
à l'état physiologique donneraient peut-être l'explication de
l'éclosion, en apparence spontanée, de certaines maladies,
qui se transmettent ensuite par contagion. Ces modifications
physiologiques dépendent nécessairement de modifications
histologiques correspondantes, et on conçoit que de ces dernières puisse résulter la constitution d'habitats convenables à certains contages. Je prends *la morve* pour exemple :
en dépit de la répugnance de l'esprit à admettre le développement spontané de cette maladie si contagieuse, les autorités
les plus compétentes reconnaissent qu'elle peut apparaître en
dehors de tout mode de transmission saisissable, à la suite,
cependant, de causes spéciales telles que le surmenage, l'alimentation défectueuse, de profondes et longues suppurations,
en un mot de causes incontestables d'épuisement. Ne peut-
on pas supposer que dans ces conditions, il se produit dans
les solides ou les liquides des changements qui aboutissent à
la constitution d'habitats favorables à la réception du germe
de la morve. Cette hypothèse se place à côté de celle dont
M. Bouley fait mention, qui suppose la *formation* de ferments
spécifiques, promoteurs de troubles organiques dont la morve
serait l'expression dernière. Elle n'est pas désavouée par les
analogies tirées de l'observation clinique qui montrent les
germes, ceux du muguet par exemple, venant d'on ne sait
quel coin de l'atmosphère, s'implanter sur diverses régions de
la muqueuse, chez les malades épuisés et dans un état de vitalité languissante. L'influence de l'état constitutionnel sur l'a-
daptation de l'habitat donnerait peut-être aussi le secret
de ce consentement de l'organisme que M. Pidoux regarde
avec tant de raison comme nécessaire à la production de
sa maladie.

Je reviens aux habitats de constitution fixe et déterminée
et, en particulier, à celui qui est assigné au contage germe
de la fièvre typhoïde. Ainsi que l'a écrit Louis et que l'école

française l'a enseigné la première, la lésion des plaques de Peyer est propre à l'affection typhoïde. C'est dans les glandes qui les forment, et les altérations pathologiques qu'elles subissent que M. William Budd a placé l'habitat du contage germe. Et pour MM. Klein et Maclagan de Dundee, cette lésion n'est pas seulement le siége du contage, elle est jusqu'à un certain point l'effet de sa présence et le résultat du travail déterminé dans les tissus par la prolifération du germe qui en a pris possession.

Le docteur Maclagan, connu déjà par des travaux où l'on trouve des hypothèses ingénieuses associées aux enseignements d'une vaste érudition et d'une expérience clinique consommée, vint du fond de l'Écosse prendre une part importante à une discussion qui eut lieu en 1874 à *la Societé pathologique* de Londres, sur la théorie du germe contage, sur l'initiative du professeur Bastian. Celui-ci, partisan, comme on sait, de *la génération spontanée*, voulait prouver que les bactéries n'étaient qu'une transformation, un produit *d'évolution* du protoplasma et que, d'ailleurs, elles ne jouaient aucun rôle dans l'étiologie et le développement de la maladie ? Le docteur Sanderson, d'après les expériences de Chauveau et celles qui lui sont propres, reconnaissait aussi la présence des microphytes, chez les individus atteints de certaines maladies infectieuses (j'ai déjà dit l'opinion qu'il a exprimée depuis sur la nature de ces microphytes). Il se montrait même disposé à leur accorder un rôle actif dans la propagation de l'inflammation spécifique ; pour cela il se fondait surtout sur les observations de Recklinghausen de Strasbourg relatives à la marche de l'érysipèle. Ce médecin a signalé la présence de micrococci dans les espaces lymphatiques de la peau affectée de cette maladie, et dans les lymphatiques qui lui appartiennent. Ayant trouvé ces organismes abondants surtout, non pas au lieu où l'affection était le plus avancée, mais à la zône d'extension, il en conclut qu'ils prenaient une part active à cette extension.

M. Sanderson, d'ailleurs, tout en se refusant à admettre la génération spontanée de ces organismes, se contentait de reconnaître leur présence associée au développement des maladies infectieuses, sans se prononcer sur le rôle qu'ils pouvaient jouer dans la contagion et la pathogénie.

C'est précisément l'étude de ce rôle qui fait l'objet de la communication du docteur Maclagan.

La proposition principale est celle-ci. La spécificité de chaque affection contagieuse dépend de deux facteurs :

1° L'existence du contage ;

2° L'élection du tissu dans lequel le contage trouve quelque chose de spécifiquement nécessaire à sa fécondation et à la propagation distincte de son développement organique.

L'auteur prétend que, d'une part, les actes qui accompagnent la multiplication et la propagation du germe dans son nid, et d'une autre part le développement du germe dans l'organisme, rendent mieux compte des phénomènes locaux et généraux des fièvres éruptives y compris la fièvre typhoïde, que toutes les théories imaginées jusqu'à présent. Depuis sa communication à la Société pathologique, le docteur Maclagan a développé ses idées dans un volume auquel on ne peut refuser le mérite d'être très-intéressant ; j'en veux donner un résumé en commençant par ce qui se rapporte à l'incubation.

L'incubation est la période qui s'écoule entre la réception du germe et l'apparition des premiers symptômes fébriles. Que fait le germe pendant cette période de durée variable, c'est ce que je vais examiner en prenant pour exemple l'incubation dans la fièvre typhoïde.

Le micrococcus a deux voies pour s'introduire dans l'économie, les bronches et le canal digestif. Par les premières, il ne peut gagner son habitat que charrié dans le torrent circulatoire, par la seconde il peut y arriver directement. Dans l'un ou l'autre de ces trajets, moins pourtant dans le second que dans le premier, il a bien des chances de s'égarer, et même de périr. En tous cas, il reste inoffensif jusqu'à ce qu'il ait atteint son nid. Ce nid, on le sait déjà, est ce qui sera la lésion locale ; dans la fièvre typhoïde, c'est une des glandes agminées de l'intestin. Supposons un germe arrêté à une de ses glandes et y produisant en un jour quatre nouveaux germes ; il est facile de calculer que ce germe et ses produits, se multipliant dans les mêmes proportions, auront donné naissance en 15 jours à 64 millions de germes semblables. Voici comment :

Il est clair que le premier germe ne peut être fécondé que dans une seule glande, et que la fécondation de ce germe unique peut avoir lieu sans produire sur les tissus de cette glande aucun effet appréciable. Les quatre germes issus d'une première fécondation peuvent atteindre leur période d'existence séparée dans n'importe quelle région de la circulation. Ils resteront stériles jusqu'à ce qu'ils aient atteint l'habitat convenable. Il n'est guère probable qu'ils reviennent à la glande d'où ils sont partis, ils iront chercher leur fécondation dans une autre glande, et par conséquent il n'y aura pas plus d'effet local produit qu'il n'y en a eu pour la fécondation du germe en général. Il y aura alors seize germes, produits de ces quatre, qui passeront par les mêmes voies et les mêmes phases. Leur vie répétera l'histoire de celle de leurs parents, il en sera de même des soixante qu'ils auront procréés. Ils se disperseront également dans toutes les divisions de la circulation, et, suivant la doctrine ordinaire des chances, une fois entrés dans les vaisseaux qui aboutissent aux glandes intestinales, ils se répartiront en nombre à peu près égal dans les glandes où ils trouveront leurs nids, et des fécondations semblables pourront ainsi se répéter pour quelque temps sans perturbation appréciable dans les glandes.

Un moment pourtant viendra où les fécondations seront trop nombreuses pour qu'il n'en résulte pas quelque perturbation dans l'habitat, et comme les chiffres grandiront très-brusquement, on conçoit qu'il en soit de même de l'apparition des premiers signes de perturbation. Leur première manifestation sera sur l'afflux du sang ou l'hypérémie du nid. Cette hypérémie, phase initiale de l'altération glandulaire aura lieu au même degré dans toutes les glandes où se trouve l'habitat. C'est ce qui explique comment les lésions se produisent partout en même temps; toutefois une glande pourra souffrir plus qu'une autre, si elle contient plus de ce quelque chose qui constitue le second facteur, et par conséquent si elle constitue un habitat plus riche; mais il ne s'en suit pas pour cela qu'elle doive souffrir plus tôt, puisque les germes tout distribués partent en nombres égaux par le sang.

Dans les fièvres éruptives, il y a presque toujours deux siéges pour les lésions, l'un à la peau, l'autre dans des organes intérieurs et par conséquent sur quelques points des membranes muqueuses. C'est ce qu'on voit aussi dans la fièvre typhoïde où les taches rosées coexistent avec les lésions glandulaires. Le Dr Maclagan regarde ces lésions de siéges différents comme dépendantes d'une même cause : la germination des contages. La richesse des habitats peut être la même dans les deux siéges ; elle peut être plus grande dans l'un que dans l'autre ; et de même qu'on observe dans la scarlatine la gorge atteinte presque seule, tandis que l'éruption cutanée est à peine indiquée, *et vice versa;* de même, il peut arriver dans la fièvre typhoïde que les taches rosées soient très-abondantes et la lésion intestinale limitée à un très-petit nombre de glandes, la peau se trouvant dans ces cas largement pourvue du second facteur qui est rare dans les glandes. Quel médecin n'a pas rencontré des cas très-bénins à symptômes intestinaux presque nuls et à éruption cutanée très-abondante ?

Dans la doctrine que j'expose, le second facteur tient une place très-importante. De l'étendue de son siége, de sa situation, et par conséquent de son accessibilité au germe, peut dépendre le degré de contagion de la maladie. Que ce soit par contact direct comme dans l'inoculation, ou par la voie de la circulation, il arrivera bien plus facilement à la peau, qu'à une des glandes agminées de l'intestin. La contagion sera bien plus facilement répandue, et plus facilement produite par le contact dans la variole et le typhus que dans la fièvre typhoïde, et, dans celle-ci, le contage exercera son action avec une sûreté et une rapidité plus grandes, quand il sera introduit directement par les premières voies. C'est alors presqu'une inoculation et c'est pour cela que la contagion éclate par des cas si nombreux et souvent si graves, quand elle est apportée dans des véhicules alimentaires tels que le lait ou l'eau. L'épuisement du second facteur rend compte de l'innocuité conférée par une première attaque. Il y a là analogie avec ce qui se passe dans un champ de blé. L'expérience a appris aux fermiers, dit sir Thomas Watson, qu'ils ne peuvent pas, avec espoir de succès, ensemencer un sol avec la même graine pendant plusieurs années de suite. Il semble que quelque ingrédient nécessaire au développement de la plante soit épuisé par ces élevages répétés, et il faut alors que le sol soit laissé en jachère pour quelque temps, ou que l'engrais lui rende ce qu'il a perdu. Assurément il est concevable qu'un terrain contienne assez peu de cet ingrédient pour en être complétement épuisé par une seule récolte, sans préjudice toutefois de sa capacité à recevoir des graines d'une autre espèce. De la même manière il se peut qu'avant d'être ensemencé par le virus, le corps humain renferme quelque chose qu'une seule récolte de pustules suffit à lui enlever.

L'épuisement du second facteur par suite des fécondations successives est la cause de la fin de l'attaque ou de la défervescence.

Considérons maintenant comment le contage reproduit en nombre infini se conduit dans l'économie. Il est arrivé à l'habitat à l'état d'organisme complétement développé et y a produit des spores qui iront chercher hors du nid ce qui est nécessaire à leur développement. Une portion de l'énergie de virus, dit le docteur Tyndall, dépend de son passage de l'état de germe à celui d'organisme achevé. C'est en effet pour parfaire son achèvement que le germe accomplit tous les désordres qui caractérisent l'état fébrile.

La chaleur exagérée, *calor præter naturam*, est le caractère essentiel de la fièvre, les pathologistes de tous les temps en ont cherché la cause. La théorie de M. Virchow est celle qui est en faveur à présent. Selon lui l'élévation de la température doit résulter de la consommation excessive des tissus (1), et paraît avoir sa cause immédiate dans une altération du système nerveux. Virchow indique ce phénomène plutôt qu'il ne l'explique, et il néglige un fait également caractéristique de l'état fébrile, l'augmentation dans la consommation de l'eau. Parkes, partisan de la théorie de Virchow, reconnaît pourtant la grave omission par laquelle elle pêche ; il propose de la réparer en supposant que,

---

(1) Les expériences récemment entreprises par M. Cl. Bernard, pour étudier la répartition de la chaleur dans l'économie à l'état normal prêtent leur appui à cette théorie. Elles prouvent que dans aucune région du courant sanguin la température ne s'élève aussi haut que dans la portion susdiaphragmatique de la veine cave inférieure, qui reçoit le sang venant du foie ; or le foie est, de tous les organes, celui où les changements nutritifs s'opèrent avec le plus de diversité pour aboutir à formation de la glycose, de la bile, de l'urée, etc.

dans l'état fébrile, la métamorphose rapide des tissus albumineux donne lieu à la formation d'un composé gélatineux très-avide d'eau qui se résoudrait ultérieurement en urée et acide urique. Ces hypothèses sont loin de résoudre les difficultés qui disparaissent au contraire devant la théorie du docteur Maclagan : le corps étranger, le contage, introduit du dehors dans l'organisme, doit être la cause de la fièvre. Elle ne préexistait pas à l'introduction de ce corps étranger, et se manifeste quand il a trouvé accès dans l'économie apte à le recevoir. Une fois introduit, il s'y multiplie et s'y développe. Ce développement ne peut avoir lieu qu'aux dépens des substances qui entrent dans la composition organique de l'hôte. Organisme lui-même, il est doué des caractères suivants :

1. Il est en grande partie composée d'albumine ;
2. Il réclame une grande consommation d'azote ;
3. Aussi, une grande consommation d'eau ;
4. Il se multiplie par division.

Or, les phénomènes essentiels de l'état fébrile sont :

1° Déperdition exagérée de l'azote des tissus :
2° Dépense considérable d'eau ;
3° Plus grande activité de la circulation ;
4° Élévation de la température.

La consommation de l'azote par les germes contages en voie de développement, est la principale source de la diminution des tissus albumineux dans la fièvre, et cette consommation a lieu surtout aux dépens de l'azote que l'auteur appelle azote de construction, c'est-à-dire de l'azote qui *va* concourir à la formation des tissus et qui est renfermé dans le plasma du sang. En effet, les germes étant en voie d'accroissement, désirent s'approprier ce qui se prête le plus facilement à la formation de leur protoplasma ; ils le prennent aux composés les moins stables et l'azote est évidemment à un état moins stable dans le plasma que dans les tissus tout formés ou dans les produits de régression. C'est à l'appropriation de l'azote par le contage qu'il faut surtout attribuer la déperdition des tissus dans la fièvre. Sans doute, le plus souvent, il y a aussi augmentation des produits de régression, mais c'est bien plus parce que les tissus ne reçoivent pas leur nourriture qu'ils dépérissent ; or, ils ne la reçoivent plus, parce que le contage l'accapare au moment ou elle devrait leur être assimilée. Des recherches de Salkowski démontrent que, pendant la fièvre, il y a une élimination de sels de potasse de trois à sept fois plus considérable que dans l'état normal, tandis que l'élimination de la soude est réduite au minimum. A quels organes correspond la potasse? Aux globules du sang et aux muscles. Les sels de soude au contraire correspondent au plasma; s'ils y sont retenus, et s'ils ne servent pas à la construction des organes, c'est qu'en même temps que l'albumine et l'eau du plasma, ils sont pris par le contage pour la composition de son protoplasma.

La formation et l'excrétion de l'urée en quantité exagérée ont d'ordinaire lieu dans l'état fébrile et dans les fièvres contagieuses. Cette anomalie procède indirectement du développement du contage. En effet, plus ce développement avance, plus la demande d'éléments nutritifs est grande. La circulation accélérée les apporte en plus grande abondance, l'excrétion devient excessive, car si le contage s'oppose à la nutrition, il ne s'oppose pas à la dénutrition. Il se passe là quelque chose d'analogue à ce qui a lieu dans le cas d'épuisement par famine, avec l'accélération circulatoire en plus. Dans ces conditions, la formation et l'excrétion de l'urée en excès ne sont pas trop facilement concevables.

Il se présente cependant des cas exceptionnels dans lesquels l'urée est excrétée en proportion inférieure à la normale. Est-ce donc qu'elle est formée aussi en moins grande quantité? Non, mais pour que l'excrétion de l'urée s'accomplisse, il faut qu'il passe en même temps une certaine quantité d'eau par les reins. Or, le contage ne s'empare pas seulement de l'azote, il prend aussi de l'eau au plasma; et s'il en prend en trop grande quantité, il n'en reste plus assez pour fournir à la sécrétion de l'urine; l'urée alors est retenue dans l'économie. Aussi les cas dans lesquels elle est excrétée en quantité défectueuse, sont-ils ceux dans lesquels on observe les symptômes dits urémiques.

Quant à la chaleur anormale dans les fièvres, si elle dépend principalement, ainsi que M. Virchow l'a établi, de la métamorphose exagérée des tissus dont le développement du contage donne la raison, elle peut bien tenir en partie aussi à cette métamorphose très-active qui a lieu aux siéges de la germination et de la multiplication des germes.

Les symptômes nerveux observés dans la fièvre dépendent, comme les autres phénomènes concomitants, de l'action des contages : le dérangement primordial introduit dans la constitution du sang et dans les actes de la nutrition, atteint le système nerveux vaso-moteur ; les petites artérioles se contractent, de là le frisson.

Ce ne sont pas seulement les artérioles de la peau qui se contractent anormalement, se sont aussi celles du cerveau, de la moelle épinière, du cœur, des poumons et des muscles, d'où il résulte un' état d'anémie générale, cause de la céphalalgie, du sentiment de courbature et de malaise qui est le premier symptôme de l'invasion du mal.

Bientôt, à la contraction tonique des artérioles, succède le relâchement amené par l'épuisement. Ce relâchement se manifeste par ses phénomènes objectifs et subjectifs. Le sentiment de froid est remplacé par un sentiment de chaleur, la pâleur de la peau par la rougeur ; les yeux sont injectés ; les vaisseaux relâchés apportent le sang en plus grande quantité aux centres nerveux, mais ils apportent un sang appauvri de la quantité d'azote et d'eau que le contage lui a pris ; la nutrition du cerveau devient insuffisante, la dénutrition restant aussi active qu'à l'ordinaire : c'est dans ces actes morbides qu'il faut voir la cause du délire, et comme l'intensité de ces actes est proportionnée à l'activité de la propagation du contage, plus celle-ci est grande, plus les symptômes nerveux sont prononcés. Les convulsions surviennent. Dans quelques cas graves, la nutrition subit encore une atteinte d'un autre genre. Il peut arriver que les produits de la dénutrition ne soient pas éliminés : agissent-ils alors comme agents toxiques? Pour l'auteur la chose est plus que douteuse. La rétention de ces produits destinés à être excrétés, entrave nécessairement le travail d'échange qui doit s'opérer dans les tissus ; de même que dans une atmosphère d'acide carbonique, l'animal périt parce qu'il ne peut pas se débarrasser de l'acide carbonique produit de la combustion de ses tissus et le remplacer par l'oxygène ; de même, dans le cas que nous considérons ici, les produits excrétoires empêchent par leur présence l'introduction

des éléments de la nutrition. Il y a arrêt des échanges nécessaires à la formation des tissus ; c'est l'urémie, et par symptômes urémiques, l'auteur entend les symptômes nerveux qui
résultent de cette sorte d'asphyxie du tissu cérébral. Sa persistance et l'augmentation de ces actes pervertis produisent
le coma.

Dans les périodes d'accroissement et d'état, le temps d'arrêt
dans la nutrition est limité à la durée de la présence et du développe-
loppement du contage ; mais il y a des cas où la réparation du
cerveau ne s'opère que très-lentement, tardivement, et d'une
manière incomplète ; c'est alors qu'on observe le délire post-fé-
brile sur lequel Graves a formellement appelé l'attention ; ce
délire ne dure ordinairement que peu de jours ; quelquefois il
persiste et dégénère en manie. M. Murchison avance que ces
accidents ne succèdent qu'aux cas dans lesquels le délire a
eu une intensité et une durée exceptionnelles ; il les attribue
à l'atrophie cérébrale. L'état de langueur générale, de vitalité
déprimée tant de la vie animale que de la vie organique, mélange de coma et d'asthénie, désigné sous le nom d'état typhoïde, dépend en grande partie de la nutrition défectueuse
des organes qui servent à la manifestation de la vie ; il n'en
est probablement pas l'unique cause. L'idiosyncrasie, l'état
du système nerveux antérieur à la maladie, celui du système
musculaire, en un mot de la constitution générale, y contri-
buent comme autant de causes prédisposantes. Cet état
typhoïde est distinct de l'urémie, mais peut lui être associé ;
ces perturbations poussées à l'extrême mènent à la mort par
coma ou par asthénie.

La nécropsie témoigne de la nutrition défectueuse et per-
vertie des organes. Le cerveau est atrophié et c'est pour remplir le vide qui résulterait de l'atrophie, qu'il se produit un
épanchement de sérosité dans le crâne. Les muscles striés, le
cœur lui-même, sont aussi atrophiés, et offrent les caractères de
la dégénérescence graisseuse ou cireuse. Ces altérations attestent les ravages exercés par le contage dans le champ de la
nutrition.

L'indication thérapeutique est de suppléer autant que possible aux soustractions faites par le contage en administrant
de l'eau en abondance, et une nourriture légère, facilement

assimilable, telle que le lait et le bouillon, sans préjudice bien entendu des indications fournies par les symptômes. L'application, du froid préconisée par Niemeyer, Ziemssen, Liebermeister, Wilson Fox et tant d'autres, peut donner quelque soulagement sans abréger la durée de la maladie. Le froid, en effet, est impuissant contre la propagation des millions d'organismes qui ne cesse que lorsque le second facteur fait défaut.

La défervescence a lieu quand le contage a épuisé le second facteur : alors la germination et la multiplication prennent fin. Les micrococci périssent bientôt, sans laisser de successeurs. Ce changement s'opère brusquement, la demande de l'eau diminue tout à coup ; les métamorphoses qui provoquaient l'élévation de la température s'arrêtent; la diurèse et les sueurs critiques surviennent; et la température s'abaisse.

J'ai voulu donner une analyse un peu étendue du livre du docteur Maclagan parce qu'il contient l'expression des prétentions les plus avancées de la théorie du germe. Que ces explications pathogéniques soient admises en tout ou en partie ou complétement rejetées, il est incontestable que, depuis que l'etude des ferments a jeté de si lumineuses clartés sur des phénomènes que la science n'expliquait que par des conjectures, les prévisions de Robert Boyle et l'affirmation de Hildenbrand ont pris chez beaucoup de bons esprits le caractère de la réalité. Si le semblable produit le semblable, il est bien difficile qu'il puisse lui-même avoir une autre origine que le semblable, et un organisme vivant ne peut procéder que de la vie. Pour M. Budd, on le sait, l'organisme vivant, contage de la fièvre typhoïde, se détache de la matière jaune des lésions intestinales, s'introduit au sein de l'économie, et, par l'intermédiaire de l'eau, de l'air, ou des objets voisins du malade, est transmis à l'individu sain ; la maladie ne peut naître spontanément, ni être le produit, un *materies morbi*, formé par un procédé autre que la contagion. Cette opinion fait école, et a le grand honneur d'être défendue par sir Thomas Watson.

Les propriétés du contage variant suivant les degrés de développement, suivant les conditions atmosphériques, la sécheresse ou l'humidité, etc., donnent autant d'explications plau-

sibles à l'explosion inattendue d'une épidémie, à la prédominance de la fièvre dans une saison, plutôt que dans une
autre.

Il est d'observation commune que la maladie éclate soudainement, chez plusieurs individus, dans une localité où l'on
a fait usage de l'eau provenant d'un puits, ou d'un cours d'eau,
sans en éprouver jusque là d'effets fâcheux. Cela peut avoir
lieu dans deux cas : ou l'eau est pure et semble rester pure après
que l'explosion de la fièvre a eu lieu ; ou elle avait déjà une
odeur et une couleur suspectes avant l'apparition de la fièvre.
On découvre alors que le puits ou le ruisseau a reçu des déjections typhoïdes. N'est-il pas tentant d'en conclure que ces
déjections renfermaient le germe d'un contage, surtout quand
antérieurement, l'eau du puits ou celle du ruisseau offen-
saient déjà la vue et l'odorat par leur apparence et leur
puanteur ?

N'est-il pas logique de conclure que le mélange a introduit le contage? Ce sont de pareils faits qui ont amené le
docteur Parkes à l'opinion que la fièvre typhoïde n'a pas
d'autre origine.

La théorie du contage vivant explique encore les explosions
locales qui peuvent arriver, si les habitants d'une localité se
mettent à boire l'eau d'un puits, dont on ne s'était pas servi depuis longtemps. J'en ai observé tout récemment un exemple
dans lequel la fièvre typhoïde survint chez plusieurs de ceux
qui avaient fait usage d'une eau pareille ; elle atteignit une
blanchisseuse qui n'avait pas bu de cette eau, mais qui avait
lavé les linges des malades. Les partisans de la théorie du
contage auront beau jeu à dire que le puits renfermait depuis une époque plus ou moins éloignée des germes spécifiques
qui ont été introduits chez ceux qui ont bu de cette eau, s'y
sont multipliés en produisant la fièvre typhoïde, ont passé
avec les déjections dans les linges, et des linges dans l'air
que la blanchisseuse a respiré ou dans l'eau qu'elle a pu boire.

Il en est de même des prédilections que la maladie semble affecter pour certaines saisons, comme les automnes
pluvieux succédant aux étés secs. En été, les eaux s'écou-
lent lentement, soit dans leur canaux naturels, soit dans
les conduits artificiels ; en s'écoulant, elles déposent les ger-

mes qui s'accolent aux substances solides faisant parois,
et se dessèchent. Viennent les pluies; mécaniquement, elles
détachent les germes, les entraînent, les mettent en circulation et leur donnent une qualité hygrométrique probablement favorable à leur germination. Cette supposition est autorisée par le fait suivant : quand, par exception,
l'été a été humide et pluvieux, la fièvre typhoïde se montre beaucoup plus rare dans l'automne qui le suit. N'est-ce
pas parce que, pendant l'été humide, les germes ont été peu à
peu et continuellement entraînés, et n'ont pas pu former de
ces grandes accumulations qui, par une irruption soudaine
et en masse, ont bien plus de chance qu'ils n'en ont, par une
dissémination clairsemée, de trouver des habitats convenables. Il est inutile d'imaginer, avec Pettenkoffer, une sorte
de transformation des germes dans le sol; ils s'y conservent
seulement jusqu'à ce qu'un accident les déplace et les mette
à portée du nid propice à leur fécondation.

Enfin la théorie du germe rend compte des cas, bien plus
rares d'ailleurs pour la fièvre typhoïde que pour les autres
fièvres éruptives, où la maladie semble se propager par contagion directe, tels que celui-ci :

Un garçon de 12 ans environ arrive de Londres, malade de
la fièvre, dans un hôtel de l'Engadine où la condition sanitaire était excellente, il meurt dix jours après, entouré de divers membres de sa famille, son père, sa mère, et une tante ;
celle-ci avait été particulièrement chargée de ranger le linge
qui servait au malade. Deux jours après sa mort, la famille se
disperse, la tante part pour l'Allemagne où elle demeurait,
éprouve en route des symptômes non équivoques de l'invasion
de la maladie, et meurt quelques jours après être rentrée chez
elle. Dans ce cas là, il n'y a pas plus de doute sur l'étiologie
que s'il s'agissait de la rougeole ou de la variole.

Il y a une différence très-considérable entre le nombre
des cas dans lesquels la contagion, qui a dû faire naître les
fièvres éruptives que je viens de nommer, est insaisissable ou
très-obscure, et le nombre des cas dans lesquels la contagion de la fièvre typhoïde échappe à toutes les investigations.

Sir Thomas Watson refuse toute valeur à l'argument fondé
sur l'impossibilité de remonter au point de départ du con-

tage; il raconte dans ses leçons un cas publié en 1843, l'histoire d'un homme détenu dans un pénitencier où il fut pris de la petite vérole. Il n'y avait alors, et il n'y avait pas eu depuis très-longtemps un seul cas de la maladie dans l'établissement ni même dans les environs. C'était donc, suivant toutes les apparences, un exemple de variole à origine spontanée et indépendante de toute contagion. Dix-sept ans après, sir Thomas reçut une lettre qui lui donna la clef du mystère. Cette lettre lui était adressée par un docteur Pratt, médecin retiré depuis, qui pratiquait alors à Kensington, faubourg de Londres très-éloigné du pénitentiaire. Le docteur Pratt était le fils du médecin résidant de la prison, et il recevait de temps à autre la visite de son père à Kensington. Lors d'une de ces visites, M. Pratt mena son père voir un malade, qui, chose rare, avait une variole confluente, bien qu'ayant antérieurement souffert de la même maladie; de la chambre du malade le père retourna tout droit au pénitencier, et à la cellule du détenu qui, peu de jours après, avait la variole; le pauvre médecin résidant n'osa confesser alors la part qu'il avait à l'origine du mal; car le comité directeur de la prison exigeait sous peine de renvoi qu'il ne vît aucun malade en dehors de l'établissement.

J'ai vu moi-même un cas fort analogue à celui-ci : il s'agissait de scarlatine. Je l'ai raconté au professeur Tyndall qui l'a publié dans son discours sur *la Poussière et la Maladie.*

L'intérêt qui s'attache aux exemples de fièvres éruptives dans lesquels l'origine contagieuse échappe aux recherches, prouve combien ils sont rares, tandis qu'en matière de fièvres typhoïdes il est *souvent* impossible de la constater. La rougeole, la scarlatine et la variole ne se présentent jamais dans les contrées isolées, dans de petites îles comme les Sorlingues par exemple, sans y avoir été authentiquement importée; et, une fois l'épidémie éteinte, ces maladies ne reparaissent, après des périodes plus ou moins longues, que par une nouvelle importation. On connaît même les dates précises où ces maladies ont paru pour la première fois dans certaine île ou même dans un grand continent. On sait qu'en 1863 la scarlatine était encore inconnue à Ceylan; on sait comment elle fut importée en 1871 d'Angleterre dans l'Inde où elle n'avait jamais été observée ; comment la coqueluche fit son apparition avec un malade qui en était atteint, au cap de Bonne Espérance, en 1863. Il n'y a pas plus de quatre ans que les îles Fidjii ont été ravagées par la rougeole qui n'y avait jamais paru. Il est donc vrai de dire que ces fièvres éruptives ne se présentent guère sans qu'on sache par quelle voie elles sont apportées. La fièvre typhoïde au contraire paraît régner à peu près partout sans qu'on connaisse ni l'époque de sa première apparition ni le moyen par lequel elle a été transmise.

Sir William Jenner, si digne du grand nom qu'il porte, celui qu'on a appelé le Jenner de notre temps, déclare aussi que la question de l'origine de la fièvre typhoïde est encore *sub judice.*

« Mes préjugés, dit-il, sont en faveur de l'origine spécifique
« de cette maladie, comme de toutes les affections contagieuses.
« J'ai, depuis longtemps, professé que leurs différences spéci-
« fiques sont dues à des causes spécifiques, c'est-à-dire à
« des causes incapables de produire aucune autre maladie
« aiguë. Si, pour chaque cas, on pouvait démontrer qu'il
« provient d'un individu malade de la même affection, cette
« démonstration justifierait l'opinion que je professe. Par
« conséquent, je le répète, mes préjugés m'encouragent à
« cette opinion. J'espère même qu'elle est conforme à la
« réalité, et cependant je dois dire que jusqu'à présent le
« témoignage de l'observation ne lui est pas favorable. »

Sir William ne croit pas, comme le prétend M. Budd, qu'il soit souvent impossible de remonter à l'origine contagieuse des cas isolés de variole. Avec des recherches convenablement faites on la découvre toujours ; il suffit malheureusement de mettre des varioleux en contact avec d'autres individus, pour voir la maladie se répandre. Dans l'automne 1874, dix jeunes étudiants d'Oxford allèrent passer quelque temps dans une maison du Cornwall ; quand ils la quittèrent, chacun retourna directement chez ses parents, et sur les dix, sept eurent la fièvre typhoïde. Ils l'avaient évidemment contractée dans la maison du Cornwall. Personne dans aucune de leurs familles ne prit la maladie. Je n'hésite pas, dit sir W. Jenner, à affirmer qu'il n'en aurait pas été de même s'il s'était agi de variole et de scarlatine. Le même médecin n'a jamais eu connaissance d'un fait dans lequel le malade éloigné du lieu d'origine ait donné la maladie aux habitants de la maison, à moins qu'il n'y eût eu mélange des liquides employés en boissons et des déjections des malades. Dans ces conditions, les cas de transmissions sont très-nombreux. Sir William ne nie cependant pas la contagion d'une personne à une autre sans introduction des déjections dans les premières voies quand l'individu sain s'y sera exposé longtemps ou aux émanations concencentrées du malade. Il a vu deux fois, avant l'invention du thermomètre à maxima, des élèves contracter la fièvre typhoïde des malades dont ils prenaient scrupuleusement les températures plusieurs fois par jour, et la tête presque sous les couvertures.

Sir William raconte plusieurs exemples, observés par lui, de cas survenus dans des conditions qui semblaient exclure toute intervention de contagion. Pour éclairer la question il adjure ses confrères d'observer avec grand soin la genèse de chaque cas isolé qui se présentera à leur observation. Son appel a été entendu ainsi que le témoignent de nombreuses communications. Le *British medical Journal*, qui, entre autres mérites, a celui de réunir souvent dans un même cahier les documents relatifs à une même question de manière à en rendre l'étude plus facile, a publié dans le numéro (25 mars 1876) où il donne l'analyse succincte du rapport de M. Klein sur le contage de la fièvre entérique, un long travail du docteur Cornélius B. Fox médecin sanitaire du comté d'Essex sous ce titre : *La fièvre typhoïde a-t-elle jamais une origine spontanée?* En réponse à la question, il donne le détail d'un grand nombre de cas observés dans des endroits isolés où ils se sont multipliés par contagion et dans lesquels l'importation originelle s'est soustraite à toutes les investigations. Le mémoire mériterait une longue analyse. Je n'en veux citer qu'un court fragment qui me paraît s'appliquer à des faits que j'ai eu plus d'une fois occasion d'observer en France :

N° 12. Explosion de la fièvre typhoïde à Asheldam. La fièvre typhoïde y sévit dans un bâtiment formant dix « cottages; » dix-sept des habitants en furent atteints, six moururent ; ces cottages sont situés dans un lieu peu fréquenté, à 15 kilomètres environ de la station la plus proche, tous les efforts pour découvrir un cas de fièvre typhoïde dans le district ont échoué. La santé de la population rurale, à cette époque, était remarquablement bonne. Tous les cottages à une exception près, étaient encombrés, et les chambres à coucher particulièrement étaient infectées d'une puanteur de matières organiques. La première personne atteinte fut une jeune fille. Elle était connue comme une grande buveuse d'eau, et elle avait bu en effet, une quantité considérable d'une eau qui, quoique pure au goût, à l'œil et à l'odorat, était un mélange d'eau de source, d'engrais liquide et, après de grosses pluies, de matières excrémentitielles provenant de la cour de la ferme; l'analyse de l'eau donne une partie, sur un million, d'ammoniaque albuminoïde. De la jeune fille, la maladie passa aux autres membres de la famille et, ainsi qu'on pouvait s'y attendre dans des conditions d'hygiène pareilles, se répandit facilement dans les cottages voisins. Le docteur Fox prit les plus grandes peines pour découvrir un cas préexistant à celui de la jeune fille, sans y pouvoir parvenir. Le docteur C. Fox, termine son travail en disant comme sir W. Jenner, que si des vues philosophiques le portent à rejeter l'origine spontanée de la fièvre typhoïde, le jugement de son expérience le conduit à une conclusion opposée.

Dans ce même numéro du *British medical Journal*, commence un autre travail sur la fièvre typhoïde, du docteur Richard Wardell, médecin doyen de l'hôpital de Tunbridge Wells, et lui aussi conclut à l'origine spontanée et autogénétique de la fièvre typhoïde, et il ajoute que telle est aussi la manière de voir du docteur Baylis, inspecteur sanitaire du Kent occidental. Ce confrère s'était particulièrement adonné à la recherche des causes de quelques cas de fièvre sporadique qui s'étaient montrés dans des endroits tout à fait isolés de sa circonscription. Après beaucoup de peine et d'enquêtes, il était arrivé à la conclusion que tous les arguments et tous les faits se réunissaient pour lui faire exclure absolument l'idée de l'importation ou de la réviviscence d'un germe toxique ; il était persuadé que la théorie de M. William Budd, qui a dernièrement pris tant d'influence, était trop absolue et trop forcée.

Je pourrais multiplier encore les citations pour prouver qu'en Angleterre la théorie exclusive du germe contage appliquée à l'étiologie de la fièvre typhoïde, est loin d'être incontestée et je n'aurais pas de peine à invoquer en faveur de ceux qui contestent, des faits tirés du livre même du docteur Budd (1) ; j'y vois plus d'une fois, plus que de l'incertitude sur le mode d'origine. La spontanéité et la contagion me paraissent être, l'une et l'autre, également admises par la grande majorité des médecins de la France, de la Belgique et même de l'Allemagne. J'ai interrogé un grand nombre de confrères des départements ; tous, sans exception, m'ont répondu qu'ils croyaient à la contagion et aussi à l'origine spontanée. C'est à cette croyance que conduit aussi la lecture de la plupart des rapports faits par les médecins de l'armée. Dans une longue et intéressante étude qui a obtenu un prix de l'Académie de médecine de Belgique en 1872, le docteur Cousot avance des faits très-probants à l'appui de la double origine. Griesinger n'admet pas qu'on puisse mettre en doute l'origine spontanée.

Je sais bien que les partisans de la théorie opposent à ces faits la supposition du transport du germe spécifique par l'air en mouvement. Quand l'eau ne peut être soupçonnée, le docteur Budd affirme que c'est l'air qui a été le véhicule. Que le réceptacle du virus typhoïde ou que le germe soit projeté dans l'air par le mouvement des gaz, le déplacement des linges, et l'agitation de l'air dans la chambre du malade, on n'en saurait douter ; mais il faudrait des preuves bien évidentes pour établir la réalité du transport à distance par l'air, à la manière des essains d'infusoires qui, suivant la description de M. Ehrenberg, nés dans les eaux, montent dans l'atmosphère, et le traversent comme des nuages poussés et dirigés par les vents.

Cette assertion, en ce qui regarde la fièvre typhoïde, a contre elle l'exemple du choléra dont le mode de propagation offre, sous d'autres rapports, tant de ressemblance avec celui de la fièvre. L'expérience prouve, dit M. Fauvel, que le réceptacle du choléra n'est pas transporté à distance dans l'air, ou du moins qu'il y perd ses propriétés contagieuses. On rend compte aussi des apparitions locales de la fièvre typhoïde par l'aptitude à vivre que conservent certains

---

(1) Budd, *Typhoid fever*. Voyez à la page 84, la relation d'une épidémie dans une école, qui débute par un ou deux cas peu caractérisés dont l'origine n'est pas indiquée.

spores et microzoaires, sans en faire usage jusqu'à ce qu'ils trouvent l'occasion, l'habitat, favorables à leur éclosion. Liebermeister propose l'hypothèse de l'existence de certains organismes inférieurs qui végèteraient et se propageraient en dehors de l'organisme humain, dans des matières organiques végétales ou animales en voie de décomposition, et qui, à la faveur de conditions spéciales, s'introduiraient chez l'homme ot y trouveraient un sol favorable à leur développement, pouvant devenir alors la cause spécifique des maladies contagieuses qui se sont transmises pendant longtemps d'homme à homme. Rien, en théorie, ne défend d'admettre que ce soit possible; il se passe quelque chose de semblable dans la transmission de certaines maladies des animaux à l'homme. On a souvent supposé qu'il en était ainsi, mais on n'est pas encore parvenu à en donner la preuve. Il est presque naïf de remarquer que, sans descendre à un degré aussi inférieur de l'échelle des êtres, on trouve constamment dans la nature, des faits qui autorisent l'hypothèse de Liebermeister. En voici un qui attire en ce moment l'attention du monde. Le Colorado beetle (Doryphora decemlineata) vivotait aux dépens de quelques solanées sauvages au Mexique, lorsqu'on vint à y introduire la pomme de terre. Dès lors ce coléoptère a pullulé avec une fécondité et une rapidité ruineuses qui répandent l'effroi jusqu'en Allemagne où des navires l'ont apporté. Je reviendrai sur cette hypothèse dans le chapitre du livre, relatif à la théorie pythogénique.

Dans la discussion de la *Société pathologique* (1874), le docteur Murchison soutint que la théorie du germe contage n'est fondée que sur des analogies et non sur des faits rigoureusement observés. Il ne nie pas la présence des micrococci, mais il se refuse à leur attribuer l'influence pathogénique que leur donne le docteur Maclagan. Ces parasites peuvent se trouver là, parce qu'ils y rencontrent les conditions favorables à leur développement, sans pour cela exercer aucune action sur l'évolution de la maladie. Il croit que le milieu a beaucoup plus d'influence sur le parasite, que le parasite n'en a sur le milieu (1). Si le germe était iden-

(1) En me rappelant cette opinion, j'ai été frappé de l'observation faite par M. Pasteur sur le développement excessif, au point de le rendre mé-

tique au contage, il devrait exister dans toutes les maladies contagieuses. Or, il est impossible de contester l'origine spontanée d'un bon nombre de maladies, la diphthérite, l'érysipèle, la dysenterie et la fièvre typhoïde. L'exemple de la fièvre relapse proteste contre la théorie qui l'attribue aux germes. Si les spirilles qui pullulent pendant le premier paroxysme fébrile et disparaissent avant la crise, reparaissent de nouveau au second paroxysme pour disparaître encore avant la crise qui le suit, c'est sans doute parce qu'il résulte de l'état fébrile porté à un certain degré d'où dépend la constitution d'un habitat qui leur convient, et qui cesse de leur être favorable à la fin du paroxysme et pendant la période apyrétique : loin de produire la fièvre, ils sont appelés par la fièvre (1). Une première attaque ne garantit pas toujours d'une seconde (fièvre relapse, choléra, dysenterie, diphthérie). La prédilection pour un organe spécial n'est pas particulière aux germes. L'arsenic, qu'il soit introduit par la bouche, le vagin, les narines ou la peau, produira toujours l'inflammation de l'estomac et du rectum. Il ajoute qu'il a bien d'autres explications à donner aux phénomènes de la fièvre que ceux que fournit la théorie des germes parasitaires au docteur Maclagan ; qu'il ne connaît aucun fait capable de démontrer que les contages de la variole et de la scarlatine elles-mêmes peuvent conserver leur virulence, après avoir été exposés à l'air libre. Il proteste enfin contre l'assertion que le contage *se multiplie.* Pourquoi ne *serait-il* pas *multiplié* à la manière des corpuscules de pus et de ceux du tubercule qui, par le contact, excitent au sein de l'économie la formation de particules semblables?

connaissable, que peut atteindre le vibrion septique, quand il a pénétré dans l'intérieur des vaisseaux sanguins où l'on peut le voir se glisser à travers les globules comme un serpent entre les herbes.

(1) A cette objection, le docteur Maclagan répond: que, dans la fièvre relapse, il n'y a pas de lésions locales, et que le second facteur est contenu dans le sang; qu'il est naturel d'admettre qu'un facteur produit par un milieu incessamment renouvelable soit lui même renouvelable; que les rechutes de la fièvre relapse sont déterminées par la reproduction du second facteur qui a lieu avant que les spirilles soient complétement détruits; que la reproduction du second facteur explique aussi pourquoi une attaque de fièvre relapse ne préserve pas d'une autre.

L'étiologie de la fièvre typhoïde n'a pas manqué de provoquer tout récemment à l'Académie de Médecine une discussion, dont le souvenir est présent à tous les esprits.

Le point de départ de la discussion a été la publication du travail de M. Noël Gueneau de Mussy sur l'étiologie et la prophylaxie de la fièvre typhoïde. M. Noël Gueneau de Mussy critiquant la théorie pythogénique de M. Murchison a exposé et développé les idées de M. W. Budd, et s'est déclaré partisan de la propagation par l'intervention des déjections typhoïdes, réceptacles du contage.

M. Bouillaud développant la thèse de la spécificité putride, a jeté dans la balance le poids de sa haute autorité en faveur d'un agent « *contagient* », seul propagateur de la maladie.

M. Bouchardat a aussi incliné vers la contagion, comme mode étiologique unique, faisant des réserves sur la nature de l'agent contagieux qu'il rangerait volontiers dans la classe des ferments solubles.

S'appuyant sur de nombreuses observations, M. Jaccoud ne trouve pas à l'origine de toutes les épidémies, la présence des déjections typhoïdes nécessaires à la théorie de Budd, et, par conséquent, ne saurait, dans les données actuelles, en admettre la démonstration scientifique.

M. Chauffard, plus affirmatif que M. Jaccoud, combat par les enseignements de la doctrine médicale et de l'observation clinique, l'assimilation de la fièvre typhoïde aux maladies parasitaires. La marche de l'affection comparée à la marche du charbon même, « la maladie parasitaire interne qui offre la ressemblance la plus accusée avec les maladies spécifiques », ne lui permet pas de voir dans un germe spécifique venu du dehors, la cause exclusive de la maladie.

La théorie du germe considéré comme cause première et indispensable de la fièvre typhoïde n'est donc pas encore démontrée. Et elle en est encore plus loin, quand elle attribue au développement du germe dans l'économie toute la série des phénomènes, par lesquels se manifeste la fièvre typhoïde. Elle ne repose que sur des hypothèses et des analogies auxquelles on a le droit de demander des preuves. Toutefois ne repoussons pas trop dédaigneusement les hypothèses : elles sont des constructions provisoires qui relient les édifices solides et inébranlables. Je me rappelle la défiance avec laquelle j'ai vu accueillir l'acarus dans le domaine de l'étiologie de la gale : depuis, combien de parasites sont venus, imposant la nécessité de reconnaître leur existence par les ravages qu'ils exercent dans le règne végétal et dans le règne animal, et ne différant d'organismes tout à fait semblables que par leurs propriétés délétères. Qui se doutait, il y a peu d'années, avant la maladie de la vigne, qu'il y eût un oïdium du raisin ? Qui pensait à ces corpuscules de la pébrine qui envahissent toute l'économie du ver à soie après s'être introduit par les intestins, de la même façon, c'est Tyndall qui le dit, qu'on pourrait croire que les micrococci de Klein, pénètrent dans le sang par les glandes de Peyer pour devenir l'agent contage de la fièvre typhoïde. Et l'indulgence n'est elle pas encore plus commandée à l'égard des hypothèses, quand on voit le rôle d'agent asphyxiant que la bactéridie joue dans l'étiologie et la pathologie du charbon, rôle incontesté que M. Chauffard lui-même n'hésite pas à lui reconnaître, tout en nous avertissant par les enseignements de la science et de la sagesse, de peur que nous ne nous laissions entraîner trop loin par des analogies superficielles sur la pente de l'erreur. Gardons-nous en effet de l'entraînement inconsidéré, mais disons avec Hamlet. « Il y a dans le ciel et sur la terre plus de choses que notre science ne sait imaginer. »

Abandonnant le champ des hypothèses nous restons en possessions de deux vérités reconnues : 1° Que ce soit d'un germe déposé depuis plus ou moins longtemps, ou d'un produit d'organisation protoplasmique, la fièvre typhoïde naît dans des conditions hygiéniques spéciales. Elle a, suivant une expression concise, une origine *fécale*, peut-être aussi une origine dépendante de la décomposition de certaines substances animales, le sang, les tissus albumineux ; 2° elle est contagieuse par un certain mode. Cette vérité à laquelle le docteur Murchison consacre un examen approfondi, est mise en évidence par de nombreuses études en tête desquelles figurent par ordre de date d'importance, des travaux français. Entre autres, il faut citer ceux de Gendron, de Piedvache, et tout dernièrement le rapport de M. Woillez, si riche en faits concluants.

La reconnaissance de ces vérités dicte à la fois la nature et la suprême importance des mesures hygiéniques capable de prévoir les conditions dans lesquelles le double danger, le développement de la maladie, et la contagion prennent naissance. Ces mesures doivent évidemment se proposer de prévenir la formation des propriétés nuisibles dans les matières fécales et de les anéantir une fois formées.

En France, à Paris du moins, nous sommes en présence de deux systèmes adoptés en vue de disposer des matières fécales : l'un qui paraît destiné à tomber en désuétude, c'est le système des fosses d'aisances ; l'autre qui est adopté en principe et pratiqué dans les constructions nouvelles, qui consiste à envoyer directement dans les égouts la partie liquide et délayable des déjections, en retirant sa partie la plus solide dans une tinette installée dans les bas fonds de la maison. Qu'il me soit permis de dire, sans prétention aucune à l'originalité, et même en courant le risque d'être banal, quelques mots sur les mérites comparatifs de ces deux systèmes.

La fosse d'aisances bien construite, enduite de substances imperméables non miscibles aux matières fécales, prévenant par conséquent l'infiltration dans les murs qui la limitent, ne mérite pas tout le mal qu'on en dit ; l'air y est relativement immobile ; cette immobilité peut prévenir jusqu'à un certain point, et prévient en effet la projection des particules solides, germes, ou receptacles, dans les appartements. Je ne parle pas des gaz qui s'échappent par les cuvettes, et dont il serait d'ailleurs facile d'empêcher l'accès. Ces gaz peuvent entraîner les particules solides dans leur ascension, mais il y a aussi de grandes chances pour que ces particules s'amassent et adhérent aux parois qu'elles rencontrent et même au plancher supérieur de la fosse. Tyndall a démontré par une expérience très-directe cette bienfaisante influence de l'immobilité de l'air. Il a fait construire des caisses de bois en ajustant dans leurs planchers inférieurs des tubes remplis d'infusions organiques ; les parois des caisses avaient été enduites de glycérine pour présenter une surface agglutinante aux poussières qui flottaient dans l'air de la caisse. Au bout de quelque temps, il a ouvert ses tubes avec les précautions nécessaires pour ne pas troubler la tranquillité de l'air, et les infusions n'ont montré aucun signe de développement organique. Tyndall alors a laissé pénétrer dans sa boîte l'air extérieur et aussitôt les infusions se sont remplies de bactéries et de ferments divers.

La fosse d'aisances a le grand inconvénient de devoir être vidée, inconvénient d'autant plus grave que le remuement des matières accumulées depuis longtemps est particulièrement favorable à l'explosion de la fièvre typhoïde.

Les égouts constituent le système le plus voisin de la perfection, mais à une condition, c'est qu'ils soient eux-mêmes parfaits dans leur construction et dans leur fonctionnement. Comme des instruments à mécanisme compliqué, ils se prêtent à des opérations bien plus précises que les instruments plus simples, mais aussi ils demandent de bien plus grands soins dans leur construction; ils se dérangent plus facilement, et le moindre dérangement a des conséquences plus importantes.

Si l'immobilité du contenu est la condition principale à rechercher pour la salubrité d'une fosse d'aisances, le mouvement continuel est la première qualité requise dans le fonctionnement d'un égout. Il faut que les matières qu'il reçoit soient *constamment, aussi rapidement que possible,* et *en totalité,* entraînées de leur point de départ à leur destination définitive. Pour cela, indépendamment des pentes convenables, il faut que les surfaces soient lisses, sans rugosités auxquelles pourraient s'arrêter les matières, conditions que remplissent à un si haut degré de perfection les constructions souterraines de la ville de Paris. Il faut aussi que la ventilation y soit effectuée de telle façon qu'il n'y ait pas de reflux de l'air dans l'atmosphère respiré par les habitants. Mais la plus importante de toutes les conditions, c'est que la circulation de l'eau en quantité suffisante soit assurée; si l'eau entraînée sort, l'air n'a plus rien à refouler.

C'est à la partie du système qui relie l'intérieur des maisons aux égouts, que je me permettrai d'adresser quelques critiques. La tinette où s'opère la division est une sorte de renflement mobile du tuyau qui va de la maison à l'égo t. Tous les produits des déjections y arrivent, le solide pour s'y arrêter, le liquide pour les traverser. Il est clair que chaque op ration donne lieu à l'agitation du contenu de la tinette, à moins que la masse d'eau ne soit suffisante pour exercer une compression qui y supprime le mouvement. Or je constate qu'il est bien rare que l'afflux de l'eau soit assez abondant et assez violent pour produire ce désirable effet. Il y a encore des maisons où le système diviseur est appliqué sans que l'eau y soit distribuée. La loi permet aux propriétaires d'établir des tuyaux entre leurs maisons et l'égout pour recevoir les déjections, sans les obliger encore à s'approvisionner d'une quantité d'eau suffisante et à la distribuer de manière à chasser tout le contenu des tuyaux. Je crois aussi que ces tuyaux, au lieu d'avoir toujours à l'intérieur une surface très-lisse, émaillée par exemple, sont souvent rugueux et susceptibles de le devenir davantage par l'oxydation de la fonte, condition qui, avec l'insuffisance de l'eau, est bien propre à favoriser le séjour des matières, et à produire ainsi une cause très-efficace d'insalubrité. Il y aurait un moyen facile, je crois, de rompre la communication entre les tuyaux et les habitations, ce serait d'exiger que l'abouchement des cuvettes avec les tuyaux se fît au moyen de siphons, l'eau retenue dans la concavité du siphon, y formant une soupape mobile qui ne disparaîtrait que pour faire place à une autre, et dans laquelle il serait toujours facile d'ajouter, dans les temps suspects, quelques désinfectants. Il va sans dire que le succès de cet appareil ne peut être assuré que par un libre et abondant écoulement d'eau.

La destination des matières entraînées par les égouts est un des grands problèmes de la civilisation. Au point de vue de l'hygiène, il est indispensable que ces matières qui, selon les théories diverses, sont le *réceptacle* des germes ou le *laboratoire* où se fabriquent les poisons spécifiques, soient autant que possible décomposées ou entraînées, sans possibilité de retour dans des agglomérations humaines. L'utilisation des eaux d'égout par l'agriculture est assurément la meilleure, l'irréprochable solution du problème partout où elle est praticable. Elle est fondée sur la décomposition des matières albuminoïdes dans le sol et leur appropriation par la végétation; et, pour la réaliser, il faut qu'il y ait une certaine proportion entre la quantité de matière à consommer et l'activité du consommateur qui est la végétation.

MURCHISON. *d*

Ces conditions sont difficiles à réunir à l'égard d'agglomé-rations très-nombreuses. Cependant les succès déjà observés à la presqu'île de Gennevilliers, et qui promettent de s'étendre encore, démontrent que les obstacles ne sont pas insurmontables. Ils diminuent beaucoup et disparaissent même tout à fait quand il s'agit d'agglomérations telles que celles qui répondent au chiffre de la population de la plupart de nos villes de province. Peut-être me saura-t-on gré de faire connaître le résultat d'une expérience très-concluante à ce sujet. Elle est racontée par le docteur Alfred Carpenter, le même qui a décrit, après l'avoir prédite, l'épidémie de fièvre typhoïde qui a fait en 1873 de si grands ravages à Croydon par suite du mélange des matières fécales aux eaux potables, mélange dû à des vices de construction et de fonctionnement dans les égouts de la ville.

La ferme qui reçoit à Beddington le produit des égouts de Croydon utilise en ce moment les vidanges de 50,000 personnes sur une terre de 460 acres : l'irrigation dure maintenant depuis seize ans, et une partie de la terre n'a pas cessé d'être irriguée, plus ou moins, jour et nuit, pendant tout ce temps ; là, tout près de la ferme, est établie une population très-dense, et tout autour s'élèvent des habitations qui constituent un ensemble de propriétés de grande valeur. La fertilité du sol augmente chaque année avec les enseignements de l'expérience. La population de la paroisse sur laquelle est située la ferme, qui occupe environ le cinquième de son étendue, a triplé depuis l'installation de cette ferme, ce qui ne s'est vu pour aucune des localités voisines, villes ou villages. Par suite du développement des constructions, la valeur de l'impôt a monté de 275,000 francs (taux de 1861) à 900,000 francs (taux actuel). Le chiffre de mortalité qui était en moyenne de 20 pour 100 avant l'établissement de la ferme n'est plus maintenant que de 17. Ainsi, à Beddington, l'irrigation par les eaux d'égouts, non-seulement n'a pas déprécié la valeur de la propriété et fait tort à la vie humaine, mais elle a été avantageuse à l'un et à l'autre. Et ce ne sont pas là les seuls résultats heureux. La terre, naturellement pauvre, avant d'être employée à l'utilisation des eaux d'égout, se louait à 30 francs l'acre ; aujourd'hui elle se loue de 63 à 90 fr. l'acre, et les propriétaires, au lieu de 13,000 francs par an, tirent maintenant de ces terres un revenu de plus de 132,000 francs.

Puisse la connaissance de ces détails servir d'encouragement !

Dans les petites localités de campagne, les égouts ne sont guère possibles ; chacun dispose de ses ordures à peu près à sa fantaisie, et si la fantaisie s'arrange avec la commodité, elle devient l'habitude de la localité. Je traversais en promenade, il y a quelques années, un charmant village perché sur le haut d'une falaise, composé d'une soixantaine de maisons; la plupart des maisons ont leur jardinet, et dans un coin de celui-ci, ordinairement tout près de l'habitation, un fossé peu profond et beaucoup plus large où sont jetées les immondices de toute sorte. Le fond de ces fossés repose sur la craie de la falaise, et le niveau de l'eau y est naturellement sujet à de grandes variations ; ce village est un nid de fièvre typhoïde et ce n'est que trop facile à comprendre.

Il y a cependant, pour ces cas-là, une manière salubre et profitable de disposer des matières excrémentitielles. C'est de les mélanger avec de la terre desséchée *au moment même* de l'évacuation. Je ne sache pas que le système du cabinet de terre sèche « *dry earth closet* » ait été assez essayé en France pour pouvoir mettre en mesure de le faire approuver ou condamner. La terre sèche enlève aux excréments toute odeur et probablement toute propriété nuisible, et le mélange constitue un engrais d'une grande efficacité. Les témoignages les plus favorables sont rendus en faveur de ce système par les médecins des camps et des armées qui l'ont employé en Angleterre et dans l'Inde. Je l'ai vu fonctionner dans des écoles de campagne et dans des maisons privées où il donnait tout ce qu'on en attendait : désinfection et *déodorisation* complète, et engrais de première qualité. On construit des appareils fort simples, pour que la terre sèche, retenue dans un petit réservoir, soit débitée dans la cuvette qui reçoit les excréments ; j'ai vu de ces appareils dans des chambres à coucher où ils ne donnaient aucune odeur. On peut faire les choses plus simplement encore et sans appareil ; il suffit de jeter une pelletée de terre sur le produit de l'évacuation ; quand le récipient est plein, on peut porter le produit sous un hangar, où, à l'abri de l'humidité, il se conserve jusqu'à ce qu'il soit employé comme engrais. Ce système est l'objet d'un rapport très-intéressant et très-approbateur du docteur Buchanan au Conseil privé (1).

La fièvre typhoïde est une des maladies que M. John Simon attribue à la malpropreté, *filth disease*, et à la plus révoltante malpropreté, puisqu'elle a son foyer dans les matières fécales et qu'elle ne se propage que par l'introduction de ces matières dans notre économie, au moyen de l'air que nous respirons, des boissons et de la nourriture que nous ingérons.

Pouvons-nous l'atteindre dans ces modes d'origine et de propagation? Est-elle susceptible d'être prévenue? A cette question, chez nos voisins, on répond par l'affirmative, et on fait résolûment campagne pour l'abolition du fléau. On poursuit la recherche des voies que prend le *poison spécifique* pour pénétrer chez l'homme, et on lui barre le passage quand on parvient à le joindre : c'est ainsi que le docteur Murchison a pu, à force de pénétration et de persévérance, remonter au point de départ de la contagion qui se propageait dans la paroisse de Mary-le-Bone à Londres, et même dans les paroisses voisines, et y faisait les plus terribles ravages. Il s'agissait simplement, ainsi que cela se représente trop souvent, de lait infecté par l'eau qui servait au lavage des bidons. Cette eau, on le reconnut pleinement, était contaminée par son mélange avec des excréments. Depuis lors, l'éveil donné à l'attention des inspecteurs sanitaires et du public, diminue beaucoup les chances de la production d'une épidémie par une cause pareille. Il n'y a qu'à ouvrir les rapports des médecins sanitaires pour y trouver des exemples très-concluants de disparition de la maladie, de lieux qu'elle avait l'habitude de dévaster, à la suite de travaux d'assainissement. Le livre de M. W. Budd montre les effets décisifs et rapides, obtenus par la clôture d'un puits ou la désinfection de latrines d'où provenait le poison. Nous trouverions facilement dans les observations de nos compatriotes la confirmation de ces expériences. Le rapport de M. Woillez (*Épidémies de* 1873) contient des faits qui renferment la preuve de l'efficacité complète des mesures hygiéniques pour

____

(1) XIIth *report to the medical officer of the privy Council.*

arrêter la propagation du mal. Chacun devrait connaître l'histoire de l'épidémie de la caserne de Courbevoie, née de déplorables conditions sanitaires, atteignant plus de 300 hommes, en tuant plus de 50 en vingt-trois jours et cessant alors pour ne plus reparaître, deux jours après l'adoption de mesures convenables.

Avec la dysenterie et le choléra, la fièvre typhoïde est sans doute la maladie sur laquelle les désinfectants ont le plus de prise. Employés au moment opportun, ils peuvent saisir l'ordure à son apparition et la rendre incapable de nuire ; non-seulement ils isolent le contage, mais encore ils l'exterminent.

La prétention de s'opposer à la propagation de la fièvre typhoïde n'est pas plus exorbitante que celle d'éteindre le choléra dans l'Inde. Or M. Fauvel nous apprend qu'à la conférence internationale de Constantinople, la commission ne considérait pas comme impossible qu'on pût parvenir à éteindre le choléra envahissant dans l'Inde, et qu'elle croyait qu'en tout cas on y peut restreindre son développement épidémique. Pour atteindre ce double but, elle admettait la nécessité d'études suivies, ayant pour objet de déterminer les conditions spéciales qui produisent et entretiennent l'endémie cholérique, etc.

A l'égard de la fièvre typhoïde, nous avons cet avantage, que ces études spéciales sont faites, et que les moyens à employer sont connus. La science a réellement fait tout ce qu'on peut exiger d'elle ; il faut maintenant, suivant une heureuse expression de M. Woillez, qu'elle se transforme en art. L'hygiène a recueilli et semé les germes, il faut la coopération du public pour les féconder. Cette coopération, c'est le second facteur indispensable qui manque trop souvent chez nous. Le public, y compris ceux dont le devoir est de veiller à l'application des principes de l'hygiène, s'oublie volontiers dans une ignorance réelle ou affectée qui lui permet de ne pas trop souffrir, dans sa conscience, de ces milliers de morts dont beaucoup ne sont que des homicides par négligence.

Pour moi, j'ai la conviction que, quand on le voudra sérieusement, on diminuera dans une énorme proportion la mortalité par la fièvre typhoïde. Pour cela, il serait nécessaire de faire pénétrer partout des instructions propres à traduire en langage vulgaire les vérités déduites des observations scientifiques, en imposant aux autorités locales le devoir d'exposer au grand jour les exemples, malheureusement trop faciles à trouver, capables d'éclairer leurs administrés.

Il serait nécessaire que, chez nous, des commissions permanentes fussent établies, prenant connaissance de chaque cas, surtout au début des épidémies, cherchant à en suivre la piste jusqu'à son origine. Je sais combien les difficultés sont grandes; je ne les crois pas, le plus souvent du moins, insurmontables. Il serait facile de trouver le personnel nécessaire à la composition de ces commissions, dans ces sociétés de médecine publique et d'hygiène qui se forment tous les jours parmi nous sans d'autre ambition que de rechercher et de découvrir les vérités utiles à la santé publique. Ces commissions feraient leurs rapports aux divers comités qui représentent la science auprès de l'administration; enfin et surtout il serait nécessaire de rendre obligatoire la notification de tous les cas qui se présentent, aux autorités compétentes.

Cette déclaration à elle seule prépare l'application des autres mesures prophylactiques, et sans elles les autres mesures peuvent être trop tardives et inefficaces. J'emprunte encore au rapport de M. Fauvel une preuve éloquente de la nécessité de la déclaration, et des calamités qui peuvent résulter de l'absence de l'exploration ou d'une fausse déclaration. L'état de la santé publique à Constantinople ne présentait rien qui pût faire prévoir l'apparition d'une épidémie cholérique, lorsque, le 28 juillet 1865, arriva d'Alexandrie, où régnait le choléra, la frégate *Moukbiri-Sourour*. Sur la déclaration du médecin qu'il n'y avait pas de maladie suspecte à bord, le navire fut admis tout de suite en libre pratique.

La déclaration était fausse. Le soir même on débarquait douze malades dont un atteint de choléra, qui succomba dans la nuit, et onze n'offrant que des symptômes de cholérine; neuf autres furent débarqués le surlendemain. Les malades furent transportés à l'hôpital de la Marine, en traversant une caserne d'armuriers de l'arsenal; trois jours après, un des ouvriers est pris du choléra. Bref, quoique bien restreinte, cette importation fut suivie d'une épidémie très-grave.

Il est bien permis, je suppose, d'affirmer que cette épi-

démie très-grave n'aurait pas eu lieu, si une déclaration véri-
dique eût été faite au lieu de la déclaration mensongère. Cette
mesure d'hygiène administrative, la déclaration qui eût préservé alors Constantinople, préserverait, je n'en doute pas,
d'un grand nombre d'épidémies locales, de fièvres typhoïdes,
si la notification du premier cas ou des premiers cas, lorsqu'il s'agit d'un foyer multiple, permettait de prendre, au
moment opportun, les mesures prophylactiques. N'est-il
pas évident, en outre, qu'il sera bien plus facile de remonter,
dès le premier cas, à l'origine du mal, que s'il faut chercher
sa voie à travers un plus ou moins grand nombre de cas successifs? La provenance de ce malade, la connaissance de ses
habitudes hygiéniques, de l'eau qu'il a bue, et de bien d'autres détails pourront souvent diriger l'attention sur une cause
encore remédiable d'épidémie prête à éclater. La déclaration devrait être exigible des parents, des chefs de maison et
même des médecins. Qu'on n'invoque pas ici l'argument du
secret professionnel ; il n'y a là aucun risque à faire courir à
l'honneur ni à l'intérêt de l'individu. L'honneur et la conscience ne souffriraient-ils pas plutôt d'une négligence qui
compromettrait la vie des autres? Dans toutes les grandes villes
de l'Amérique du Nord, la déclaration obligatoire est aujour-
d'hui l'acte préliminaire de toutes les mesures prophylactiques. Elle est immédiatement suivie de la visite d'un médecin
sanitaire qui s'assure, dans l'intérêt de la communauté, que
toutes les mesures nécessaires soient prises contre l'extension
du mal. En Angleterre, la corporation de Bolton vient d'édic-
ter une amende de 250 francs contre ceux qui, ayant charge,
omettraient de déclarer la présence d'une maladie contagieuse.

Sir Thomas Watson veut aussi que la notification immédiate de chaque cas, sans exception aucune, précède les autres
mesures : l'isolement, la désinfection et l'assainissement. Il
ne doute pas que, grâce à ces mesures bien appliquées, à l'aide
d'un enseignement spécial, dans le service de l'hygiène publique et la coopération des autorités, le territoire des îles ne
puisse être délivré et préservé des maladies contagieuses. Il
termine son article par ces paroles : Ce n'est pas un vieillard
actuellement dans sa quatre-vingt-sixième année qui sera témoin
de ces bienfaits, mais il les espère avec confiance, pour les

générations qui le suivront, ou du moins pour ses petits-enfants.

Si la position insulaire permet à l'Angleterre de réaliser le vœu du vénérable patriarche, comme elle lui a déjà permis de détruire et de bannir les loups de chez elle, notre pays ne peut pas attendre une libération aussi complète ; autant vaudrait espérer que nous puissions abolir l'aptitude aux maladies inhérentes à l'humanité. Il n'en est pas moins de notre plus grand intérêt de réunir tous les efforts de la science et de l'administration pour arriver à la limite du possible. Avec l'aptitude aux maladies contagieuses, nous avons reçu l'obligation de nous protéger contre leurs attaques, et l'intelligence suffisante pour le faire le plus souvent avec succès.

Henri GUENEAU DE MUSSY.

POST-SCRIPTUM

J'ai lieu de me féliciter d'avoir fait paraître cette introduction avant la publication du livre, puisque cette publication me fournit l'occasion de répondre à quelques-unes des critiques qui m'ont été adressées. La plupart de ceux qui ont bien voulu s'en occuper, ne s'étant peut-être pas résignés à me lire jusqu'au bout, ont cru voir un parti pris chez moi d'expliquer, non-seulement l'origine, mais encore la pathogénie de la fièvre typhoïde par l'introduction dans l'économie d'un germe spécifique d'une individualité parfaitement définie. On s'est demandé ce que vient faire la défense d'une théorie aussi contestable en tête du beau livre, dont l'un des mérites les plus remarquables consiste dans le respect exclusif des faits constatés par l'observation la plus rigoureuse. Je répondrai que cet exposé de la théorie du germe contage n'est fait ici, ni pour appuyer, ni pour infirmer les opinions du docteur Murchison. Il m'a paru, ainsi que je l'ai dit déjà, que, cette théorie étant le sujet de discussions si intéressantes et si animées parmi les plus grands esprits de la science contemporaine, il était convenable d'en indiquer les fondements, et de dire les déductions, fussent-elles un peu hasardées, auxquelles des hommes autorisés par leurs études avaient pu se laisser entraîner.

Il résulte de l'expérience un fait certain qui est celui-ci : dans les maladies virulentes et infectieuses, la contagion ne se produit que par l'intermédiaire de particules, figurées, solides, de ténuité variables. Ceci reconnu, est-il permis de ne répondre que par l'ironie ou le silence à ceux qui présument que ces éléments, doués des propriétés des organismes, vivent, comme tels, aux dépens des êtres organisés chez lesquels ils s'introduisent et se multiplient? Je ne le pense, pas et dans certains cas, celui de la bactéridie, par exemple, je pense au contraire qu'il est difficile de trouver une explication plus satisfaisante de la genèse et du développement du charbon. La démonstration irréfutable de l'influence de la bactéridie est trop séduisante, pour qu'on n'ait pas cherché à en établir d'analogues à l'égard des autres maladies virulentes et contagieuses. Il n'y a rien d'absurde à supposer que des organismes, assez tenus pour échapper au microscope le plus puissant, puissent être les agents de la contagion ou les contages. Cette supposition, pour être plus nouvelle, n'est pas plus contraire aux enseignements de la science, et pas moins susceptible de démonstration, que celles qui l'ont précédées, telles que l'action catalytique, la formation de ferments solubles, etc., etc., sur lesquelles on a fondé les théories diverses de l'essence de la contagion.

L'hypothèse de l'existence d'un germe spécifique, seul producteur de la fièvre typhoïde, n'a donc en elle même rien de révoltant ; elle est encouragée par l'analogie, et, quand un travailleur infatigable, rompu aux recherches microscopiques, est venu annoncer qu'il avait découvert la présence d'un *micrococcus* particulier dans les tissus ulcérés, et les vaisseaux qui les avoisinent, chez les sujets qui avaient succombés à la fièvre typhoïde, il n'y a rien d'étonnant à ce que des hommes doués de l'esprit scientifique le plus épuré, comme M. John Simon, aient cru tenir le germe spécifique contage de la fièvre entérique.

Le docteur Murchison qui ne le cède à aucun dans la possession des qualités qui font le vrai savant, et le grand médecin, a formulé contre la théorie du germe spécifique les objections que j'ai rapportées ; il ne croit pas que la production de la fièvre dépende nécessairement d'un contage préexistant, dérivant lui-même d'un germe semblable. Il prétend, au contraire, que le virus typhoïde naît spontanément, dans les matières fécales arrivées à un état particulier de décomposition qui n'est peut-être pas encore suffisamment défini. Dans ce cas que devient le micrococcus? Eh bien le micrococcus existerait-t-il, le docteur Murchison refuserait de lui attribuer la production de la fièvre entérique mais il arrive que l'existence du micrococcus est plus que contestable : Voici en effet ce que veut bien m'écrire à ce sujet mon éminent ami lui-même : « Quelque temps après la publication du docteur Klein, le docteur Creighton fit à la société royale (juin 1876) une communication sous ce titre : *Note sur une apparence particulière et exceptionnelle que peuvent prendre, en se coagulant, le mucus et d'autres fluides albumineux.* Dans ce travail, il est démontré que le fongus, découvert par le docteur Klein dans la variole ovine auquel il a donné un nom spécifique, dont il a minutieusement décrit les spores, la fructification et le mycélium est le produit d'une observation erronnée et d'une apparence trompeuse ; ces formes diverses résultent d'un mode de coagulation que peuvent prendre les liquides albumineux dans des circonstances particulières !

Dans une des séances suivantes de la Société royale, le docteur Klein a reconnu la justesse des représentations du docteur Breighton ; de plus il a expliqué son erreur par le fait que, dans la fièvre, les liquides des vaisseaux sanguins et lymphatiques, soumis à l'action de l'acide chronique, prennent un aspect tout à fait semblable à celui d'un mycélium, où à celui de filaments auxquels sont attachés de nombreuses conidies.

Bien que les observations du docteur Breighton s'adressent à la variole ovine, il est clair qu'elles s'appliquent aussi bien aux *découvertes* du docteur Klein relatives au fongus de la fièvre typhoide.

C'est admis par M. John Simon lui-même, qui déclare que la communication du docteur Breighton doit être considérée comme annulant la description que le docteur Klein donne du prétendu fongus trouvé par lui dans les intestins des typhoïdiques. (Rapport de l'officier sanitaire du Conseil privé, nouvelle série, n° VIII).

« Voilà ou en est, dit en terminant le docteur Murchison, l'histoire du fongus de la fièvre typhoïde, dont la découverte avait été il y a déjà quelques années, triomphalement annoncée dans le *Times* par un savant de premier ordre sur l'autorité du docteur Klein ? C'est un chapitre intéressant de la théorie du germe contage. Le moins qu'on en puisse conclure, c'est qu'il faut apporter une grande circonspection à accepter la réalité de découvertes semblables, fussent-elles faites par des savants d'une éminence reconnue. »

Je souscris sans réserve à ces sages réflexions ; mais je ne saurais blâmer ceux qui les ont appelées par des recherches consciencieuses quoique incorrectes ; car leur erreur, par les travaux qu'elle a provoqués pour se faire réfuter, a conduit à établir, ce qui, jusqu'à présent paraît, être la vérité. Je termine par la relation d'un fait que j'ai eu dernièrement l'occasion d'observer :

Le père d'une famille nombreuse m'écrivit que deux de ses enfants indisposés depuis quelques jours, présentaient au dire du médecin de la localité, les symptômes d'une fièvre muqueuse ; connaissant l'habitation et les soins scrupuleux, jusqu'à l'exagération, qui avaient été pris pour y appliquer les règles de l'hygiène dans les détails les plus minutieux, je répondis qu'il me paraissait impossible qu'on eut affaire à la fièvre typhoïde, et je ne cédai qu'à l'affirmation du médecin qui me disait avoir reconnue les taches non équivoques ; je me rendis alors sur les lieux où je ne pus que confirmer le diagnostique de mon confrère ; il s'agissait bien en effet de deux cas de fièvre typhoïde, très-bénigne, mais nettement caractérisée. Comment la maladie avait-elle pénétrée dans cette famille? on m'assurait qu'elle n'existait pas dans les environs; d'ailleurs, les enfants, qui, dans leurs promenades étaient toujours accompagnés et surveillés, n'avaient bu, ni eau, ni lait, qu'il fut possible d'incriminer. J'allais m'en retourner, déconcerté d'avoir échoué dans mes recherches, et me demandant si l'espoir d'interdire l'accès à la fièvre typhoïde, en s'entourant de toutes les précautions, n'était pas une chimère, quand je m'avisai de visiter la source qui fournissait l'eau consommée en boisson, eau en apparence irréprochable.

On me conduisit alors à un bassin de pierre et de briques, ayant la forme d'une grande auge, couverte d'un toit de bois, construit sur un talus qui forme un des côtés du lit d'une petite rivière qui coule au bas de la maison. Cette rivière change fréquemment de niveau; et il fut facile de reconnaître, aussi bien à moi, qu'aux personnes qui m'accompagnaient, que, si soignée que fut la construction qui abritait la source et recevait l'eau qui s'en écoulait, cette eau n'y était pas absolument à l'abri du mélange avec l'eau de la rivière. En effet, un tuyau d'écoulement ajusté sur le côté de l'auge qui fait face à la direction du cours de l'eau, pouvait, bien se fermer au moyen d'une valve adaptée à un flotteur, il restait néanmoins évident que cette valve souvent encombrée d'herbes aquatiques, malgré tout le soin qu'on prenait à l'en débarrasser, était loin de fonctionner de manière à déterminer une occlusion hermétique; et l'eau, trouvant sur son cours l'orifice imparfaitement fermé pénétrait dans l'auge, s'y reposait, et y pouvait déposer les particules qu'elle chassait. En amont de l'habitation s'élève une petite ville, possédant un hôpital, auquel la rivière sert d'égout et même un peu de buanderie. Les déjections des malades y tombent pour être entraînées, et les linges qui leur ont servi y sont lavés. Or, huit jours avant l'apparition de la fièvre typhoide dans la maison, une personne étrangère à la ville était morte de cette maladie à l'hôpital après y être restée pendant plus d'une semaine.

Je n'ajouterai pas de commentaire à ce fait; j'en connais un grand nombre de plus ou moins semblables qui méritent, comme celui-ci, d'appeler l'attention des autorités administratives et des médecins.

H. G. de M.

Septembre 1878.

INTRODUCTION

A L'ÉTUDE DE LA FIÈVRE TYPHOIDE

ET

DES FIEVRES CONTINUES EN GÉNÉRAL

I. Fréquence et importance des fièvres continues. — Peu de sujets offrent, en médecine, autant d'intérêt que les fièvres continues, ce qui tient à leur extrême fréquence. Pendant ces trente dernières années elles ont causé 530,000 décès dans la population de l'Angleterre, et 71,335 dans la seule ville de Londres. En prenant pour base cette mortalité, on peut approximativement estimer le nombre des personnes atteintes à 5 ou 6 millions pour l'Angleterre et à 750,000 pour Londres.

Les nombreux travaux publiés sur le sujet prouvent qu'il a de tous temps fixé l'attention des médecins. Comme toutes les affections épidémiques dues à un poison spécifique, les fièvres continues ont un attrait particulier pour le *médecin philosophe*, et leur étude doit porter non-seulement sur les symptômes, la pathologie et le traitement, mais encore sur les causes qui peuvent en augmenter la fréquence à différentes périodes, et sur les lois qui président à leur origine et à leur propagation. Toutefois la connaissance abstraite de la fièvre est indispensable pour l'étude et le traitement de toutes les affections aiguës. C'est ce qui a fait dire à Graves, la plus grande autorité que nous puissions citer : « L'étude de la fièvre dépasse en importance et en intérêt celle de toutes les autres maladies de l'homme. »

Mais les avantages qui résultent de l'étude des fièvres continues n'intéressent pas seulement les médecins. Les lois qui président à l'origine de ces affections sont en grande partie sous le contrôle humain ; leur connaissance a donc une importance capitale pour l'homme de guerre qui a tant d'intérêt à maintenir son armée en bonne santé ; pour le médecin légiste qui doit savoir que les petites épidémies partielles ont quelquefois une origine criminelle ; pour l'homme d'État chargé de la confection des lois ; pour ceux qui s'occupent des réformes sanitaires, et enfin pour la communauté en général dont le principal devoir est de prévenir les maladies et la mort.

II. Relations nosologiques. — Les écrivains de tous les temps ont établi une distinction entre les fièvres continues, les fièvres éruptives et les fièvres intermittentes et rémittentes. Mais cette classification, qui peut présenter quelques avantages, est, en somme, très-arbitraire. En effet, certaines fièvres continues présentent quelque analogie avec les fièvres éruptives par la contagion, l'éruption, et le fait de n'attaquer qu'une fois le même individu ; mais, d'un autre côté, une d'elles (fièvre simple) n'est pas contagieuse, une autre (fièvre entérique) ne l'est qu'à un faible degré : deux autres (fièvre simple et fièvre relapse) n'ont pas d'éruption spécifique et ne confèrent pas l'immunité pour les attaques ultérieures ; enfin, la fièvre entérique peut affecter le type intermittent et présenter assez d'analogie avec la fièvre rémittente paludéenne (*malarious*). En somme, toutes les fièvres continues se rapprochent plus ou moins de la malaria, mais elles diffèrent toutes des fièvres éruptives parce que leurs causes peuvent être prévenues et que leur origine peut avoir lieu d'une manière spontanée et indépendante. Les affections désignées sous le nom de fièvres continues constituent donc un groupe à peu près hétérogène et l'on peut dire qu'elles occupent une position intermédiaire entre fièvres éruptives et paludéennes.

III. Pluralité des fièvres continues. — La plupart des anciens auteurs tels que Rivière, Willis, Hoffmann, Strother, Huxham, Pringle, Macbride, ont reconnu et décrit différentes formes de fièvre continue, mais leurs travaux ne suffisent pas pour établir, d'une manière absolue, la non-identité spécifique des maladies qu'ils ont observées. Aucun sujet n'a plus occupé l'attention du public médical pendant ces trente dernières années que celui de l'identité spécifique des différentes formes de fièvre continue, mais la question peut être maintenant considérée comme résolue. Les recherches de Henderson et de quelques autres auteurs sur l'épidémie de 1843 ont établi une distinction spécifique entre la fièvre relapse et le typhus, tandis que ceux de Gerhard, Stewart, Jenner et autres ont démontré la non-identité du typhus vrai avec la fièvre typhoïde si bien décrite par Louis. Ces trois maladies sont toutes renfermées dans le terme générique de *fièvres continues*, ainsi qu'une quatrième qu'on peut appeler *fièvre simple*. Les trois premières doivent leur origine à des poisons qui diffèrent entre eux, comme çeux de la rougeole, de la scarlatine et de la variole. La fièvre simple est due à des causes non spécifiques, telles que fatigue, exposition à la chaleur. Un autre point digne de remarque est que, parmi les trois fièvres spécifiques, deux se présentent généralement d'une manière épidémique (fièvre relapse et typhus, particulièrement ce dernier), tandis que la troisième (fièvre entérique) est une maladie endémique.

D'après nos connaissances actuelles on peut classer les fièvres continues de la manière suivante :

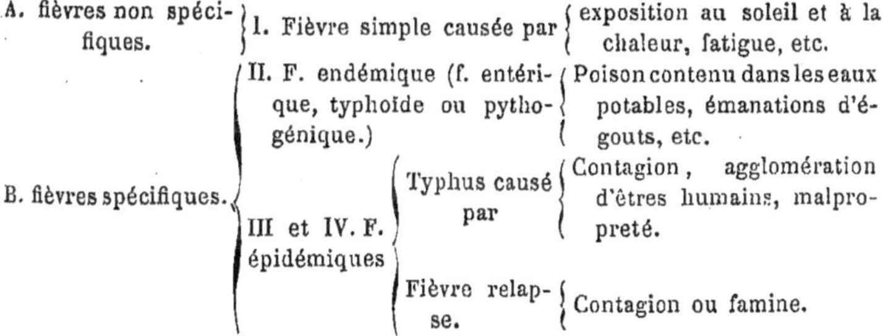

La pluralité des fièvres continues est généralement admise et nous la défendrons dans cet ouvrage. Il est vrai que quelques membres distingués de la profession les considèrent comme des variétés d'une même maladie engendrée par un poison unique, mais l'opinion de quelques autorités n'est pas suffisante pour faire dévier l'esprit d'un observateur et lui faire mal interpréter les faits de la nature. Il ne faut pas oublier que, parmi nos ancêtres, se trouvaient des hommes de génie et des observateurs habiles qui ont considéré la variole, la rougeole et la scarlatine comme des modifications d'une seule maladie, comme des effets différents d'un même poison, quoique les descriptions qu'ils nous ont eux-mêmes laissées suffisent à prouver que ces maladies étaient à cette époque aussi distinctes. qu'elles le sont aujourd'hui. Il est difficile, à mon avis, de comprendre comment certains observateurs, après une étude suffisante des caractères propres aux fièvres continues, peuvent éviter de conclure qu'elles diffèrent autant entre elles que la variole, la rougeole ou la scarlatine, à moins, toutefois, qu'ils n'arrivent à considérer, avec quelques auteurs modernes, que non-seulement les fièvres continues, mais encore la peste, la variole, la scarlatine, la rougeole, les fièvres intermittentes et rémittentes, comme des modifications d'une même affection qui aurait le même poison pour origine (1). Mais en admettant même que toutes les fièvres continues aient la même spécificité, il n'en est pas moins important de bien les distinguer en tant que variétés de la même maladie. Au point de vue pratique la nécessité d'un diagnostic précis est toujours indispensable, qu'on les considère comme des espèces ou des variétés.

Les arguments en faveur de l'identité ou de la non-identité seront exposés et discutés un peu plus loin, mais il est utile de mentionner dès maintenant les arguments qui ont pendant si longtemps conduit les médecins à confondre les différentes fièvres continues, et qui n'ont pas encore perdu leur influence aujourd'hui. On peut les résumer de la manière suivante :

1° La plupart des observateurs qui n'ont eu l'occasion d'étudier qu'une seule forme de fièvre continue ont cru naturellement que tous les cas ressemblaient à ceux qu'ils avaient sous les yeux et sont arrivés à conclure qu'il n'en existait qu'une seule espèce. C'est ainsi que beaucoup de médecins distingués dont l'expérience avait été limitée à la fièvre typhoïde, ont trouvé difficile de considérer le typhus comme une affection distincte; d'un autre côté, les rares cas de fièvre typhoïde observés à Édimbourg ont amené les praticiens de cette ville à considérer cette affection comme une variété du typhus vrai qui sévissait alors avec intensité.

(1) Smith, 1840, p. 75 ; Henderson, 1843, p. 202 ; Miss Nightingale, *Notes on nursing*, 1re éd., p. 19.

2° Les arguments présentés contre l'identité reposaient souvent sur le nom seul de la maladie et non sur les symptômes et les lésions. Il est à remarquer que plusieurs auteurs raisonnent comme si les différentes affections décrites sous les noms de typhus, fièvre typhoïde, ne présentaient entre elles aucune distinction spécifique.

3° Ces différentes fièvres ont souvent régné d'une manière épidémique à la même époque et ont été l'objet d'une description commune, ce qui n'a pas peu contribué à établir la confusion.

4° Pour ce qui concerne la fièvre relapse, on a souvent manqué d'observer la rechute (*relapse*), parce qu'on avait vu le malade seulement pendant un accès.

5° Le sens indéfini et vague qu'on a toujours attaché au terme *pétéchie* a donné lieu à beaucoup de confusion. Dans son acception la plus ordinaire, ce terme est généralement appliqué à une extravasation sanguine petite et circonscrite dans la substance même de la peau telle qu'on la rencontre dans le cours des fièvres spécifiques et même dans la période avancée d'autres maladies. Mais quelques auteurs ont employé ce terme pour désigner l'éruption caractéristique du typhus, ce qui explique pourquoi cette affection a été souvent décrite sous le nom de fièvre pétéchiale. On comprend dès lors aisément que cette circonstance ait pu faire confondre le typhus avec la fièvre typhoïde puisque, dans cette dernière affection, on rencontre occasionnellement des pétéchies. Ce sujet sera discuté plus à fond dans une autre partie de l'ouvrage.

6° On ne peut guère douter que les éruptions du typhus et de la fièvre entérique n'aient été souvent confondues, et ce sont des erreurs de cette nature qui ont donné naissance à des arguments erronés.

7° En étudiant les différentes formes de fièvre continue, on a attaché beaucoup d'importance à la symptomatologie et à la pathologie, et on a souvent négligé de faire porter les investigations sur l'étiologie. Les fièvres continues ont beaucoup de symptômes communs. Il y a peu de différence entre l'état typhoïde qu'on observe dans le typhus et celui qu'on observe dans la fièvre entérique. Il est, en effet, difficile, si l'éruption est peu distincte ou absente, d'établir le diagnostic différentiel de ces deux affections, surtout si l'on ne voit le malade qu'une seule fois et si l'on n'a pas assisté au début de la maladie. Mais la même difficulté existe lorsqu'il s'agit de diagnostiquer le typhus d'avec quelques autres affections aiguës, même avec l'urémie consécutive à une lésion rénale. La plupart des maladies aiguës, quoique facilement reconnaissables dans la plupart des cas, peuvent, dans certaines circonstances, présenter des symptômes communs qui en rendent le diagnostic difficile. C'est ainsi que nous voyons tous les jours arriver, à l'Hôpital des fiévreux de Londres, des malades munis de certificats attestant qu'ils sont atteints de fièvre contagieuse et qui, en réalité, souffrent d'une affection du rein, du cerveau ou du poumon. La même fièvre peut, du reste, présenter des caractères très-différents selon la période et les circonstances, mais, nous le répétons, ce fait est commun à toutes les maladies aiguës. Le typhus peut se compliquer de tympanite, de diarrhée et de dyssenterie, et ressembler à la fièvre entérique ; celle-ci peut à son tour présenter une tendance spéciale aux symptômes cérébraux (état typhoïde), et à la constipation et présenter ainsi une grande analogie avec le typhus. De plus, notre connaissance fondamentale de la pathologie des fièvres continues est encore très-incomplète. Quoi qu'il en soit, nous ne possédons encore qu'une connaissance très-imparfaite de la pathologie des fièvres continues. La plupart des autres maladies sont caractérisées par des phénomènes physiques pendant la vie ou par des lésions pathologiques après la mort, mais les fièvres continues, à l'exception d'une seule, ne présentent pas de lésions spécifiques. Sommes-nous donc autorisés à conclure de tous ces faits que les différentes formes de fièvre continue sont identiques ? Non, pas plus que nous ne le serions à conclure que, parce que l'opium a des propriétés narcotiques, tous les autres médicaments narcotiques contiennent de la morphine et ont des principes actifs identiques.

On admet généralement aujourd'hui que la plupart des fièvres continues sont dues à l'action d'un poison sur l'économie ; il reste donc à démontrer s'il existe une *identité des poisons*. Pour arriver à quelque certitude sur ce sujet, il est indispensable d'étudier les rapports qui existent entre l'étiologie et la symptomatologie de ces affections. Les travaux des auteurs

modernes ont démontré que les différents modes d'origine et
de propagation des fièvres continues diffèrent complétement,
que le typhus est produit par l'agglomération prolongée d'un
grand nombre d'êtres humains, que la fièvre relapse fait généralement son apparition dans la condition particulière d'une
constitution médiocre, résultat de la famine, tandis que le poison de la fièvre entérique est le produit de la décomposition
de certaines formes de matières organiques. La coexistence
de deux espèces de fièvre continue dans une même épidémie ne
prouve pas plus en faveur de l'identité que la coexistence d'une
épidémie de scarlatine et de variole ne prouverait en faveur
de l'identité de ces deux affections.

Les auteurs ont considéré les fièvres continues à des points
de vue très-différents, ce qui explique la divergence des opinions
sur le sujet.

Les vues les plus diverses ont été exprimées sur le caractère
contagieux de la fièvre continue, mais, en y regardant de près,
on trouve que les auteurs qui ont fait une étude approfondie de
la fièvre entérique n'ont pas eu l'occasion d'observer le typhus.

Il est évident que si les conclusions qui résultent de l'observation de la fièvre typhoïde sont appliquées au typhus, on
arrivera à des conséquences tout à fait erronées. En effet, si
les malades atteints de fièvre entérique peuvent être impunément placés au milieu des autres patients d'un hôpital général,
la même disposition ne saurait avoir lieu à l'égard du typhus
sans produire les plus déplorables résultats.

D'un autre côté, pendant que les observateurs du typhus
prétendaient que l'éruption manque rarement dans les fièvres
continues, ceux de la fièvre typhoïde et de la fièvre relapse, dans
lesquelles l'éruption est moins caractérisée et relativement plus
rare, ont prétendu que l'éruption est un fait tout à fait exceptionnel dans les fièvres continues. En troisième lieu, la confusion des différentes formes de fièvre a également été la cause
de grandes erreurs relatives au traitement. Au commencement
de ce siècle les partisans de la saignée invoquaient la diminution de la mortalité des fièvres en faveur de l'efficacité de leur
traitement ; mais cette diminution était due, non pas au traitement, mais à ce fait qu'on avait à faire à la fièvre relapse, qui
est bien moins dangereuse que le typhus. Enfin, on a récemment

prétendu que les fièvres avaient subi, dans leur type et leur nature, des changements importants ; cette assertion est le résultat d'un diagnostic incorrect des diverses espèces fébriles en même temps que des modifications introduites dans le traitement.

Une étude attentive de l'histoire des épidémies nous montre que les fièvres continues et les autres affections spécifiques aiguës se sont maintenues identiques à toutes les époques et dans tous les pays. La description de la rougeole et de la variole faite par Sydenham est applicable à la rougeole et à la variole actuelles. Les descriptions du typhus de Frascatorius et de Cardanus, celle de la fièvre relapse faite par Rutty, celles de la fièvre entérique dues à Baglivi, Huxham et Manningham, correspondent exactement à l'histoire clinique des mêmes affections telles que nous les observons aujourd'hui. Aucune nouvelle espèce de fièvre continue n'est donc apparue parmi nous et le type de chacune d'elles n'a subi que peu ou pas de changements. Les cas de typhus qui se présentent pendant une épidémie de fièvre relapse demandent des stimulants aussi bien que lorsque le typhus est lui-même épidémique ; les cas de fièvre relapse se présentant au milieu d'une épidémie de typhus auront, malgré la saignée, la même issue que s'ils avaient eu lieu pendant une pure épidémie de fièvre relapse.

Mais, tandis qu'il est essentiel de distinguer les différentes espèces de fièvre continue sous le rapport de leur étiologie, il n'est pas moins important de ne pas oublier cette distinction en étudiant les causes au point de vue de la santé publique. Cet oubli est la cause d'un grand nombre d'erreurs qui ont arrêté les progrès de la science de l'hygiène. Il sera démontré plus loin que, tandis que quelques auteurs prétendaient que les fièvres continues sont le résultat d'émanations putrides et sont indépendantes des conditions hygiéniques, d'autres affirmaient que les émanations putrides sont inoffensives et que la misère est la principale cause de la fièvre, qu'il y ait ou non agglomération. Ces divergences d'opinion doivent être attribuées à ce que les observateurs n'ont pas distingué les espèces de fièvre et qu'ils ont tiré leurs conclusions de maladies différentes.

IV. ÉTIOLOGIE DES FIÈVRES CONTINUES. — Parmi les plus grands bienfaits dont l'humanité est redevable à la médecine, il faut placer la découverte des causes des maladies et des moyens par lesquels elles peuvent être prévenues. Les travaux modernes ont jeté de vives lumières sur la question des fièvres continues et, quoiqu'il ne soit pas toujours possible d'expliquer dans toutes les circonstances le mode de propagation, il est permis d'avancer que l'origine ét la marche de ces affections sont en grande partie sous le contrôle de l'homme. Les causes varient suivant les espèces de fièvre et méritent une égale attention, qu'on les considère comme des causes prédisposantes ou comme des causes occasionnelles. Il y a deux siècles, la fièvre intermittente et d'autres fièvres paludéennes comptaient parmi les plus fréquentes affections de l'Angleterre. Jacques Ier et Cromwell sont morts de la fièvre intermittente ; ce dernier législateur s'exprime ainsi au sujet de la malaria : « Matrem pietissimam, fratres, sorores, servos, ancillas, nutrices, conducticias, quotquot erant intra eosdem nobiscum parietes, ac fere omnes ejusdem ac vicinorum pagorum incolas, hoc veneno infectos et decumbentes vidi (1). » La campagne qui environne Londres était, du temps de Cromwell, aussi marécageuse que certaine partie du comté de Lincoln à l'époque actuelle. Mais aujourd'hui, grâce au drainage et à la culture du sol, les fièvres intermittentes ont à peu près disparu de l'Angleterre. Il ne serait pas non plus difficile de démontrer que la peste qui fit tant de ravages à Londres avant Jacques II, a complétement disparu depuis 1666, époque de l'incendie de cette capitale. La peste est cependant aussi contagieuse aujourd'hui qu'elle l'était autrefois. C'est donc aux progrès de l'hygiène appliquée à la construction de nos habitations, que nous devons la disparition de ce fléau. Il n'est donc pas déraisonnable d'espérer l'extinction définitive de toutes les fièvres continues.

Nous avons démontré, dans la première édition de ce livre, que nous avions en notre pouvoir les moyens d'arrêter les progrès des fièvres continues, et même d'en prévenir l'origine dans beaucoup de circonstances. Cette manière de voir a été récemment défendue par des observateurs habiles et indépendants, tels que Virchow (2), Bence Jones (3), Beale (4), Barker (5), etc.,

____

(1) Boudin, 1845, p. 126.

(2) Virchow, 1868. — (3) Bence Jones, 1865. — (4) Beale, 1865 et 1871. — (5) Barker, 1863.

mais en même temps elle a été l'objet de vives attaques de la part de quelques auteurs qui croient que, si une affection est démontrée contagieuse, elle ne doit plus avoir d'autre origine que la contagion. Ces mêmes auteurs prétendent que, dans les cas où les fièvres continues semblaient spontanées, l'introduction du poison avait échappé à l'observation, et que les partisans de l'origine spontanée de ces affections se mettent dans la difficile position de défendre une proposition négative ; on fait valoir quelques analogies forcées pour anéantir la doctrine de l'origine des maladies spécifiques : on a prétendu, par exemple, que les *contagia* étaient de véritables parasites, et le professeur Hallier, d'Iéna, est allé jusqu'à décrire le fungus parasite de chacune des maladies aiguës spécifiques. Chacun de ces végétaux est décrit, représenté et a reçu un nom approprié. Les parasites du typhus, de la fièvre entérique sont désignés sous les noms de *Rhizopus nigricans* et *Penicillium crustaceum* (1). C'est après avoir admis ces faits, qu'on a prétendu que l'origine *de novo* des maladies spécifiques était aussi inadmissible que la génération spontanée des plantes et des animaux.

Après mûre considération des arguments présentés pour ou contre la théorie de l'origine spontanée je trouve les raisons suivantes pour appuyer ma première opinion.

1° La théorie parasitaire des maladies contagieuses n'exclut pas la possibilité d'une origine indépendante et cela pour deux raisons. A. Hallier lui-même nous dit que les maladies qu'il a le mieux étudiées, le choléra et la variole, peuvent être produites par les *fungi* microscopiques qui croissent sur le riz et sur les blés niellés ; il n'a pas encore été démontré que les animaux microscopiques et les organismes végétaux, tels que les bactéries et les vibrions, ne pouvaient apparaître *de novo* dans les fluides organiques (2).

.2° La théorie parasitaire ne repose que sur des analogies et

______

(1) Haler, 1868. Cet observateur a trouvé ces deux *fungi* dans le sang et les sécrétions provenant d'un malade atteint de fièvre entérique, et il prétend qu'il n'y a pas de différence entre le fongus de cette affection et celui du typhus. Il admet cependant que, dans le typhus, les *micrococci* du *Rhyzopus* pénètrent dans le sang par les poumons, tandis que dans la fièvre entérique ils sont reçus par l'intestin.

(2) J. H. Bennet, *in Edinburg. med. Journ.*, mars 1868. Bahsam, 1872.

n'est pas supportée par les faits. Pour ce qui concerne les travaux de Hallier, on s'explique difficilement le crédit dont ils ont joui en Angleterre, surtout si l'on considère l'imperfection des méthodes qu'il a employées et le peu de solidité des bases sur lesquelles il a appuyé ses conclusions. Ses observations sur le choléra, qu'on considère comme la clef de voûte de son édifice, ont été complétement annulées par les recherches entreprises dans l'Inde par le docteur Lewis, sur les instances du ministère de la guerre d'Angleterre. Les *contagia* ont certainement beaucoup d'analogie avec les organismes microscopiques, ils se multiplient avec une grande rapidité et conservent leur vitalité en dehors du corps, mais les microscopes les plus puissants n'ont jamais pu nous prouver que la propagation des maladies spécifiques aiguës est due à la présence de ces organismes. Il est vrai que les bactéries et les vibrions, qu'on désigne sous le nom de microzymes, ont été trouvés dans le sang de la fièvre typhoïde, de la pustule maligne et des autres maladies analogues, mais il est également vrai qu'on ne les rencontre pas dans des fluides qui possèdent des propriétés virulentes et qu'ils sont assez communs dans des fluides dont l'innocuité est parfaitement démontrée. Leur présence est donc plutôt la conséquence que la cause de la maladie.

3° Le mode de propagation du contagium échappe souvent à notre observation ; néanmoins, si toutes les maladies contagieuses ne peuvent prendre naissance que par les contagia, leur germe doit être à la fois *omniprésent* et indestructible ; il est dès lors difficile d'expliquer pourquoi un aussi grand nombre de personnes échappent à la maladie. Dire que ces personnes ne fournissent pas un terrain convenable au développement de l'affection ne constitue certainement pas une explication suffisante. De plus, les germes de certaines maladies, ceux de la fièvre typhoïde, par exemple, devraient être beaucoup plus puissants qu'ils ne se sont montrés jusqu'à présent pour expliquer les circonstances au milieu desquelles cette maladie paraît souvent.

4° Les poisons de toutes les maladies ont nécessairement fait leur apparition à une époque donnée sans qu'on ait pu attribuer leur origine à une maladie préexistante. La contagion implique l'existence de deux individus, celui qui donne et celui qui reçoit le germe morbide. Il est de toute évidence que la maladie a dû prendre naissance chez l'individu qui en a été le premier atteint, et il n'y a pas de raisons pour refuser d'admettre que les causes inconnues qui ont agi pour la première fois ne puissent agir encore aujourd'hui. L'histoire de la médecine nous apprend que des maladies contagieuses nouvelles ont apparu à certaines époques pendant que d'autres disparaissaient.

5° On est arrivé à des conclusions erronées en discutant la question sur des bases trop étroites et en perdant de vue la grande différence qui peut exister entre les diverses maladies zymotiques. Quelques-unes, la variole par exemple, sont extrêmement contagieuses, et il est même impossible aujourd'hui d'en expliquer la propagation autrement que par la contagion. Des continents entiers, tels que l'Amérique et l'Australie, en ont été exempts jusqu'à ce qu'elles aient été importées par des personnes infectées. Il est vrai que, dans certains cas, les sources de la contagion n'ont pu être découvertes, mais il ne s'ensuit pas qu'on ait pu expliquer la présence de l'épidémie par d'autres causes ; au contraire, on a presque toujours pu constater leur apparition dans des localités isolées à une importation du dehors. De plus, la fréquence de ces affections ne paraît pas être influencée d'une manière hygiénique par le temps, l'état sanitaire du pays, etc. Nous ignorons l'origine première des germes de toutes ces maladies, mais il est permis de supposer qu'ils ont pris naissance chez des êtres humains et des animaux inférieurs vivant dans des conditions anormales. Toutefois les lois qui président à l'évolution d'une maladie contagieuse ne sont pas applicables à toutes les autres. On a trop généralisé sur cette matière en prenant la variole comme type, quoiqu'il ne soit pas difficile de démontrer que les diverses maladies contagieuses sont régies par des lois bien différentes. Pendant que quelques-unes ne se propagent que par l'inoculation, le poison de certaines autres peut se transmettre à travers l'atmosphère et pénétrer dans l'économie sans solution de continuité. Les unes sont caractérisées par une éruption spéciale de la peau ou par des lésions locales, tandis que d'autres ne le sont pas. Quelques-unes n'atteignent qu'une seule fois le même individu, tandis que d'autres (fièvre relapse, diphthérie, choléra), peuvent l'atteindre plusieurs fois et ne confèrent pas l'immunité après une première attaque. La généralisation d'une maladie zymotique à l'autre est donc complétement hors de question.

Dans certaines maladies contagieuses telles que la fièvre entérique, la dysenterie et peut-être le choléra, il est difficile, sinon impossible, dans beaucoup de circonstances, d'expliquer l'apparition du *premier cas* par la théorie de la contagion. La même remarque peut être faite à propos de la variole, mais avec cette différence qu'il est toujours facile de prouver que le poison de cette affection est extrêmement puissant, tandis qu'on ne peut pas le démontrer pour les autres maladies contagieuses. Celles-ci diffèrent encore de la variole par d'autres points importants, leurs poisons *se multiplient en dehors du corps*, et l'intensité de l'épidémie est influencée par des erreurs d'hygiène, la saison, la température et les autres conditions atmosphériques. En supposant que ces maladies puissent prendre naissance *de novo* par les causes que nous venons d'énumérer, il est probable que plus d'un facteur sera nécessaire à leur production. Un égout renfermant des matières en décomposition pourra rester longtemps inoffensif, mais s'il survient un autre facteur, un état anormal de l'atmosphère, par exemple, l'épidémie se déclarera.

6° Il y a certaines maladies contagieuses, telles que l'érysipèle, la pyohémie, la fièvre puerpuérale, dont l'origine *de novo* est l'objet d'une observation journalière et que nous pouvons, pour ainsi dire, créer à volonté. Le poison de la pyohémie est constamment produit d'une manière spontanée dans la cavité close du péritoine enflammé, dans des abcès enfermés dans le voisinage de l'intestin ou dans des os malades où les germes atmosphériques n'ont pu certainement pénétrer. Une fois développé, ce poison a un pouvoir propagateur à peine inférieur à celui de la variole. Ces faits acceptés, rien ne s'oppose à ce qu'on admette *à priori* l'origine spontanée des fièvres continues.

Ces faits et plusieurs autres qui seront exposés plus loin me paraissent être d'excellents arguments en faveur de la spontanéité ; il n'est donc pas impossible d'admettre que les fièvres contagieuses ne puissent, dans certaines circonstances, avoir une origine indépendante. La difficulté consiste à concilier cette manière de voir avec la propriété que possèdent les poisons de retenir leurs propriétés pendant un temps plus ou moins long, et de se développer avec une extrême rapidité dans des circonstances favorables. Ces propriétés ne trouvent d'explication satisfaisante dans aucune théorie physique ou chimique, mais elles ne sont pas incompatibles avec la génération spontanée du poison. Les récents travaux de Beale (1), Chauveau (2) et Sanderson (3), sont allés jusqu'à prouver que la virulence des liquides contagieux est due à la présence de particules solides de matière organique dérivées de l'organisme humain ; elles sont considérées comme le produit de la dégénérescence de quelque espèce de matière normale vivante incapable de retourner à son état primitif, mais capable de se développer spontanément chez les hommes et les animaux qui se trouvent dans des mauvaises conditions de santé. Il n'est pas démontré que ces particules soient douées du pouvoir de se multiplier elles-mêmes, mais, semblables au tubercule et au globule du pus, elles peuvent exciter, *par contact*, la formation de particules de même nature dans le corps humain (4). Cette théorie semble offrir l'explication la plus logique des faits qui se rattachent à cette question et, si cette manière de voir est correcte, comme il est permis de le croire, les différents fléaux morbides qui affligent l'humanité reconnaissent une origine animale, et l'on peut espérer que l'énergie et l'intelligence de l'homme arriveront à les extirper.

V. Théorie de la fièvre. — Le mot *fièvre* ou *pyrexie* est employé dans deux sens différents : en premier lieu il sert à désigner ce groupe de symptômes constitutionnels généraux qui compliquent les inflammations locales ; ou bien il désigne un groupe de symptômes analogues qui, quoique souvent compliqués d'inflammations locales, en sont indépendants et reconnaissent pour cause l'absorption d'un poison introduit dans l'organisme, ou bien encore l'action d'un agent non spécifique sur le système nerveux. Dans le premier cas, la fièvre est *symptomatique*, dans le second elle est *idiopathique* ou *essentielle*. Il est vrai que quelques auteurs ont prétendu

(1) Beale, 1865 et 1871.
(2) *Comptes rendus de l'Académie des sciences*, 1868, LXVIII, p. 289.
(3) Sanderson, 1870.
(4) Bastian, 1872.

que la fièvre n'était jamais idiopalhique, mais toujours symptomatique de quelque lésion locale. C'est ainsi que Broussais affirmait que les fièvres continues étaient toujours symptomatiques d'une inflammation du canal gastro-intestinal, et que Clutterbuck plaçait le siége des lésions dont la fièvre était le symptôme dans le cerveau et ses membranes. Les écrits de Graves, Stokes et Christison, et les travaux des pathologistes modernes ont surabondamment démontré la fausseté de ces théories.

Il serait plus curieux qu'instructif d'exposer et de discuter toutes les opinions mises en avant par les pathologistes pour expliquer le phénomène de la fièvre. Les humoristes, ayant à leur tête Hippocrate et Galien, considéraient la fièvre comme le résultat des efforts de la nature pour expulser de l'organisme une des quatre humeurs : le sang, le phlegme, la bile jaune et la bile noire; les solidistes, représentés par Fernelle, Hoffmann et Cullen, attribuaient la pyrexie aux changements survenus dans les solides vivants. Tveedie voulait que le sang fût le siége primitif de la maladie, tandis que Christison prétendait que le point de départ des actes morbides était un dérangement du système nerveux. D'après la théorie de Brown, la fièvre est le résultat d'un état asthénique de l'organisme, lequel état serait produit par la diminution du stimulus naturel ou par l'épuisement direct ou indirect de l'excitabilité. Ploucquet, Beddoes, Clutterbuck, Armstrong, Mills et Broussais ont prétendu que la fièvre était toujours le résultat de l'inflammation et de la congestion.

Il faut remarquer que les recherches modernes tendent à faire revivre, sous une forme scientifique, quelques-unes des opinions des plus anciens auteurs sur la nature de la fièvre. Hippocrate, Galien et Avicenne, définissent la fièvre : « *Essentia vero febrium est præter naturam caliditas,* » tandis qu'un des plus grands pathologistes modernes, Virchow, donne la définition suivante : « La fièvre consiste essentiellement en une élévation de la température qui doit être produite par une augmentation des changements des tissus, et avoir sa cause immédiate dans des altérations du système nerveux (1). » Celle de Traube est à peu près semblable : « La fièvre consiste essen-

___

(1) Virchow, 1854; Parkes, 1855 et 1871 ; Jenner, 1856; Gee, 1871.

tiellement en une élévation de la température du sang (1). »

Il est maintenant admis par tous les pathologistes que dans toutes les formes de fièvre il y a une augmentation de la chaleur animale. L'élévation de la température est le symptôme pathognomonique de la fièvre. Hallier et de Haen ont démontré depuis longtemps, par le thermomètre, que la température est augmentée, même pendant le stade froid de la fièvre. Dans quelques cas de rhumatisme aigu la température s'élève jusqu'à près de 44°, dans la fièvre entérique elle peut atteindre 42° ; dans toutes les fièvres, elle s'élève au-dessus de la température normale.

La chaleur naturelle du corps est due au *processus* vital et chimique qui résulte de l'oxydation ou de la combustion des substances azotées et carbonées fournies au sang par les tissus et principalement par les aliments. Les produits de cette combustion sont éliminés par le poumon sous la forme d'acide carbonique, et par les reins sous la forme d'urée ou d'acide urique. L'oxydation du carbone ou la formation d'acide carbonique est effectuée par les globules du sang. Les recherches les plus récentes nous font supposer que l'albumine est transformée en urée et en acide urique en traversant les cellules du foie, de la rate et des autres glandes et par l'intermédiaire des cellules du sang (2). L'albumine qui est ainsi transformée en urée n'est pas celle qu'on trouve fixée dans les muscles, nerfs et autres tissus formés, mais l'albumine de provision qui existe (*store albumen*) dans le sang et qui passe constamment dans les cellules de l'organisme pour retourner encore dans le fluide sanguin. Par ce procédé, les organes prennent la quantité qui leur est nécessaire, et le superflu est composé, en partie, de l'albumine fournie par les tissus, et surtout par les aliments.

L'élévation de la température, dans la fièvre est le résultat d'un excès de l'action vitale et chimique, et peut-être aussi d'un dérangement dans l'ordre des phénomènes qui président à l'élimination de la chaleur. La preuve de ce fait est fournie par l'augmentation des produits éliminés par les poumons et les reins et par la diminution du poids du corps qui

(1) Traube, 1853.
(2) Parkes, 1871.

excède de beaucoup ce qu'on pourrait attribuer à la simple privation de nourriture. Des observations récentes ont démontré que la quantité d'acide carbonique éliminé est augmentée d'une manière notable pendant la fièvre. La quantité d'acide carbonique contenu dans l'air expiré peut être moindre que pendant l'état de santé ; mais, comme la respiration est accélérée, la quantité d'air expiré est plus considérable, et la somme totale d'acide carbonique est augmentée du double, quelquefois plus, quoique l'élimination puisse être empêchée par la congestion de l'organe (1). C'est à cette augmentation dans la production de l'acide carbonique, qu'on doit attribuer en grande partie la consommation de graisse observée pendant la pyrexie. Mais c'est sur l'élimination de l'azote par les reins dans l'état fébrile, qu'ont porté la plupart des recherches modernes. Il y a longtemps déjà que Prout fit remarquer que la quantité d'urée formée dans le corps est toujours augmentée pendant la fièvre, malgré la diminution de la nourriture, et ce fait a été pleinement confirmé par des travaux plus récents. Dans un cas de typhus observé dans mon service, la quantité d'urée excrétée pendant un jour atteignit 60 grammes ; A. Vogel en a trouvé 63 grammes dans un cas de fièvre entérique et 74 grammes dans un cas de pyohémie. Ces chiffres sont très-élevés si l'on considère que la quantité normale excrétée ne dépasse pas 12 à 18 grammes. L'augmentation de l'excrétion de l'urée par les reins pendant la fièvre est donc un fait généralement admis aujourd'hui. La quantité d'acide urique est relativement plus grande que celle d'urée. En outre, l'augmentation de l'excrétion de l'urée annonce toujours une certaine élévation de la température et, quoique la quantité d'urée ne puisse pas être exactement mesurée par le degré de la chaleur, il y a une relation directe entre les deux. On peut donc dire que, en règle générale, la température est plus élevée et la quantité d'urée plus grande pendant la première période de la fièvre continue, et que la quantité d'urée est d'autant plus considérable que la température est plus élevée. Il y a sans doute quelques exceptions. Ainsi, la température est modifiée par l'évaporation qui se produit à la surface de la

______

(1) Leyden, 1870 ; Gee, 1871, p. 331.

peau et l'urée peut être diminuée par les matières albuminoïdes plus ou moins modifiées qui sont retenues dans le sang. On a également noté que les malades d'une constitution appauvrie n'éliminaient qu'une faible quantité d'urée, malgré l'élévation de la température ; mais il faut remarquer que, chez ces malades, la température ne s'élève jamais aussi haut que chez les personnes fortement constituées, ce qu'il faut attribuer à une augmentation dans la production de l'acide carbonique. Sous un certain rapport, la température de la fièvre diffère de celle de l'état de santé, par son origine. A l'état normal, l'élimination de l'azote est régularisée par la quantité des aliments ingérés, mais, durant la fièvre, cette diminution n'est pas produite par la nourriture, car elle n'est plus en rapport avec elle. L'albumine fixe des muscles, du cerveau et des nerfs se convertit en albumine circulante (*circulating albumen*) qui est ensuite transformée en urée et autres produits excrémentitiels azotés. Il y a donc, pendant la fièvre, déperdition des muscles et atrophie du cerveau. La grande quantité de fluide cérébral sécrété pendant les fièvres est destinée à combler l'espace laissé vide par le cerveau. La désagrégation des tissus azotés a été confirmée par l'examen microscopique ; la dégénérescence granuleuse et cireuse des muscles trouvée par Jenker, dans la fièvre entérique, se rencontre dans toutes les fièvres graves. Beveridge a trouvé dans le typhus les ganglions cervicaux remplis d'une matière amorphe et granuleuse. Les organes glandulaires, le foie, la rate, les reins et les ganglions lymphatiques, sont les seuls qui ne subissent pas, pendant la fièvre, une certaine déperdition ; ils sont, au contraire, gonflés et congestionnés, ce qui tient à l'augmentation momentanée de leurs fonctions. Les individus jeunes et robustes qui ont une quantité notable de tissus à convertir en urée, présentent à un plus haut degré cette congestion des organes. Les cellules glandulaires deviennent gonflées et granulées, phénomène qu'on observe souvent dans les globules blancs du sang, dont le nombre est également augmenté.

Il est important de noter que, tandis que les principes solides azotés de l'urine sont augmentés pendant la fièvre, l'eau et les chlorures diminuent le plus souvent ; ces derniers sels peuvent même complétement disparaître.

Les détritus azotés formés en abondance pendant la fièvre peuvent être entièrement éliminés par les reins et les intestins, ou bien encore retenus partiellement dans le sang, soit comme urée, soit sous la forme d'une matière albumineuse à demi transformée; c'est alors que la température du corps peut être élevée sans qu'il y ait pour cela une augmentation de la quantité d'urée contenue dans l'urine. L'urée et les autres produits moins oxydés de la métamorphose circulent dans le sang, pénètrent les tissus et produisent alors les symptômes de l'empoisonnement urémique (symptômes typhoïdes) (1).

Il n'y a pas un praticien qui n'ait été frappé de la ressem-

(1) La pathologie de l'urémie est encore l'objet de vives controverses. D'après Frerichs, la simple accumulation d'urée dans le sang donnerait naissance à des symptômes urémiques; dans ce cas l'agent toxique serait du carbonate d'ammoniaque résultant de la décomposition de l'urée retenue par quelque ferment du sang (*Die Brightsche Merenkrankheit*, 1851). D'un autre côté, Hammond et Richardson ont récemment soutenu l'ancienne théorie par laquelle l'urée elle-même est capable de produire des symptômes urémiques (Hammond, *American Journal of med. sciences*, janv. 1861; *Edinburg. med. Journ.*, octobre 1861; Richardson, *Asclepiad.*, 1862); Oppler, de Berlin, ne pense pas que les symptômes urémiques soient dus à la simple présence de l'urée dans le sang parce que Bright, Christison et Owen Rees ont démontré que l'urée peut exister en grande quantité dans le sang sans déterminer aucun symptôme urémique, et parce que certains observateurs français ont injecté des quantités considérables d'urée dans le sang sans produire d'autre résultat que la diurèse. Cet auteur combat également la théorie de Frerichs parce qu'il n'a pas observé à la suite des injections de carbonate d'ammoniaque la lourdeur et l'hébétude qu'on rencontre dans l'urémie et parce que, après avoir extirpé les reins et lié les uretères chez des animaux, il a trouvé beaucoup d'urée, mais pas de carbonate d'ammoniaque dans le sang. Il remarqua que, lorsque les fonctions des reins étaient interrompues, les produits de la métamorphose rétrograde (créatine et leucine) se formaient et s'accumulaient en abondance dans les muscles et que les matières extractives du sang étaient considérablement augmentées. Il en conclut qu'une augmentation semblable de la métamorphose a lieu dans les organes centraux du système nerveux, et que ces changements chimiques suffisent pour expliquer les symptômes de l'urémie. Oppler a fait aussi quelques expériences pour démontrer que les reins ont le pouvoir de transformer la créatine en urée (*Archives* de Virchow, Bd. XXI; Heft 3.)

Quelle que soit du reste la théorie qu'on adopte, un fait clinique reste, à savoir : que les symptômes cliniques sont dus à une altération de la fonction excrétoire des reins.

blance qui existe entre la période avancée du typhus et l'urémie consécutive à une affection rénale ; souvent même ces deux états sont confondus (1). Il est extrêmement probable que, dans les deux cas, les symptômes sont dus à l'introduction dans le torrent circulatoire des mêmes éléments morbides, avec cette différence que, dans les fièvres, ces éléments sont produits en excès, tandis que, dans l'autre cas, les reins sont incapables d'éliminer la quantité normale d'urée. Ceci n'est pas une simple conjecture. Il sera démontré, dans une autre partie de cet ouvrage, que, dans les fièvres continues compliquées de symptômes cérébraux, il est impossible de découvrir aucune lésion dans le cerveau et ses membranes, tandis qu'on constate la présence d'urée dans le sang. Les convulsions épileptiformes et les autres symptômes cérébraux graves sont presque toujours accompagnés d'une diminution notable de l'urine. Il est difficile d'expliquer pourquoi la matière azotée est excrétée dans certains cas, tandis que dans d'autres elle est retenue dans l'organisme ; mais il est souvent possible d'attribuer ce fait à un état morbide des grandes glandes, des reins principalement, état morbide qui peut remonter à une époque éloignée ou être la conséquence de l'attaque fébrile. Les maladies du rein sont, du reste, une complication pres-

---

(1) Le docteur Richardson a essayé d'établir une distinction entre les symptômes produits par la présence de l'urée et ceux produits par la présence de l'ammoniaque dans le sang. Il pense que l'état typhoïde des fièvres continues est dû à cette dernière substance et diffère de la véritable urémie par certains symptômes. D'après cet auteur, dans l'état typhoïde on observe de l'agitation et non des convulsions avec paroxysmes ; il y a une diathèse hémorrhagique caractérisée par des flux de sang et des éruptions pétéchiales ; il n'y a pas ce coma prolongé qui constitue le symptôme le plus important de l'urémie. Je ne saurais admettre dans la pratique ces caractères différentiels. La grande expérience que j'ai acquise à l'Hôpital des fiévreux de Londres où des malades atteints de lésions rénales étaient souvent admis comme typhiques, me permet de dire que le premier et le dernier de ces caractères différentiels ne peuvent servir pour le diagnostic. La présence de l'éruption spécifique ferait évidemment reconnaître le typhus, mais, en dehors de l'éruption, le seul caractère distinctif est fourni par la température, qui s'élève dans le typhus et descend au-dessous de la normale dans l'urémie. Le docteur Richardson admet que le sang et les organes internes présentent après la mort des caractères identiques dans les deux maladies (*Asclepiad*, Richardson, 1862, p. 191).

que toujours funeste du typhus et de beaucoup d'autres fièvres. On peut également admettre que les matières albuminoïdes incomplétement modifiées qui circulent dans le sang se déposent dans les différents organes et deviennent ainsi la cause d'inflammations secondaires pendant le cours de la fièvre continue (1). On a observé des cas de fièvre idiopathique dans lesquels la diminution subite de l'urée excrétée était immédiatement suivie d'une pleurésie ou de toute autre inflammation locale et, par contre, la quantité d'urée augmentait à mesure que la complication cédait. Il est important d'ajouter que les dépôts critiques de l'urine s'observent surtout dans les cas où l'on peut supposer, d'après les symptômes, que les produits azotés ont été retenus dans le système. Lorsque la convalescence est bien établie, et que le malade a repris de l'embonpoint, la température et la quantité d'azote éliminé restent pendant quelque temps au-dessous de la moyenne normale.

Comme la transformation de l'albumine, qui a lieu dans l'état de santé, est placée sous le contrôle des nerfs, il y a lieu de supposer que l'augmentation de cette métamorphose observée pendant la fièvre dépend, dans une certaine mesure, d'un état anormal du système nerveux. D'après les expériences bien connues de Cl. Bernard, la section du tronc qui unit les ganglions sympathiques du cou à ceux du même côté, produit les phénomènes suivants : élévation de 3 à 50 dans la température d'un côté de la face, sensibilité exaltée de la région, dilatation et hypérémie des vaisseaux. Cette élévation de la température doit être attribuée à l'hypérémie et à l'augmentation de la métamorphose dans une région qui était auparavant régularisée par le nerf sympathique. La contre-épreuve de cette expérience a été pratiquée par Waller, qui remarqua que l'irritation, par le courant électrique, du nerf sympathique sectionné, était suivie d'une diminution de la température, de la vascularité, et de la contraction des vaisseaux. Les expériences pratiquées sur le nerf vague ont aussi donné des résultats importants. Weber a montré que la section du pneumogastrique était suivie d'une augmentation de l'action cardiaque et que les battements du cœur étaient de

(1) Parkes, 1855.

nouveau réduits par le passage d'un courant électrique à travers le nerf sectionné. Volkmann et Fowelin ont observé que la section du pneumogastrique produisait une augmentation de la pression latérale du sang dans les artères, tandis que Ludwig et Hoffa ont observé la diminution de cette pression par l'irritation électrique du nerf (1). Ces faits et d'autres (2) nous font supposer que l'élévation de la température et l'accélération des mouvements du cœur qu'on observe pendant la fièvre sont le résultat de la paralysie des nerfs sympathiques et du nerf vague.

Un grand nombre de faits viennent encore à l'appui de la théorie qui attribue au système nerveux une puissante influence sur les premiers phénomènes de la fièvre, tels que frissons, douleurs, langueur et prostration et même la mort subite qu'on observe quelquefois au début de l'attaque. Dans la fièvre simple continue, qui est indépendante d'un poison spécifique, le système nerveux semble être primitivement affecté; comment expliquer autrement la fièvre qui se produit subitement à la suite de l'épuisement nerveux résultant de la fatigue morale ou physique? Pour les autres fièvres continues qui sont dues à une action spécifique, on peut supposer que le poison est tout d'abord absorbé par le sang et qu'il produit ensuite son effet sur le système nerveux. Les observations citées par sir Henry Marsh, dans lesquelles des individus avaient présenté des symptômes fébriles immédiatement après avoir été exposés au poison, ne prouvent pas que l'agent toxique agisse directement sur les nerfs sans avoir été absorbé; en effet, l'acide cyanhydrique produit des effets funestes quelques secondes après avoir été appliqué sur la langue et on retrouve ce poison après la mort dans le sang du cœur.

C'est à la suite de cette action du système nerveux que les muscles sont privés de leur stimulus normal d'où résulte, pour le malade, cet état de prostration et cette gêne dans le mouvement; en même temps le système musculaire et les autres tissus subissent un commencement de transformation. Mais l'importance de cette transformation et la gravité du cas dépendent moins du poison primitif que de la vitalité et de la ré-

(1) *Brit. and for. med. chirur. Review*, avril 1856, p. 398; Hanfield Jones, 1858, n. 3.

(2) Gee, 1871, p. 90.

sistance de l'individu et de sa richesse en muscles et en graisse. Le sang devient tôt ou tard contaminé par les débris des tissus désagrégés qui s'ajoutent au poison primitif. Ces produits morbides peuvent être éliminés par les voies naturelles et rester à peu près inoffensifs; mais si, pour une cause ou pour une autre, leur excrétion ne peut avoir lieu, ils donnent naissance aux symptômes dont nous avons parlé plus haut. La stupeur, le délire et le coma observés pendant le cours des fièvres, sont généralement attribués à l'action du poison sur le cerveau, mais il est probable que le dérangement des fonctions cérébrales est produit, non par le poison, cause première de la maladie, mais par l'accumulation dans le sang des produits de la métamorphose, et par la nutrition défectueuse du cerveau. C'est ce qui explique pourquoi les symptômes de la période avancée des fièvres continues (état typhoïde) ont une si grande analogie, quoique les poisons primitifs, qui leur ont donné naissance, soient parfaitement distincts (1).

Depuis la publication de la première édition de ce livre, deux nouvelles théories ont été proposées pour expliquer les symptômes cérébraux de la fièvre. Liebermeister et quelques autres auteurs (2) ont attribué ces symptômes à l'action directe de la température sur les centres du système nerveux; mais cette opinion ne peut être soutenue si l'on considère que la température de la fièvre relapse atteint souvent 41° et 42° sans donner lieu à des accidents cérébraux, tandis que le typhus s'accompagne souvent des symptômes cérébraux les plus graves sans que la température dépasse 39°,5. Certaines maladies des reins peuvent également se compliquer d'accidents cérébraux graves sans que la température s'élève au-dessus de la normale. Une autre opinion a été émise par M. Charlton Bastian (3), qui attribue le délire et la stupeur de l'état typhoïde à l'oblitération des petits vaisseaux de la matière grise cérébrale par des masses de globules blancs; mais si ces produits coagulés sont constants, ils sont probablement le résultat de l'état morbide du sang et des troubles de la circulation.

(1) Murchison *Clinical lectures on the pathology of the typhoid state* (*Br. med. Jour.*, 4 janvier 1868).

(2) *Deutsch Arch. für Klin. med.*, V. I, p. 174-1866.

(3) Bastian, 1869.

D'après nos connaissances actuelles, on peut résumer les principaux phénomènes des fièvres idiopathiques de la manière suivante :

1° Le poison pénètre dans le sang. — 2° Le système nerveux est paralysé (le sympathique et le pneumogastrique particulièrement). — 3° La métamorphose des éléments azotés du sang et des tissus est augmentée, tandis que la quantité d'éléments assimilés est tout à fait insuffisante pour compenser cette perte, d'où : élévation de la température, grande prostration musculaire et diminution de l'embonpoint. 4° La métamorphose rétrograde est augmentée par l'accélération des mouvements du cœur. — 5° La non-élimination des produits de la métamorphose donne naissance aux symptômes cérébraux et aux inflammations locales. — 6° Aussitôt que le poison et les produits de la métamorphose sont éliminés, les nerfs reprennent leurs fonctions normales et le malade voit revenir ses forces et son embonpoint. Mais il est impossible de dire pourquoi cette terminaison a lieu à une époque fixe dans certaines fièvres continues.

Si cette manière d'envisager la pathologie des fièvres continues est correcte, le traitement doit porter sur les points suivants :

1° Neutraliser le poison et améliorer l'état du sang; — 2° provoquer l'élimination, non-seulement du poison primitif, mais encore des produits de la métamorphose ; — 3° diminuer la température et la fréquence des mouvements du cœur ; — 4° favoriser la nutrition autant que possible et stimuler, quand cela est nécessaire, l'action du cœur par une nourriture et des stimulants appropriés, en ayant soin, toutefois, de ne pas exciter la congestion et augmenter l'activité déjà surchargée des organes glanduleux ; — 5° atténuer les symptômes pénibles ; — 6° parer aux complications locales.

TRAITÉ

DE LA

FIÈVRE TYPHOÏDE

BIBLIOTHÈQUE NATIONALE · R.F. · ESTAMPES

CHAPITRE PREMIER

DÉFINITION

Maladie endémique produite et propagée par certaines formes
de décomposition des matières organiques. Elle se manifeste par
les symptômes suivants : début souvent insidieux ou marqué par
de légers frissons ; sensation de malaise ou diarrhée profuse,
pouls ordinairement mou et fréquent, mais présentant parfois ;
ainsi que la température, de grandes variations chez un même
malade. Symptômes fébriles souvent rémittents dans les cas bénins. Langue rouge, présentant des fissures, quelquefois devenant sèche et brunâtre. Dans la plupart des cas, mais non dans
tous, augmentation de la matité splénique, tympanite, sensibilité
abdominale, gargouillements dans les fosses iliaques, diarrhée
avec ou sans hémorrhagie intestinale. Peau chaude, avec alternatives de transpiration. Éruption de taches rosées, isolées, saill-
lantes, disparaissant par la pression, se montrant d'abord entre le
septième et le quatorzième jour, et apparaissant ensuite par poussées successives, chacune durant deux jours ou plus. Épistaxis
fréquentes ; la prostration survenant plus tard, le malade prenant
rarement le lit avant le septième ou le dixième jour. Céphalalgie
quelquefois suivie de stupeur et de délire ; esprit souvent lucide
pendant tout le cours de la maladie, même lorsqu'elle a une terminaison fatale. Pupilles dilatées. Maladie durant vingt-quatre ou

trente jours, et quelquefois, quoique rarement, suivie d'une rechute avec tous les symptômes, y compris l'éruption. Après la mort, lésion des glandes de l'iléon, tant isolées qu'agminées, tuméfaction de la rate et des ganglions mésentériques.

CHAPITRE II

NOMENCLATURE DE LA FIEVRE TYPHOIDE

1. — Synonymes dérivés de sa ressemblance supposée avec le typhus.

Typhus nervosus (Sauvage, 1760); Typhus mitior et Synochus *pro parte* (Cullen, 1769); Abdominal Typhus et Darm-typhus (Autenrieth, 1822, et généralement les auteurs allemands); Synochus et Typhus with abdominal Affection (Southwood Smith, 1830); Fièvre typhoïde (Louis, 1829; Chomel, 1834); Typhus gangliaris vel entericus (Ebel, 1836; Schönlein, 1839); Typhoid Fever (Stewart, 1840; Bartlett, 1842; Jenner, 1849); Mild Typhoid Fever (Copland, 1844); Ileo-typhus (Griesinger, 1857); Typhia (Farr, 1859); Typhus (beaucoup d'auteurs).

2. — De son mode d'apparition.

Febris non pestilens (Forestus, 1591); Endemic Fever (différents auteurs); Autumnal or Fall Fever (Flint, 1852; et généralement les auteurs américains).

3. — De son caractère rémittent.

Πυρετὸς ἡμιτριταῖος ? (Hippoc.); Hemitritæus? Tritæophyas ? et Triphodes (divers auteurs anciens); Febris semitertiana seu composita (Galien? Forestus, 1591; Spigele, 1624); Tritæophya typhodes (Mangetus, 1695); Remittent Fever (T. Sutton, 1806); Infantile Remittent Fever (Evanson et Maunsell, 1836; et beaucoup d'auteurs).

4. — De sa longue durée.

Febris lenta (Forestus, 1591; Willis, 1659; Linnæus, 1763; Vogel, 1764); Slow or Lent Fever (Strother, 1729; Langrish, 1735); Febris chronica? (Juncker, 1736); Common continued Fever (Armstrong, 1816); Fièvre continue (Lerminier et Andral, 1823).

5. — De son caractère supposé nerveux.

Nervous Fever (Gilchrist, 1734) ; Slow Nervous Fever (Huxham, 1739); Febricula, ou Little Fever, Nervous or Hysteric Fever, Fever on the Spirits, Vapours, etc. (Manningham, 1746); Irregular Low Nervous Fever (Fordyce, 1791); Nervenfieber (les auteurs allemands) ; Fièvre nerveuse (les auteurs français); Low Fever (beaucoup d'auteurs anglais).

6. — Du cas où interviennent des symptômes putrides ou septiques.

Febris putrida (Rivière, 1623); Febris putrida quæ vulgo lenta appellatur (Willis, 1659); Febris putrida nervosa? (Wintringham, 1752); Febris putrida or biliosa (Tissot, 1758); Febris a putredine orta (A. Tralliani, cité par Burserius comme synonyme de sa Febris gastrica acuta, 1785) ; Febris atacta, *pro parte* (Selle, 1770); Fièvre ataxique, *pro parte*, et Fièvre adéno-méningée (Pinel, 1798); Entérite septicémique (Piorry, 1841) ; Sepimia (Hare, 1853).

7. — De sa ressemblance avec la fièvre hectique.

Febris hectica (Willis, 1667); Infantile hectic Fever (divers auteurs).

8. — De l'absence de véritable éruption typhoïde.

Febris petechizans vel spuria (Hoffmann, 1699).

9. — Des symptômes gastriques, des vomissements bilieux, etc.

Febris gastrica (Ballonius, 1640) ; Febris acuta stomachica aut intestinalis (Heister, 1736) ; Febris glutinosa gastrica (Sarcone, 1765); Febris gastrica acuta (Burser, 1785); Fièvre méningo-gastrique (Pinel, 1798) ; Gastrisches Fieber (Richter, 1813) ; Fièvre gastrique (*Dict. des sc. méd.*, 1816); Epidemic Gastric Fever (Cheyne, 1833); Gastric Fever (Craigie, 1837); Febris biliosa (Galien? River., 1623 ; Stahl, 1700 ; Juncker, 1736) ; Bilious Fever (Pringle, 1750 ; Rutty, (1770) ; Febris biliosa putrida (Selle, 1770) ; Febbre biliosa (Benelli, 1775) ; Synochus biliosus (Sauvages, 1760) ; Bilio-gastric Fever (Copland, 1844) ; Gastro-bilious et Bilious continued Fever (auteurs modernes).

10. — Des symptômes et des lésions de l'intestin (1).

Febris colliquativa ? (J. R. Fortis, 1668) ; Febris stercoralis ?
(quesnay, 1753) ; Febris mucosa (Selle, 1770) ; Febris pituitosa,
(Stoll, 1785 ; Strack, 1789) ; Febris colliquativa primaria seu essen-
tialis (Burserius, 1785) ; Morbus bilioso-mucosus (Knaus, 1786) ;
Febris pituitosa-nervosa (Jacobi, 1793) ; Schlemfieber (Kanz, 1795) ;
Fièvre muqueuse (les auteurs français) ; Mucosus ou Pituitous
Fever (Copland, 1844).

Febris mesenterica maligna (Baglivi, 1696 ; Hoffmann, 1699) ;
Febris intestinalis vel mesenterica (Riedel, 1748) ; Febris mesenterica acuta (Burchard, cité par Burserius, 1785) ; Fièvre entéro-
mésentérique (Petit et Serres, 1813) ; Enteritic Fever (Mills, 1813) ;
Gastro-entérite (Broussais, 1816) ; Entero-mesenteric Fever (Abercrombie, 1820) ; Febris mesaraica (Wendt, 1822) ; Dothiénenté-
rite (Bretonneau, 1826 ; Leuret, 1828 ; Christison, 1840) ; Muco-
enteritis (divers auteurs) ; Fever, with Affection of the Abdomen
(Alison, 1827) ; Fever, with Ulceration of the Intestines (Bright,
1829) ; Gastro-enteric et Gastro-splenic Fever (Craigie, 1837 ;
Entérite folliculeuse (Cruveilhier, 1835 ; Forget, 1841) ; Enteric
Fever (Ritchie, 1846 ; Wood, 1848 ; W. T. Gairdner, 1859 ;
Coll. Phys. Lond., 1869) ; Febris tympanica (Babington, 1853) ;
Intestinal Fever (W. Budd, 1856).

11. — De ce qu'elle proviendrait des vers.

Typhus hysterico-verminosus (Sauvages, 1760) ; Febris vermi-
nosa (Selle, 1770) ; Worm Fever *pro parte* (divers auteurs).

12. — De son mode d'origine.

Nigth-Soil Fever (Brown, 1855) ; Pythogenic Fever (Murchison,
1858) ; Cess-pool Fever (divers).

13. — Autres désignations.

Miliary Fever (Pringle et de Haen, 1760).

Le terme *typhoïde*, communément appliqué à cette fièvre, est
impropre à beaucoup d'égards. D'abord, il veut dire *semblable au*

______

(1) Beaucoup des cas décrits par Cullen et ses successeurs, comme *Enteritis
erysipelatosa*, étaient probablement des exemples de cette fièvre. (En voir la
description par Alison, 1844 (nº 2), p. 323.)

typhus, et conséquemment il est en désaccord avec toutes les règles généralement adoptées dans la science pour la nomenclature des espèces. En second lieu, ce mot est constamment employé adjectivement pour désigner un groupe de symptômes qui peuvent apparaître dans le cours de toute maladie. Et, troisièmement, une grande partie des cas, désignés sous le nom de *fièvre typhoïde*, ne présentent aucun caractère typhoïde, c'est-à-dire *semblable au typhus*. Il s'ensuit que l'usage du terme typhoïde appliqué à une fièvre spécifique tend à créer une confusion ; et il est très-probable que ce nom a contribué à faire supposer que cette fièvre n'est qu'une variété du typhus. On peut également douter que les nombreux synonymes, par lesquels la maladie a été désignée, lui soient plus appropriés. Par exemple, je demanderais volontiers pourquoi l'on emploie un nom dérivant d'une lésion abdominale, quand la plupart de ces dénominations tendraient à faire revivre les doctrines de Broussais, aujourd'hui condamnées. Même le terme de fièvre entérique, adopté par le Collége médical de Londres dans sa nomenclature des maladies, est de nature à donner l'impulsion erronée que cette fièvre résulte d'une lésion intestinale, ce qui, en pratique, entraînerait à des erreurs dans le diagnostic et le traitement. Les médecins refusent souvent de donner le nom de *fièvre entérique* à une affection dans laquelle, ainsi qu'il arrive souvent, on ne remarque aucun symptôme entérique, d'où il résulte que la lésion intestinale peut passer inaperçue jusqu'au moment où elle peut devenir inopinément une source de danger. C'est ce qui explique simplement cette circonstance que, dans les Rapports du *Registrar-General*, les décès sont chaque semaine attribuées à une fièvre simple continue (simple continued fever), maladie qui, dans l'espace de vingt-cinq années, n'a pas produit un seul cas de mort à l'hôpital des fiévreux de Londres. Ces considérations m'ont conduit à proposer le nom de *fièvre pythogénique*, dérivé de ce que j'ai essayé de démontrer comme étant la cause de la fièvre (πυθογενὴς, de πύθω [πυθόμω, putresco] et γεννάω) (1). L'accueil fait à ce nom m'engage à le conserver dans cet ouvrage (2).

(1) Voyez Murchison, 1858 (3). Des objections so sont élevées sur l'étymologie du mot πυθογενὴς ; mais dans le Lexique grec de Scapula on trouve une série de mots analogues, comme : Ἀλλιγενὴς, *e mari ortus* ; Ἀφρογενὴς, *e spuma ortus* ; Πυριγενὴς, *igni genitus*. L'affixe anglaise *ic*, jointe à un adjectif, dénote simplement *ce qui appartient à*, ce qui est en relation avec, ou ce qui concerne.

(2) Cette désignation a été fréquemment accueillie avec faveur dans les rapports du *Registrar-General*, et a été adoptée dans les rapports de l'hôpital Wieden, à Vienne (Griesinger, 1864, p. 145).

Ces raisons ne nous paraissent pas suffisantes pour faire proscrire le nom de

CHAPITRE III

HISTORIQUE

Quelques-unes des descriptions des auteurs grecs avaient probablement trait à la fièvre typhoïde. Hippocrate dit que, dans le cours de deux automnes successifs, il a vu beaucoup de cas de fièvre, ayant le type continu, caractérisée par la diarrhée, des selles liquides, des vomissements bilieux, de la tympanite, une douleur abdominale, une éruption rubéolique, de l'épistaxis, de la somnolence, ou une tendance au coma, du délire et des soubresauts, des rémissions irrégulières, une longue durée et une grande émaciation (1).

L'*hemitritæus* de Galien, que l'on croyait être produit par la fièvre tierce greffée sur la fièvre intermittente quotidienne, et particulièrement cette variété désignée sous le nom de fièvre bilieuse (χολοειδὴς πυρετός), était probablement la même maladie (2). Mais, quelle que soit la nature des cas indiqués par Galien, on ne peut guère douter que l'*hemitræus* ou *febris semitertiana* d'écrivains plus modernes ne fût la véritable fièvre typhoïde. Spigèle parle de cette fièvre comme fréquente dans différentes parties de l'Italie au commencement du dix-septième siècle. Parmi les symptômes, il mentionne la douleur et la sensibilité abdominales, les vomissements bilieux, la diarrhée irrésistible et quelquefois noire, l'assoupissement ou la léthargie, le délire, des rémissions irrégulières, des crises non marquées et des rechutes accidentelles. Les lésions *post mortem* ont, selon lui, consisté dans l'inflammation et quelquefois la gangrène et le sphacèle des intestins. On trouve dans cet ouvrage le détail de plusieurs autopsies. D'une d'entre elles il dit : « In dissecto cadavere reperta sunt intestina tenuia inflam-

fièvre typhoïde, généralement accepté aujourd'hui, qui constate sa ressemblance avec le typhus en exprimant aussi une différence probable. C'est en effet depuis que ce nom a été donné, que les études les plus sérieuses et les plus efficaces ont été entreprises pour établir les différences qui séparent les deux fièvres continues. On ne peut donc guère accuser la dénomination de fièvre typhoïde d'avoir encouragé la confusion, et, de plus, si dans bien des cas de fièvre typhoïde les symptômes typhiques manquent absolument, on peut en dire autant de bien des cas de typhus même. H. G. M.

(1) *De Epid.*, lib. I, Syd. soc. transl., vol. I, 354-9 et 420.

(2) Galien, *Op. om.*, éd. Basil, v. 362 ; éd. C. G. Kühn. Lipsiæ, 1824, vol. VII, 350 ; Paul d'Ægine, Syd. soc. transl., vol. I ; Celse, lib. III, 8.

mata ; ileum qua colo et cæco adhærebat, sphacelatum. » D'une autre : « In eo tenuia intestina inflammata vidimus : et ilei portionem magnam versus colon sphacelatam. » Il maintenait que la fièvre n'était pas le symptôme d'une inflammation locale, mais provenait de la présence d'une substance putride dans les veines. Comme traitement, il recommandait de copieuses saignées, de l'antimoine, de chaudes fomentations et des lavements (1).

Peu de temps après, des observations analogues furent faites par Panarole et Thomas Bartholin. D'après Panarole, de nombreux cas de fièvre ont été mortels à Rome en 1694 ; et, à l'autopsie, les intestins « apparebant tanquam exusta (2). » Aujourd'hui, différents auteurs ont comparé les eschares jaunes, souvent adhérentes aux plaques de Peyer dans la fièvre typhoïde, aux eschares superficielles résultant de l'application du cautère actuel sur une surface muqueuse (3).

Vers la même époque, Willis en Angleterre décrivit une fièvre qui différait de la *febris pestilens* (typhus) en ce qu'elle était moins contagieuse, qu'elle n'avait pas d'éruption, que sa durée était plus longue, que les crises étaient incomplètes, et qu'elle avait une tendance à produire des complications locales. Il faisait particulièrement allusion à une sorte de fièvre dysentérique accompagnée de pustules et d'ulcérations de l'intestin grêle qu'il compare aux pustules externes de la variole, idée dont la priorité a été réclamée longtemps après par les auteurs français (4).

Sydenham décrivit aussi une fièvre distincte de la *febris pestilens*. Elle était plus ou moins grave, durait de quatorze à trente jours, et était caractérisée par une grande tendance à la diarrhée et aux vomissements, par du délire, des épistaxis, etc. Les purgatifs étaient toujours nuisibles. Il recommandait les saignées et l'émétique au commencement, les lavements de lait et de sucre, l'opium pour arrêter la diarrhée, et le vin quand la fièvre prenait un caractère hectique (5).

Baglivi de Rome, dans la dernière partie du dix-septième siècle, décrivit l'*hemitritæus* des anciens auteurs, sous le nom de *febris mesenterica*, et maintint que cette maladie était toujours accompagnée d'inflammation des intestins et de tuméfaction des glandes mésentériques, et qu'elle en provenait. Elle présentait un carac-

(1) Spigèle, 1624.
(2) Panarole, 1654, pent. IV, obs. VIII.
(3) Ritchie, 1855, p. 262.
(4) Willis, 1659, éd. 1682, p. 86.
(5) Sydenham, 1685, éd. 1844, lib. I, 4, p. 39.

tère irrégulièrement rémittent, mais était influencée par des époques critiques, quoique dans la plupart des cas elle durât de quatorze à vingt-un jours. Dans quelques cas, il remarqua qu'au moment où il y avait à peine de la fièvre, le malade tout à coup mourait par suite d'une inflammation des viscères. Il recommandait des saignées modérées, des bains, des fomentations chaudes sur l'abdomen, et, par-dessus tout, de la patience. Le vin et le quinquina, qu'il croyait très-efficaces dans la *febris pestilens* (typhus), étaient, selon lui, pernicieux dans la fièvre mésentérique, et il ajoutait : « Fuge purgantia tanquam pestem (1). »

Lancisi, qui écrivit peu après sur les fièvres de Rome, observa, en faisant l'autopsie de certains malades morts de fièvres semitierces, que l'on trouvait dans les intestins des plaies qui, dans quelques cas, avaient perforé toutes les membranes. Les ulcères étaient désignés sous le nom de plaies, parce qu'on croyait qu'ils provenaient de vers intestinaux. Selon Lancisi, la fièvre semi-tierce différait de la *febris castrensis* (ou typhus) par la présence de lombrics qui irritaient et blessaient les intestins (2).

En 1699, F. Hoffmann, de Halle, décrivit la fièvre se mi-tierce comme accompagnée de douleurs abdominales, de vomissements, de diarrhée et quelquefois de délire. Après la mort, dit-il, on trouve de la gangrène et des eschares dans l'intestin grêle. Le même écrivain mentionne une autre fièvre sous le titre de *febris petechizans vel spuria*, qu'il distinguait de la *febris petechialis vera* (ou vrai typhus). C'était probablement aussi la fièvre typhoïde. Elle était caractérisée par un début insidieux, des vomissements et de la diarrhée, ainsi que par l'apparition d'une éruption sur le tronc vers le septième jour. Cette éruption consistait en papules élevées qui disparaissaient complétement par la pression. Dans la fièvre semi-tierce et dans la *febris petechizans*, la saignée était considérée comme favorable, et les stimulants comme nuisibles (3).

Strother, dans son récit de l'épidémie typhoïde de Londres en 1727-29, la distingue des fièvres lentes qui avaient un caractère quelque peu rémittent, et qui étaient dangereuses à cause de leur début insidieux et de la rapidité avec laquelle elles devenaient soudainement mortelles. Une forme de cette fièvre, « la Lent Fever est, dit-il, une fièvre symptomatique provenant d'une inflammation ou d'un ulcère, ayant son siége sur l'un des

<hr>

(1) Baglivi, 1696, éd. 1704, p. 51.
(2) Lancisi, 1718, p. 55, 57.
(3) Hoffmann, 1699, éd. 1740, vol. II, cap. v, p. 40, et cap. x, p. 75.

intestins. » La rate et le foie étaient habituellement augmentés
de volume. Il regardait la saignée comme « un remède souve-
rain » (1).

En 1734, le docteur Ebenezer Gilchrist de Dumfries publia un
Essai sur la Fièvre nerveuse (*Essay on nervous Fever*). Sa description
se rapporte évidemment à la fièvre typhoïde. Ainsi, il parle de sa
longue durée et de sa fréquence chez les enfants. Les symptômes va-
riaient complétement selon les cas ; mais, parmi les plus communs,
on remarquait la diarrhée, la douleur abdominale, le melæna, l'épistaxis, les sueurs partielles qui ne donnaient aucun soulagement,
et, dans les phases plus avancées, le délire et les autres symptômes
cérébraux. Il fait cette remarque : « Je trouve que cette fièvre est
très-différente dans sa nature et dans ses phénomènes des autres
fièvres » qui dominaient en Écosse (2).

L'année suivante, le docteur Browne Langrish de Londres fit une
distinction analogue entre la fièvre lente nerveuse et la fièvre maligne contenue. La première était caractérisée par un pouls rapide
et variable, des vomissements, de la diarrhée et une durée de vingt
à trente jours. Dans le traitement de la fièvre nerveuse, Langrish
condamnait à la fois la saignée et les purgatifs (3).

Quatre ans plus tard, Huxham publiait la première édition de son
Essai sur les fièvres, dans lequel il consacre un chapitre aux différences entre la fièvre lente ou nerveuse et la fièvre putide, maligne
ou pétéchiale. Ses descriptions ne permettent pas de douter que,
par le premier nom, il désignât la fièvre typhoïde, et, par le second
le typhus. Il ajoute : « Je ne puis terminer cet *Essai sur les fièvres*
sans faire remarquer la très-grande différence qu'il y a entre la
fièvre putride ou maligne et la fièvre lente ou nerveuse. L'absence
de cette distinction a souvent, j'en suis intimement convaincu,
produit des erreurs graves dans la pratique, à cause de leur ressemblance sur différents points, bien qu'elles diffèrent essentiellement sur d'autres (4). »

En 1746, sir Richard Manningham, F. R. S., donna une excellente
description de la fièvre typhoïde sous le titre de *febricula* ou petite
fièvre. Cette fièvre, dit-il, était vulgairement désignée sous le nom de
nerveuse ou hystérique, fièvre lente continue, *Fever on the Spirits*,
Vapours, *Hypo*, ou *Spleen*. Parmi les symptômes, on remarquait :
la langue rouge et souvent sèche, des douleurs abdominales, la

(1) Strother, 1729, p. 15, 164.
(2) Gilchrist, 1734, p. 347.
(3) Langrish, 1735, p. 343.
(4) Huxham, 1739.

diarrhée, des hémorrhagies, le pouls fréquent, mais variable, la perte de la mémoire et, dans quelques cas, un léger délire. Il insistait particulièrement sur son début insidieux et disait que le commencement est tel qu'on peut n'y apporter qu'une faible attention, « tandis que plus tard les symptômes les plus graves se produisent, et que le médecin est alors mandé en toute hâte. Mais il arrive que la maladie qu'on avait négligée devient d'un traitement difficile, présente peu de chances de guérison et se termine souvent fatalement. » Il condamnait la saignée et recommandait les cordiaux et les sudorifiques (1).

Peu de temps après il s'éleva une discussion entre sir John Pringle et le professeur de Haen de Vienne, sur le traitement à suivre dans la fièvre. De Haen se montrait l'avocat de la saignée ; au contraire, Pringle observait que « beaucoup de malades se guérissaient sans être saignés, tandis qu'on en sauvait peu de ceux qui avaient perdu beaucoup de sang, » et il conseillait les stimulants. Du reste, ces deux observateurs étaient en désaccord parce qu'il s'agissait de différentes maladies. La fièvre maligne des hôpitaux et des prisons de Pringle, accompagnée de pétéchies, n'était autre chose que le typhus ; tandis que les fièvres miliaires et pétéchiales de de Haen étaient, pour la plupart, des fièvres typhoïdes. Pringle donne de l'éruption une description qui n'appartient qu'à l'éruption du typhus ; mais l'éruption des fièvres de de Haen est indiquée comme consistant en taches arrondies, isolées et saillantes qui sortent par poussées successives, et de temps en temps entremêlées de vergetures et de vraies pétéchies. Cette différence fut notée par Pringle, qui, dans sa réponse à l'attaque de de Haen, observa qu'une grande cause de confusion était le sens mal défini du terme *pétéchies*, et ajouta : « Je n'ai jamais confondu la fièvre d'hôpital ou de prison avec la fièvre miliaire, et, en vérité, je dois dire que, comme les symptômes des deux sont très-dissemblables, elles devraient être considérées comme très-différentes.» Et encore : «La fièvre miliaire existe dans toutes les classes de la société, et parmi les gens vivant dans le meilleur monde qui prennent les soins de propreté les plus complets ; tandis que la fièvre maligne, dont je parle, se voit rarement ailleurs que chez les gens du bas peuple, agglomérés dans des endroits malpropres et mal aérés, tels que les hôpitaux militaires, les prisons et les navires de transport (2). »

(1) Manningham, 1746.

(2) Pringle, 1750, 4ᵉ éd. 1764, app. p. 99, 101 ; de Haen, 1760 ; Ritchie, 1855, p. 264 ; Jenner, 1853, p. 416.

La fièvre miliaire de de Haen fut décrite par son successeur Stoll sous les dénominations de fièvre pituitaire ou fièvre lente nerveuse. Stoll relate le cas d'un garçon qui mourut le quatorzième jour de cette fièvre. On avait observé des vomissements, de la diarrhée, des coliques et une fièvre générale. Mais l'affection était si légère, que le malade put, jusqu'au douzième jour, venir à pied chercher des médicaments à l'hôpital. Après sa mort, on trouva l'intestin grêle enflammé et gangrené, les glandes mésentériques tuméfiées, et une perforation siégeant près de la partie inférieure de l'iléon (1).

Beaucoup d'autres descriptions de fièvres typhoïdes furent publiées sur le continent pendant le dix-huitième siècle. Riedel décrivit une *febris intestinalis*, dans laquelle, après la mort, on trouvait que la partie inférieure de l'iléon était gangrenée (2). La même fièvre est aussi indiquée comme ayant régné avec beaucoup d'intensité à Stuttgart, en 1783 ; à Göttingen, en 1785 ; et à Hildesheim, en 1789 (3). La différence entre cette fièvre et le typhus a été signalée par un assez grand nombre d'auteurs. Burserius, par exemple, après avoir décrit avec beaucoup de soin les symptômes et les lésions cadavériques de la fièvre typhoïde, ajoutait que, tout en ressemblant quelquefois à la fièvre pétéchiale, « multum discrepare videtur (4). » En 1760-1, une fièvre épidémique éclata à Göttingen ; elle a acquis quelque notoriété et mérite d'être particulièrement mentionnée. Elle fut décrite par Rœderer et Wagler sous le nom de *morbus mucosus*, et a été regardée, par la plupart des auteurs qui leur ont succédé, comme identique à la fièvre pituitaire de Stoll et à la fièvre typhoïde des temps modernes. Mais, après avoir lu avec le plus grand soin la monographie originale, je crois que la fièvre, dont il est question, n'était la plupart du temps qu'un typhus compliqué de dyssenterie. La maladie éclata, pendant un siége, en novembre 1760, dans une garnison nombreuse et en proie à la famine. Elle fut considérée par Rœderer et Wagler comme une forme dégénérée de la dyssenterie qui avait éprouvé la garnison trois mois auparavant. Bien que les intestins fussent trouvés après la mort ulcérés et gangrenés, ces lésions étaient toujours dans les gros intestins. Dans treize cas, les lésions cadavériques ont été décrites avec un soin minutieux, mais, dans aucun, l'iléon n'était ulcéré ; tandis que, dans les ob-

(1) Stoll, *Rat. med.*, vol. II, 407 ; Ritchie, 1855, p. 265.
(2) Riedel, 1748, p. 45.
(3) Duncan, *Annals of med.*, 1796, vol. I, 73.
(4) Purserius, 1785, p. 449.

servations générales sur les lésions anatomiques, on trouve la remarque suivante concernant l'intestin grêle : « Tunica interna, li-
cet inflammata, tamen continua est. » La tuméfaction des follicules
muqueux figurée et décrite fut observée dans l'estomac, le duodenum et le côlon ; mais il n'est fait mention que dans un seul cas,
de l'augmentation de volume des glandes agminées et isolées de
l'iléon (1).

Pendant ce temps, on ne perdait pas de vue en Angleterre la distinction, faite par Gilchrist et Huxham, entre la fièvre lente nerveuse et la fièvre maligne des hôpitaux ; et quelques discussions
assez vives s'élevèrent à ce sujet. Le docteur Vaughan de Leicester,
dans une lettre adressée au docteur Lettsom, parle de la *febris nervosa* comme d'une maladie très-différente de la *febris carcerum*, par
son début, ses progrès, sa terminaison et sa guérison ; et il blâme
Cullen de n'en avoir pas fait la distinction (2). Le docteur Erasmus
Darwin, de Derby, dans une autre lettre adressée au docteur Lettsom
en 1787, propose le sujet suivant pour être discuté à la Société médicale : « La fièvre nerveuse d'Huxham est-elle la même maladie que
la fièvre pétéchiale ou fièvre des prisons (3) ? » tandis que Willan
observait en 1799 que Cullen avait improprement compris sous le
terme de *typhus* la fièvre lente ou nerveuse décrite par Gilchrist et
Huxham, qui doit plutôt être considérée comme une fièvre hectique
et non infectieuse (4). On commença aussi à remarquer les lésions
intestinales de la fièvre lente nerveuse. Elles n'échappèrent pas à
l'attention de John Hunter, ainsi qu'on peut s'en convaincre par
deux préparations qui sont dans son musée du Collége royal
des chirurgiens (5) ; en 1799, une des préparations de Hunter a
été reproduite par Matthew Baillie dans ses planches anatomiques (6).

Il est également évident que, pendant ce siècle, la fièvre typhoïde
ne fut pas inconnue en Irlande. Rutty mentionne fréquemment
une fièvre continue à Dublin, se montrant surtout en automne,
d'une durée de trois à quatre semaines ou plus, et accompagnée

(1) Rœderer et Wagler, 1762, p. 4, 8, 19, 179.
(2) *Life of doctor Lettsom*, par Pettigrew, vol. III, 161-2.
(3) *Ibid.*, vol. III, 118.
(4) Willan, 1801, p. 231.
(5) *Pathol. Catal.*, nᵒˢ 1214 et 1219.
(6) *Plates of morbid Anatomy*, fasc. 4, pl. II, fig. 3. On s'est souvent reporté
au docteur William Stark de Londres, comme ayant le premier localisé les lésions
de la fièvre typhoïde dans les glandes intestinales ; mais ces dessins et plus encore
la description clinique des cas sur lesquels il les a faits, ne me laissent aucun
doute que la maladie, qu'il a décrite, ne soit pas la fièvre typhoïde. Stark's Works,
4 t. Londres, 1788, p. 5 et 7.

de diarrhée et d'hémorrhagie (1). En 1772, Macbride, de Dublin, signala la *febris nervosa* (une fièvre de longue durée, accompagnée de diarrhée) comme une sorte de fièvre putride continue, qui était contagieuse, et dans laquelle on remarquait une éruption efflorescente se transformant graduellement en pétéchies (2). Enfin Sims, dans son travail sur l'épidémie du typhus à Tyrone, en 1771, remarqua qu'elle était différente de la fièvre nerveuse de Gilchrist et d'Huxham, quoiqu'il pensât que la fièvre nerveuse pût, à une période avancée, dégénérer en fièvre maligne des hôpitaux ; de telle sorte que la distinction entre les deux fièvres devenait à peu près impossible (3).

Au commencement de notre siècle, l'anatomie pathologique de la fièvre a été soigneusement étudiée en France. En 1804, Prost, de Paris, annonçait « que les fièvres muqueuses, gastriques, ataxiques, adynamiques, ont leur siége dans la membrane muqueuse des intestins (vol. I, p. 23). » Il disait qu'après avoir disséqué les corps de plus de deux cents malades morts de fièvre à Paris, il avait trouvé invariablement les intestins enflammés (p. 56); et il ajoutait, ce que l'on sait maintenant être erroné, que cette inflammation était toujours en rapport avec l'intensité du délire et des autres symptômes fébriles (p. 57). Prost se trompait en prenant pour de l'inflammation toute rougeur *post mortem* du canal intestinal ; et quoiqu'il décrivît exactement les altérations spéciales à la fièvre typhoïde, il les regardait simplement comme le dernier stage de l'inflammation ordinaire, et ignorait le siége particulier et la nature de la maladie. Sur les 113 autopsies de différentes maladies, rapportées dans son ouvrage, 16 seulement paraissent se rattacher à de véritables cas de fièvre typhoïde (4).

Broussais fit plus que de développer les vues de Prost. Il savait que les ulcérations qu'on rencontrait fréquemment dans la fièvre avaient pour siége les glandes intestinales ; mais il avait jugé inutile d'établir une distinction entre cette forme d'inflammation et celle des autres parties de l'intestin. Ainsi, Broussais appréciait si peu la nature des lésions de la fièvre typhoïde, qu'en décrivant cette maladie comme le type de sa « gastro-entérite », il maintenait que, dans la variole, la rougeole et la fièvre scarlatine, la mort était due à la même « gastro-entérite ». Croyant que les symptômes étaient le résultat de l'inflammation, Broussais était

(1) Rutty, 1770, p. 51, 181, 187, 202, 250, etc.
(2) Macbride, 1772, p. 336.
(3) Sims, 1773.
(4) Prost, 1804.

partisan des émissions sanguines copieuses ; et ses écrits ont eu, jusqu'à ce jour, une influence plus ou moins grande sur la pratique de beaucoup de médecins du continent (1). En 1813, la fièvre typhoïde a été décrite avec bien plus d'autorité et de précision par Petit et Serres, sous la dénomination de *fièvre entéro-mésentérique*. Ces observateurs avaient remarqué que les lésions étaient limitées à la partie inférieure de l'iléon, et que la maladie différait ainsi de l'entérite ordinaire. Ils furent les premiers à la regarder comme spécifique. Ils exprimèrent cette opinion que les lésions morbides de l'intestin résultaient de l'introduction d'un poison dans l'économie, et qu'elles étaient d'une nature éruptive comme les pustules de la variole. Cependant ils croyaient que les lésions abdominales précédaient et causaient la pyrexie, qui était plus ou moins grave selon le plus ou moins d'étendue des lésions. Ils manquaient ainsi de localiser nettement la maladie dans les glandes isolées et agminées (2).

Après eux, Cruveilhier (3), Lherminier et Andral ont décrit la lésion intestinale comme un exanthème interne, les ulcérations comme précédées de *pustules*, et les plus grandes plaques comme un *anthrax de la membrane muqueuse*. Andral prétendit en outre que rien ne prouvait que la maladie débutât par les follicules muqueux ; et il classa la fièvre continue parmi les maladies de l'abdomen (4).

Il était réservé à Bretonneau, de Tours, de prouver que la maladie était toujours localisée dans les glandes isolées et agminées de l'iléon. Il fut aussi le premier à soutenir que la maladie provenait de l'action d'un poison communiqué par l'homme malade à l'homme sain. Quoiqu'il considérât la maladie des glandes intestinales comme inflammatoire, et que, par conséquent, il la nommât « dothiénentérie » ou « dothiénentérite » (δοθιὴν , tumeur, et ἔντερον, intestin), il distingua cette inflammation des autres inflammations de l'intestin. Il montra qu'il n'y avait aucun rapport entre la gravité des symptômes fébriles et l'étendue de la lésion intestinale ; et, comme Petit et Serres, il insista sur l'analogie de la dernière avec les éruptions cutanées des exanthèmes. L'opinion de Bretonneau fut connue à Paris en 1820, mais ne fut publiée qu'en 1826 par ses élèves Landini et Trousseau, et par lui-même en 1829. C'est également en 1829 que fut publiée la première

---

(1) Broussais, 1816 et 1823.
(2) Petit et Serres, 183, p. 159, 165, et introd., p. 20, 39.
(3) *Ibid.*, 2ᵉ éd., 1834.
(4) Landini, 1826 ; Trousseau, 1826 ; Bretonneau, 1829.

édition du livre si étudié et si philosophique de Louis (1). Cette publication a marqué une époque importante dans l'histoire des fièvres continues, surtout parce qu'elle contenait un excellent type de comparaison avec les autres fièvres. C'est Louis qui a donné à la maladie ce malheureux nom de *fièvre typhoïde*, qui fut adopté par Chomel dans ses *Leçons cliniques* publiées en 1834 (2), et, depuis, ce terme a été généralement employé. Les ouvrages de Louis et de Chomel montrent que les glandes isolées et agminées de l'iléon étaient toujours dans la fièvre de Paris. Ces deux auteurs, cependant, convenaient que la gravité de la fièvre ne correspondait pas avec les désordres locaux, et ils décrivirent des cas de fièvre typhoïde *latente*, dans lesquels les symptômes restaient très-bénins jusqu'au moment d'une perforation fatale. Ils insistaient aussi sur la nécessité de ne pas confondre la fièvre typhoïde avec la *gastro-entérite*.

Cependant tous ces auteurs français regardaient le typhus contagieux des camps et des armées, décrit par les auteurs anglais, comme identique à la maladie qu'ils observaient. Broussais s'exprimait ainsi : « En effet, puisque le mot typhus est synonyme du mot gastro-entérite, chaque fois que l'on dira typhus des prisons, typhus des hôpitaux, typhus d'Amérique, typhus du Levant, ce sera comme si l'on disait gastro-entérite des prisons, des hôpitaux, etc. » Louis, Bretonneau et Chomel étaient d'avis de regarder les deux affections comme identiques, quoique les deux derniers déplorassent dans le typhus l'absence d'autopsie, ce qui, pensaient-ils, pouvait seulement trancher la question. Chomel, après avoir exprimé des doutes sur la nature contagieuse de la *fièvre typhoïde*, disait : « Si des observations ultérieures démontraient dans le typhus des lésions anatomiques semblables à celles que l'on rencontre dans la maladie typhoïde, l'identité de ces deux affections serait mise hors de doute, et la question de la contagion serait jugée. »

Mais, tandis que les pathologistes français soutenaient que la fièvre continue était toujours associée à une lésion des glandes mésentériques et intestinales, les observateurs anglais découvraient que, dans la plupart des cas mortels de cette fièvre, ces parties étaient parfaitement saines. A la même époque, des observations analogues à celles faites en France ne manquaient ni dans la Grande-Bretagne ni en Irlande. En 1806, le docteur Thomas Sutton publia un travail sur une *remittent fever* qui avait éclaté parmi les troupes à Deal, fièvre accompagnée de vomissements et de diar-

(1) Louis, 1829.
(2) Chomel, 1834.

rhée, et dans laquelle on observait, après la mort, l'inflammation
et la gangrène des intestins (1). Willan et Bateman, dans leurs
Rapports sur les maladies de Londres, entre les années 1796 et 1816,
font fréquemment mention de la même fièvre comme existant plus
particulièrement en automne (2). Beaucoup des cas, dans lesquels
Mills avait pratiqué de si nombreuses saignées à Dublin, en 1812,
étaient évidemment des exemples de cette même fièvre (3). Nous
devons au docteur James Muir une excellente histoire d'une épidémie de fièvre typhoïde circonscrite aux faubourgs de Paisley en
1811 (4). Nous devons également à M. Henry Edmonstone un récit
très-clair d'une épidémie semblable qui éclata à Newcastle dans
l'automne de 1817 (5). La description de M. Edmonstone est particulièrement intéressante, parce qu'elle forme un contraste frappant
avec les descriptions du typhus qui existait alors dans beaucoup
d'autres parties du Royaume-Uni, et qui apparut ensuite à Newcastle même. L'épidémie apparut en juin, à la suite de fortes chaleurs qui avaient été précédées de grandes pluies ; elle ne dura que
six semaines. On ne considéra pas l'affection comme contagieuse,
et on remarqua que plusieurs membres d'une même famille étaient
frappés simultanément. Les premiers cas s'observèrent surtout
dans les plus hauts rangs de la société, et parmi les domestiques
habitant les quartiers les mieux aérés de la ville. Quant aux quartiers pauvres où le typhus était habituellement fréquent, on observait peu de cas, et la maladie était à peine connue. Les enfants et
les personnes dans la force de l'âge étaient presque exclusivement
atteints. La durée était de quatorze jours à un mois. Parmi les
symptômes, on remarquait les vomissements, la diarrhée, l'épistaxis :
les symptômes cérébraux étaient rares. Abercrombie, en 1820,
cita deux cas de fièvre entéro-mésentérique, dans lesquels les lésions
caractéristiques de la fièvre typhoïde furent observées après la mort ;
et il établit que la fièvre, appelée fièvre rémittente des enfants, était
souvent symptomatique d'une lésion intestinale (6). En 1826, le
docteur Hewett, de Saint-George's Hospital, fit connaître une série
de cas prouvant la présence fréquente d'ulcérations folliculaires de
l'intestin chez les individus atteints de fièvre idiopathique. On n'a
pas accordé aux recherches du docteur Hewett toute l'attention
qu'elles méritaient. Ce travail fut publié presque en même temps

----

(1) Sutton, 1806.
(2) Willan, 1801, p. 25 ; Bateman, 1819, p. 145, etc.
(3) Mills, 1813.
(4) Mills, 1813.
(5) Muir, 1811.
(6) Abercrombie, 1820.

que celui de Bretonneau ; et, comme ce dernier, il montrait que le siége du mal était dans les glandes isolées et réunies de l'iléon. D'après le docteur Hewett, l'orifice de ces glandes s'obstruait, et les glandes elles-mêmes étaient distendues par la sécrétion, tandis que les tissus environnants étaient désorganisés par l'ulcération et la gangrène (1). En 1827, Bright publia des observations sur la fièvre à Londres. Cet ouvrage était illustré par d'excellentes gravures coloriées sur la maladie intestinale dont il parlait comme existant de temps en temps (2). Dans la même année, le docteur Alison disait avoir observé à Édimbourg l'affection intestinale décrite par les auteurs français ; mais il soutenait que l'on ne trouvait pas après la mort les lésions ordinaires du typhus. Dans vingt-cinq autopsies, il ne trouva aucune altération des glandes de Peyer (3). En 1830, le docteur Tweedie (4) et le docteur Southwood Smith (5), les deux médecins de l'hôpital des fièvreux de Londres, publièrent les résultats de leurs observations. Ces deux auteurs ont rapporté un grand nombre de cas de fièvre dans lesquels les intestins étaient ulcérés et les glandes mésentériques tuméfiées après la mort ; tandis que, dans d'autres, ces parties étaient intactes. Ils regardaient tous les deux la lésion intestinale comme une des nombreuses complications de la fièvre. Quelques années après, de 1834 à 1837, Craigie confirmait les observations d'Alison sur ce point que, dans la fièvre d'Édimbourg, la lésion intestinale se montrait quelquefois, coexistait avec la fièvre, et déterminait la mort ; mais que, dans la plupart des cas, les intestins étaient intacts (6). Enfin, bien que les observateurs irlandais aient affirmé que la lésion intestinale était exceptionnelle dans la fièvre de leur pays, le docteur Cheyne décrivit en 1833 les lésions et les symptômes de la fièvre de France, sous le nom de fièvre gastrique épidémique, affection qu'il avait souvent observée à Dublin (7). L'année suivante, M. Poole adopta l'appellation de Cheyne pour désigner deux épidémies qui se montraient dans différentes parties de l'Irlande (8).

Ainsi, tandis que les pathologistes français manquaient rarement de trouver les intestins malades dans la fièvre, les Anglais, au contraire, dans la plupart des cas, les trouvaient sains ; et, croyant que

(1) Hewett, 1826.
(2) Bright, 1827.
(3) Alison, 1827.
(4) Tweedie, 1830.
(5) Smith, 1830.
(6) Craigie, 1834 et 1837.
(7) Cheyne, 1833.
(8) Poole, 1834.

le siége principal de la maladie était dans le cerveau, ou que la fièvre était une affection idiopathique ou essentielle, ils regardaient la lésion intestinale comme une complication accidentelle. Dans les deux pays, les premiers efforts de l'anatomie pathologique eurent pour but de faire négliger la distinction établie dans le siècle précédent entre la fièvre lente nerveuse et la fièvre maligne des armées et des prisons.

En Allemagne, la question était cependant un peu mieux éclaircie. En 1810, Hildenbrand établit une distinction entre le *typhus contagieux* et la *fièvre nerveuse non contagieuse* (1). Bientôt après, beaucoup d'écrivains allemands regardèrent le *typhus exanthémateux* et le *typhus abdominal* (*typhus ganglionaris* ou *nervenfieber*), comme des variétés très-distinctes (2). Les différences qu'ils avaient établies étaient cependant insuffisantes pour assurer le diagnostic, et encore bien moins pour établir la non-identité des maladies en question; lorsqu'en 1844, le docteur Kuchler publia un mémoire dont le but était de prouver que les deux maladies étaient identiques (3).

Mais les recherches sur la question devaient bientôt recommencer et amener les résultats qu'Erasmus Darwin lui-même aurait à peine pu prévoir. Le récit des travaux successifs auxquels nous devons nos connaissances actuelles forme un chapitre important dans l'histoire de la médecine.

Au commencement de 1835, le docteur Peebles, qui avait observé l'éruption rubéolique dans le typhus contagieux d'Italie, l'avait fait remarquer au docteur Perry, de l'hôpital de Glasgow. Le docteur A.-P. Stewart se trouvait présent; et, dès cette époque, l'éruption, qui paraît avoir été antérieurement négligée à Glasgow, fut notée dans la plus grande partie des cas. En janvier 1836, le docteur Perry publia une note dans laquelle il décrivait exactement la plupart des distinctions qui existent entre le typhus et la fièvre typhoïde (4). Il fit remarquer l'absence de l'éruption du typhus dans la *dothiénentérite*, mais ne dit pas que cette dernière affection était caractérisée par une éruption spéciale. Néanmoins Stewart remarqua, quatre ans plus tard, que Perry était le premier à avoir fait connaître la différence complète qui existait entre les deux éruptions (5). Le passage suivant, extrait du Mémoire du docteur Perry, montre que ses idées sur ce sujet étaient loin d'être nettes, et qu'il

(1) Hildenbrand, 1811, p. 15.
(2) Reuss, 1814 ; Autenrieth, 1822 ; Stannius, 1835 ; Ebel et Grossheim, 1836 ; Schönlein, 1839.
(3) Voir Grisolle, *Path. Int.*, 1852, vol. I, 53.
(4) Perry, 1836.
(5) Stewart, 1840.

croyait que l'existence de la lésion intestinale n'était pas incompatible avec le vrai typhus. « La *dothiénentérite*, caractérisée par la tuméfaction des follicules muqueux de l'intestin grêle, la dilatation et l'ulcération des glandes agminées du tiers inférieur de l'iléon, *se rencontre dans le typhus contagieux ;* et on peut la constater environ une fois sur six chez les personnes qui meurent du typhus. Elle existe aussi comme maladie indépendante. »

Dans la même année 1836, le docteur H. C. Lombard, de Genève, qui avait antérieurement vu en Suisse en en France de nombreux cas de fièvre typhoïde, visita plusieurs villes d'Angleterre, d'Écosse et d'Irlande. A Glasgow et à Dublin, dans certains cas de fièvre qu'il croyait semblable à celle du continent, il était étonné de ne trouver aucune lésion des glandes de Peyer. Après d'autres recherches faites à Liverpool, à Manchester, à Birmingham et à Londres, il fut le premier à reconnaître qu'il y avait « deux fièvres différentes et très-distinctes dans la Grande-Bretagne : l'une identique au typhus contagieux ; l'autre, maladie sporadique, identique à la fièvre typhoïde ou à la *dothiénentérite* des Français. » Cependant, il ne reconnut pas les différences qui existent entre les éruptions et les symptômes des deux fièvres (1). Presque en même temps, MM. Gerhard et Pennock, de Philadelphie, arrivaient aux mêmes conclusions d'après des observations faites pendant une épidémie de typhus qui sévit dans cette ville au printemps et à l'été, en 1836. Ils avaient tous deux étudié la fièvre typhoïde à Paris, et ils s'étaient familiarisés avec cette affection dans leur propre pays. Ils avaient tout d'abord reconnu la différence de la nouvelle maladie avec le typhus ; et, au bout de quelque temps, ne se trompaient plus dans leur diagnostic. Leurs observations furent publiées par Gerhard en février et en août 1837. Gerhard affirmait que le typhus de Philadelphie était identique au typhus anglais, à la fièvre des prisons, des camps, des navires, à la fièvre pourprée ou pétéchiale, et qu'il était éminemment contagieux ; tandis que, d'autre part, la fièvre typhoïde se transmettait rarement par contagion. Il montrait que les lésions des plaques de Peyer et des glandes mésentériques, qui existent invariablement dans cette dernière affection, ne se rencontraient jamais dans la première ; et il remarquait que les observateurs anglais se trompaient en regardant la lésion intestinale comme une simple complication du typhus. Il insistait sur « la différence marquée qui existe entre l'éruption pétéchiale du typhus et les taches roses de la fièvre typhoïde ; » et il montrait qu'une

____

(1) Lombard, 1836.

suite de symptômes particuliers, très-différents de ceux du typhus, s'associaient à l'affection intestinale, et que « les caractères distinctifs de ces deux maladies étaient tels qu'il n'était pas permis de les confondre dans la pratique (1). » C'est à Gerhard et Pennock qu'appartient certainement l'honneur d'avoir les premiers établi les principaux points distinctifs des deux maladies. M. Valleix, dans une revue publiée en janvier et en février 1839, fait ainsi allusion aux observations de Gerhard : « M. Gerhard établit d'abord un fait bien important, c'est qu'il peut exister, et qu'il existe en effet, concurremment dans le même pays, deux maladies qu'on peut parfaitement diagnostiquer, et dans lesquelles on peut prédire, pendant la vie du malade, les lésions qui seront trouvées après la mort : ce sont la fièvre typhoïde et le typhus proprement dit (2). »

En 1837, l'Académie de médecine de Paris a récompensé les auteurs de deux essais sur les *Analogies et Différences entre le Typhus et la Fièvre typhoïde*. Ces essais ne contenaient pas d'observations originales, mais renvoyaient principalement aux mémoires antérieurs faits sur les deux maladies. Un des auteurs, Gaultier de Claubry (3), exprimait sa conviction que les deux maladies étaient identiques. L'autre, Montault (4), arrivait à cette conclusion, que, malgré certaines ressemblances dans leurs symptômes, elles étaient réellement distinctes. On peut remarquer que de Claubry, comme quelques écrivains modernes, tout en croyant les deux fièvres identiques, concluait, d'après les rapports d'auteurs plus anciens, comme s'ils avaient toujours employé les termes *typhus* et *typhoïde* avec une stricte exactitude. Il n'était pas surprenant alors qu'il maintînt que les lésions intestinales pouvaient exister dans le vrai typhus. Ce fut le mémoire de Gaultier de Claubry qui eut le plus d'influence sur l'opinion publique en France.

En 1838, le docteur Staberoh, de Berlin, après avoir étudié la fièvre pendant quatre ou cinq ans à Vienne et à Paris, et six mois en Angleterre, indiqua aux médecins des hôpitaux de Glasgow les différentes éruptions que l'on rencontre dans les fièvres continues, et remarqua que ces distinctions faciliteraient la solution des questions relatives aux différences spécifiques qui existent entre le *typhus abdominal* et le *typhus exanthémateux* (5).

En février 1839, le docteur Shattuck, de Boston (États-Unis), vint

<hr>

(1) Gerhard, 1837, vol. XX, 289, 291, etc.
(2) Valleix, 1839.
(3) de Claubry, 1838.
(4) Montault, 1833.
(5, Staberoh, 1838, p. 427.

de Paris, où il avait déjà étudié la fièvre typhoïde, et en observa quelques cas à l'hôpital des fiévreux de Londres. Il écrivit un rapport sur treize cas, et le communiqua à la Société médicale d'observation de Paris. Environ la moitié des cas du docteur Shattuck paraît appartenir au typhus; l'autre moitié à la fièvre entérique. Le docteur Shattuck insista fortement sur l'existence de deux fièvres en Angleterre, et indiqua minutieusement toutes les distinctions qui existent entre elles (1). Ce travail forme la base d'une seconde revue sur la fièvre, publiée par M. Valleix en octobre 1839. La conclusion en était que le typhus et la fièvre typhoïde se rencontraient en Angleterre, que la dernière était la même que celle de France, et que les praticiens anglais se trompaient en les confondant (2).

En février 1840, M. Rochoux publia un mémoire dans lequel il essaya de démontrer que la *dothiénentérite* de Bretonneau différait du typhus par ses lésions anatomiques, par ses symptômes et par ses causes. Il insistait sur ce point que rien ne peut être plus dissemblable que les éruptions des deux fièvres, et que, pendant que le typhus était très-contagieux, et était généralement reconnu comme le résultat de l'encombrement, le caractère contagieux de la dothiénentérite était douteux et que cette affection n'était pas engendrée par l'encombrement d'individus (3).

Le 6 du même mois (février 1840), le docteur H. C. Barlow lut à la Société médicale de Paris un travail *sur la distinction à faire entre le Typhus et la Dothiénentérite*, qui fut publié en abrégé dans la *Lancet* du 29 février. Cette note n'a pas attiré l'attention des auteurs autant qu'elle le méritait. Le docteur Barlow soutenait que le typhus était une maladie épidémique et très-contagieuse, qui avait surtout lieu en hiver, tandis que la dothiénentérite était une maladie endémique, mais peu contagieuse, si tant est qu'elle le fût, et se montrant toujours avec plus d'intensité en été et en automne, en même temps que d'autres affections abdominales. Quoique les symptômes typhoïdes fussent communs aux deux fièvres, aussi bien qu'à certaines autres maladies, il montrait que leur histoire clinique et leur durée étaient totalement différentes. Il distinguait avec soin les taches roses, lenticulaires d'une maladie, et l'éruption pétéchiale de l'autre ; et il insistait sur ce point que les lésions de la dothiénentérite n'existaient jamais dans le typhus. « Sûrement, dit-il dans sa conclusion, deux maladies qui

(1) Shattuck, 1839.
(2) Valleix, 1839 (n° 2).
(3) Rochoux, 1840.

diffèrent dans toutes ces particularités ne peuvent être identiques (1). »

Le docteur A. P. Stewart (de Londres) étudia la fièvre dans
l'hôpital des fiévreux de Glasgow, depuis l'été de 1836 jusqu'en
1838, et ensuite à Paris. Les résultats de ses recherches furent
communiqués à la Société médicale de cette dernière ville le 16 et
le 23 avril 1840, et furent publiés en octobre de la même année. Le
docteur Stewart décrivit magistralement les distinctions principales entre le typhus et la fièvre typhoïde, en ce qui regarde leur
origine, leurs causes immédiates, leur cours, leurs symptômes et
les lésions anatomiques ; et il appuya ses idées sur l'analyse statistique d'un grand nombre d'observations de chaque fièvre. Il indi-
quait les différences de l'éruption mieux que ne l'avaient fait jusque-là les autres observateurs ; et il remarquait que les caractères
des deux maladies, pris collectivement, étaient assez distincts pour
défier toute méprise et pour permettre à l'observateur de diagnostiquer avec la plus grande précision la nature de la maladie et les
lésions que l'on doit trouver à l'autopsie. » Il établissait que l'on
peut prouver avec une évidence accablante que les effluves des
corps, vivant dans des endroits fermés et mal ventilés, peuvent
faire naître le poison du typhus, tandis que la fièvre typhoïde se
rencontre à la campagne et dans les maisons les mieux aérées.
Les faits et les arguments réunis dans ce mémoire lui impo-
saient la conviction que les deux fièvres sont des maladies
« totalement différentes (2). » En novembre 1840, une critique
du mémoire du docteur Stewart parut dans les *Archives générales de médecine*, dans laquelle l'écrivain terminait en remar-
quant que les observations du docteur Stewart démontraient qu'il
existait en Angleterre deux maladies distinctes : le typhus et la
fièvre typhoïde.

Les différents travaux, que nous venons de mentionner, firent
que Louis, dans la seconde édition de son grand ouvrage sur la
fièvre typhoïde, publiée en 1841, admit que « le *typhus fever* des
Anglais est nécessairement une maladie très-différente de celle
qui nous occupe. » Il ajoutait que les difficultés, que l'on pouvait
rencontrer dans le diagnostic de ces deux affections, difficultés
qui se rencontrent, du reste, dans le diagnostic des maladies les
mieux connues, n'étaient pas une preuve de la non-identité spécifique des deux fièvres en question (3). Bartlett, dans la première

(1) Barlow, 1840.
(2) Stewart, 1840 et 1858.
(3) Louis, 1841, II, 318, 324.

édition de son ouvrage sur les fièvres d'Amérique, en parle également comme de deux maladies distinctes (1). En 1846, le docteur Ritchie, de Glasgow, décrivit nettement les circonstances diverses par lesquelles les deux fièvres se ressemblent et diffèrent (2) ; et, depuis 1846, les cas de fièvre, traités dans l'infirmerie Royale de Glasgow, ont été soigneusement distingués. L'année suivante (1847), le docteur Henri Gueneau de Mussy vint de Paris à Dublin ; et, après avoir étudié le typhus qui sévissait alors dans cette ville, il fut convaincu des caractères différentiels positifs qu'il présentait avec la fièvre typhoïde de Paris. A son retour à Paris, il put, par ces arguments, amener Grisolle à partager la même opinion (3). Le docteur de Mussy observa à Dublin un cas dans lequel le malade mourut du typhus contracté pendant la convalescence d'une fièvre typhoïde. Les cicatrices des ulcérations intestinales furent reconnues à l'autopsie.

La doctrine de la non-identité ne resta cependant pas sans opposition. Dans une très-bonne revue sur ce sujet, publiée en juillet et en octobre 1841, l'auteur (4), malgré toutes les preuves accumulées devant lui, regarde les deux fièvres comme des variétés, mais non comme des espèces distinctes. Le docteur Davidson, dans son essai sur la fièvre (Prix Thackeray) (1840), arrive à la même conclusion (5). En juin 1845, Gaultier de Claubry maintient devant l'Académie de médecine sa croyance à l'identité ; mais, dans la discussion qui suivit, il fut fortement combattu par Rochoux. Dans sa thèse inaugurale, présentée à la Faculté de médecine de l'Université d'Édimbourg, en 1847, Waters affirmait que les deux fièvres étaient identiques, et qu'on ne pouvait arriver à d'autres conclusions (6). Néanmoins, malgré les opinions nettement exprimées par les auteurs que nous venons de citer, l'impression générale, tant en France qu'en Angleterre, était que les preuves étaient insuffisantes pour établir la non-identité spécifique des deux fièvres ; et la doctrine de l'identité continua à être enseignée dans la plupart des écoles de médecine.

Le doute, qui régnait encore, fut cependant dissipé en grande partie par les recherches de sir W. Jenner, qui furent publiées entre 1849 et 1851. Jenner confirma et développa les distinctions à établir entre les symptômes des deux maladies, distinction déjà

(1) Bartlett, 1842.
(2) Ritchie, 1846.
(3) Grisolle, *Path. Int.*, 1852, vol. I, 55.
(4) Voir *Bibliogr.*, 1841, Review.
(5) Davidson, 1841.
(6) Waters, 1847 (ce travail n'est pas publié).

indiquée par Gerhard, Stewart et quelques autres, et fit beaucoup pour faciliter leur diagnostic. Il appuyait son opinion sur un certain nombre de cas soigneusement décrits et par une analyse détaillée des symptômes et des lésions *post mortem* que présentaient les nombreux cas des deux fièvres observées par lui à l'hôpital des fiévreux. Mais la partie la plus importante de ses recherches et qui termina la question, est celle qui démontre que les deux fièvres dépendent de causes distinctes. S'appuyant sur l'analyse de tous les cas traités dans l'hôpital des fiévreux pendant plus de deux ans, il affirmait que les deux fièvres ne se montraient pas simultanément, et que l'une n'engendrait pas l'autre. Il présentait en outre certains cas qui prouvaient que l'attaque d'une fièvre procurait l'immunité pour les attaques ultérieures de cette même fièvre, mais non contre celles de l'autre. Jenner maintenait que le typhus et la fièvre appelée *fièvre typhoïde* étaient aussi distinctes l'une de l'autre que peuvent l'être deux éruptions quelconques (1).

Pendant ces vingt dernières années, un grand nombre de médecins, qui observaient dans des sphères très-différentes, arrivèrent aux mêmes conclusions que Gerhard, Stewart et Jenner. Parmi les Anglais, on doit citer le docteur Peacock (2) de l'hôpital Saint-Thomas, le docteur Wilks (3) de l'hôpital Guy, sir Thomas Watson (4) et le docteur Tweedie (5), le docteur W.-T. Gairdner (6) et le docteur Anderson (7) de Glasgow, et le docteur A. Hudson (8), le docteur Lyons (9) de Dublin. Dans un essai présenté à la Société médicale et chirurgicale de Londres, en 1858, je me suis efforcé de montrer que les causes des deux maladies étaient différentes (10). En Amérique, la non-identité des deux fièvres a été défendue par Bartlett (11), Austin Flint (12) et Wood (13), et est généralement reconnue. Beaucoup de médecins du continent, qui ont eu dernièrement l'occasion d'étudier le typhus, ont exprimé leur conviction de sa différence avec la fièvre typhoïde, avec laquelle ils avaient

---

(1) Jenner, 1849, 1850 et 1853.
(2) Peacock, 1856 et 1862.
(3) Wilks, 1855 et 1856.
(4) Watson, *Lectures on Physic*, 4ᵉ éd. 1857, vol. II.
(5) Tweedie, 1860.
(6) W. T. Gairdner, 1860 et 1862 (2).
(7) Anderson, 1861.
(8) Hudson, 1867.
(9) Lyons, 1861.
(10) Murchison, 1858 (1).
(11) Bartlett, 1856.
(12) Flint, 1852.
(13) Wood, *Treatise on the Practice of Medicine*, 4ᵉ éd., 1855.

d'abord été plus familiers. En 1854, Forget communiqua à l'Académie des sciences l'observation d'une épidémie de typhus qui sévit dans la prison de Strasbourg. Quoique, dans son ouvrage sur l'*Entérite folliculeuse*, publié en 1841, il ait exprimé la croyance que les deux maladies étaient identiques, l'occasion qu'il a eue d'observer le vrai typhus, l'a conduit à une conclusion opposée ; et, dans son mémoire, il s'exprime ainsi : « J'expose une série d'observations avec autopsie qui démontrent l'absence de l'entérite folliculeuse dans le typhus. Comme corollaire des faits précédents, j'établis un parallèle entre les deux maladies, d'où résulte qu'elles diffèrent non-seulement par les caractères anatomiques, mais encore par les causes, les symptômes, la marche, la durée et le traitement (1). » Les médecins français, qui ont vu le typhus pendant la guerre de Crimée, ont tous, sans exception, adopté la doctrine de la non-identité. Deux d'entre eux peuvent être cités à cause de leur autorité. En 1856, Godélier a communiqué à l'Académie de médecine un excellent rapport de 63 cas de typhus observés au Val-de-Grâce. Il soutenait que le typhus anglais était identique au typhus des prisons et des armées, mais différait entièrement de la *fièvre typhoïde* dans son mode d'origine, ses symptômes et ses lésions anatomiques. « Le typhus et le *typhus fever* sont identiques ; ils diffèrent spécifiquement de la *fièvre typhoïde* (2). » Jacquot résume ainsi les preuves : « En un mot, chaque espèce, typhus et fièvre typhoïde, présente tous les degrés d'intensité, sans cesser de garder son individualité, ses caractères, sa marche, ses symptômes, ses lésions (3). » M. Barrallier, dans sa description d'une épidémie de typhus à Toulon, entre minutieusement dans la question relative à ses différences avec la fièvre ordinaire de France, et remarque : « Elles sont séparées l'une de l'autre par leurs causes, leurs symptômes, leur marche, leur durée, leurs caractères anatomiques ; elles appartiennent réellement à la même classe de maladies, les fièvres essentielles spécifiques, mais elles constituent des genres à part, comme la rougeole et la scarlatine dans le groupe des fièvres éruptives (4). »

Beaucoup de médecins allemands, parmi lesquels doivent être cités Griesinger (5), Hirsch et Zuelzer, ont adopté la même opinion.

(1) Forget, 1854.
(2) Godélier, *Bulletin de l'Acad. de méd.*, 1856, p. 896.
(3) Jacquot, 1858, p. 307.
(4) Barrallier, 1861, p. 129.
(5) Griesinger, 1864.

En fait, la distinction spécifique des deux maladies est maintenant partout reconnue. Il est vrai que quelques excellents observateurs conservent encore la doctrine de l'identité (1) et maintiennent qu'il est impossible de distinguer les symptômes ou les lésions des deux fièvres, et que, en réalité, la dothiénentérite de Bretonneau est simplement une complication accidentelle du typhus. Mais, si l'on considère l'histoire de la médecine, on voit qu'il serait difficile qu'il en fût autrement. Les argumentations pour ou contre seront, du reste, discutées dans un des chapitres suivants.

CHAPITRE IV

DISTRIBUTION GÉOGRAPHIQUE DE LA FIEVRE TYPHOÏDE

La fièvre typhoïde a été observée dans toutes les parties du monde. Elle est endémique dans les îles Britanniques, mais paraît être plus commune en Angleterre et en Irlande qu'en Écosse; en Écosse, elle est plus commune à l'ouest qu'à l'est. Sur 4,565 cas de fièvre typhoïde admis au London Fever Hospital, pendant vingt ans (de 1848 à 1867), le lieu des naissances fut indiqué comme il suit, pour 3,887 cas :

TABLEAU

Nés à Londres	2,422 ou	62,31	p. 100
— dans le reste de l'Angleterre	1,175	30,23	—
— en Écosse	24	0,62	—
— en Irlande	225	5,79	—
— dans les autres parties du monde	41	1,05	—
TOTAL	3,887 ou	100,00	—

En prenant le recensement de 1861 comme base d'information concernant le lieu de naissance de tous les habitants de Londres, il s'ensuit que, pendant la période ci-dessus mentionnée, il y a eu d'admis dans l'hôpital des fiévreux :

1 pour   475 habitants irlandais.
1   —   721   —   anglais.
1   —   1,488   —   écossais.
1   —   1,637 étrangers.

(1) Christison, 1858 ; Stokes, 1854 ; Kennedy, 1860 et 1862 ; J. Bell, 1860 ; Huss, 1855 ; Yates, 1857 ; Chambers, 1858 ; Barclay, *On med. Diagnosis*, 1859 ; Barlow, *Man. of Pract. of Med.*, 1856 ; J. H. Bennett, *Clinical Lectures*, 1865.

Les statistiques faites à l'hôpital des fièvreux ne prouvent nullement que la fièvre typhoïde ait été, à une époque quelconque, importée à Londres d'Irlande ou de n'importe quel autre pays.

La littérature médicale abonde en observations montrant la fièvre typhoïde comme endémique en France, en Allemagne, en Russie, en Espagne, en Italie et en Turquie. Beaucoup de ces observations sont indiquées dans cet ouvrage, d'autres le sont par Hirsch (1). L'existence de la fièvre typhoïde en Norwége et en Suède a été démontrée par Huss (2), Conradi (3), etc., et en Islande, par Schleisner et Hjattelin (4). On ne peut pas douter que la fièvre typhoïde se rencontre aux tropiques, où elle a été probablement prise pour la fièvre rémittente. Dans l'Inde, elle est loin d'être rare. Il y a longtemps qu'Annesley (5) et Twining (6) ont indiqué qu'une fièvre régnait souvent au Bengale, qu'elle était fatale par suite de symptômes typhoïdes, et que les intestins étaient trouvés ulcérés après la mort.

Des observations semblables ont été faites à Madras par Mouat et Shanks (7), tandis que les récentes recherches faites par Scriven (8), Ewart (9), Édouard Goodive (10), Cornish (11), Ranking (12), Put (13) et Morehead (14) ne laissent aucun doute sur le sujet. Ces auteurs ont enregistré de nombreux cas de fièvre existant sur différents points des présidences du Bengale, de Madras, de Bombay, et dans la Birmanie ; ces fièvres, par leurs symptômes (y compris l'éruption), et par leurs caractères *post mortem*, étaient en tous points semblables à la fièvre typhoïde des écrivains français et anglais. D'après le docteur J.-L. Bryden, la fièvre typhoïde est une des maladies de l'Inde qui tue fréquemment le jeune soldat (15). Heymann l'a fréquemment observée à Sumatra et à Java (16), et on l'a vue également ment sévir en Syrie (17). En Afrique, elle est fréquente. Haspel (18),

(1) Hirsch, 1859.
(2) Huss, 1855.
(3) Hirsch, 1859, p. 158.
(4) Schleisner, 1850 ; Hjaltelin, 1862.
(5) Anneslay, *Dis. of Indic.*, p. 547.
(6) Twining, *Dis. of Bengal*, 1832, p. 13.
(7) Hirsch, 1859, p. 161.
(8) Scriven, 1854 et 1857.
(9) Ewart, 1856.
(10) Goodive, 1859.
(11) Cornish, 1862.
(12) Ranking, 1862.
(13) Peet, 1862.
(14) Morlhead, *Researches on Diseases in India*, 2ᵉ éd., 1830, p. 160.
(15) 8ᵉ Rapport annuel de la Commission sanitaire du gouv. des Indes pour 1871.
(16) Schmidt's Jahrb. Bd. II, 96.
(17) Hirsch, 1859, p. 160. — (18) Haspel, 1850.

Cambray (1) et d'autres auteurs français l'ont observée en Algérie. Griesinger (2) la mentionne comme existant en Égypte ; et Œlsener, à l'île Bourbon (3). Il est probable qu'elle est commune sur la côte occidentale d'Afrique. Mc William, dans son récit de l'expédition du Niger (4), note de la façon suivante les apparences *post mortem* de plusieurs cas de fièvres : « Le jéjunum n'était nullement atteint, pas plus que l'iléon, jusqu'à trois pieds de sa partie inférieure. A partir de là, on observait un ramollissement général de la membrane muqueuse, et des taches livides. Une série de petites ulcérations ont été observées dans quatre cas. Dans l'un, la membrane était épaissie, dure et l'ulcération avait presque perforé l'intestin. Dans quatre cas, les glandes réunies de Peyer étaient distinctes et augmentées de volume. Les caractères morbides observés dans les intestins sont semblables à ceux que l'on rencontre si fréquemment dans les cas mortels de la fièvre typhoïde de ce pays. »

De plus, dans le musée de Fort Pitt, on voit un dessin montrant l'état de l'intestin dans un cas qui a entraîné la mort à Sierra Leone, et que l'on avait cru être la fièvre jaune, mais qui était probablement la fièvre typhoïde compliquée d'ictère (5).

Dans l'Amérique du Nord, la fièvre typhoïde est endémique depuis le Groënland jusqu'au golfe du Mexique.

Les écrits de Gerhard (6), de Bartlett (7), de Flint (8), de Jackson (9) et de Wood (10) sont souvent indiqués dans cet ouvrage, et beaucoup d'autres renseignements ont été recueillis par Hirsch. Martinez del Rio (11), Jecker (12), Newton (13), Stricker (14) et Gibbs ont également décrit une fièvre qui sévissait à Mexico, et présentait tous les symptômes et les lésions anatomiques de la fièvre typhoïde ; Liedel (15) et Praslow (16) parlent de son existence dans l'Amérique

(1) Cambray, 1854.
(2) Griesinger, 1853.
(3) Hirsch, 1859, p. 162.
(4) Londres, 1843, p. 144.
(5) Jenner, 1853, p. 312.
(6) Gerhard, 1837.
(7) Bartlett, 1842 et 1856.
(8) Flint, 1852.
(9) Jackson, 1838.
(10) Wood, *Treat on Pract of medicine*, 4ᵉ éd., 1855.
(11) Louis, 1841, vol. I, préf., p. 17.
(12) Louis, *Id.*, *ibid*.
(13) Hirsch, 1859, p. 164.
(14) Hirsch, *Id.*, *ibid*.
(15) Hirsch, *Id.*, *ibid*.
(16) Hirsch, *Id.*, *ibid*.

centrale et la Californie, et W.-H. Stone l'a observée dans les Indes occidentales (1).

Selon Tchudi, elle est extrêmement commune dans le Brésil et au Pérou (2).

Dernièrement, la fièvre typhoïde a été observée en Australie, dans la Nouvelle-Zélande, dans la terre de Van Diémen, par Mc Gillioray (3), Power (4) et Milligan (5).

CHAPITRE V

ÉTIOLOGIE

A. — CAUSES PRÉDISPOSANTES.

1° SEXE. — La fièvre typhoïde attaque également les deux sexes. Sur 5,988 cas admis dans l'hôpital des fiévreux, pendant vingt-trois ans (1848-70), il y avait 3,001 hommes et 2,987 femmes; le nombre des hommes excédant de 14 celui des femmes. Sur 2,312 cas réunis par Bartlett et provenant de différentes sources américaines, il y avait 1,179 hommes et 1,163 femmes. Le nombre des hommes surpassait de 16 celui des femmes (6). Sur 891 cas admis dans l'infirmerie de Glasgow, depuis 1857 jusqu'en 1869, il y avait 527 hommes et 364 femmes (7). D'un autre côté, sur 207 cas admis dans l'infirmerie de Dundee pendant cinq ans (1864-69) il y avait 119 femmes et seulement 88 hommes (8).

La prépondérance d'un sexe observée dans quelques hôpitaux est déterminée par des circonstances accidentelles. Ainsi, sur 138 cas observés par Louis à Paris, il n'y avait que 32 femmes. Mais l'excédant des hommes était dû à cette circonstance, que parmi les étrangers à Paris les hommes y étaient en bien plus grand nombre, et qu'ils ne pouvaient pas être traités chez eux (9).

2° AGE. — L'âge a beaucoup d'influence sur la prédisposition à

(1) Stone, 1868.
(2) Hirsch, 1859, p. 164.
(3) M. Gillioray, 1867.
(4) Dublin, *Quarterly Journal*, 1843, vol. XXIII, 91.
(5) Hirsch, 1859, p. 165.
(6) Bartlett, 1856, p. 109. Tous les cas de Barlett, sauf 98, ont été mortels.
(7) Rapports d'hôpital.
(8) *Ibid.*
(9) Louis, 1841, vol. II, 354.

la fièvre typhoïde, cette maladie se rencontrant principalement dans la jeunesse et dans l'adolescence.

L'âge moyen, sur 1,772 cas admis à l'hôpital des fiévreux pendant 10 ans (1848-57), était 21 ans 25. Pour les hommes, 21.45, et pour les femmes, 21.06. Ces moyennes sont de plus de cinq ans au-dessous des moyennes d'âge de la population totale.

Le tableau I montre le nombre admis dans chaque période quinquennale pendant une durée de 23 ans (1848-70). (Voir aussi le diagramme I.) D'après ce tableau, on voit que la moitié des cas environ (46.55 p. 100) apparaissaient chez des individus de 15 à 25 ans et plus d'un quart (28.58 p. 100) chez des individus au-dessous de 15 ans (1).

TABLEAU I.

AGE.	NOMBRE DES CAS.			MOYENNE pour 100 à chaque période DE LA VIE.
	HOMMES.	FEMMES.	TOTAL.	
Au-dessous de 5 ans.........	24	34	58	00,98
De 5 à 9 ans	331	227	558	09,44
10 à 14 —	629	545	1,174	18,16
15 à 19 —	744	844	1,588	26,86
20 à 24 —	545	619	1,164	19,69
25 à 29 —	297	303	600	10,15
30 à 34 —	156	141	297	05,36
35 à 39 —	96	105	201	03,40
40 à 44 —	64	60	124	02,09
45 à 49 —	27	37	64	01,08
50 à 54 —	13	23	36	00,60
55 à 59 —	12	8	20	00,33
60 à 64 —	12	8	20	00,33
65 à 69 —	3	2	5	00,08
70 à 74 —	»	»	»	»
75 à 79 —	2	»	2	00,03
Age non spécifié.............	46	31	77	01,30
TOTAL, en omettant les cas douteux..................	2,955	2,956	5,911	99,88

Moins d'un septième des malades (13.3 p. 100) dépassait 30 ans, et seulement 1 sur 71 dépassait 50 ans. La population entière de l'Angleterre et du pays de Galles étant en 1861 de 12,481,323 personnes au-dessous de 30 ans, et de 7,584,901 au-dessus de 30, il s'ensuit que les personnes au-dessous de 30 ans sont quatre fois plus

(1) La proportion des cas de fièvre typhoïde dans l'enfance serait bien plus grande, si beaucoup d'enfants atteints de cette maladie n'étaient traités dans les dispensaires et chez eux comme ayant la fièvre rémittente des enfants, et que, comparativement, peu de jeunes enfants sont admis au *Fever Hospital*.

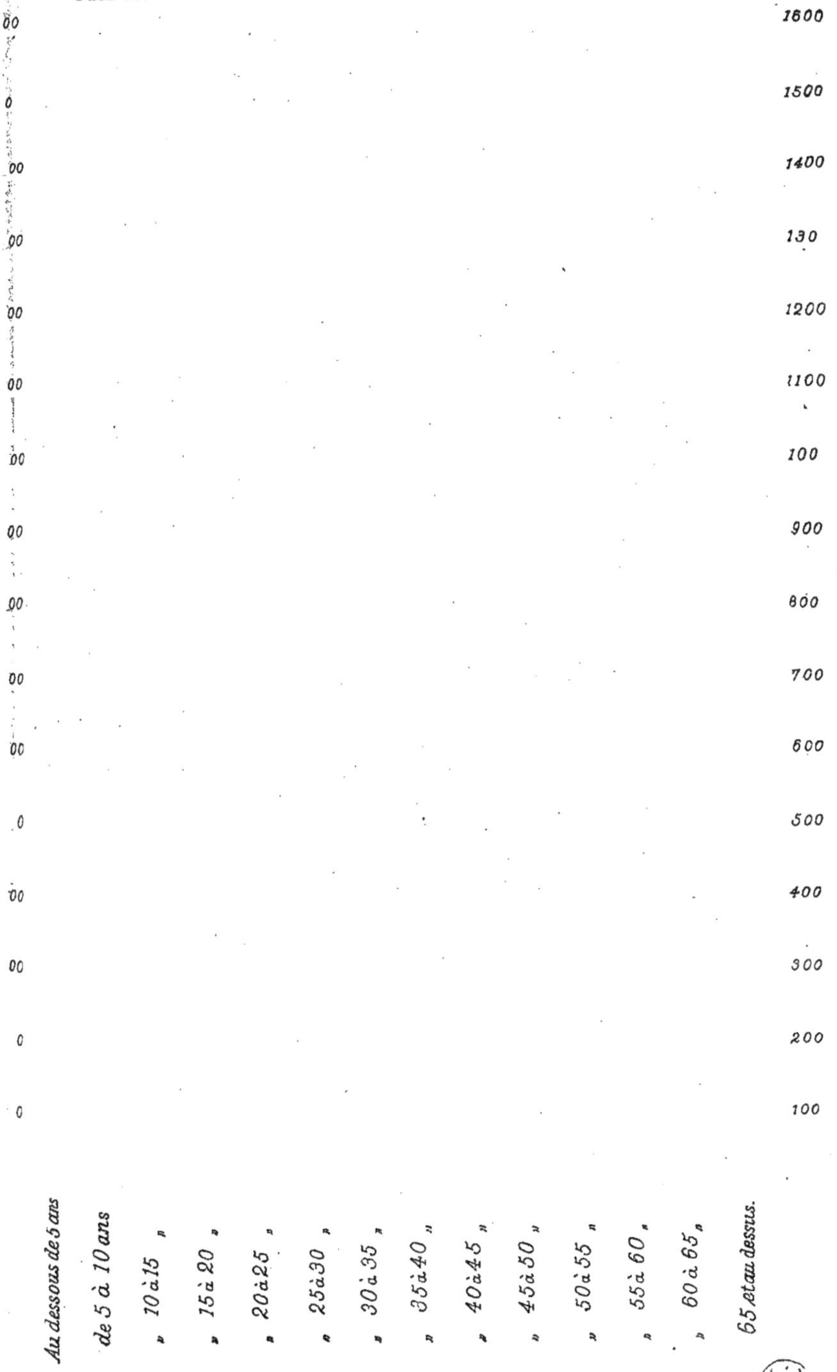

DIAGRAMME I. — Age de 5911 malades atteints de fièvre typhoïde et admis à l'Hôpital des fiévreux de Londres avec le nombre de morts ▆▆▆ correspondant à chaque âge.

exposées à avoir la fièvre typhoïde que les personnes au-dessus de
30 ans. La différence à cet égard avec le typhus est remarquable.
Le contraste entre l'âge des personnes atteintes du typhus et celui
des personnes atteintes de fièvre typhoïde admises à l'hôpital des
fiévreux est démontré par le tableau comparatif suivant :

	Cas de typhus sur 100.	Cas de fièvre typhoïde sur 100.
Au-dessous de 10 ans	7,88	10,42
De 10 à 15	12,06	18,16
De 15 à 25	29,39	46,55
A 25 et au-dessus	50,66	24,87
30 —	41,14	13,30
40 —	4,70	4,54
50 —	10,68	1,37
60 —	3,87	0,44

L'augmentation du nombre des cas entre 40 et 45 ans, qu'on
observe dans le typhus et la fièvre relapse, ne se rencontre pas
dans la fièvre typhoïde.

Il y avait peu de différence entre l'âge des hommes et celui des
femmes. Dans certaines années, l'âge moyen était plus élevé pour les
hommes dans d'autres années, c'était celui des femmes qui dépassait ;
et pendant 10 ans, l'âge moyen, ainsi qu'il a été établi plus haut, a
été presque égal pour les deux sexes. Sur 1,790 cas observés chez
des individus au-dessous de 15 ans, les garçons surpassaient les filles
de 178 ; sur 2,752 cas observés entre 15 et 25 ans, les femmes surpassaient les hommes de 174 ; et dans 769 cas observés au-dessus de
30 ans, les hommes surpassaient les femmes d'une unité. Ces résultats sont contraires à ce qui a été remarqué dans le typhus et la
fièvre relapse. Les statistiques faites à l'hôpital des fiévreux confirment en quelque sorte l'assertion de West, à savoir que la fièvre typhoïde est bien plus commune chez les garçons que chez les filles (1).
Sur 232 cas observés par Barthez et Rilliet (2), et Taupin (3), il y
avait 166 garçons, et seulement 66 filles. D'un autre côté, sur 98 cas
consignés par Friedleben, il y avait 46 garçons et 52 filles (4).

Le fait que la fièvre typhoïde est principalement une maladie
de la jeunesse a été confirmé par beaucoup d'auteurs (5). Pour des
raisons déjà citées, les cas sont bien plus fréquents dans l'enfance

(1) *Diseases of children*, 3ᵉ éd., 1854, p. 561.
(2) Barthez et Rilliet, 1853, vol. II, 714.
(3) Taupin, 1839.
(4) *Brit. and For. med. Chir. Rev.*, juillet 1858, p. 161.
(5) Louis, 1841, vol. II, 353 ; Chomel, 1831 ; Jenner, 1850, vol. XXII, 457 ; Bartlett, 1856, p. 107 ; Davenne, 1854.

et dans la jeunesse, que les rapports de l'hôpital des fiévreux ne pourraient l'établir. Sur 7,348 cas rapportés à l'Académie de médecine de différentes parties de la France, Gaultier de Claubry certifie que 2,282 ou 31 p. 100 n'avaient pas atteint l'âge de 15 ans (1). Le plus jeune cas observé à l'hôpital des fiévreux, pendant trente-trois ans, fut celui d'un enfant âgé de 6 mois, et dont j'ai présenté les intestins à la Société pathologique de Londres (2). Il y a bien des années, M. Rufz a tâché de montrer que la maladie ne se rencontre pas au-dessous de 4 ans (3) et West dit qu'elle est très-rare avant 5 ans (4). Il y a cependant beaucoup d'exemples qui prouvent qu'elle peut se montrer à 3 ou 4 ans (5) ; des cas observés dans la première année de la vie ont été rapportés par Abercrombie (6), Rilliet (7), Friedrich (8), Hennig et Wunderlich (9). M. Charcellay, collègue de Bretonneau à l'hôpital de Tours, a publié deux cas observés chez des enfants nouveau-nés : l'un est mort le huitième jour, l'autre le quinzième après sa naissance. Dans le premier cas, on a supposé, d'après les symptômes et les lésions *post mortem*, que la maladie avait été contractée dans le sein de la mère, bien que celle-ci n'ait pas eu la fièvre, ni pendant la grossesse ni après l'accouchement (10). A peu près à la même époque, Manzini a communiqué à l'Académie des sciences le compte rendu de l'autopsie d'un fœtus de 7 mois, qui mourut une demi-heure après sa naissance, et dans lequel beaucoup de plaques de Peyer présentaient des lésions semblables à celles de la dothiénentérite ; il ne mentionne pas que la mère ait eu la fièvre (11).

D'un autre côté, la jeunesse n'est pas indispensable au développement de la fièvre typhoïde, comme Louis inclinait à le penser (12).

Quoique beaucoup d'auteurs aient noté sa rareté au-dessus de 50 ans, 83 sur 5,911 observés à l'hôpital des fiévreux, ou 1,37 p. 100, dépassaient cet âge, proportion bien plus grande qu'elle ne le paraît tout d'abord, si on se rappelle que le septième seulement

(1) Gaultier de Claubry, 1849, vol. XIV, 29.
(2) Trans., XVI, 125.
(3) Rufz, 1840.
(4) West, *Dis. of child.*, 1854, p. 561.
(5) Rilliet et Barthez, 1840 et 1853 ; Taupin, 1839.
(6) Abercrombie, 1820.
(7) Rilliet, 1853, vol. II, 713-4.
(8) Friedrich, 1856.
(9) *Brit. and For. med. chir. Rev.*, juillet 1858, p. 161 ; voir aussi la *Gazette médicale*, vol. VIII, 717; vol. IX, 781.
(10) Charcellay, 1840.
(11) Manzini, 1841.
(12) Louis, 1841, vol. II, 353.

de la population entière de l'Angleterre et du pays de Galles est constitué par des individus ayant plus de 50 ans, et que beaucoup de ceux qui survivent à cet âge sont peut être garantis de la maladie par une attaque antérieure. 27 cas au-dessus de 60 ans ont été notés à l'Hôpital des fiévreux, et 2 au-dessus de 75. Dans un de ces derniers, j'ai trouvé après la mort, dans l'iléon, les ulcérations caractéristiques de la fièvre typhoïde. Lombard (1), Gendron (2), et Reeves (3) mentionnent 17 cas dans lesquels les malades avaient plus de 50 ans ; et Jacquez rapporte plusieurs cas dans lesquels l'âge dépassait 60 ans, et même un qui dépassait 70 (4). Trousseau cite le cas d'une femme âgée de 64 ans, chez laquelle on trouva après la mort les lésions abdominales caractéristiques (5). Ces lésions avaient été également rencontrées, par Wilk, sur une femme de 70 ans (6) ; par Lombard chez une femme de 72 ans (7) ; par M. d'Arcy chez une femme de 86 ans (8) et par Hamerhyck, sur un malade de 90 ans (9).

3° MODE D'APPARITION. — La fièvre typhoïde diffère du typhus et de la fièvre relapse en ce qu'elle est essentiellement endémique. En fait, c'est la fièvre endémique de l'Angleterre, comme c'est celle de France et d'Amérique. Le tableau suivant montre le nombre des cas admis à l'Infirmerie de Glasgow et à l'Hôpital des fiévreux de Londres pendant les années durant lesquelles on a distingué cette maladie du typhus.

(1) Lombard et Fauconnet, 1843, p. 591.
(2) Gendron, 1829.
(3) Reeves, 1859.
(4) Jacquez, 1845.
(5) Trousseau, 1859.
(6) *Path. soc. trans.*, vol. XIII, p. 68.
(7) Lombard et Fauconnet, 1843, p. 592.
(8) Gaultier de Claubry, 1849, p. 30.
(9) Griesinger, 1864, p. 154.

TABLEAU II.

ANNÉES.	HOPITAL des fiévreux de Londres.	INFIRMERIE de Glasgow.	INFIRMERIE d'Édimbourg.
1847	?	127	»
1848	152	7	»
1849	138	?	»
1850	137	?	»
1851	234	44	»
1852	140	134	»
1853	212	45	»
1854	228	92	»
1855	217	145	»
1856	149	163	»
1857	214	157	»
1858	180	117	»
1859	176	87	»
1860	95	91	41
1861	161	36	35
1862	220	79	79
1863	174	56	67
1064	253	40	140
1865	523	89	67
1866	582	68	69
1867	380	99	120
1868	459	224	104
1869	369	131	79
1870	595	105	69
TOTAUX	5.988	2.002	880

De ce tableau, il ressort évidemment que le nombre des cas de l'Hôpital des fiévreux de Londres a peu varié d'une année à l'autre. Pendant les 17 premières années du tableau (1848-64), le nombre annuel moyen était de 181. Or, en négligeant l'année 1860 qui fut exceptionnelle pour des raisons ci-après mentionnées, la moyenne était 186 ; le maximum 253, et le minimum, 137. L'intensité de la fièvre typhoïde et celle du typhus présentent un contraste frappant, mais l'intensité de la fièvre typhoïde est tout à fait indépendante de celle du typhus. Ainsi, quand, en 1856, 1,062 cas de typhus étaient admis à l'Hôpital des fiévreux de Londres, le nombre des cas de typhus n'excédait pas 149 ; mais en 1858, quand le nombre des cas du typhus était descendu à 15, la fièvre typhoïde n'avait pas subi la même décroissance, de même qu'elle n'avait pas augmenté après la décroissance du typhus ainsi que le disent quelques auteurs. En fait les admissions de la fièvre typhoïde pour l'année 1858 répondent exactement à la moyenne des 10 années précédentes, la première étant 180, et la moyenne 182. La dernière grande épidémie de typhus à Londres ne coïncida ni avec une augmentation ni avec une diminution de la fièvre typhoïde. Ainsi, les admissions de typhus de l'Hôpital des fiévreux pendant les deux années 1862-1863 ont été de 1,827 et 1,309, et celles de fièvres typhoïdes n'ont été que de 220 et 174. La moyenne était de 187, c'est-à-dire presque exactement la même que celle des 16 années dont nous avons déjà parlé plus haut. Mais les statistiques de l'Hôpital des fiévreux montrent une grande augmentation de la fièvre typhoïde à Londres pendant les 6 dernières années consignées dans le tableau (1865-1870). Le plus petit nombre, dans ces années, a été de 380, et le plus élevé de 595, la moyenne étant pour ces six années de 484. L'augmentation peut être due à l'extension donnée aux bâtiments de l'Hôpital des fiévreux (voir la préface) et à la température exceptionnellement élevée de quelques-unes de ces années (voir page 66), mais il est à remarquer que cet accroisssement d'intensité de la fièvre typhoïde à Londres a eu lieu en même temps que l'on exécutait des travaux importants de drainage. Il est à noter aussi que l'augmentation de la fièvre typhoïde a commencé trois ans après le début de la grande épidémie du typhus, et qu'elle a persisté après que cette dernière avait disparu.

A Glasgow, la fièvre typhoïde est aussi endémique, et indépendante du typhus dans son intensité. Pendant dix-neuf ans (1851-1869), les admissions annuelles à l'Infirmerie royale et à l'Hôpital des fiévreux étaient en moyenne de 100, elles n'ont jamais excédé 224, et n'ont jamais été au-dessous de 36, quoique les admissions aient varié pour le typhus entre 175 et 3,488. En 1858, il y eut 117 cas de fièvre typhoïde, et 175 de typhus, tandis que, en 1847, il n'y avait que 127 cas de fièvre typhoïde pour 2,399 cas de typhus, et 2,333 cas de fièvre relapse ; et en 1865, 89 cas de fièvre typhoïde, et 3,488 cas de typhus (1). Ainsi, à Édimbourg, la fièvre typhoïde a été aussi commune dans les années où le typhus existait à peine, qu'elle l'a été pendant les plus grandes épidémies du typhus. En 1862, on a admis à l'Infirmerie royale 79 cas de fièvre typhoïde et 14 de typhus, tandis qu'en 1866 il y eut 69 cas de fièvre typhoïde et 847 de typhus. Ainsi qu'il a déjà été dit, le développement de la fièvre typhoïde n'a nullement été entravé par l'apparition subséquente du typhus. Il résulte de tous les Rapports officiels que la fièvre typhoïde a été bien plus fréquente à Édimbourg pendant

---

(1) Depuis l'introduction de l'immense approvisionnement d'eau qui a été fait à Glasgow, la fièvre typhoïde paraît avoir diminué dans cette ville, ce qui offre un contraste favorable avec Londres et Édimbourg.

ces quelques dernières années qu'autrefois, quoique ce ne fût pas une maladie rare anciennement, comme on l'a d'abord cru. En 1827, Alison établit qu'il a fréquemment vu des enfants présenter tous les symptômes et toutes les lésions *post mortem* de la fièvre décrite par les auteurs français (1). Christison a observé la même fièvre en 1829 (2), et, quelques années plus tard, des cas ont été observés par Craigie (3) et Home.

Home a trouvé les plaques de Peyer ulcérées dans 7 autopsies de fièvre sur 101 (4). Après avoir examiné les registres d'autopsie de l'Infirmerie royale, je puis certifier que, de 1833 à 1838, on a fait chaque année l'autopsie de 2 ou 3 cas ; ce qui porte à 15 le chiffre total des cas pendant ces six années. Sur 132 cas de fièvre dont l'autopsie a été pratiquée par le docteur John Reid, entre 1838 et 1848, l'ulcération des plaques de Peyer fut observée dans 8 ; et l'examen *post mortem* n'avait lieu que dans un quart des cas (5). En 1842, l'ulcération des plaques de Peyer a été trouvée dans 3 cas sur 29, et dans 85 cas mortels, les intestins n'avaient pas été examinés (6). Du 1er novembre 1846 au mois de juin 1847, 19 cas de fièvre avec ulcération des plaques de Peyer ont été autopsiés à l'Infirmerie royale (7) et, de 1854 à 1861, le nombre des autopsies faites chaque année a été réparti ainsi qu'il suit : 1854, cinq ; 1855, deux ; 1856, un ; 1857, huit ; 1858, un ; 1859, deux ; 1860, un ; 1861, six. D'après ces faits, il est clair que la fièvre typhoïde n'est pas une maladie nouvelle à Édimbourg, mais il est non moins certain qu'elle a été bien plus fréquente dans la ville d'Édimbourg, depuis quelques années, qu'elle ne l'avait été précédemment. Des preuves données par John Reid, Peacock et Robertson (8) il ressort que pendant les cinq années de 1838 à 1842, et pendant les trois années qui ont précédé 1847, il n'y a pas eu, à l'Infirmerie royale, une seule autopsie de fièvre dans laquelle on ait rencontré des lésions intestinales ; au moins il n'y a pas eu un seul cas dans lequel le malade ait contracté l'affection dans la ville même. Mais la ville d'Édimbourg n'a pas longtemps joui de cette immunité. En 1862, le docteur W. T. Gairdner nous a appris qu'une grande partie des cas étaient indigènes (9), et en 1863

(1) Alison, 1827.
(2) Christison, 1858, p. 558.
(3) Craigie, 1834 et 1837.
(4) Stark, 1865, p. 310.
(5) Reid, 1840 et 1842.
(6) Peacock, 1843.
(7) Bennet, 1847 ; Waters, 1847.
(8) Robertson, 1848.
(9) Gairdner, 1862 (n° 2), p. 170.

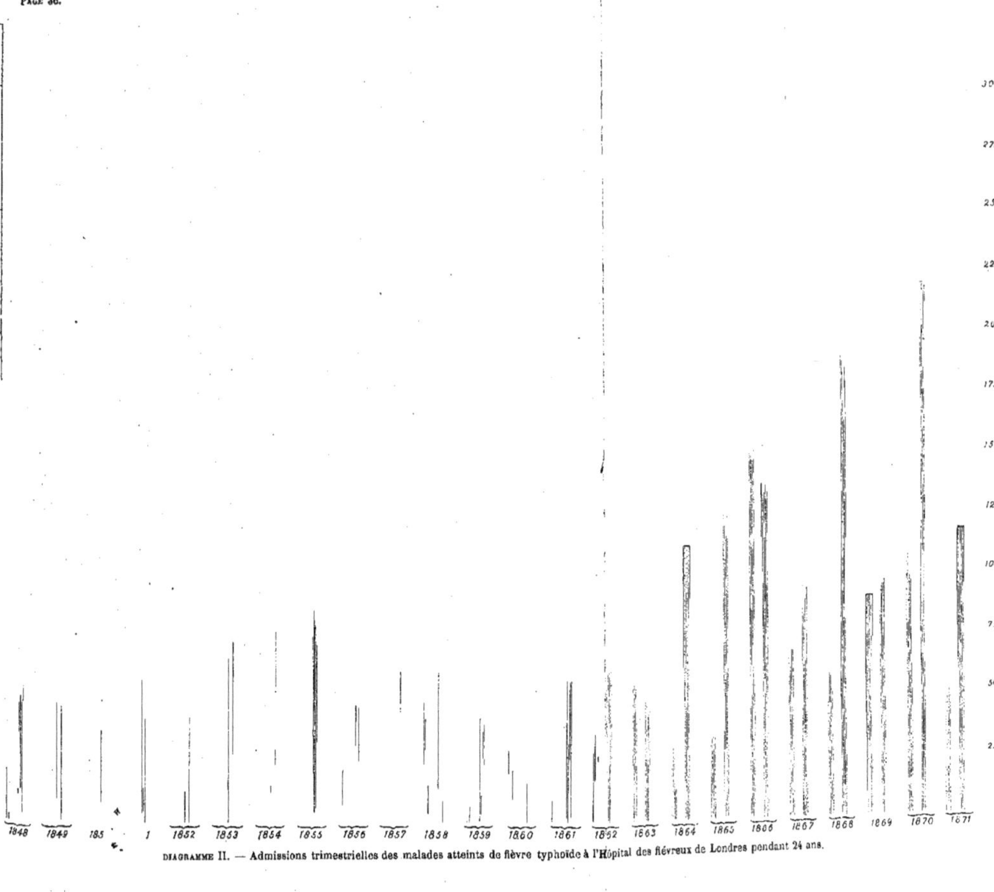

DIAGRAMME II. — Admissions trimestrielles des malades atteints de fièvre typhoïde à l'Hôpital des fiévreux de Londres pendant 24 ans.

Christison montra que la maladie avait été très-commune parmi ceux qui habitaient la ville depuis longtemps (1), et les admissions à l'Infirmerie royale depuis 1862 (voir le tableau II) montrent que la maladie est maintenant endémique à Édimbourg comme à Londres.

Il est à remarquer que cette augmentation de fièvre typhoïde à Édimbourg fut consécutive à l'adoption de nouvelles dispositions sanitaires dans le système des égouts (2). On avait fait communiquer chaque maison avec l'égout, mais avec un courant d'eau insuffisant pour empêcher les émanations.

La fièvre typhoïde n'a jamais figuré parmi les grandes fièvres épidémiques qui ont dévasté l'Angleterre, bien que, pendant ces grandes épidémies, on en ait rencontré quelques cas, de même qu'on a rencontré des cas de rougeole pendant des épidémies de variole (3). Mais, bien qu'elle soit essentiellement endémique, cette maladie peut devenir épidémique, même dans des localités où elle avait été jusque-là inconnue. Ces épidémies cependant sont différentes de celle du typhus en ce qu'elles sont locales et circonscrites. Quelquefois même elles sont restreintes à une seule maison ou à un village. Nous donnerons beaucoup de détails sur ces épidémies ; on en trouvera également dans les ouvrages de John Reid (4), de Stewart (5) et de Bartlett (6), et particulièrement dans les rapports présentés à l'Académie de médecine de Paris (7), de même que dans ceux publiés par l'officier médical du conseil privé. A cause du caractère local et circonscrit de ces épidémies, la fièvre typhoïde a souvent été désignée par le nom des localités dans lesquelles elle a régné. Ainsi nous disons, la fièvre de Croydon, de Westminster, de Cowbridge, de Windsor, etc.

4° MOIS ET SAISONS. — Contrairement à ce qu'on observe dans le typhus, le développement de la fièvre typhoïde varie considérablement selon les mois et les saisons. Le nombre des admissions mensuelles qui ont eu lieu pendant 23 ans, à l'Hôpital des fiévreux, est donné au tableau III (page 39). Les diagrammes indiquent également les admissions de chaque année, de chaque trimestre, et de chaque saison.

D'après le tableau III, il est évident que les chiffres d'admission

(1) Christison, 1863.
(2) Voir Gairdner, 1862 (n° 1), p. 255.
(3) Voir le récit des épidémies de 1826 et de 1847.
(4) Reid, 1842.
(5) Stewart, 1840 et 1858, p. 275.
(6) Bartlett, 1856, p. 99, 106.
(7) Voir *Bibliographie*, 1833, 1849 et 1850, et surtout 1819, p. 54.

les plus élevés correspondent aux mois d'automne : octobre, novembre, septembre et août ; et les plus faibles, aux mois d'avril, de mai, de février et de mars. Dans les deux mois d'octobre et de novembre, les admissions ont représenté les 27,7 p. 100 du nombre total ; mais, en avril et mai, elles n'ont été que des 7,3 p. 100. De plus, cette grande augmentation de fièvre typhoïde pendant les mois d'automne a été observée chaque année pendant les 23 ans, sauf une seule exception (1860) ci-après indiquée ; et, quoique les différentes fièvres continues n'aient été enregistrées à l'Hôpital des fiévreux que depuis 1847, je trouve cependant, en consultant les rapports imprimés des vingt dernières années précédentes, que l'ulcération des intestins était toujours notée comme plus fréquente en automne.

Il est aussi digne de remarque que l'augmentation de la fièvre typhoïde en automne ne cesse pas immédiatement à l'approche de l'hiver. Enfin, dans les mois d'hiver, de décembre et de janvier, les cas ont été encore plus nombreux qu'en juin et juillet. La maladie, qui est à son maximum vers la fin de l'automne, continue à décroître jusqu'en avril, où elle atteint son minimum, et alors, progressivement, elle augmente pendant l'été et l'automne. Il semblerait que la cause de la maladie soit augmentée ou déterminée par les chaleurs prolongées de l'été et de l'automne, et qu'elle ait besoin des froids prolongés de l'hiver et du printemps pour diminuer ou disparaître.

L'augmentation des cas de fièvre typhoïde en automne n'est pas limitée à l'Hôpital des fiévreux ou à Londres. De nombreuses recherches m'ont convaincu que la même chose existe dans les autres hôpitaux métropolitains. Sur 131 cas traités par Todd à l'hôpital du Collége du roi pendant une période de vingt ans, j'ai reconnu que 21 ont été admis au printemps ; 25, en été ; 51, en automne, et 34, en hiver (1).

Il y a trente-cinq ans, le docteur Burne affirmait qu'il n'y avait pas de manifestation d'affections intestinales dans les fièvres continues de Londres, en dehors des mois d'automne (2).

La plupart des invasions de fièvre typhoïde qui ont eu lieu dans les villes et dans les villages d'Angleterre, et qui ont été relatées dans les journaux de médecine pendant les trente dernières années ont paru en automne (3). La *fièvre d'automne*, observée au

(1) *British and for. med. chir. Rev.*, octobre, 1860.

(2) Burre, 1828, p. 129.

(3) Voir Edmonstone, 1818 ; Bibliogr. de 1846 ; *The Croydon Fever*, *bib. Beadle*, 1853 ; Camps, 1855 ; Budd, 1856 ; Marchison, 1852, 1859, n° 3.

TABLEAU III.

FIÈVRES CONTINUES. — MOIS ET SAISONS.

ANNÉES.	JANVIER.	FÉVRIER.	MARS.	AVRIL.	MAI.	JUIN.	JUILLET.	AOUT.	SEPTEMBR.	OCTOBRE.	NOVEMBRE.	DÉCEMBRE.	PRINTEMPS.	ÉTÉ.	AUTOMNE.	HIVER.	TOTAL.
1848..	9	9	7	4	4	13	16	17	26	17	19	11	15	46	62	29	152
1849..	9	7	5	3	4	12	16	16	19	25	16	6	12	44	60	22	138
1850..	6	5	5	7	14	11	15	13	13	17	17	14	26	39	47	25	137
1851..	18	8	12	8	16	24	29	18	27	24	30	25	36	71	81	46	284
1852..	10	12	6	7	9	9	4	22	19	12	12	18	22	35	43	40	140
1853..	17	7	14	5	6	17	11	34	33	29	26	18	25	62	88	37	212
1854..	13	13	7	6	8	10	15	20	49	51	20	16	21	45	120	42	228
1855..	16	9	5	8	10	7	25	40	26	25	22	24	23	72	73	49	217
1856..	12	10	8	8	7	7	7	28	14	15	28	5	23	42	57	27	149
1857..	8	5	8	4	1	9	19	26	34	38	33	29	13	54	105	42	214
1858..	32	7	13	5	9	7	13	29	22	20	15	8	27	49	57	47	180
1859..	12	7	12	4	5	7	11	20	28	33	26	11	21	38	87	30	176
1860..	14	7	10	7	4	2	7	10	9	6	6	13	21	19	21	34	95
1861.	8	8	6	3	1	2	10	18	31	30	31	13	10	30	92	29	161
1862..	17	6	17	4	5	25	21	23	19	35	32	16	26	69	86	39	220
1863.	20	21	15	4	9	8	14	12	23	23	14	11	28	34	60	52	174
1864..	7	14	9	14	10	12	18	50	44	39	26	10	33	80	100	31	253
1865..	14	18	4	6	6	29	28	48	50	94	128	98	16	105	272	130	523
1866..	71	48	34	25	31	29	38	50	51	63	84	57	90	117	198	177	582
1867..	30	16	23	19	18	29	27	25	46	60	56	31	60	81	162	77	380
1868..	20	21	19	15	19	23	23	76	93	67	53	30	53	122	213	71	459
1869..	33	23	35	22	19	20	18	35	46	39	49	30	76	73	134	86	360
1870..	41	25	44	21	17	28	49	91	81	77	76	50	82	163	234	116	505
TOTAUX.	433	306	318	209	232	335	434	721	803	839	810	539	750	1.490	2.461	1.278	5.988

siècle dernier, en Angleterre et en Irlande par sir John Pringle et Rutty, était probablement la même maladie (1).

A Glasgow, en 1836 et 1837, le docteur Stewart a observé que les cas de fièvre typhoïde admis à l'Infirmerie étaient très-nombreux dans la dernière partie de l'été et de l'automne, et très-rares en hiver et au printemps (2). En septembre, octobre et novembre 1857, 18 cas furent admis à l'Infirmerie royale d'Édimbourg; mais dans les trois mois de printemps de la même année, il n'y en eut que 6 cas.

Des observations semblables ont été faites sur le continent. A Genève, il y a longtemps que Lombard a observé que la maladie sévissait avec plus d'intensité en automne (3). Rilliet et Barthez s'expriment ainsi :

« Les nouveaux faits que nous avons recueillis concordent avec les conclusions auxquelles sont arrivés MM. les docteurs Marc d'Espine et Lombard, savoir, que l'automne est de toutes les saisons celle qui prédispose le plus à la fièvre typhoïde. Les trois épidémies qui ont spécialement atteint les enfants dans le canton de Genève ont toutes eu lieu en automne. Après l'automne vient l'hiver (4). » Sur 452 cas observés par Piedvache pendant dix ans, dans les provinces de France, 316 ont eu lieu en automne et en hiver, et 54 seulement au printemps (5). Sur 116 épidémies locales qui ont éclaté dans différentes parties de la France entre 1841 et 1846, 20 ont commencé pendant le premier trimestre de l'année; 21, pendant le second ; 39, pendant le troisième, et 36 pendant le quatrième (6).

Dans le département du Doubs, Druher remarque que la maladie était toujours bien plus commune en automne et en hiver (7). Sur 183 cas observés à Strasbourg par Forget, 60 eurent lieu en automne, 49 en été, 38 au printemps, et 36 en hiver (8). A Berlin, j'ai été informé par le docteur Quincke, un des médecins de l'hôpital de la Charité, que la maladie a toujours son maximum en automne et son minimum au printemps (9). En Amérique, Bartlett a depuis longtemps remarqué que la fièvre typhoïde domine plus

(1) Pringle, 1752, p. 226 ; Rutty, 1770, p. 106, 202, 320.
(2) Stewart, 1840, p. 291.
(3) Lombard, 1839 et 1843.
(4) Barthez et Rilliet, 1853, vol. II, 715.
(5) Piedvache, 1850, p. 20.
(6) Gaultier de Claubry, 1849, p. 8.
(7) Druher, 1858.
(8) Forget, 1841, p. 409.
(9) Pour d'autres preuves de la même nature, voir Griesinger, 1864, p. 149.

en automne. Sur 643 cas admis à l'hôpital Lowell pendant sept ans, 250 l'ont été en automne, et seulement 104 au printemps (1). Woods dit « qu'elle est toujours plus commune en automne et en hiver (2). » Austin Flint remarque que dans la Nouvelle-Angleterre elle paraît d'une façon si marquée en automne, qu'on la désigne sous le nom de fièvre d'automne ou *Fall Fever* (3). Les comptes rendus de M. Ernest Besnier sur les maladies régnantes attestent invariablement la prédominance consécutive de la fièvre typhoïde en automne (4).

5° Température. — Humidité. — Sol. — Non-seulement la fièvre typhoïde augmente en automne, mais on a remarqué qu'elle était surtout dominante après des étés remarquables par la sécheresse, l'élévation de la température, et qu'elle était exceptionnellement rare dans les étés et les automnes froids et humides. L'été et l'automne de 1846 ont été remarquables par leur grande chaleur, et les journaux de médecine relatent de nombreuses apparitions de fièvres typhoïdes dans différentes parties des comtés d'Angleterre (5) où l'épidémie de typhus qui survint ensuite ne parut jamais. En France, où le typhus ne s'est pas plus montré, la fièvre typhoïde a sévi d'une manière exceptionnellement en 1846, et on l'a attribué en grande partie à l'excessive chaleur (6). Le rapport de l'Hôpital des fiévreux de Londres pour cette même année établit que, « pendant la chaleur inaccoutumée qui a existé en été et en automne, la diarrhée accompagnait presque tous les cas de fièvre » et que dans les cas de mort « les intestins étaient largement atteints. » Il n'est pas surprenant alors qu'un plus grand nombre de cas aient été observés à Édimbourg pendant l'automne et l'hiver de 1846 à 1847. Ainsi que je l'ai déjà démontré, cette manifestation de la maladie était indépendante de la grande épidémie du typhus qui l'a immédiatement suivie. Les étés et les automnes de 1865, 1866, 1868 et 1870 ont été également remarquables par leur grande chaleur, leur sécheresse prolongée, et aussi par une augmentation de fièvre typhoïde prématurée et inaccoutumée (voir le tableau III). On trouvera plus tard de nombreux exemples de fièvres typhoïdes éclatant après une chaleur et une sécheresse prolongées. Mais, quant à présent, il suffit

(1) Bartlett, 1856, p. 101.
(2) *Traité* ou *Pract. med.*, 4e éd., vol. I, 389.
(3) Flint, 1852, p. 20.
(4) Voyez la collection des Archives de la Société médicale des hôpitaux. (*H. G. M.*).
(5) Voyez la *Bibliographie* de 1846.
(6) De Claubry, 1849, p. 18, 60.

d'observer que si une très-chaude saison existe pendant une épidémie de typhus, le typhus et la fièvre typhoïde subiront en même temps un accroissement inusité, sans que l'on doive pour cela en conclure que ces deux affections aient une même origine. C'est probablement l'explication de la légère augmentation de fièvre typhoïde observée vers la fin de l'épidémie du typhus de 1826-1828. En tous cas, l'été et l'automne de 1828 passent pour avoir été remarquablement chauds. En 1837, Cless rassembla les rapports faits sur les épidémies de fièvre typhoïde qui avaient été observées à Stuttgart de 1783 à 1837. Toutes éclataient en automne ou à la fin de l'été, et elles avaient toutes été précédées par des saisons remarquablement chaudes (1).

D'un autre côté, peu d'années ont eu un été et un automne aussi froids et aussi humides en Angleterre que 1860, et on a constaté cette année dans tout le pays une notable diminution dans le nombre des cas de fièvres typhoïdes : la même observation a été faite à Londres, pendant l'automne humide de 1872. En se reportant au tableau III, on verra que les admissions à l'Hôpital des fiévreux en 1860 ont diminué de moitié comparativement aux douze années précédentes, et que cette diminution était due à l'absence de l'augmentation qui se produit ordinairement en automne.

La simple sécheresse de l'atmosphère ne contribue pas cependant à l'augmentation de la fièvre typhoïde. Au contraire, la chaleur humide, époque à laquelle la puanteur des égouts est le plus prononcée, est souvent suivie d'une apparition de la maladie. Cependant l'augmentation des pluies balaye ces impuretés auxquelles l'origine et le développement de la maladie sont principalement dus dans les villes à égouts. Mais dans les villes où il n'y en a pas, la pluie peut également amener une épidémie de la maladie, en opérant le mélange des ordures aux eaux potables, ainsi que cela arriva à Festiniog en 1863 (2) et à Dundee en 1864 (3).

Le professeur Pettenkofer et M. Buhl de Munich ont essayé de démontrer que le développement de la fièvre typhoïde dépend seulement de la présence d'un certain amas d'eau dans le sol. Le poison auquel ils croient que la maladie est dû se multiplie dans le sol plutôt que dans le corps des malades ; les conditions né-

(1) Cless, 1837. Pour d'autres exemples de l'augmentation de la fièvre typhoïde dans des saisons extrêmement chaudes en France, voir de Claubry, 1849, p. 18.
(2) Buchanan, dans le 6ᵉ *Rep. of Medical Off. of privy Council*, 1864, p. 787.
(3) Maclagan, T. J. 1867.

cesssaires sont un terrain poreux, saturé d'eau dans ses parties basses, et dans lequel le niveau d'eau s'abaisse rapidement après avoir atteint une hauteur inaccoutumée. Le rapport entre ces conditions et la présence de la fièvre typhoïde à Munich, pendant de longues années, paraît être clairement établi d'après leurs recherches. Mais ce rapport ne semble pas, ainsi que Buchanan le dit, devoir être toujours expliqué par une plus grande infiltration qui, dans les circonstances en question, aurait introduit des détritus organiques à la surface des puits dont l'eau est destinée à être bue. Les opinions du professeur Pettenkofer sur l'origine de la fièvre typhoïde sont, à mon avis, trop exclusives, et elles n'expliquent pas les fréquents rapports qui ont été observés dans ce pays, entre les systèmes d'égouts défectueux ou l'impureté des eaux potables et la fièvre typhoïde, conditions qui sont absolument indépendantes des variations de l'eau souterraine ; de plus à Terling, il a été démontré par le docteur Thorne qu'une importante endémie de fièvre typhoïde, observée en 1867, a coïncidé avec une élévation de l'eau souterraine après une sécheresse (1).

6° INTEMPÉRANCE, FATIGUE, ÉMOTIONS MENTALES. — Rien ne prouve que ces causes prédisposent à la fièvre typhoïde. En France, on dit que les ivrognes ne sont pas plus accessibles à la maladie que les personnes sobres (2).

7° MALADIES ANTÉRIEURES. — Il est douteux que des maladies antérieures augmentent la prédisposition à la fièvre typhoïde. La plupart des malades sont atteints au milieu d'une santé parfaite.

Il est nécessaire cependant de remarquer ici le rapport que l'on suppose exister entre la fièvre typhoïde d'une part, et la variole, les fièvres paludéennes et la phthisie, d'autre part.

Plusieurs auteurs français (3) opposés à la vaccination ont essayé de prouver que cette mesure préventive n'avait amené aucune diminution dans la mortalité, mais seulement un *déplacement*, et que la variole avait été remplacée par la fièvre typhoïde, affection qui, selon eux, n'est qu'une variole interne, dans laquelle l'éruption s'est développée dans les intestins au lieu de l'être sur la peau. Il a même été proposé à l'Académie de médecine de prévenir la fièvre typhoïde en vaccinant une portion de la membrane mu-

---

(1) Voir sur ce sujet Pettenkofer, 1869 ; différents essais par Buhl, Seidel, Pettenkofer, Buxbaum, etc., les six premiers volumes du *Zeitschrift f. Biologie*, 1865-70 ; Buchanan, *Med. Times and Gaz.*, 12 mars 1870 ; Pettenkofer, *ibid.*, 11 juin 1870 ; et Thorne dans le 10ᵉ. *Rep. of Med. Off. of Privy Council*, p. 51.

(2) En ce qui regarde l'influence des émotions mentales, le contraire a lieu pour le typhus.

(3) Ancelon et Bayard, 1851 ; Gressot, 1855 ; Carnot, 1856.

queuse. Le sujet a été étudié avec le plus grand soin à l'Académie de médecine, et le résultat a été une réfutation complète de la doctrine de M. Carnot :

1° La fièvre typhoïde n'était pas inconnue avant l'introduction de la vaccine, ainsi que cela a été établi, et était aussi répandue alors qu'elle l'est maintenant.

2° C'est seulement dans des cas exceptionnels que les lésions intestinales de la fièvre typhoïde offrent une ressemblance éloignée avec les pustules de la variole ; et, même alors, les deux conditions morbides sont essentiellement différentes.

3° Une attaque de l'une des maladies ne confère aucune immunité contre les atteintes de l'autre. On a observé beaucoup de cas dans lesquels des personnes ont eu la fièvre typhoïde immédiatement après avoir eu la variole, et des personnes en convalescence de la fièvre typhoïde ont été atteintes de la variole (1).

4° Le petit nombre de personnes vaccinées qui souffrent de l'influence du poison variolique n'ont jamais que de la petite vérole; tandis que, d'après la doctrine de M. Carnot, quand le poison variolique agit sur des gens vaccinés, il devrait produire la fièvre typhoïde (2).

L'antagonisme que l'on suppose exister entre la fièvre typhoïde et les fièvres paludéennes est d'un bien plus grand intérêt. Pendant longtemps, l'opinion suivante a prévalu en Amérique. On croyait que la fièvre typhoïde a une tendance à remplacer les fièvres intermittentes et rémittentes, attendu que ces maladies, tant par l'effet de la culture que par d'autres causes, sont en décroissance ou disparaissent (3). Cette opinion a été jusqu'à un certain point corroborée par les recherches de M. Boudin (4), qui s'est efforcé de démontrer qu'il existait un antagonisme entre les deux maladies en question. Selon cet auteur, les localités où la constitution des habitants est modifiée par la malaria sont remarquables par la rareté de la fièvre typhoïde ; tandis que les localités remarquables par la fréquence de la fièvre typhoïde sont pareillement citées pour la rareté et la bénignité des fièvres intermittentes. Il établit en outre que le dessèchement d'un marais, ou sa transformation en lac, diminue ou arrête les fièvres intermittentes, mais dispose le système à un nouveau groupe de maladies

_____

(1) Voir, pour ces exemples, les *Leçons cliniques* de Trousseau.
(2) Voir à ce sujet le Rapport de M. Simon sur la vaccine, 1857, p. 56 ; et Barthez et Rilliet, 1853, vol. III, 63.
(3) Bartlett, 1856, p. 100.
(4) Boudin, 1846.

parmi lesquelles la phthisie pulmonaire et la fièvre typhoïde doivent
être citées en premier lieu. Enfin il maintient que l'individu qui habite une contrée marécageuse acquiert une immunité contre la fièvre
typhoïde, immunité d'aùtant plus marquée que la résidence a été
plus longue. M. Boudin mentionne quelques faits remarquables se
rattachant à des régiments français qui, après avoir été longtemps
exposés à la *malaria* en Algérie, revinrent en France où ils furent
exempts de la fièvre typhoïde, bien que cette affection ait sévi avec
intensité dans d'autres régiments casernés dans les mêmes bâtiments. Mais il est douteux qu'un antagonisme, tel que M. Boudin s'est efforcé de l'établir, existe réellement entre les fièvres intermittentes et la fièvre typhoïde. Cette dernière n'est pas inconnue
dans des contrées où la fièvre intermittente domine. Elle n'est pas
rare dans l'Inde, dans la Birmanie et dans d'autres contrées paludéennes où elle a été probablement prise souvent à tort pour la
fièvre rémittente.

Les faits mentionnés par des auteurs américains et par M. Boudin suggèrent une pensée de *similitude* plutôt que d'*antagonisme*
entre la fièvre typhoïde et les fièvres paludéennes, les poisons
étant engendrés, dans les deux cas, au milieu de circonstances
semblables. Une communication remarquable faite sur ce sujet
à l'Académie des sciences en 1845 par M. Ancelon doit être
mentionnée (1). Bien des années auparavant, la fièvre typhoïde
avait été constamment endémique dans la commune de Guer-
mange, dans le duché de Lorraine, et paraissait chaque année
pendant la saison des chaleurs ; mais, au bout de vingt-cinq ans,
elle avait entièrement disparu de la partie nord de la commune, et
cette disparition avait coïncidé avec la suppression dans cette
localité d'un étang stagnant. Dans la partie sud de la commune,
cependant il y eut des épidémies de fièvres intermittentes tous les
trois ans (en 1829, 1832, 1835, 1838, 1841), alternativement avec
des épidémies de fièvre typhoïde (1830, 1833, 1836, 1839, 1842)
et des maladies furonculaires (1831, 1834, 1837, 1840, 1843). Dans
cette partie de la commune, il y avait un grand lac appelé l'*Indre
basse*, que l'on vidait tous les trois ans, et dont on cultivait les
terres ; puis on laissait l'eau le remplir encore pendant deux ans.
Ces fièvres intermittentes paraissàient pendant la première année
que l'étang était rempli.

Les épidémies de fièvre typhoïde coïncidaient avec la seconde
année. Pendant l'automne de cette même année l'étang commença

(1) Ancelon, 1845.

à sécher, et M. Ancelon attribua la fièvre à l'action de la chaleur et de l'humidité sur une immense quantité de débris animaux et végétaux qui s'étaient amoncelés pendant deux ans sur les bords du lac. Les maisons de la commune étaient uassi très-mal aménagées quant à l'écoulement des eaux. Cet exemple est loin d'être unique. M. Killiches a relaté une épidémie de fièvre typhoïde, qui eut lieu dans une petite ville de la Bohême à la suite du desséchement d'un lac (1). D'autres exemples se trouvent dans les rapports sur les épidémies à l'Académie de médecine (2).

Selon M. Forget, des personnes malades de la phthisie sont rarement atteintes de la fièvre typhoïde. Cet auteur considère la première affection comme un préservatif de l'autre (3). Qu'il en soit ainsi ou non, une attaque de fièvre typhoïde est souvent suivie de dépôt tuberculeux dans les poumons. Mais de semblables circonstances ne justifient nullement l'opinion émise par les docteurs J. Harley (4) et H. Kennedy (5), à savoir : que les ulcérations intestinales tuberculeuses et typhoïdes présentent une telle ressemblance qu'elles ne peuvent être distinguées. (Voir le chapitre XII.)

Enfin, il a été établi par Stöber, Löschner et Friedleben (6), que la fièvre typhoïde et la fièvre scarlatine sont en raison inverse quand elles apparaissent épidémiquement ; et que, quand l'une domine, l'autre ne présente que quelques cas isolés. Mon expérience est opposée à l'observation de ces auteurs. J'ai souvent vu que les deux maladies sévissent en même temps d'une façon extraordinaire. Ce fut ainsi à Windsor en 1858 ; et l'année 1870 fut remarquable par le nombre extrêmement élevé des admissions de fièvre typhoïde et de scarlatine à l'Hôpital des fiévreux de Londres. De plus, les Rapports du *Registrar-General* montrent que la mortalité de la fièvre scarlatine est toujours plus grande à la fin de l'automne, époque à laquelle la fièvre typhoïde sévit également avec plus d'intensité. Bien plus, la fièvre scarlatine paraît prédisposer à la fièvre typhoïde. Sur 12 malades, qui ont contracté la fièvre typhoïde à l'Hôpital des fiévreux de Londres, pendant vingt-trois ans, 8 avaient été admis avec la fièvre scarlatine (voir p. 462). Dans plusieurs de ces cas, il y avait quelque raison de penser que le poison de la fièvre typhoïde, aussi bien que celui de la fièvre scarlatine, était entré dans l'organisme avant l'admission du malade à l'hôpital. Mais, dans aucun,

(1 Killiches, 1837.
(2) De Claubry, 1849, p. 54.
(3) Forget, 1841, p. 331.
(4) J. Harley, 1873.
(5) H. Kennedy, 1873.
(6) *Brit. and for. med. chir. Rev.*, juillet 1858, p. 162.

il n'y a eu plus de difficulté à reconnaître la marche des deux maladies, que lorsqu'un malade, admis avec la fièvre typhoïde, a contracté la scarlatine à l'hôpital. Je n'ai rien vu qui pût justifier l'opinion soutenue par le docteur J. Harley, que la fièvre scarlatine et la fièvre typhoïde sont des manifestations différentes du même poison, et que la fièvre typhoïde est une « scarlatine abdominale » (1).

8° IDIOSYNCRASIE. — Beaucoup de faits paraissent montrer que certaines particularités de constitution peuvent favoriser ou détourner une attaque.

9° AGGLOMÉRATION ET VENTILATION DÉFECTUEUSE. — L'existence de la fièvre typhoïde est indépendante de l'agglomération et d'une ventilation défectueuse. La maladie éclate partout, sans distinction, non-seulement dans les quartiers les plus habités, mais aussi dans les moins populeux des grandes villes ; et elle se voit fréquemment dans les campagnes et même dans des maisons isolées. Comme le typhus et la fièvre relapse n'éclatent qu'au milieu de grandes agglomérations et que la fièvre typhoïde éclate partout, il s'ensuit que, dans les quartiers du centre et dans les quartiers populeux de la capitale, le nombre des cas de typhus et de fièvre relapse surpasse de beaucoup les cas de fièvre typhoïde. Mais, en passant dans les faubourgs, la proportion des cas de fièvre typhoïde augmente graduellement ; et, dans la campagne, la fièvre typhoïde est presque la seule que l'on rencontre. Ceci ressort, jusqu'à un certain point, de la comparaison des résidences des malades amenés à l'Hôpital des fiévreux de Londres ainsi qu'on peut en juger par le tableau suivant :

TABLEAU IV.

QUARTIERS.	POPULATION PAR ACRE.	TYPHUS et FIÈVRE RELAPSE.	FIÈVRE TYPHOÏDE.
CENTRE.			
Holborn...................	229	1.021	202
Cité de Londres............	156	1.222	322
Saint-Georges-in-the-East....	201	1.250	215
SUBURBAINS.			
Paddington.	59	3	24
Hackney.	21	125	455
Quartiers excentriques......	?	55	90

Paddington et Belgravia sont les deux quartiers les moins po-

(1) J. Harley, 1866, p. 593 ; et *Med. chir. trans.*, 1872, vol. LV, 103.

puleux de Londres ; ils sont en même temps habités par les classes
les plus élevées de la société. Sur 12 cas de fièvre observés dans le
quartier de Belgravia, 10 se rapportaient à la fièvre typhoïde, 1 au
typhus, et 1 à la fièvre simple continue. Sur 29 cas observés à
Paddington, il y avait 24 fièvres typhoïdes, 3 typhus et 1 fièvre
simple continue. La preuve que la fièvre typhoïde domine dans
chacun de ces quartiers est également fournie par les cas qui sont
admis dans leurs hôpitaux respectifs. Des rapports publiés à l'hôpital Saint-Georges (1), situé dans Belgravia, il ressort que, dans un
epace de trois ans, sur 44 cas de fièvre ayant amené la mort, on a
trouvé, à l'autopsie, que 29 présentaient l'ulcération des plaques
de Peyer, et que, dans 5 seulement, les intestins étaient intacts.

Pendant cinq années (1833-7), sur 117 cas de fièvre admis à l'hôpital Sainte-Marie de la paroisse de Paddington, 75 appartenaient
à la fièvre typhoïde, 38 à des febricula ou à des cas de nature douteuse, et seulement 4 au typhus ; dans l'année 1856 on n'eut à admettre que 2 cas de typhus, bien que, dans la même année, il y en
eût 1062 cas d'admis à l'Hôpital des fiévreux de Londres.

Ce fait que la fièvre typhoïde est indépendante de l'agglomération a été un sujet d'observation générale. Pendant bien des années, la plupart des cas admis aux hôpitaux de Glasgow (2) et
d'Édimbourg (3) provenaient de différentes campagnes voisines,
et non des quartiers populeux de la ville dans lesquels se locali-
saient les cas de typhus. Bartlett observe qu'il n'y a pas de preuve
évidente que l'agglomération prédispose à cette fièvre en Amérique (4) ; et en ce qui concerne Paris, Louis remarque : « Que le
séjour dans les lieux bas et habités par un trop grand nombre de
personnes, pendant la nuit, ne peut pas non plus figurer parmi
les causes dont il s'agit (5). »

Mais quoique la fièvre typhoïde soit loin d'être limitée à des
localités populeuses, une ventilation défectueuse peut favoriser
l'action du poison, en empêchant sa diffusion et sa dilution, comme
cela arriva à Festiniog, en 1863 (6).

10° RÉSIDENCE DE DATE RÉCENTE DANS UNE LOCALITÉ INFECTEE. —

(1) Voir *Brit. and for. med. chir. Rev.*, 1855-56. Depuis 1861, de nombreux cas
de typhus, provenant des quartiers populeux de Chelsea, ont été admis à l'hôpital Saint-Georges.
(2) Stewart, 1858.
(3) Reid, 1842.
(4) Bartlett, 1856, p. 110.
(5) Louis, 1841, vol. II, p. 356.
(6) Buchanan, dans le 6ᵉ *Rapport of med. Off. of Privy Council*, 1864, p. 787.

Petit et Serres (1) et plus tard Andral (2), Louis (3) èt Chomel (4),
insistèrent fortement sur la récente résidence comme étant une
cause prédisposante à la fièvre typhoïde. Andral remarquait que
les étudiants en médecine étaient plus exposés à être atteints quelques semaines après leur arrivée à Paris. Sur 129 cas indiqués par
Louis, dans son ouvrage, 73 malades ne résidaient pas à Paris
depuis plus de dix mois, et 102 depuis moins de vingt. Sur 92 cas
de fièvre typhoïde observés dans le service de Chomel à l'Hôtel-Dieu,
la moitié n'avait résidé à Paris qu'un an ou moins. Plus récemment, Trousseau a observé que « les étrangers qui viennent résider
à Paris sont bientôt attaqués de cette fièvre. »

La durée de la résidence à Londres, pour tous les cas de fièvre
typhoïde, admis à l'Hôpital des fiévreux pendant quatorze ans
(de 1848-61) et que l'on a notés, se divisait comme il suit :

Moins de 8 mois	122 ou	6,17	p. 100
— 6 mois	191	9,65	—
— 1 an	318	16,07	—
— 2 ans	432	21,84	—
— 10 ans	771	38,98	—
Plus de 10 ans, mais non toute la vie	149	7,53	—
La vie entière	1,058	53,49	—
TOTAL	1,978 ou	100,00	—

Plus de 6 p. 100 des malades n'avaient pas résidé à Londres plus
de trois mois avant la date de leur admission à l'hôpital. Cette
circonstance ne s'explique pas de la même manière que dans le cas
de la fièvre relapse. Il a déjà été noté que les malades nouvellement arrivés ne venaient pas d'Irlande. Presque tous venaient des
provinces de l'Angleterre, et étaient en bonne santé au moment de
leur arrivée à Londres, et même quelques temps après. Beaucoup
d'entre eux étaient domestiques dans des maisons particulières.
De plus, les tableaux ci-dessus n'indiquent pas, dans toute son
étendue, l'influence du changement de résidence comme cause
prédisposante de la fièvre typhoïde. Une grande partie des malades étaient atteints dans les quelques semaines qui suivaient
leur changement de résidence d'un quartier de Londres à l'autre. Beaucoup d'exemples de ce même fait ont passé sous mes

(1) Petit et Serres, 1813, p. 127.
(2) Andral, 1823, éd. 1834, vol. I, 484.
(3) Louis, 1841, vol. II, 357.
(4) Chomel, 1834.

yeux dans ma clientèle, et j'ai vu plusieurs fois que des personnes venant successivement habiter la même maison, à des intervalles de mois ou même d'années, étaient prises de la fièvre typhoïde ou de diarrhée peu de temps après leur arrivée, alors que celles qui l'habitaient toujours en étaient exemptes. Ces considérations indiquent que la fièvre typhoïde dépend de quelque cause locale à l'influence de laquelle on cesse d'être soumis en y étant sans cesse exposé; et, dans ce cas, la fièvre typhoïde ressemble à la dyssenterie, à la fièvre intermittente ou à d'autres fièvres miasmatiques.

Un grand nombre d'observations m'ont confirmé dans cette idée que le privilége dont jouissent les habitants permanents ne doit pas être attribué à une attaque antérieure de la maladie, comme l'ont dit Parkes et Maclagan.

11° GENRE DE PROFESSION. — La première édition de cet ouvrage contenait un tableau indiquant les occupations de 5095 malades admis à l'Hôpital des fiévreux de Londres, dont 1457 étaient atteints de la fièvre typhoïde. Il n'est pas probable qu'aucune des profession spécifiées dans ces tableaux prédispose à la maladie, et c'est pour cette raison que nous ne les avons pas reproduits. On doit cependant faire remarquer que près d'un tiers des malades étaient des domestiques femmes dont la plupart avaient été dans des situations assez confortables et qui tombaient malades peu de temps après leur changement de résidence. Plusieurs, qui indiquent en entrant la profession de *journalier*, avaient été employés dans les égouts publics peu de temps avant d'être atteints. Sur 64 vagabonds, 44 avaient le typhus, 12 la fièvre relapse, et 8 la *febricula;* mais aucun n'avait la fièvre typhoïde. Sur 247 colporteurs et musiciens des rues, 136 avaient le typhus, 54 la fièvre relapse et seulement 24 la fièvre typhoïde. D'un autre côté, sur 45 policemen, 30 avaient la fièvre typhoïde, 10 le typhus, et 5 la *febricula;* mais aucun la fièvre relapse.

12° POSITION SOCIALE, MISÈRE. — La misère ne prédispose pas à la fièvre typhoïde. On pourrait même se demander si les personnes vivant dans de bonnes conditions n'y sont pas plus sujettes que les pauvres. Tandis que les épidémies du typhus et de la fièvre relapse commencent invariablement parmi les plus pauvres de la population et restent presque exclusivement confinées dans cette classe, il a été observé, dans presque toutes les épidémies de fièvre typhoïde, que les riches n'en sont pas exempts, et même, dans beaucoup de cas, la maladie a commencé dans les classes élevées. A Nottingham, en 1846, le docteur Sibson remarqua qu' « un grand nombre de

ceux qui furent attaqués étaient dans de bonnes positions (1) ; » à
Croydon, en 1852, on nous dit « que les victimes n'étaient pas
parmi les pauvres, mais dans la, bourgeoisie et les principaux né-
gociants de la ville (2); » à Windsor, en 1858, la fièvre fut circonscrite dans les classes supérieures et dans les moyennes. Les habitants plus pauvres et vivant dans la plus mauvaise partie de la
ville furent en grande partie épargnés (3). En fait, la fièvre typhoïde est loin d'être une maladie inconnue dans les hautes classes
en Angleterre, et 'même les positions les plus élevées n'offrent
aucune garantie contre elle. Depuis que la fièvre typhoïde est apparue à Édimbourg, on l'a rencontrée « chez des gens ayant une
position aisée, et dans les meilleures maisons de la ville (4). » Des observations du même genre ont été faites en Amérique par Bartlett (5)
et en France par Andral (6), Louis (7), Piedvache (8) et autres
observateurs. L'évidence, sur ce point, est vraiment frappante. La
connaissance du contraste qui existe à cet égard entre la fièvre
typhoïde, le typhus et la fièvre relapse, est démontrée par l'expérience acquise à l'Hôpital des fiévreux. Les malades admis dans
cet établissement peuvent être divisés en trois classes, savoir :
1° les domestiques des souscripteurs (9), les agents de police et les
malades payants; 2° les malades libres, qui ne reçoivent aucun secours de la paroisse. Ceci est une classe mélangée : quelques-
uns ont été dans la misère, tandis que d'autres ont été dans une
position aisée avant leur maladie; 3° les malades pour lesquels
payent les paroisses, et dont un sixième environ ont été pension-
naires des *workhouses* (10). Ces classes représentent trois degrés bien
distincts dans le genre de vie, et le tableau suivant montre la proportion des diverses fièvres, dans chaque classe, pendant vingt-trois
ans (1848-70).

(1) Sibson, 1846.
(2) Voir Croydon, *Bib.*, 1852.
(3) Murchison, 1859 (n° 3).
(4) Christison, 1863.
(5) Bartlett, 1856, p. 110.
(6) Andral, 1823, éd. 1834, vol. I, 484.
(7) Louis, 1841, vol. II, 356.
(8) Piedvache, 1850, p. 21.
(9) On sait que les hôpitaux anglais sont entretenus par des souscriptions publi-
ques et que les souscripteurs ont le privilége de faire admettre avec facilité les
malades auxquels ils s'intéressent particulièrement. (Trad.)

(10) Le *workhouse* est une maison de charité qui reçoit les indigents de chaque
paroisse. (Trad.)

TABLEAU V.

	CLASSE I.			CLASSE II.			CLASSE III.		
	NOMBRE.	Pour cent de chaque fièvre d'après le total de la 1re classe.	Pour cent des cas de la 1re classe d'après le total de chaque fièvre.	NOMBRE.	Pour cent de chaque fièvre d'après le total de la 2e classe.	Pour cent des cas de la 2e classe d'après le total de chaque fièvre.	NOMBRE.	Pour cent de chaque fièvre d'après le total de la 3e classe.	Pour cent des cas de la 3e classe d'après le total de chaque fièvre.
Relapse.....	18	1,50	0,85	40	4,12	1,89	2,057	7,78	97,25
Typhus......	378	31,50	2,06	395	40,72	2,16	17,495	66,18	95,76
Fièvre simple continue..	111	9,25	4,97	109	11,24	4,88	2,012	7,61	90,14
Fièvre typhoïde..........	693	57,75	11,57	426	43,91	7,11	4,869	18,42	81,31
Total....	1,200	100,00	4,19	970	99,99	3,39	26,433	99,99	»

Dans la première classe, la proportion de la fièvre typhoïde est six fois celle du typhus et environ quatorze fois celle de la fièvre relaps. Dans la deuxième classe, la proportion de la fièvre typhoïde domine encore quoique à un degré moindre, n'étant plus que trois fois celle du typhus et de la fièvre relapse. Dans la troisième classe, la proportion est renversée : la fièvre relapse et le typhus sont en excès sur la fièvre typhoïde. Le contraste présenté par la fièvre typhoïde, la fièvre relapse et le typhus ressort aussi du tableau comparatif suivant :

	Nombre pour cent. Typhus et relapse.	Nombre pour cent. Fièvre typhoïde.
Malades payants......................	32	57,75
— libres......................	44,84	43,91
— envoyés par les paroisses.......	73,96	18,42

B. — CAUSES OCCASIONNELLES.

I. — CONTAGION.

S'il est presque universellement admis que le typhus et la fièvre relapse sont des affections éminemment contagieuses, beaucoup d'observateurs autorisés ont émis des doutes au sujet de la transmissibilité de la fièvre typhoïde. Andral, en 1833, déclara qu'il n'avait jamais vu qu'elle présentât le plus léger caractère contagieux soit dans les hôpitaux, soit dans la pratique privée (1); et, l'année suivante, Chomel disait qu'en France, il n'y avait pas plus d'un médecin sur cent qui la considérât comme contagieuse (2). En 1840, Stewart écrivit ce qui suit : « En aucun cas, malgré les recherches les plus minutieuses en Écosse ou dans les hôpitaux de Paris, je n'ai pu trouver dans cette maladie le caractère de la contagion (3). »

Certains observateurs français, cependant, ont rassemblé beaucoup de faits pour prouver que la fièvre typhoïde est contagieuse. Leuret, en 1828, démontra qu'à Nancy, elle avait été introduite par la contagion (4); et, l'année suivante, Bretonneau communiqua à l'Académie de médecine une série d'observations tendant à prouver que la dothiénentérie, telle qu'on l'observait dans la campagne, était éminemment contagieuse (5). Ces mémoires furent suivis, en 1834, d'un travail de M. Gendron, de Château-du-Loir (6), qui affirmait que tous les cas étaient dus à la contagion, et que la fièvre typhoïde devait être rangée parmi les maladies les plus contagieuses. Beaucoup d'autres faits, tendant à prouver sa nature contagieuse dans les campagnes, furent postérieurement mentionnés par différents auteurs (7). Ces observations excitèrent beaucoup de discussions, et les médecins de Paris soutenaient que, dans cette ville, la maladie se répandait rarement par la contagion quoi qu'il pût arriver en province. Il n'est pas jusqu'à Louis qui, en 1841, bien qu'admettant pleinement les faits relatés par Bretonneau, Gendron et autres, n'ait soutenu que dans sa longue carrière, il n'avait rencontré que trois cas dans lesquels l'origine contagieuse était incontestable.

En 1849, parut l'ouvrage couronné de M. Piedvache, de Dinan, intitulé : *Recherches sur la contagion de la fièvre typhoïde* (8). Dans ce mémoire se trouvaient réunis beaucoup de faits notés par l'auteur et enregistrés par des observateurs précédents.

Après avoir cité et apprécié très-impartialement les arguments

(1) Andral, 1823, éd. 1834, vol. I, 485.
(2) Chomel, 1834.
(3) Stewart, 1840, 298.
(4) Leuret, 1829.
(5) Bretonneau, 1829.
(6) Gendron, 1834.
(7) Voir *Bibliographie*, 1834 à 1847.
(8) Piedvache, 1850, p. 72.

pour ou contre la contagion, l'auteur arrivait à cette conclusion que la maladie était contagieuse, mais seulement dans de certaines conditions; et il admettait en même temps que beaucoup de faits « prouvent évidemment que ce phénomène (contagion) n'a pas toujours lieu. » La même conclusion a été adoptée par Trousseau (1).

En Amérique et en Angleterre les opinions ont été également partagées sur ce sujet; mais beaucoup de savants croient maintenant que, bien que la maladie puisse se communiquer dans une certaine mesure, il est impossible, dans de nombreux cas, de découvrir aucune trace de contagion. En Angleterre comme en France, il y a des auteurs qui ont soutenu des opinions extrêmes; les uns croyant qu'il n'y pas de preuves concluantes en faveur de l'origine contagieuse à un degré quelconque, tandis que d'autres, comme W. Budd, soutenaient que la nature contagieuse de la fièvre typhoïde est la vérité dominante de son histoire (2). Cette dernière opinion a été accueillie par sir Thomas Watson dans la dernière édition de ses conférences médicales (1871).

La question est d'une telle importance, qu'il nous paraît utile d'examiner un à un les principaux arguments qui ont été proposés en faveur de la nature contagieuse de la maladie.

A. *Quand un individu est atteint, il arrive souvent que beaucoup d'autres cas sont ensuite observés dans la même maison ou dans le même quartier.* — Des faits de cette nature sont communs dans les villes comme dans les campagnes; mais les avocats de la contagion leur ont donné une importance qui ne leur était pas due. Il suffit d'un peu de réflexion pour voir que de tels cas s'expliquent aussi facilement par la supposition d'une origine locale commune que par celle de la contagion locale. Si l'on possède des exemples dans lesquels les cas se sont succédé, de façon à appuyer l'idée que la maladie a été transmise de l'un à l'autre, on possède beaucoup d'autres observations qui combattent cette opinion. Il arrive quelquefois que des personnes résidant dans une même maison, au nombre de vingt ou quarante, sont prises toutes à la fois de façon à faire croire à un empoisonnement; et cependant on ne peut trouver aucune trace de contagion. D'un autre côté, l'intervalle entre les différents cas est quelquefois trop long pour que l'idée de la contagion puisse être admise. J'ai vu, dans plusieurs circonstances, des cas isolés de fièvre typhoïde se manifester dans

(1) Trousseau, 1861.
(2) W. Budd, 1856, 1859, 1861.

une même maison, d'année en année, sans qu'il fût possible de trouver le moindre indice d'importation. Par exemple, 6 cas, provenant d'une seule maison, furent admis à l'Hôpital des fiévreux : un en juin 1849, un en octobre 1851, un en février 1854, un en novembre 1855, un en novembre 1856, et le sixième en juillet 1857.

De plus, l'ordre de succession des cas n'a souvent aucun rapport avec le risque de contagion auquel on s'est exposé. Piedvache mentionne un exemple remarquable de fièvre typhoïde dans une école de garçons à Dinan. Le premier enfant atteint fut soigné par ses camarades, parmi lesquels plus de vingt passèrent la nuit près de lui pendant sa maladie, et ne prirent aucune précaution contre la contagion. Pas un des enfants, ainsi exposés, ne fut atteint de la fièvre ; mais un second cas se présenta dix-neuf jours après la mort du premier enfant, et ce fut chez un garçon qui n'avait eu aucune communication avec le premier malade, qui n'était jamais entré dans sa chambre, et qui avait couché dans une partie éloignée du bâtiment (1).

B. *On dit que la fièvre typhoïde est communiquée aux gardes-malades et autres personnes soignant les malades.* — On peut citer beaucoup de cas dans lesquels des gardes-malades, allant soigner à domicile des personnes souffrant de la fièvre typhoïde, furent atteintes peu de temps après leur arrivée ; mais en admettant que la maladie ait une origine locale, la garde-malade est aussi exposée au poison que les autres habitants ; et le fait d'être exposé au danger depuis peu de temps, la rend encore plus accessible au mal. Je n'ai jamais connu un seul cas, ni entendu citer un seul exemple dans lequel la fièvre ait été communiquée à un médecin ne résidant pas dans la maison infectée ; et Piedvache a fait la même remarque (2). Il est, par conséquent, nécessaire de chercher des preuves parmi les faits observés sur des malades traités dans des localités différentes de celles dans lesquelles ils avaient contracté la maladie.

Les faits, observés dans les hôpitaux, donnent peu de crédit à la doctrine de la contagion. Un des principaux arguments en faveur de la contagion du typhus s'appuyait sur ce fait, que le personnel des hôpitaux présentait une tendance particulière à être atteint de la maladie ; mais on ne voit que très-rarement les infirmiers, ou autres individus employés dans les hôpitaux contracter la fièvre typhoïde des malades confiés à leurs soins.

____

(1) Piedvache, 1850.
(2) *Ibid.*, 1850, p. 93.

Andral niait qu'elle ait jamais été communiquée aux médecins, aux infirmiers ou aux malades occupant des lits contigus (1).

Pendant six ans, pas un seul cas de contagion ne s'est produit dans la clinique de Bretonneau, à Tours (2).

Louis, dans sa longue carrière aux hôpitaux de la Pitié et de l'Hôtel-Dieu, n'a rencontré que 3 cas qui eussent pris naissance dans ces établissements (3).

Pendant dix-neuf ans, Chomel (4) n'a connu que 4 cas contractés dans les salles de l'Hôtel-Dieu (5), et Piedvache, après avoir fait de nombreuses recherches, disait que les cas de ce genre étaient en France tout à fait exceptionnels (6).

Le docteur Wilks m'a affirmé n'avoir jamais vu une seule infirmière de l'hôpital de Guy contracter la fièvre typhoïde.

En 1856, le docteur Peacock remarquait qu'il n'avait jamais appris que la fièvre typhoïde eût été communiquée aux infirmières de l'hôpital Saint-Thomas (7) ; et les seuls cas de fièvre typhoïde, contractés dans tous les hôpitaux généraux de Londres, que MM. Bristowe et Holmes purent découvrir dans leur enquête officielle (8), en 1863, furent ceux de deux infirmières de l'Hôpital libre (9).

(1) Andral, 1823, éd. 1834, vol. I, 485.

(2) De Claubry, 1815, p. 844.

(3) Louis, 1841, vol. II, 374.

(4) Chomel, 1834.

(5) Ces quatre faits, rapportés aux pages 322 et 323 des *Leçons cliniques sur la fièvre typhoïde*, inspirent déjà à Chomel une grande réserve sur la question de savoir s'il faut rejeter la doctrine de la contagion. Il reconnaît que cette question ne peut guère être éclairée par les observations faites à Paris, à cause de la difficulté ou même de l'impossibilité de suivre les traces de la contagion. Il cite les nombreux rapports des médecins anglais, irlandais et écossais qui concluent à la contagion, et il les cite avec une certaine défiance, soupçonnant que leurs observations pourraient bien être relatives au *typhus fever* aussi bien qu'à la *fièvre typhoïde*, car alors la non-identité des deux maladies était loin d'être établie. Enfin, après avoir indiqué les opinions fondées sur leur expérience, de Bretonneau, Leuret, de Nancy, Gendron et d'autres encore, il arriva à ces conclusions : 1° l'opinion adoptée par la plupart des médecins français que l'affection typhoïde n'est pas contagieuse ne peut être admise comme chose démontrée ; 2° si cette maladie est contagieuse, elle ne l'est qu'à un faible degré et avec le concours de circonstances mal déterminées. (H. G. M.)

(6) Piedvache, 1850, p. 84.

(7) Peacock, 1856. En 1865, le docteur Peacock publia le cas de deux gardes-malades qui avaient contracté la fièvre typhoïde dans l'hôpital temporaire de Saint-Thomas. Toutes deux avaient soigné des fièvres typhoïdes ; mais le docteur P.... doutait que la maladie provînt de la contagion. Le terrain, sur lequel l'hôpital temporaire était construit, n'avait aucun système particulier d'égouts, et les gardes couchaient au rez-de-chaussée. Il répéta sa première opinion, qu'il n'avait jamais vu un cas certain de fièvre typhoïde éclatant dans un hôpital quelconque par contagion. *Lancet*, 11 février 1864.

(8) *Royal Free Hospital.* Le royal hôpital libre est ainsi nommé parce qu'on y est admis sans aucune introduction. (Trad.)

(9) Sixième rapport du *Med. Off. of privy Council*, p. 539. On mentionne plu-

Après cinq ans d'expérience dans l'hôpital de la cité de Glasgow le docteur J.-B. Russell écrit ceci : « Contrairement à ce qu'on observe dans le typhus, je puis dire qu'aucun cas de fièvre typhoïde ne s'est manifesté ni parmi le personnel de l'hôpital, ni parmi les malades traités pour d'autres maladies que la fièvre typhoïde (1). »

Pendant vingt-trois ans (de 1848 à 1870), 5,988 cas de fièvre typhoïde furent admis à l'Hôpital des fiévreux ; mais seulement 17 personnes, habitant l'hôpital, contractèrent la maladie, et la plupart d'entre elles n'avaient aucune communication personnelle avec les malades atteints de fièvre typhoïde. 9 de ces 17 cas furent observés sur des infirmières, dont 4 seulement étaient attachées aux salles consacrées à cette fièvre ; 1 sur une blanchisseuse, 1 sur un médecin, et 6 sur des domestiques demeurant dans un bâtiment détaché du service des fiévreux. 12 de ces 17 cas eurent lieu après 1864, époque à laquelle divers agrandissements des bâtiments de l'hôpital entraînèrent de sérieux dérangements dans le fonctionnement régulier des égouts. En outre, dans plus d'une occasion, la présence de plusieurs cas, qui avaient successivement pris naissance dans l'hôpital, coïncida avec le moment où il y avait le moins d'individus atteints de cette maladie dans les salles, et avec un mauvais système d'égouts. Le changement de ce système arrêta toute extension ultérieure de la maladie.

Pendant la même période de 23 ans, 12 malades, admis avec d'autres maladies, contractèrent la fièvre typhoïde à l'hôpital. 4 de ces malades avaient été admis avec le typhus, et 8 avec la fièvre scarlatine. Sur 12 malades, 8 (2 typhus et 6 fièvres scarlatines) furent admis après 1863. Mais le fait le plus remarquable est le suivant. Depuis 1861, on a distribué de la façon suivante les malades à l'Hôpital des fiévreux : les individus, atteints de typhus, de fièvre relapse ou de scarlatine, ont été placés dans des salles distinctes, tandis que les malades de la fièvre typhoïde ont été traités dans

---

sieurs rapports d'hôpitaux de province, dans lesquels la fièvre typhoïde paraissait venir par contagion , principalement à l'hôpital de Bath , dans lequel 4 cas de fièvre typhoïde prirent naissance en 1862. Un récit de cette invasion fut publié plus tard par le Dr Goodridge, un des médecins de l'hôpital, qui prouvait qu'une quantité d'étoupe avaient été jetées dans la cuvette des lieux d'aisances qui se trouvaient à l'étage où les malades contractèrent la fièvre ; cette étoupe boucha le conduit et amena une accumulation de matières. Un des malades, qui contracta la fièvre, avait été dans un service de chirurgie, où l'on n'admettait pas de fièvre typhoïde ; mais tous les quatre avaient été exposés aux miasmes des matières fécales en fermentation. Les vices dans les égouts furent rectifiés ; et, quoiqu'on continuât à admettre des fièvres typhoïdes, aucun cas nouveau n'éclata dans l'hôpital. (*Lancet*, 22 octobre 1864.)

(1) Rapport de l'année 1871.

les salles où l'on recevait les nombreux malades envoyés à l'hôpital qui n'étaient atteints d'aucune fièvre contagieuse. Ces deux
catégories de malades restaient ensemble pendant tout le cours
de leur maladie, et, dans beaucoup de cas, pendant toute la durée
de leur convalescence. Les mêmes chaises percées ont servi aux
deux classes, et l'emploi des désinfectants a été exceptionnel. Cette
pratique a donné les résultats suivants : pendant une période de
neuf années, 3,555 cas de fièvre typhoïde ont été traités avec 5,144
malades n'ayant pas de fièvre spécifique ; et pas un de ces derniers n'a contracté la fièvre typhoïde. Mon expérience m'a conduit à conclure que, lorsque la fièvre typhoïde prend naissance
dans un hôpital, c'est qu'il y a un défaut radical dans les dispositions sanitaires de l'établissement (1), et que l'air ou l'eau potable sont contaminés par des matières excrémentitielles en décomposition. Dans des cas plus rares, dont nous rapportons plus
loin quelques exemples, les infirmiers seuls sont atteints. En présence de ces faits, on doit procéder à une enquête minutieuse, et
s'assurer si le poison ne provient pas d'évacuations alvines décomposées, plutôt que des émanations directes qui s'échappent du
corps des malades.

Voici quelques observations concluantes :

1° En 1858, une des infirmières de l'hôpital Kings College, âgée de 25
à 30 ans, contracta une fièvre typhoïde bien caractérisée, et mourut. Immédiatement avant qu'elle tombât malade, elle avait soigné un individu atteint de la maladie. Aucune autre infirmière, ni aucun autre malade de l'hôpital ne contracta la fièvre, qui, par conséquent, ne paraît pas
avoir eu une origine locale.

2° Un cas semblable est rapporté par Gendron. Le 5 novembre 1826,
une femme, âgée de 20 ans, fut amenée à l'hôpital de Château-du-Loir.
Elle était depuis trois semaines atteinte de dothiénentérite, et elle en
mourut le 1er décembre. Immédiatement après sa mort, sa garde, âgée
de 45 ans, fut prise de la fièvre, et aucun autre cas ne parut à l'hôpital (2).

3° Il y a quelques années deux jeunes gens se rencontrèrent à Londres.
L'un, A, venait de l'île de Wight où il n'y avait pas de fièvre ; B venait
d'un village dans lequel la fièvre typhoïde sévissait. B était malade au
moment de la rencontre. Tous les deux allèrent à Édimbourg, où B eut
une attaque bien caractérisée de fièvre typhoïde. A vivait dans la même
maison et soignait B ; il fut aussi atteint de la fièvre, quoique toutes les
autres personnes de la maison y eussent échappé (3).

4° A Windsor, en 1858, Émilie C..., malade de la fièvre typhoïde, fut

(1) Voir aussi Maclagan, 1867.
(2) Piedvache, 1850, p. 50 ; voir aussi p. 52.
(3) Communiqué par le docteur Buchanan.

amenée chez son père. Elle fut soignée par sa sœur Amélie, âgée de
12 ans, qui coucha dans la même chambre sur un matelas, près du lit de
sa sœur. Au bout d'une quinzaine de jours, Amélie fut atteinte de la
fièvre, qui prit un développement inquiétant, et présenta tous les symptômes caractéristiques, y compris les boutons lenticulaires et la diarrhée.
La fièvre typhoïde sévissait certainement dans le voisinage ; mais quoique plusieurs des personnes qui habitaient la même maison dussent y
être plus prédisposées par leur âge, Amélie C. qui seule soignait sa sœur,
fut la seule qui prit la fièvre (1).

C. *Des personnes souffrant de la fièvre typhoïde viennent à la trans-
porter dans des localités où elle était jusque-là inconnue, et d'où elle
rayonne comme d'un centre.* — Bien que beaucoup de cas que l'on
invoque en faveur de cet argument aient probablement été des
exemples de typhus ou de quelque autre fièvre (2), il y a des cas
non équivoques de fièvre typhoïde propagés de cette manière. Il
est vrai que de tels exemples sont exceptionnels, et que *le nombre
des cas dans lesquels la maladie est introduite dans une nouvelle localité sans se répandre excède de beaucoup ceux dans lesquels elle se
propage.* J'ai observé plus de quarante cas, où des individus atteints de la fièvre typhoïde entraient dans une maison ; et dans
deux seulement on a pu recueillir quelques preuves en faveur de
la contagion, et dans un de ces cas on n'était pas très-sûr que
l'individu que l'on supposait avoir importé la maladie fût réellement malade au moment de son arrivée. On croit parfois que la
fièvre est introduite dans une maison par un nouveau venu
tandis qu'elle a une origine locale dont l'étranger est naturellement le premier à souffrir (v. p. 49). Dans plusieurs cas de cette
sorte, j'ai acquis la certitude que l'étranger était parfaitement
bien portant au moment de son arrivée. Dans les exemples suivants, cependant, la maladie parut éclater et se circonscrire dans
une localité immédiatement après l'arrivée d'une personne malade (3).

1° En 1826, une épidémie de fièvre typhoïde éclata à l'École militaire
de la Flèche. Elle commença en juillet, et lorsqu'elle cessa, 109 élèves
avaient été atteints. L'école fut licenciée, et les élèves qui n'étaient pas
malades furent renvoyés à leurs parents dans les différentes parties de la

(1) Murchison, 1859 (3), p. 311.
(2) Par exemple, à Windsor, en 1858, la plupart des cas communément rapportés comme devant prouver le caractère contagieux de la fièvre typhoïde, ont
été reconnus être des cas de fièvre scarlatine qui était très-dominante à cette
même époque.
(3) D'autres exemples sont indiqués par des auteurs déjà cités et aussi par
Reeves, 1859 ; Simon, 1861 ; et Trousseau, 1861.

France. 29 tombèrent malades après être arrivés chez eux, et 8 communiquèrent la maladie à leurs familles (1).

2° La fièvre typhoïde éclata dans une famille qui vivait en France dans une maison de campagne isolée, sur le sommet d'une montagne. Trois gardes-malades furent appelées pour soigner les personnes atteintes. Toutes les trois contractèrent la fièvre, et toutes les trois la communiquèrent à leurs propres familles, résidant dans un village situé à une grande distance de la source de l'infection (2).

3° Le docteur W. Budd a relaté une épidémie de fièvre typhoïde qui éclata à North Towton (Devon) dans l'automne de 1839. Pendant la durée de la fièvre, il arriva que trois personnes quittèrent l'endroit, étant malades, et toutes trois communiquèrent la maladie à une ou plusieurs des personnes qui les entouraient dans les nouvelles résidences où elles s'étaient rendues, quoique dans chacune des trois nouvelles localités il n'y eût eu aucun cas de fièvre typhoïde avant leur arrivée (3).

4° En 1843, le village de North Boston Érie (New-York), était composé de neuf familles formant ensemble quarante-trois personnes. Le 21 septembre, un étranger du Massachusetts vint loger dans l'hôtel, étant depuis quelques jours malade d'une fièvre dont il mourut le 19 octobre. La diarrhée et le subdelirium avaient été les symptômes dominants de la maladie. Entre le 19 octobre et le 7 décembre, 28 des 43 habitants furent pris de la fièvre typhoïde, et 10 en moururent. L'autopsie faite dans un des cas révéla des ulcérations typhoïdes caractéristiques dans l'iléon. La première personne atteinte fut le fils de l'aubergiste, et il n'y eut pas moins de 7 membres de sa famille qui furent pris, dont 3 moururent. Trois des neuf familles échappèrent au mal ; deux sur les trois vivaient à quelque distance de l'hôtel. Il existait une grande animosité entre la famille qui demeurait près de l'hôtel et qui fut épargnée, et la famille de l'aubergiste ; par conséquent la première ne prenait pas son eau potable au puits de l'aubergiste, mais bien dans un puits qu'elle avait creusé pour son usage. Les cinq autres familles qui vivaient près de l'hôtel (et l'une de celles qui étaient à une distance où il n'y avait pas de fièvre) avaient employé l'eau de l'hôtel que l'on croyait tout d'abord avoir été empoisonnée avec intention. Le docteur Flint croyait que la fièvre n'était pas du tout due à l'eau, mais aux rapports personnels avec l'étranger malade ; cependant des circonstances semblables ont depuis éclairci ce point, et il est plus que probable que l'eau avait été contaminée (4).

5° En 1858, une domestique malade de la fièvre typhoïde fut transportée de Windsor chez elle à Cippenham, à une distance de quatre milles. Trois semaines après, son père et sa sœur contractèrent la maladie, quoique aucun autre cas n'eût été observé antérieurement à Cippenham. Une autre fille malade de la fièvre fut transportée à Bray à quelques

(1) Bretonneau, 1829, p. 70.
(2) Piedvache, 1850, p. 60.
(3) Budd, 1859, p. 29.
(4) Flint, 1852, p. 377.

milles de distance. Peu de temps après ses deux sœurs furent prises de la fièvre, quoiqu'on n'eût vu aucun cas se produire antérieurement à Bray (1).

6° En octobre 1864, la fièvre typhoïde apparut à Balletheron, dans une ferme située à la partie sud de Sidlaw Hills, à six milles nord-est de Dundee. Une domestique, malade de la fièvre, fut envoyée de là chez son père dans la vallée d'Ogilvie, de l'autre côté des montagnes. Dans l'espace de quelques semaines, et selon toute apparence par suite de l'introduction de ce cas dans une vallée peu peuplée et saine, 17 autres cas éclatèrent chez des personnes qui étaient dans le voisinage immédiat de celles qui avaient été prises tout d'abord (2).

En présence de tels faits, on ne peut nier que la fièvre typhoïde ne puisse, dans une certaine mesure, se transmettre des malades aux personnes saines. Mais avant d'examiner si ce poison a toujours une origine indépendante, il n'est pas inutile d'exposer quelques-unes des lois qui président à l'action et à la distribution de ce poison.

1° *Mode de communication.* — Quoique la fièvre typhoïde puisse se communiquer, mon expérience ne me porte nullement à admettre qu'elle soit contagieuse dans le strict sens de ce terme. Le fait de visiter un malade ou d'être en contact avec lui n'est ni suffisant, ni nécessaire pour produire la fièvre typhoïde ; et cette affection n'est jamais propagée par un tiers (3).

De même que dans la dyssenterie et le choléra, dans la fièvre typhoïde les déjections alvines paraissent constituer le principal sinon le seul moyen de communication. Cette doctrine, qui a été enseignée à Munich pendant trente ans par le professeur F. Von Gietl (4), qui a été publiée en détail par Canstatt en 1847 (5), puis

(1) Murchison, 1859 (3), p. 311.

(2) Maclagan, 1867 (n° 2).

(3) Une opinion contraire a été exprimée par quelques auteurs. Voir, par exemple, de la Harpe, 1867. Le docteur Clifford Allbutt a récemment fait connaître un fait qui paraît être une preuve frappante de communication par contact. Une gouvernante vint chez son maître au début de la fièvre typhoïde, et la nuit de son arrivée, cette nuit-là seulement, coucha avec une petite fille de la famille qui fut prise quatre jours après d'une grave attaque de fièvre typhoïde, personne autre dans la maison n'en étant atteint (*Brit. Med. Journ.*, 7 mai 1870). Ce cas n'a pas été soigné par le docteur Allbutt, mais je lui dois d'avoir été à même d'obtenir de plus amples détails qui méritent d'être mentionnés. La gouvernante n'avait quitté la maison de son maître, à Oxford, que pendant sept jours, et, deux jours avant qu'elle tombât malade, elle était allée à Cheltenham dans une maison où il n'y avait pas de fièvre ; tandis que, neuf jours après son retour, la sous-gouvernante de son maître prit aussi la fièvre. Rien ne prouve alors que la gouvernante importa la fièvre de Cheltenham, et il est plus probable qu'elle l'avait contractée à Oxford, bien que la plus minutieuse enquête n'ait rien fait découvrir.

(4) F. Voir Gietl, 1860, p. 2, et 1865.

(5) *Spec. Path. und therap.*, 2e édition, vol. II, p. 572. « Wahrscheinlich sind die

habilement exposé par W. Budd et plusieurs autorités de ce pays, explique quelques-unes des différences d'opinion qui existent sur la nature contagieuse de la fièvre typhoïde. En effet, s'il en est ainsi, la maladie doit cesser de se communiquer lorsqu'on a le soin d'enlever et de détruire les évacuations alvines. Mais quoique la fièvre typhoïde puisse être communiquée par les selles des malades, il ne s'ensuit pas que les malades laissent échapper de leurs intestins un virus spécifique comme celui de la petite vérole, ainsi qu'on l'a dit souvent. Toutes les preuves sont en faveur de l'opinion qui prétend que les *évacuations récentes* sont sans danger (voir page 97) et que le poison est développé pendant la putréfaction de ces évacuations ; et que ce qui a été démontré dans le choléra cliniquement et expérimentalement s'applique aux maladies analogues, à la fièvre typhoïde et la dyssenterie. Le poison développé dans les selles est, ou propagé par l'atmosphère, ou répandu dans l'eau potable, et de là dans l'organisme par les voies digestives. W. Taylor (1) et Ballard (2) ont prouvé que la fièvre typhoïde est quelquefois propagée au moyen de lait contaminé (3)

Hexhalationen des Krankes, seine Excremente, vielleicht die typhösen Aftergebilde un darme, die Träger des Contagiums. » Riecke, en 1850, réunit plusieurs exemples d'épidémies de fièvre typhoïde que l'on pouvait attribuer à l'eau potable corrompue par les égouts (Voir Riecke, 1850, p. 44).

(1) Taylor, 1858.

(2) Ballard, 1871.

(3) La propagation du contage typhoïde par le lait n'a été que trop souvent prouvée avec la dernière évidence. Plusieurs épidémies, dues à cette cause, ont été observées depuis celle que Taylor a décrite dans le journal d'Édimbourg (1858), et celle d'Islington, dont M. Ballard a découvert l'origine, et dont il a donné d'histoire. Je veux en rappeler une qui a fait une très-grande sensation en Angleterre et qui a, plus que toute autre, éveillé l'attention des médecins et de l'autorité administrative. Le 22 juillet 1873, le Dr Murchison mit au lit trois de ses enfants atteints des symptômes de la fièvre typhoïde. Il crut tout d'abord à une contagion venue de l'extérieur, sa maison étant pourvue d'une organisation sanitaire parfaite. Le 25, ses deux aînés et le plus jeune des enfants (*the Baby*) furent envoyés à la campagne dans le comté de Westmoreland ; mais, le 31, deux autres des enfants restés à la maison prirent la fièvre, puis un autre encore. On ne soupçonna pas immédiatement le lait, parce que les plus jeunes enfants qui, naturellement, en faisaient la plus grande consommation, ne furent pas les premiers atteints. Toutefois, en examinant de près, on reconnut que le lait, bien que provenant de la même compagnie, avait deux origines différentes : celui de la *nursery* ou chambre du baby arrivait dans des boîtes de fer-blanc cachetées et servait aussi au plus jeune enfant. Lors du départ du baby, on renonça au lait cacheté, et les deux enfants furent mis au régime du lait ordinaire. C'est six jours après qu'ils tombèrent malades, et que les soupçons du Dr Murchison à l'égard du lait furent éveillés. Il alla aux informations, et apprit le 4 août que la fièvre existait ce jour-là dans dix maisons qui recevaient le lait de la même compagnie, et le 16 août, il fut reconnu que soixante maisons étaient infectées, donnant un total de plus de 200 malades, répartis dans trois paroisses, et appartenant presque tous à la classe aisée. Il n'y avait en ce moment que trois cas de fièvre

et plusieurs faits semblables ont été rencontrés par d'autres observateurs (1).

2° *Distance à laquelle le poison peut être transmis.* — Piedvache et d'autres auteurs ont maintenu que le poison de la fièvre typhoïde cesse d'avoir de l'influence à une très-petite distance du malade, et qu'il est complétement nul lorsque l'atmosphère qui

typhoïde à l'Hôpital des fiévreux dont deux chez des sujets qui avaient bu le lait suspect. L'immense majorité des cas de fièvre typhoïde observés dans ces trois paroisses provenait de la même source, et quelques-uns avec des circonstances qui démontraient leur origine avec la plus saisissante évidence. Ainsi, une petite fille fut prise de la fièvre dans une maison de Manchester-Square, où on ne recevait pas le lait de la compagnie suspecte ; mais, une semaine auparavant, elle avait passé deux jours dans une famille qui s'approvisionnait à cette compagnie, et y avait bu chaque jour deux verres et demi de lait. Dans la famille où elle retourna, il n'y eut pas d'autre malade qu'elle ; celle où elle avait passé deux jours partit pour le Derbyshire, laissant un domestique à Londres. Dans la semaine suivante, à la campagne, le fils de la maison et quatre domestiques, et à la ville celui qui y avait été laissé furent atteints de la fièvre...

Le récit contient un grand nombre d'autres faits tous analogues à ceux-ci. Je ne veux pas abuser de la patience du lecteur en les reproduisant, et pourtant je me reprocherais cette réserve si elle devait nuire à la démonstration de la vérité que je crois si important de faire connaître. J'arrive à la source du mal : les différentes fermes où la compagnie suspecte recueillait le lait étaient au nombre de huit ; dans sept, les conditions hygiéniques étaient à peu près irréprochables ; dans la huitième, il fut avéré que les déjections de deux malades atteints de fièvre et de diarrhée avaient un accès facile à l'intérieur d'un puits où l'on prenait l'eau employée à laver les vases qui recevaient le lait ; il fallut pendant trois semaines, de la part du Dr Murchison, de M. Corfield, et encore d'autres médecins et savants, les recherches à la fois les plus prudentes et les plus patientes pour découvrir cette origine de l'épidémie, et on peut dire alors que le nombre des victimes disséminées déjà dans tout le pays échappait au calcul. Il va sans dire que la ferme incriminée suspendit les envois de lait (*Brit. Med. Journal*, 5 septembre 1873).

Faut-il croire que c'est seulement par le mélange du lait à l'eau ainsi contaminée que le contage peut être introduit dans le liquide alimentaire ? J'ai de grands doutes à cet égard. Dans le mémoire de M. Taylor où il est question d'une épidémie semblable à celle que je viens d'indiquer, il est dit que les investigations les plus minutieuses ne parvinrent pas à faire naître le moindre soupçon sur la pureté de l'eau. Il y avait, parmi les habitants de la ferme d'où provenait le lait, plusieurs personnes malades de la fièvre typhoïde ; c'était la même servante qui les soignait et qui trayait les vaches, et M. Taylor n'hésite pas à avancer que pendant cette opération les contages qui tenaient aux mains de la servante étaient entraînés dans le lait. Cette explication a trouvé faveur auprès des docteurs Robinson, de Leeds, et Russel, de Glasgow, qui racontent des épidémies développées dans les mêmes circonstances. Ces médecins sont disposés à voir dans le lait des conditions favorables à la conservation et à la multiplication du germe.

Rien ne serait plus intéressant et plus important qu'une étude entreprise en vue de vérifier cette dernière hypothèse, de rechercher, en un mot, si le lait fournit pour certains germes des moyens de culture analogues à ceux que M. Pasteur a trouvés dans l'urine pour la culture de la Bactéridie ; la première condition de l'expérience serait de trouver aussi un animal susceptible de contracter la fièvre typhoïde. (H. G. M.)

(1) *Lancet*, 1873, 1842, 492 ; et *Brit. Med. Journ.*, 1871, I, 291.

entoure le malade est constamment changée ; mais il est évident
que si le poison est contenu ou développé dans les déjections, il
peut opérer à n'importe quelle distance, par l'intermédiaire des
égouts, de l'eau potable ou du lait.

3º *Transmission par les vêtements et la literie.* — Bretonneau et Gendron croyaient que le poison de la fièvre typhoïde pouvait adhérer
aux vêtements et à la literie du malade, et que la maladie pouvait
être ainsi propagée. Gendron, qui était un contagionniste exclusif,
cite plusieurs cas dans lesquels il croyait que la maladie s'était
transmise par la literie après plusieurs années (1) ; mais, dans ces
cas, la cause était peut-être localisée dans l'eau ou l'égout de la
maison, et non dans la literie. D'un autre côté, puisque les déjections des malades atteints de la fièvre typhoïde peuvent se putré-
fier et devenir toxiques dans un égout ou dans de l'eau potable,
il n'y a pas de motif pour que des changements semblables ne
s'opèrent pas dans les excréments qui ont pu se répandre dans les
vêtements ou dans la literie, et pourquoi dans ce cas ces objets
ne deviendraient-ils pas aptes à propager la maladie ? Thin (2),
de la Harpe (3), et d'autres observateurs ont récemment réuni des
exemples de ce mode de propagation ; le fait suivant m'a été
communiqué par une excellente autorité :

En 1859, la femme d'un boucher résidant dans le petit village de
Warbstowe, situé entre Launceston et Camelford, dans les landes marécageuses de Cornish, alla de Cardiff dans le pays de Galles, pour voir
sa sœur qui était malade, et qui mourut bientôt de la fièvre typhoïde.
Elle rapporta la literie de sa sœur. Une quinzaine de jours après son retour à Warbstowe, une autre sœur s'occupa d'étendre à l'air ces objets.
Bientôt après elle tomba malade de la fièvre typhoïde qui se répandit autour d'elle en rayonnant comme d'un centre. La femme qui avait été à
Cardiff n'eut jamais la fièvre ; il n'y avait jamais eu aucun cas à Warbstowe avant son retour ; il n'y avait pas eu non plus auparavant de cas
dans le voisinage, et il n'y en eut pas davantage après.

4º *Période d'incubation.* — Peu de faits concluants se rapportant
à la période d'incubation de la fièvre typhoïde ont été mentionn-
nés ; cela par la difficulté qu'il y a souvent à décider le moment précis où la fièvre typhoïde fait son apparition, et par cette
circonstance que la maladie est rarement conctractée dans les hôpitaux, et qu'elle se répand rarement quand elle a été importée

(1) Gendron, 1831 ; Piedvache, 1850, p. 119.
(2) Thin, 1865.
(3) De la Harpe, 1867, p. 26.

dans une localité salubre (page 59). Une demande d'informations sur ce point adressée à des médecins étant à la tête d'hôpitaux de fiévreux n'a produit que des résultats négatifs. Dans ma pratique particulière, je n'ai rencontré que deux cas pouvant jeter quelque lumière sur le sujet, et encore tout ce qu'on pouvait dire était que la période d'incubation ne s'étendait pas au delà de 21 jours dans un cas, et de 14 dans l'autre. Voici les faits et les opinions qui ont été publiés sur le sujet. A Iéna, dans 19 cas : Lotholz a trouvé que la période d'incubation a été entre 18 et 28 jours (1). Seidel, dans 1 cas, trouva qu'elle était au moins de 12 jours (2). Zehnder, d'après des observations faites à Zurich, conclut que la période d'incubation est de 10 a 20 jours, mais que, lorsqu'il y a une forte prédisposition (3), elle peut ne pas excéder 24 ou 48 heures (4). S'appuyant sur 21 observations, de la Harpe croit qu'elle peut varier de 6 jours ou 11 semaines. Mais aucune de ces observations ne fixe la durée d'une manière précise (5). W. Budd conclut d'après un grand nombre de cas que cette période varie de 10 à 14 jours (6). Quand l'école de la Flèche fut licenciée, à cause d'une épidémie de fièvre typhoïde (voir p. 60), les 29 élèves qui tombèrent malades chez eux, furent atteints pendant la seconde semaine qui suivit leur arrivée.

D'après les observations de Buchanan, il paraîtrait que dans un grand nombre de cas, à Guildford, en 1867, la période latente fut de 11 jours (7). Knœvenagel a relaté 1 cas intéressant dans lequel elle a été exactement de 8 jours (8). Enfin, il est évident que la période de l'incubation peut être extrêmement courte. Griesinger rapporte 3 cas dans lesquels le mal a commencé le lendemain du jour où les individus s'étaient exposés à l'infection (9). Dans l'épidémie de Clapham (10), dont je reparlerai plus loin, 20 élèves sur 22 furent atteints dans les quatre jours qui suivirent l'exposition à l'infection (voir p. 69). Dans de pareils cas, la maladie éclate presque toujours brusquement par des vomissements et de la diarrhée, attaque à la fois plusieurs personnes ha-

(1) Lotholz, 1866.
(2) *Jenaische Zeitsch. f. Med.*, IV, 480.
(3) C'est ce qu'on observe aussi dans certains cas où il est probable que le virus typhoïde a été absorbé en quantité considérable (G. M.).
(4) Brochure, 1866.
(5) De la Harpe, 1867.
(6) Budd, 1856, p. 618.
(7) *Dixième Rapport. Med, Off. of Privy Council*, 1867. p. 40.
(8) Knœvenagel, 1869.
(9) Griesinger, 1864, p. 149.
(10) Voir *Brit. Med. Journ.*, 4 janvier 1862.

bitant la même maison; elle est souvent fatale, ce qui explique pourquoi beaucoup d'épidémies de fièvre typhoïde ont fait naître des suspicions d'empoisonnement. Nous rapporterons plusieurs cas où, comme dans l'épidémie qui a frappé, il y a quelques années, la famille royale de Portugal (1), les symptômes de la fièvre typhoïde ont tout d'abord été attribués à un empoisonnement criminel ou accidentel. D'après les preuves évidentes que nous avons réunies, il paraîtrait que : 1° la période d'incubation de la fièvre typhoïde est généralement de deux semaines environ ; 2° les exemples d'une plus longue incubation sont plus communs que dans le typhus ou la fièvre relapse ; 3° la durée de l'incubation peut être inférieure à deux semaines et ne pas excéder un ou deux jours. On a pensé que la période d'incubation peut être plus courte quand le poison est absorbé par l'estomac que lorsqu'il est inhalé ; mais dans le cas de Clapham, et dans d'autres cas d'incubation très-courte que l'on doit citer, le poison, selon toute apparence, avait été introduit dans l'économie par les voies respiratoires (2).

5° *Période à laquelle la maladie se communique le plus facilement.* — Il n'y a pas de données qui permettent de formuler une opinion précise sur ce point. Selon Gendron et quelques autres auteurs, la maladie est plus contagieuse dans la période avancée; mais cette conclusion est simplement fondée sur cette circonstance que le premier malade d'une maison s'est trouvé atteint deux ou trois semaines avant que les autres ne fussent attaqués. Il serait important de déterminer le moment où les selles sont le plus virulentes.

Il n'y a aucune preuve que la fièvre typhoïde puisse être communiquée par les cadavres. Putegnat était disposé à attribuer la fièvre typhoïde dont il fut atteint a une autopsie. Il est vrai qu'il fut atteint quelques jours après l'autopsie, mais il avait soigné le malade et sa mère pendant leur maladie (3). Féron cite le cas d'une femme qui alla à une distance de deux milles pour ensevelir le corps d'une petite fille qui était morte de la fièvre typhoïde, et qui fut elle-même atteinte immédiatement après ; mais cette circonstance peut également s'expliquer en supposant l'existence de quelque cause locale dans la maison où la petite fille était morte (4).

(1) Pour de plus amples détails sur les cas notés ici, voir Murchison, 1872.

(2) Il est évident que dans cette explosion de fièvre à Clapham, l'atmosphère a été soudainement contaminée par une masse considérable de virus (G. M.).

(3) Putegnat, 1838, p. 856.

(4) Féron, 1840, p. 105.

6° *Immunité après une première attaque.* — On croit généralement qu'une attaque de fièvre typhoïde préserve de nouvelles attaques (1). Cette opinion est fondée sur des observations d'une double nature. Premièrement, en questionnant les malades, on apprend que rarement ils ont eu une attaque antérieure ou que ces attaques antérieures de fièvre ont ordinairement été d'une nature différente; secondement, les faits remarquables qui ont été cités par Gendron et Piedvache semblent prouver que, lorsqu'une seconde épidémie a lieu dans la même maison ou dans la même localité, à un intervalle de plusieurs années, la fièvre attaque presque toutes les personnes qui avaient été épargnées jusque-là, et épargne celles qui avaient été atteintes lors de la première apparition de la maladie.

Cependant les cas très-authentiques de personnes contractant une seconde fois la fièvre typhoïde sont plus communs qu'on ne le croit généralement. Quelques-uns se sont passés sous mes yeux; les deux attaques avaient existé avant la puberté des malades; et j'ai vu d'autres cas plus nombreux encore, dans lesquels un malade qui avait eu une *fièvre rémittente infantile,* ne fut pas épargné dans l'adolescence par une attaque de fièvre typhoïde. Trousseau cite deux exemples d'une seconde attaque: l'un se rapporte à une femme qui fut atteinte à quatre années d'intervalle ; l'autre, à une jeune fille qui eut une grave attaque à l'âge de douze ans, et une seconde également grave, un an après (2). Piedvache mentionne le cas d'une petite fille qui eut une attaque en janvier 1841, à l'âge de dix ans, et qui en eut une autre en juillet 1849 (3). Trois exemples non équivoques d'une seconde attaque sont cités par Michel (4); trois par Bartlett, après un intervalle d'un an seulement; un par Paul, après un intervalle de trois ans (5), et quatre par W. Budd.

II. — ORIGINE INDÉPENDANTE DE LA CONTAGION.

En admettant que la fièvre typhoïde soit transmissible, dans certaines circonstances, il est, dans mon opinion, également vrai que beaucoup de cas ont une origine indépendante de toute

(1) Bretonneau, 1829, p. 58 ; Gendron, 1834 ; Chomel, 1834, p. 333 ; Louis, 1841, II, 370 ; Piedvache, 1850, p. 103 ; Jemer, 1849 (1), 38 ; W. Budd, 1859, p. 56 ; Bartlett, 1856, p. 106.
(2) *Clin. Med. Syd. Soc. Transl.,* III, 50.
(3) Piedvache, 1850, p. 103.
(4) Michel, 1859, p. 297.
(5) *L'Union médicale,* 1870, I, 587.

contagion. J'ai rarement pu trouver la trace de la [contagion dans les malades admis a l'Hôpital des fiévreux. Sur 1576 on a attribué la maladie à la contagion, 204 fois, soit 13,72 p. 100, mais seulement parce que d'autres cas avaient eu lieu dans la même maison (Voir p. 54). S'il est difficile dans les grandes villes d'exclure la possibilité de la contagion, il est souvent impossible aussi, en se reportant à l'histoire des épidémies circonscrites dans des districts ruraux, d'attribuer la première apparition de la maladie à la contagion. Il n'est pas rare de voir les habitants d'une maison de campagne isolée être atteints de la fièvre typhoïde, bien qu'aucun cas n'eût existé à beaucoup de milles à la ronde, et qu'il n'y ait aucune preuve de l'importation du poison. En fait, si nous exceptons Bretonneau, Gendron et notre contemporain W. Budd, il a été presque universellement reconnu par ceux qui ont acquis une grande expérience de la maladie, que la plupart des cas de fièvre typhoïde sont indépendants de la contagion. Gendron admettait lui-même que, après les plus minutieuses recherches, il était tout à fait incapable d'expliquer les premiers cas survenus dans certaines localités, et il ajoutait qu'il avait vu plusieurs cas isolés dont la cause lui était inconnue (1). Piedvache établit aussi qu'en France il est souvent impossible de découvrir la trace de la contagion dans les premiers cas d'une épidémie circonscrite, et cite beaucoup d'exemples où il paraît certain que les personnes attaquées n'avaient ni directement ni indirectement été exposées à la contagion. Voici ses conclusions sur ce point : « Je dirai même qu'il est très-probable, et je crois même certain, que des fièvres typhoïdes, dans quelques circonstances, se déclarent à la fois en nombre assez considérable pour constituer une épidémie indépendamment de la contagion (2). »

Le docteur Wood, d'Amérique, fait cette remarque : « Mais, contrairement à l'opinion que la fièvre est ordinairement contagieuse, il est un fait, c'est qu'elle se manifeste fréquemment par cas isolés, dans lesquels il n'y a pas eu de communication possible (3). » — « La transmissibilité, dit Jacquot, est la règle pour le typhus, l'exception pour la dothiénentérie (4). » Trousseau, quoique contagionniste décidé, admet que, dans beaucoup de circonstances, l'origine de la fièvre est spontanée (5). Enfin, Niemeyer, écrivant en

____

(1) Gendron, 1834, p. 13.
(2) Piedvache, 1850, p. 137.
(3) *Pract. of Med. de Wood*, 4ᵉ éd., I, p. 389.
(4) Jacquot, 1858, p. 306.
(5) Trousseau, 1861, p. 179.

1867, fit cette observation : «| Je dois nier que les récentes asser-
tions, tendant à établir que le typhus abdominal se transmet par
contagion seulement, aient été prouvées ou même aient été rendues probables par les faits allégués (1). »

Jusqu'à ces dernières années (2), personne n'avait essayé d'expliquer l'origine *de novo* de la fièvre typhoïde. Chomel disait : « Les
causes de la fièvre typhoïde sont enveloppées de la plus grande
obscurité » (3). Le docteur Stewart observait : « En ce qui concerne
la cause première de la fièvre typhoïde, tout est vague et incertain » (4). Piedvache parla de son étiologie comme « enveloppée
d'obscurité ; » et, en mars 1858, le docteur Tweedie disait dans
ses conférences professées au Collége royal des médecins, que ses
causes étaient « obscures et inconnues ».

L'air et l'eau potable corrompus par le contenu des égouts en
décomposition et d'autres parties de matières animales en putréfaction , ont été longtemps regardés comme des causes de fièvre (5) ; mais il n'avait pas été prouvé que la fièvre ainsi produite
différait des fièvres attaibuées à d'autres causes. Dans un travail
présenté en mars 1858 (6) à la Société royale de médecine et de chirurgie, je me suis efforcé de prouver que la fièvre, provenant de ces
causes, n'était autre chose que la fièvre typhoïde, et jamais le typhus ni la fièvre relapse.

J'ai également essayé de démontrer que ce mode d'origine expliquait pourquoi la fièvre typhoïde était endémique dans beaucoup d'endroits, mais souvent épidémique dans des localités circonscrites ; pourquoi elle s'attaque aux riches comme aux
pauvres ; pourquoi elle éclate dans des maisons de campagne
isolées aussi bien que dans les grandes villes, et pourquoi elle sévit
avec plus d'intensité en automne et dans les saisons chaudcs. Des
observations postérieures ont confirmé les opinions alors exprimées. Il n'est pas inutile de rapporter quelques-uns des faits les
plus importants ayant trait à cette question.

Au mois d'août 1829, en trois heures, 20 élèves sur 22, à l'école de Clapham, furent saisis de fièvre, de vomissements, de diarrhée, et d'une
excessive prostration. Un autre garçon, âgé de 3 ans, avait été pris de sym-

(1) *Text Book of Pract. Med. Amer. Transl,* II, 572.
(2) Voyez aussi l'introduction française.
(3) Chomel, 1834.
(4) Stewart, 1840, p. 295.
(5) Voy. Lassoire, 1749 ; Pringle, 1752 ; pp. 324-8 ; *Report of poor London Commissioners,* 1842.
(6) Murchison, 1858 (n° 1).

ptômes semblables deux jours auparavant, et était mort dans le coma en vingt-trois heures ; un autre enfant âgé de 5 ans mourut en vingt-cinq heures ; tous les autres furent sauvés. On soupçonna qu'ils avaient été empoisonnés, et on procéda à une enquête rigoureuse. La seule cause que l'on put découvrir fut que, derrière la maison, un égout qui avait été *bouché depuis de nombreuses années* avait été ouvert deux jours avant le premier cas de maladie, qu'il avait été nettoyé, et que son contenu avait été répandu dans un jardin adjacent à la cour de récréation des élèves. Des odeurs offensantes s'étaient échappées de l'égout, et les enfants avaient regardé les ouvriers le nettoyer. C'est à cela que les docteurs Latham, Chambers, Watson et autres, qui firent des recherches sur ce sujet, attribuèrent la cause de la maladie. Les lésions anatomiques dans les deux cas mortels furent décrites comme « appartenant aux fièvres ordinaires du pays. » Les plaques de Peyer et les glandes isolées des intestins étaient tuméfiées et avaient « l'apparence d'élevures condylomateuses, » et dans un cas, la membrane muqueuse qui les recouvrait était légèrement ulcérée. — Les glandes mésentériques étaient développées et congestionnées (1). On peut objecter que le cours de la maladie fut plus rapide qu'il ne l'est ordinairement dans le cours d'une fièvre typhoïde caractéristique, mais cette circonstance peut être expliquée par l'intensité du poison.

Nous allons citer des cas certains de fièvre typhoïde dans lesquels un délire violent se manifesta le premier ou le second jour ; et Trousseau rapporte un cas présentant des symptômes semblables à ceux rencontrés dans les cas de Clapham, et qui devint mortel en moins de quatre jours (2). J'ai moi-même rencontré plusieurs cas de fièvre typhoïde ressemblant en tous points à ceux observés à Clapham. On peut en citer un, attendu que mon opinion sur ce cas fut corroborée par le docteur A. P. Stewart.

En juin 1861, un cas semblable à ceux qui eurent lieu à Clapham, s'est présenté à mon observation. Une petite fille âgée de 9 ans fut prise de symptômes fébriles, de vomissements, de diarrhée, d'un mal de tête intense suivi d'un délire violent, et mourut quarante-sept heures après le début de sa maladie. Après la mort, on trouva dans les intestins les lésions caractéristiques de la fièvre typhoïde d'un degré peu avancé. Accompagné du docteur Stewart, je visitai les chambres, situées au-dessus d'une écurie, occupées par la famille de cette petite fille. Les lieux d'aisances étaient dans l'écurie et se déversaient dans un cloaque qui était près de la porte et qui s'était obstrué. Au-dessus du cloaque était un égouttoir ouvert qui recevait les liquides de l'écurie et par lequel les odeurs les plus offensantes s'étaient échappées depuis le commen-

---

(1) Voir *Bibliographie*, 1829 ; et Watson, *Pract. Phys.*, 3ᵉ édition, II, 759.

(2) Trousseau, 1861, p. 168. Boudet signale un cas qui entraîna la mort le sixième jour et dans lequel *des ulcérations profondes avec des escarres adhérentes* furent trouvées dans l'iléon (Boudet, 1846).

cement des chaleurs; odeurs telles que les chevaux avaient dû être plusieurs fois changés de place. La petite fille avait joué près de cet égouttoir avant de tomber malade. Le cloaque ne communiquait pas avec l'égout public, et aucun autre cas de fièvre n'eut lieu dans les écuries.

Un cas remarquable d'épidémie de fièvre circonscrite a été signalé par sir R. Christison, en 1846. Elle éclata dans une ferme isolée située dans le comté peu peuplé de Peebles, en Écosse. Chacun des 15 habitants furent atteints de fièvre, et 3 moururent. Beaucoup des domestiques qui travaillaient à la ferme pendant le jour furent atteints, mais ils ne communiquèrent pas la maladie à leurs familles qui ne venaient pas à la ferme. Il n'y avait aucune preuve que la maladie fût importée du dehors, et la seule explication à l'épidémie fut que « *les conduits et égouts furent trouvés bouchés et obstrués par une accumulation d'immondices provenant des lieux d'aisances et de la cour de la ferme,* » et produisant des odeurs infectes.

Quoique la fièvre typhoïde n'eût pas encore beaucoup attiré l'attention à cette époque en Écosse, sir R. Christison observa, en ce qui concerne cette épidémie, « que son peu de ressemblance avec les caractères habituels de l'épidémie de typhus frappait l'attention comme quelque chose de remarquable, » et que « les symptômes principaux étaient ceux d'un grand dérangement gastro-intestinal, » assez intense pour que l'on conçût des soupçons d'empoisonnement. En outre, la durée prolongée des cas, la lucidité d'esprit, et l'absence de grande prostration, d'oppression et de délire, ne laissent aucun doute que la maladie ne fût une fièvre typhoïde. L'absence de diarrhée et la sensibilité abdominale remarquées dans ces cas ne sont pas incompatibles avec la fièvre typhoïde (1).

Vers Pâques, en 1848, une formidable irruption de fièvre typhoïde éclata dans *Westminster School* et dans les cloîtres de l'abbaye. Pendant quelques jours, ce fut une panique dans le voisinage à cause de la *fièvre de Westminster.* Aucun cas de fièvre ne s'était manifesté depuis trois ans dans les cloîtres, et rien ne prouvait qu'elle eût été importée. Dans un peu plus de onze jours, elle atteignit trente-six personnes, toutes de la classe aisée de la société ; et dans trois cas elle devint mortelle. Peu de temps avant sa première apparition, il y avait eu deux ou trois journées excessivement chaudes, et on se plaignit dans les maisons en question d'une odeur si désagréable, qu'elle alla même jusqu'à donner des nausées. On découvrit que la maladie suivait très-exactement dans sa marche la ligne d'un égout particulier, sale et négligé, immense cloaque dans lequel des matières fécales avaient été accumulées depuis des années *sans aucune issue,* et dans lequel les contenus de quelques autres petites fosses avaient été déversés avant l'apparition de la fièvre. Ce cloaque, en se prolongeant, communiquait par des ouvertures

(1) Christison, 1846.

directes avec les égouts de toutes les maisons dans lesquelles la fièvre éclata, à l'exception d'une seule située à une petite distance, mais dont les jeunes habitants avaient l'habitude de jouer tous les jours dans une cour où se trouvaient des ouvertures communiquant avec le cloaque infecté. La commission sanitaire de la Métropole déclara que l'épidémie provenait du mauvais état des conduits et des égouts du district et spécialement de l'état insalubre de l'égout principal déjà décrit. Sir Thomas Watson exprima aussi sa conviction que la fièvre de Westminster était due aux émanations de cet égout, et dans la troisième édition de ses *Leçons*, il considère le cas comme une *preuve éclatante* de l'*influence funeste* de ces émanations ; mais il ne pensait pas du tout que les cas dont il s'agit appartinssent à la fièvre continue. Il ne vit cependant qu'un seul des cas, et il exprimait cette opinion avant d'avoir reconnu la fièvre typhoïde comme distincte du typhus. On consulta également les docteurs Todd, Fincham, Southwood Smith et M. Cann. Le docteur Todd, qui vit cinq ou six de ces cas, m'a affirmé qu'il s'agissait incontestablement de la fièvre typhoïde. Le docteur Fincham, qui vit aussi le cas rapporté par sir Thom. Watson, m'écrivit que tous les cas qu'il avait vus « *étaient certainement des exemples de fièvre typhoïde. Dans tous, les complications intestinales (diarrhée, etc.) étaient bien marquées. Je crois, dit-il, que les mêmes symptômes se sont rencontrés dans chacun des cas qui ont eu lieu.* » La même opinion a été exprimée par le docteur Southwood Smith, et M. Cann. Enfin, deux des cas furent admis à l'Hôpital des fiévreux, et furent diagnostiqués comme appartenant à la fièvre typhoïde : les symptômes correspondaient en effet exactement à ceux de la fièvre entérique, y compris les taches rosées lenticulaires (1).

Pendant l'année 1857, 6 policemen furent admis à l'Hôpital des fiévreux, venant de la station de police de Peckham. Ils avaient la fièvre typhoïde. 3 entrèrent en juin, 1 en juillet, 1 en août et 1 en septembre. Les trois premiers malades furent atteints simultanément dans la première semaine de juin. On s'informa, et il fut établi qu'il n'y avait rien de défectueux dans le système d'égouts du bâtiment, et que les lieux d'aisances se déversaient dans des égouts munis de bonnes trappes. Cependant les hommes affirmaient qu'ils avaient souvent été incommodés par des odeurs infectes dans la salle où ils se tenaient, et qu'ils s'étaient adressés à l'officier sanitaire du district, afin qu'il examinât soigneusement le bâtiment. Cet examen fit découvrir que les lieux d'aisances du rez-de-chaussée se déversaient non pas dans l'égout principal *avec lequel ils n'avaient aucune connexion*, mais dans un vieux puits, situé immédiatement au-dessous du passage adjacent à la chambre en question. Une accumulation de plus de dix pieds d'ordures s'était produite là depuis des années ; et l'ouverture du puits n'était couverte que par les dalles du passage. Le cloaque fut comblé, et la fièvre cessa.

(1) Voir la *Bibliographie*, 1848.

Il y a quelques années, une grave épidémie de fièvre typhoïde éclata dans l'école de garçons attachée à la maison de charité de *Colchester*. Les détails m'en ont été communiqués par M. Laver. « Sur 36 élèves environ, 28 furent atteints. Mais les premiers cas, et en même temps les plus graves, atteignirent les enfants qui occupaient dans la classe les bancs marqués *a* et *b* sur le plan ; et, parmi ceux-ci, le premier cas fut celui de l'élève occupant la place indiquée par le n° 1 ; les cas observés sur les élèves occupant le pupitre *c*, furent relativement bénins. Tous les écoliers couchaient dans des chambres semblables et étaient traités de la même manière à

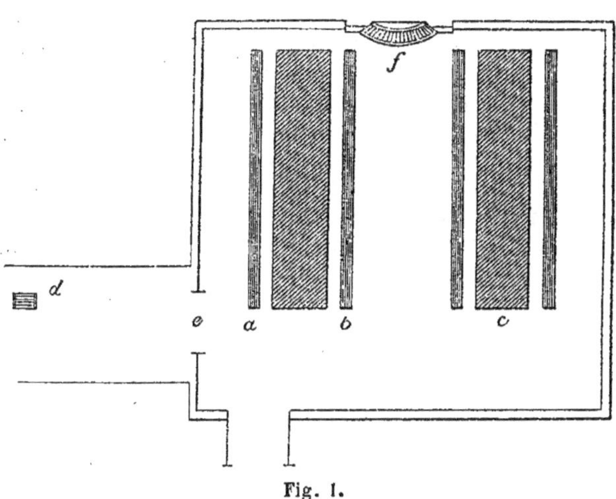

Fig. 1.

tous égards. » M. Laver fut persuadé que la fièvre était due aux émanations qui provenaient d'un égout non fermé, situé dans le passage marqué *d*. Il ajoute : « Vous verrez que les enfants, assis sur les bancs *a* et *b*, qui sont le plus gravement atteints, étaient assis sur le trajet d'un courant d'air qui avait lieu entre l'égout, la porte *e* et le feu *f* qui, à cette époque, était allumé tous les jours. » En effet, l'égout fut fermé, et la fièvre disparut promptement. Il n'y avait aucune méprise quant à la nature de la fièvre, qui *répondait bien à la description de la fièvre typhoïde faite par le docteur Jenner.* Toute possibilité d'importation parut devoir être exclue, quoique ce point fût soigneusement étudié. Aucun autre cas de fièvre ne fut remarqué dans le reste de la maison de charité ni avant ni après. Les élèves qui furent les premiers atteints étaient dans la maison depuis des années, et depuis longtemps n'avaient pas eu un seul jour de sortie. L'établissement était situé en dehors de la ville, et les égouts communiquaient seulement avec ceux de deux ou trois maisons de familles riches. Dans aucune d'elles il n'y eut de cas de fièvre.

En novembre 1862, je fus appelé pour un cas de fièvre typhoïde à

Chatham. La maison portait le n° 2 d'une terrasse nouvellement bâtie sur le sommet d'une montagne. Les personnes qui composaient la famille étaient les premiers habitants de la maison, et étaient au nombre de 12. Dans l'espace de quelques semaines, 9 furent atteints de fièvre typhoïde. Pendant le mois suivant, 3 cas éclatèrent aussi dans la maison contiguë portant le n° 1. Aucun membre de l'une ou de l'autre des familles ne s'était absenté depuis longtemps, même bien des mois avant l'épidémie, et il n'était arrivé aucun malade dans aucune des maisons. La première personne attaquée fut le maître de la maison portant le n° 2 qui depuis plusieurs semaines se plaignait d'une mauvaise odeur existant dans une armoire de son cabinet de toilette, pratiquée dans le mur mitoyen. On s'était plaint également au n° 1 qu'une mauvaise odeur s'y faisait sentir chaque fois que l'on se servait des cabinets du n° 2. Ces cabinets étaient construits contre le mur mitoyen, et les conduits étaient placés dans le mur qui n'avait que 9 pouces d'épaisseur. L'extrémité du siphon n'atteignait pas le tuyau d'écoulement (1). Il y avait entre les deux un intervalle de plusieurs pouces dans lequel on aurait pu mettre la main tout entière. Cet espace avait été enduit avec du ciment, mais il s'était fendu, de façon que le liquide s'était répandu goutte à goutte dans la partie environnante du mur mitoyen. On répara cet accident et il n'y eut pas de nouveau cas de fièvre.

Je dois les détails du cas suivant au docteur E. L. Dixon de Preston. En octobre et novembre 1862, trois domestiques furent pris de la fièvre typhoïde dans une maison particulière pendant l'absence de sa famille. La maison était séparée des autres, et située sur un des points les plus élevés des faubourgs de Preston. Il n'y avait à cette époque aucun autre cas de fièvre typhoïde dans le voisinage de cette maison, et depuis plusieurs mois les domestiques ne s'étaient pas absentés. Le maître de la maison était indigné que l'on pût soupçonner quelque vice dans les égouts; mais, en examinant, on découvrit que le conduit des cabinets d'aisances était cassé, et que les matières fécales s'étaient répandues sous la cuisine où elles s'étaient putréfiées en masse. Le puits qui fournissait l'eau potable en avait été infecté, et une couche de ces matières s'était formée au fond. Le conduit de l'égout était en si mauvais état que toute communication avec le conduit principal était *absolument obstruée*. L'égout fut réparé, et aucun autre cas de fièvre n'eut lieu dans la maison.

Le cas suivant est relaté par le docteur Thin. En 1862, une jeune dame tomba malade d'une grave attaque de fièvre typhoïde, six semaines après un changement d'habitation à Penicuik. On ne put découvrir aucune source d'infection. La maison était neuve, et tous les locataires précédents étaient connus du médecin. Personne n'avait eu la fièvre dans cette maison, et aucun autre cas de fièvre n'existait dans Penicuik ou

(1) On entend par tuyau à siphon un tube qui communique avec la cuvette des fosses d'aisances au moyen d'une courbure en forme de siphon. (*Trad.*)

près de là. Une chambre à coucher au rez-de-chaussée de la maison était séparée des lieux d'aisances par un mur de pierres, mais un défaut dans la construction de l'égout permettait une communication avec le plancher de la chambre à coucher. Il en résultait une odeur très-marquée dans la chambre, et toujours plus mauvaise dans les temps humides. Pour cette raison, le docteur Thin, qui avait été le premier locataire de cette maison, avait enlevé tous les meubles de la chambre en question et l'avait fermée ; mais son successeur avait négligé le conseil qui lui en avait été donné, et s'était servi de la chambre (1).

En juillet 1865, 19 personnes furent atteintes de fièvre typhoïde dans une maison isolée, située à 800 mètres environ du village de Ratho, en Écosse, et bien plus loin encore de toute autre habitation. Pas un seul cas de fièvre n'existait à cette époque ni dans le village, ni dans un rayon de deux ou trois milles, et pas une des personnes attaquées n'avait été ailleurs exposée à la contagion. Le puits qui fournissait toute l'eau potable de cette habitation était situé à moins de 4 mètres d'un cloaque dans lequel se déversaient trois cabinets d'aisances. Le cloaque était construit en gravois, jointoyé en ciment romain, mais ce ciment était en si mauvais état, qu'on pouvait facilement le détacher de la maçonnerie ; de sorte que le sol, tout autour, était à une grande distance imbibé de matières en décomposition qui avaient également corrompu l'eau, ainsi qu'il a été démontré par une analyse, bien que l'odeur et le goût fissent croire qu'elle était parfaitement pure. Les égouts situés sous la maison avaient aussi suinté dans la terre qui, à plusieurs pieds de profondeur, avait l'aspect de matières putrides (2).

Pendant l'automne de 1865, un médecin de Londres loua, à Charmouth, près de Lyme-Regis, une maison pour sa famille. Quelques semaines après leur arrivée à Charmouth, trois enfants prirent la fièvre typhoïde. Aucun cas de fièvre typhoïde n'avait été observé dans le village depuis sept ans, quoique quelques cas eurent lieu plus tard. Il n'y avait aucune communication d'égout entre la maison occupée par cette famille et aucune autre ; mais tout près du puits étaient des lieux d'aisances avec leur fosse. Par suite d'une sécheresse prolongée, le puits était devenu presque à sec, et la famille buvait de l'eau corrompue par les matières qui de la fosse voisine avaient filtré dans le sol (3).

En juin et juillet 1866, deux cas de fièvre typhoïde éclatèrent dans la

(1) Thin, 1865.
(2) Sheriff, 1865. En ce qui concerne ce cas, Parkes (*Pract. Hygiene*, 3ᵉ éd., p. 78) établit sur l'autorité d'un récit fait par le propriétaire de la maison que la fièvre fut importée par un groom qui arriva malade de Dundee. Mais le docteur Sheriff, qui a soigné le groom, m'informe que sa maladie n'était pas la fièvre, mais une *pure attaque de bronchite caractérisée, sans complication,* et que plusieurs des cas de fièvre avaient éclaté avant son arrivée.
(3) W. B. Kesteven, 1865.

prison militaire de Limerick. Le premier malade avait été en prison depuis le 15 mai jusqu'au 25 juin, et était tombé malade le lendemain de sa
mise en liberté. Le second fut pris le 6 juillet en prison, où il était depuis
le 13 juin. Il ne pouvait exister aucun doute sur la nature de la fièvre;
le premier malade mourut et on trouva dans ses intestins les lésions caractéristiques. La prison militaire est dans l'enceinte des casernes, mais
tout à fait séparée. On n'a pas su que des cas de fièvre eussent existé antérieurement ou dans la prison ou dans les casernes, et, malgré une enquête minutieuse, aucun cas ne put être découvert à cette époque à Limerick. La seule cause à laquelle on pût attribuer la fièvre fut celle-ci : il
s'échappait des émanations d'un égout qui emportait les eaux dans lesquelles on lavait le linge des prisonniers; on découvrit que cet égout
était bouché par de la boue sur une longueur de 26 pieds. Quelque temps
auparavant, la sécheresse et la chaleur avaient été exceptionnelles. L'é-
gout fut nettoyé et réparé après le second cas de fièvre, qui fut le dernier (1).

Balletheron est une ferme isolée au sud de Sidlaw-Hills, à 6 milles
nord-est de Dundee. En novembre 1864, trois cas de fièvre typhoïde
éclatèrent dans cette ferme dans des circonstances qui ne peuvent pas
être mieux décrites que par les paroles mêmes du docteur Maclagan. « Ici
donc, dans une ferme isolée, située dans une localité où la fièvre typhoïde
était jusqu'ici inconnue, nous avons un égout dont le cours et la direction sont détournés de façon que, au lieu de se vider dans un champ,
comme précédemment, il déverse son contenu dans une mare stagnante,
et moins, de trois semaines après, la fièvre typhoïde éclate. Les deux
événements peuvent-ils être regardés autrement que comme la cause et
l'effet? Pour moi il me paraît impossible de les regarder sous un autre
jour. Rien ne peut autoriser à admettre que la maladie ait été importée ;
tous les domestiques et habitants sont dans la ferme depuis plusieurs
mois au moins, personne n'est allé dans une localité où la fièvre existât,
et aucune des personnes venant du dehors ne paraît pas avoir pu amener
l'infection à un degré quelconque, même le plus léger. Non-seulement
l'existence d'un tel égout paraît, à première vue, devoir amener un semblable résultat, mais c'est encore la seule explication plausible que l'on
puisse donner à la présence de la fièvre. » De plus, les trois personnes
atteintes étaient les trois plus exposées aux émanations de l'égout (2).

En 1868, la fièvre typhoïde apparut à *Bishop's School*, à Jutog, située à
deux milles et demi ouest de Simla, dans l'Inde. Un des maîtres et,
sur les 67 élèves, 16 furent atteints. Toutes les recherches faites pour
découvrir la cause de la maladie échouèrent. L'eau provenait de sources
coulant dans un roc de pierre calcaire et était bonne. Peu de temps avant

(1) Hardie, 1867.
(2) T. J. Maclagan, 1867 (n° 2).

que la maladie éclatât, on avait creusé sur le penchant de la colline, à
80 pieds immédiatement au-dessus des bâtiments de l'école, une fosse
profonde dans laquelle on jetait les matières fécales des lieux d'aisances. La paroi postérieure de la fosse était en roc, mais le devant et les
côtés étaient constitués par de la terre; de sorte que les grandes pluies
qui tombaient dans la fosse entraînaient les matières à travers le sol
jusqu'à la salle de l'école qui se trouvait en bas. On enleva le contenu de
la fosse, et on ne vit plus de nouveaux cas de fièvre (1).

Vers le soir du 2 mai 1869, un soldat du 2e régiment d'infanterie de
Hesse, en garnison à Hambourg, tomba dans la fosse des latrines de la
caserne militaire et fut couvert d'ordures qui lui entrèrent dans le nez,
dans la bouche, dans les oreilles. Huit jours après cet événement, il se
sentit souffrant, perdit l'appétit, et le quatorzième jour la diarrhée se déclara. On nota avec soin le pouls et la température, qui prouvèrent que la
maladie était la fièvre typhoïde. Il n'y avait pas la moindre épidémie
à Hambourg en ce moment; aucun cas n'avait existé dans la caserne
depuis plus d'an an, et n'exista après. La cause de ce cas isolé doit être
sans aucun doute attribuée à l'infection produite par les excréments humains en décomposition (2).

Dans les trois derniers mois de 1869, 33 cas de fièvre typhoïde éclatèrent dans l'hôpital Donadson, bâtiment isolé sur un site élevé, dans les
faubourgs d'Édimbourg. On ne put découvrir aucune preuve de l'importation de la maladie. Le premier malade fut atteint le 25 octobre, et tous
les enfants étaient revenus des vacances depuis le 1er septembre. La
cause de la fièvre fut attribuée à certains lavabos situés au même étage
que les dortoirs, et dont on ne se servait pas depuis quelques mois à
cause du manque d'eau pendant l'été. Durant le jour, on ne remarquait
aucune mauvaise odeur dans ces lavabos; mais le matin, une puanteur
méphitique s'échappait des ouvertures des réservoirs et des bassins dans
lesquels les enfants se lavaient les pieds et qui communiquaient directement avec les égouts. L'eau qui aurait dû à la manière d'une trappe
empêcher la communication des bassins avec l'égout était complétement
tarie, et les égouts eux-mêmes n'étaient pas ventilés. Les enfants placés
le plus près de ces lavabos furent atteints par la maladie en bien plus
grand nombre, et bien plus tôt que les autres (3).

Pendant le mois de novembre 1871, trente-sept dames furent prises de
fièvre typhoïde dans un couvent situé aux environs de Londres. Je vis
plusieurs de ces malades. Je fus informé par le médecin que l'on *n'avait
aucun indice, aucune preuve quelconque que le mal eût été importé.* Personne

(1) H. Clark, 1868.
(2) Knœvenagel, 1869.
(3) Gillespie, 1870.

de malade n'était venu dans le couvent, et la première dame atteinte (1er novembre) n'avait pas quitté l'établissement depuis six semaines. Quelques années auparavant un grillage en fer avait été mis en travers de l'égout principal du couvent pour empêcher les rats de venir dans la maison. Il en résulta qu'une énorme quantité de matières s'accumulèrent graduellement du côté de la grille qui était le plus près de la maison. Quand l'égout fut ouvert, on en enleva soixante baquets pleins. En dernier lieu, les liquides ne pouvaient plus passer. Pendant l'automne de 1871, l'égout éclata ; le soubassement de la maison fut envahi, et les matières répandues à travers le sol environnant. Le puits qui fournissait l'eau à la maison était situé à moins de 4 ou 5 mètres de l'endroit où l'égout s'était rompu. Seize personnes furent enmenées chez elles pendant leur maladie, mais aucune d'elles ne propagea le mal.

Les cas suivants sont intéressants au point de vue du mode d'origine de la fièvre typhoïde, quoique dans aucun on ne puisse exclure la possibilité de l'introduction du poison dans les matières provenant des égouts.

Vers la fin de 1838, une épidémie de fièvre typhoïde désola la commune de Prades, dans le département de l'Ariége. Sur les 750 habitants, 310 furent attaqués, et 95 moururent. La cause de l'épidémie fut attribuée à une mare stagnante qui était le réceptacle de tous les animaux morts et de toutes les ordures de l'endroit. La maladie s'était déclarée à la suite d'un temps chaud et humide. Trois fois le fléau revint, et trois fois le vent venait du côté de la mare infectée (1).

Richmond-Terrace, à Clifton, est un bâtiment en forme de croissant composé de 34 maisons. En 1847, les habitants de 13 de ces maisons tiraient leur eau potable d'un puits situé à l'une des extrémités du croissant. Les autres maisons étaient approvisionnées d'eau par une autre source. A la fin de septembre, il devint évident, d'après le goût et l'odeur de l'eau tirée de la pompe, qu'elle était corrompue par des vidanges. Au commencement d'octobre, une fièvre intestinale éclata presque en même temps dans les 13 maisons où l'eau corrompue avait été bue ; mais rien de semblable ne se manifesta dans les autres maisons. Dans quelques-unes des 13 maisons infectées deux ou trois personnes furent atteintes, et un bien plus grand nombre dans quelques autres. Les maisons dans lesquelles la fièvre régna étaient très-séparées l'une de l'autre sur la terrasse, et il y avait peu ou point de rapports entre leurs habitants. L'eau du puits était donc le seul point de départ de la contagion (2).

Au printemps de 1857 un grand nombre d'étrangers vinrent résider au

(1) Bricheteau, 1841. Pour d'autres irruptions de fièvre typhoïde attribuées aux mêmes causes, voir *Mémoires de l'Acad. de méd.* ix, 41 ; xiv, 14 ; xv, 6.
(2) **W. Budd,** 1859, p. 432.

National-Hôtel, à Washington, pour assister à l'installation de M. Buchanan comme président des États-Unis. Un grand nombre de ces voyageurs et le président élu furent saisis presque en même temps de fièvre typhoïde. On fit courir des bruits d'empoisonnement; on supposa d'abord qu'ils avaient été empoisonnés avec de l'arsenic dans un but politique, puis ensuite par le cuivre provenant des ustensiles de cuisine. Une enquête rigoureuse s'ensuivit, et d'après le comité nommé à cet effet, et d'après les médecins qui tous tombèrent d'accord sur ce point, il fut reconnu que la maladie était due à des émanations d'égout. Dans une partie de la maison, il y avait une ouverture directe sur l'égout, et il était facile de s'apercevoir qu'un fort courant d'air fétide s'en échappait. La fièvre parut pour la première fois après trois jours très-chauds pendant l'un desquels il avait plu à torrents. La crue soudaine de la rivière du Potomac dans laquelle les eaux sales se déversaient avait sans doute ramené les exhalaisons fétides par la bouche de l'égout.(1).

Pendant l'automne de 1858, une épidémie de fièvre typhoïde éclata à Windsor, et elle fut l'objet d'études spéciales de la part des médecins du conseil privé. J'en ai communiqué le compte rendu à la Société épidémiologique. On calcula que, pendant les quatre derniers mois de l'année, 440 personnes ou environ un vingtième de la population furent attaquées. Trente-neuf moururent. L'opinion incontestée de tous ceux qui firent des recherches à cet égard fut que la fièvre était due aux émanations des égouts. La plupart des cas en général, mais particulièrement tous les cas mortels, sauf un, se trouvèrent circonscrits dans deux des trois quartiers de la ville, l'un situé au-dessus, l'autre au-dessous du niveau de la Tamise. Deux de ces quartiers avaient un système complet d'égouts, des lieux d'aisances dans l'intérieur des maisons, et des éviers avec des conduits dans les cuisines et les soubassements. Les égouts dans les deux districts étaient remplis en partie par un flot continuel d'eau chassée de la Tamise, et par des réservoirs artificiels. Mais par suite d'une longue sécheresse, la Tamise avait beaucoup baissé, et, par négligence, on avait laissé ces réservoirs se dessécher. Par conséquent les ordures s'étaient accumulées dans les égouts, et, à cause de leur ventilation très-imparfaite, les exhalaisons fétides se répandaient directement dans les maisons. Dans les deux quartiers mentionnés, les riches et les pauvres furent indistinctement attaqués par la fièvre ; mais les cas furent plus nombreux et plus graves dans le bas quartier où tous les égouts de la ville se réunissaient et où ils avaient la pente la moins rapide, c'est-à-dire au bas de *Sheet Street*, près des casernes. Les habitants de ces quartiers se plaignirent de sentir dans les maisons des odeurs infectes venant des égouts, et particulièrement dans les maisons où la fièvre fut constatée. Le quartier de la ville qui fut presque exempt de fièvre était le plus pauvre, et le choléra y avait sévi avec la plus grande intensité en 1849. Bien que les égouts de cette partie de la ville aient souffert du manque

(1) Voir la *Bibliographie*.

d'eau, les lieux d'aisances étaient en dehors des maisons et il n'existait aucune communication ni par les conduits d'évier, ni autrement, entre les égouts et l'intérieur des maisons. A peu d'exceptions près, on ne se plaignait pas de mauvaises odeurs dans ce quartier. Une femme cependant se plaignit amèrement d'une odeur infecte venant d'un égout situé en face de sa porte. La fille de cette femme mourut de la fièvre. Aucun cas de fièvre n'eut lieu au château de Windsor qui, ainsi qu'on peut le voir d'après le plan ci-joint, avait un égout particulier, n'ayant aucun rapport avec ceux de la ville; il était bien ventilé et était irrigé chaque matin par une source d'eau spécialement affectée à cet usage. Quelques-

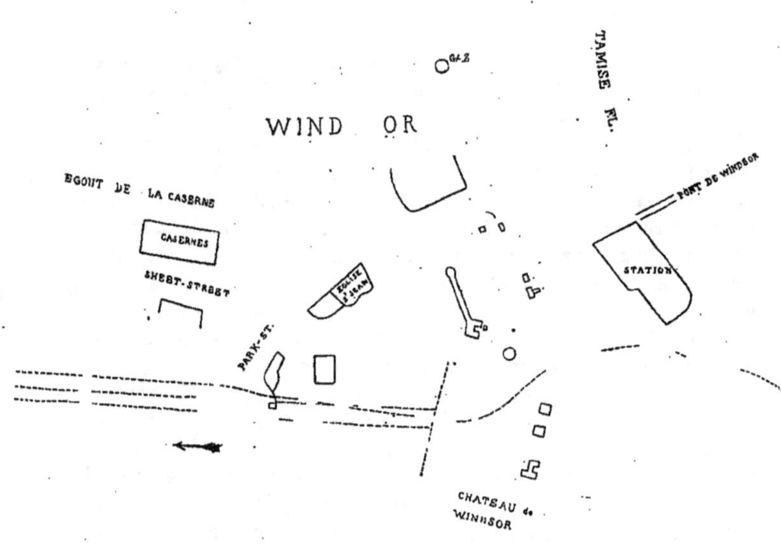

Fig. 2.

unes des maisons dépendantes des écuries royales et dont l'égout communiquait à l'égout particulier du château eurent le même privilége. Dans le reste des écuries séparées des autres par un simple chemin, mais communiquant à l'égout de la ville, il y eut trente cas de fièvre et trois décès. Cependant, tous les habitants des écuries s'approvisionnaient d'eau à la même source. Enfin, quelques cas de fièvre se sont aussi présentés dans le bâtiment collégial du château qui était également en communication avec l'égout de la ville.

Dans la dernière partie de l'année 1859, Bedford fut le siége d'une grave épidémie de fièvre typhoïde; du reste, en automne, la ville en souffrait habituellement. Après examen, on acquit la preuve que la fièvre ne suivait pas les ramifications des égouts et ne dépendait pas non plus de l'air qui échappait des fosses des maisons, mais qu'on devait l'attribuer à des matières fécales provenant des nombreuses fosses de la ville, et pénétrant dans les puits. On trouva que l'eau de ces puits contenait une grande quantité de matières animales en décomposition s'y étant évidemment introduites ainsi qu'il vient d'être dit (1).

A Guildford, une épidémie de fièvre typhoïde parut subitement pendant l'automne de 1867, et fut étudiée par le docteur Buchanan. Cinq cents personnes au moins furent atteintes. L'épidémie fut circonscrite d'une façon presque absolue, dans les parties hautes de la ville, attaquant pareillement les pauvres et les riches; mais elle épargna entièrement les parties basses de la ville dans lesquelles des cas isolés avaient été observés précédemment. La seule condition coïncidant généralement avec l'épidémie était le service général des eaux de la ville, et, informations prises, on découvrit que, onze jours avant le commencement de l'épidémie, de l'eau, corrompue par des immondices et amassée pendant seize jours, avait été distribuée par ce service, en une journée, aux 330 maisons dans lesquelles la fièvre éclata (2).

Des faits semblables à ceux qui précèdent pourraient être multipliés à l'infini, mais il est maintenant presque universellement admis en ce pays que la fièvre typhoïde est due à l'air ou à l'eau potable corrompue par le mélange de vidanges en putréfaction. La seule opposition importante faite à cette opinion, pendant les dernières années, est venue de l'école d'Édimbourg. Sir Robert Christison, dans son discours à la *Social science Association* en 1863, affirme avec sa grande autorité que des faits indiscutables s'opposent à son acceptation (3), quoique, quelques années auparavant, il enseignait à ses élèves qu'il y avait des preuves non équivoques que les fièvres continues avaient pour origine les éma-

(1) *Third. Rep. Med. Off. Privy Counc.*
(2) Teuth, *Rep. Med. Off. Privy Council*, p. 34. Pour d'autres exemples, voir Ward, 1838 ; l'épidémie de Croydon de 1852 ; *Bibliog.*, 1852 ; épidémie de Cowbridge de 1853, Campes, 1855 ; Routh, 1856, p. 763 ; Mauer, 1862 ; fièvre à Munich, *Bibliog.*, 1862 ; Palmer, 1865 ; *Reports of Med. Off. Privy Council, passim ;* et particulièrement épidémie de Buglawton, vol. IX, p. 213 ; Stewart, 1867, p. 14.
(3) Christison, 1863.

Murchison. 6

nations putrides des matières animales en décomposition (1). En 1846, il avait lui-même indiqué une épidémie de fièvre typhoïde, « différant de l'épidémie ordinaire du typhus d'Écosse par la présence de symptômes gastro-intestinaux, etc., » et due aux effluves d'immondices accumulées dans un égout obstrué (voir plus haut, p. 7). Le professeur Bennett nie également, dans les leçons qu'il a publiées, qu'il y ait aucun rapport entre les immondices en décomposition et l'apparition de la fièvre typhoïde (2). Ces autorités sont presque les seules qui aient combattu cette manière de voir. La plupart des médecins adoptent aujourd'hui l'opinion que j'ai soutenue en 1858 dans mon *Essai sur l'étiologie des fièvres continues*, et qui consiste à admettre comme origine de fièvre typhoïde « les émanations des matières organiques putréfiées, et les impuretés organiques mélangées à l'eau potable. » En consultant les remarquables rapports de l'officier médical du conseil privé, on verra que de l'expérience acquise pendant de nombreuses années, résulte cette notion générale sans cesse répétée, que la fièvre typhoïde dénote un « empoisonnement causé par les excréments. » Le président de la Société des ingénieurs a déclaré récemment qu'après avoir examiné plusieurs centaines de maisons dans lesquelles la fièvre typhoïde avait régné, il lui avait, chaque fois, été possible de rapporter la maladie à quelque défaut non remarqué jusque-là dans les égouts (3).

Mais il n'y a pas la même unanimité de vue en ce qui concerne la manière dont le poison s'introduit dans les immondices des égouts. Beaucoup adoptent l'opinion enseignée à Munich, pendant plus de trente années, par le professeur F. von Gietl (4), et qui veut que le poison, bien que contenu dans les immondices, dérive toujours des excréments d'un individu souffrant déjà de la maladie. D'après cette manière de voir, l'égout serait simplement le véhicule qui transporte et propage le poison, et, de fait, pourrait être considéré comme « *la continuation directe de l'intestin malade*. » D'autres croient que le poison peut prendre naissance dans les immondices, sans le concours des excréments typhoïdes. La solution de la question est incontestablement entourée de nombreuses difficultés. La première de ces opinions, qui a été habilement défendue dans ce

---

(1) *On poisons*, 1829, p. 476.

(2) *Pract. of Med.*, 4ᵉ édition, p. 942. Quelques-uns des arguments du docteur Bennett me paraissent être à côté de la question ; d'autres seront indiqués ci-après.

(3) Lettre dans le *Times*, 4 décembre 1871.

(4) Gietl, 1860 et 1865.

pays par le docteur W. Budd (1), offre les meilleures explications
des circonstances qui se produisent dans les cas où la fièvre est
propagée par les malades. Mais la plupart des faits, sinon tous,
sur lesquels il appuie son opinion, peuvent être également présentés en faveur de l'opinion contraire ; et, dans quelques-uns des
cas cités par cet auteur, le mode de propagation de la fièvre n'est
pas aussi clairement établi que l'on pourrait le désirer. De ce que
la maladie peut être quelquefois communiquée par les malades, il
ne s'ensuit pas nécessairement pour moi que, dans les cas où elle
provient du mauvais état des égouts, le poison émane nécessairement d'une personne infectée. La production indépendante du
poison dysentérique par la putréfaction des matières animales dans
de certaines conditions a été reconnue depuis des siècles ; et, selon
Parkes, « on ne peut conserver aucun doute sur ce point (2). » Cependant la contagiosité des excréments de la dysenterie (3) est
aussi démontrée, à mon avis, que celle des excréments de la fièvre
typhoïde. Si, parce qu'il peut être prouvé que la maladie est communiquée, dans quelques cas, par les malades, elle ne provient jamais d'une autre cause, la discussion sur ce sujet est terminée.
Mais cela ne paraît pas un argument scientifique qui puisse mettre
fin à la discussion. Dans les remarques qui suivent, je m'efforcerai
de présenter les faits aussi impartialement que possible; mes
lecteurs pourront juger de la valeur des arguments sur lesquels
reposent mes conclusions.

I. — Tout d'abord, il doit être admis que, dans les cas où la fièvre
typhoïde est due à l'empoisonnement fécal, par l'air ou par l'eau, il
est extrêmement difficile, pour ne pas dire impossible, d'exclure
la supposition que des déjections typhoïdes se trouvaient dans la
masse des excréments. Je reconnais toute la valeur de cet argument en apparence écrasant, à savoir qu'il est impossible de
prouver un fait négatif, mais je sais aussi avec quelle facilité on
peut en abuser. Il me semble que la seule méthode scientifique
que l'on doive suivre dans l'étude de cette question, est de procéder par élimination. Les deux facteurs supposés sont : les matières
d'égout en décomposition et les selles typhoïdes. En prenant des
cas dans lesquels il y a de bonnes raisons de croire que l'un ou
l'autre de ces facteurs doive être exclu, comment expliquerons-
nous l'apparition de la fièvre typhoïde ?

(1) Budd, 1856, 1859, 1861.
(2) On Hygiene, 1864, p. 440.
(3) Voir sur ce point l'attestation du docteur Maclean, art. *Dysenterie*, dans le
Système de Médecine de Reynolds, 1re éd., vol. I, p. 111.

a) En premier lieu, on observe constamment, alors que la décomposition des eaux d'égout ne saurait être mise en cause, des personnes qui ne sont pas atteintes de la fièvre typhoïde, après avoir été exposées aux dangers supposés des selles typhoïdes dans leur forme la plus concentrée. Le docteur Budd, d'accord en cela avec beaucoup d'auteurs (Voy. l'historique, p. 6), regarde la maladie intestinale comme une éruption spécifique semblable à celle de la variole ; et il soutient qu'une dose infinitésimale du poison dérivé de cette éruption suffit pour produire la maladie (1). Tout en admettant pleinement la difficulté de prouver la négative, il n'y a aucune évidence positive que les selles typhoïdes soient d'une nature aussi redoutable qu'on l'a dit. Des faits très-certains viennent à l'appui de l'opinion opposée. D'abord, on a déjà observé (p. 55) que les médecins et les gardes-malades présentent, pour la fièvre typhoïde, une remarquable immunité. On peut citer ensuite les faits observés à l'Hôpital des fiévreux, qui ont déjà été communiqués (p. 57), mais qui sont assez concluants pour être rappelés une seconde fois. Pendant neuf ans, on a soigné dans les mêmes salles 3,555 cas de fièvre typhoïde et 5,144 autres malades ne souffrant d'aucune fièvre spécifique. Pas un de ces derniers n'a contracté la fièvre typhoïde, bien que beaucoup d'entre eux se soient servis des mêmes *closets*, et se soient fréquemment assis sur les évacuations des malades atteints de la fièvre typhoïde, et que l'emploi des désinfectants ait été exceptionnel. En troisième lieu, nous trouvons les mêmes résultats dans la pratique privée. Pendant ces dix dernières années, j'ai été consulté dans plus de 40 cas où la fièvre typhoïde avait été contractée par des personnes en dehors de leur domicile ; quelques-uns de ces cas ont été observés à Londres ou dans ses faubourgs, d'autres dans la campagne. Je n'ai observé de cas nouveaux que deux fois, dans ces habitations ; et il n'existait même pas de preuve évidente qui pût démontrer que la maladie eût été communiquée par le cas importé (p. 58). Dans une épidémie de fièvre typhoïde qui éclata dans un couvent, et qui a été relatée page 479, sur les 37 malades, 16 furent emmenées chez elles pendant leur maladie ; et la fièvre ne se propagea pas dans une seule des 16 habitations. Enfin, quiconque a quelque expérience de la fièvre typhoïde a remarqué que beaucoup de cas *isolés* ont lieu dans des familles nombreuses, alors même que peu où point de précautions ont été prises

(1) Budd, 1859, p. 209.

pour éviter l'extension de la maladie. Après de semblables preuves, il me semble qu'on est nécessairement conduit à cette conclusion : que les excréments *frais* de la fièvre typhoïde ne possèdent pas les propriétés toxiques qu'on leur a prêtées ; et que, comme dans le choléra, le poison prend naissance dans les excréments, lorsqu'ils sont sortis de l'organisme et pendant leur décomposition. Il est, en outre, reconnu que les selles des typhiques sont particulièrement sujettes à la décomposition ou à la fermentation. Au lieu d'être acides, comme doivent l'être les excréments des individus sains, elles sont alcalines et contiennent aussi en abondance les produits ordinaires de la décomposition des matières animales sous forme d'ammoniaque et de phosphate ammoniaco-magnésien ; leur odeur donne pleinement l'idée de leur caractère putride. De semblables conditions sont fatales à l'existence d'un poison animal, tel que celui de la petite vérole. On prétend que la nature morbide déposée dans les intestins contient le poison spécifique par lequel la maladie est propagée, de la même manière que la pustule varioleuse contient le poison de la variole. Mais s'il en est ainsi, la matière toxique ne quitte jamais le corps sans se séparer de l'intestin à la manière d'une *escarre*, jusqu'à ce qu'elle *soit morte et putréfiée*, tandis que le contenu de la pustule de la variole ou de la vaccine ne produira plus la petite vérole ou la vaccine après s'être putréfié. Il est probable que les selles de la fièvre typhoïde sont plus sujettes que les matières ordinaires d'égouts à la fermentation spécifique qui produit le poison ; et c'est ce qui explique pourquoi la maladie est parfois propagée par les malades. Mais que cela soit, ou non, il me paraît bien plus facile d'admettre que le poison est *toujours le résultat de la décomposition*, que d'admettre qu'il provient d'une *éruption spécifique* comme celle de la variole.

b). La fièvre typhoïde se montre très-souvent dans des lieux où il y a des immondices en décomposition, et où il est impossible de démontrer la présence des déjections typhoïdes. Il est cependant difficile d'obtenir des preuves sur ce point en s'appuyant sur ce qu'on observe dans les grandes villes qui ont un système complet d'égout ; parce que, lorsque les fièvres proviennent des immondices, on peut dire que « les égouts ne sont que des véhicules qui transmettent les déjections typhoïdes, » ou qu'ils contiennent « *la quintescence d'une fièvre préexistante.* » Cependant, même dans les villes, on a des preuves évidentes que la fièvre typhoïde provient souvent d'un mauvais système d'égouts, même quand il paraît impossible de supposer que des selles typhoïdes aient été introduites dans l'égout. J'en ai rapporté plusieurs exemples. Dans l'épidémie de Peckham (voir p. 72), l'égout n'avait aucune communication avec les égouts publics; dans les épidémies de Westminster (p. 71), de Clapham (pp. 70, 78) et autres lieux, il fut démontré que la fièvre avait pour cause la décomposition des matières dans des égouts *obstrués*, et séparés ainsi du système général. Dans le cas de la maison de santé de Colchester (p. 73), il n'y avait pas moyen d'admettre la possibilité de l'importation. Si les égouts, dans leurs rapports avec la fièvre entérique, ne sont regardés que comme de simples véhicules servant à la transmission des déjections typhoïdes, on devrait s'attendre, dans une épidémie, à voir la fièvre sévir avec plus d'intensité dans les maisons qui communiquaient directement avec les égouts publics. Cependant le contraire est souvent observé. Si l'on consulte, par exemple, le rapport officiel du conseil privé sur une épidémie de fièvre typhoïde observée à Forest-Hill, en 1869, on y trouvera ceci : « L'intensité de la fièvre typhoïde a correspondu très-exactement avec la présence d'égouts défectueux. Dans les maisons qui correspondaient avec les égouts publics, la fièvre typhoïde a été à son minimum....; dans les maisons qui avaient des fosses, ou qui correspondaient avec des égouts ne faisant partie d'aucun système convenable de canalisation et qui ne sont par conséquent que des culs-de-sac péchant absolument par leur construction et leur forme, la fièvre a atteint son maximum. » En se reportant aux faits observés dans les campagnes, les preuves sont encore plus concluantes. Dans beaucoup de cas que j'ai eu l'occasion d'observer, notamment ceux des fermes de Peebles (p. 71) et de Balletheron (p. 76), la fièvre typhoïde a éclaté dans une maison isolée ou dans un petit groupe de maisons situées à plusieurs milles d'un point quelconque où la fièvre typhoïde ait jamais régné. Dans ces cas, tout mode d'importation ou de communication par les égouts ou autrement paraissait absolument impossible (1).

L'étude des épidémies de fièvre typhoïde qui ont éclaté dans des corps de troupes isolés conduit à la même conclusion. Dans un récent rapport officiel, le docteur J. L. Bryden, attaché à la Commission sanitaire du gouvernement de l'Inde, s'exprime

(1) Plusieurs exemples de cette nature, dans lesquels les circonstances furent le plus soigneusement étudiées, ont été communiqués à l'Epidemiological Society par le docteur Headlam Greenhow, le 7 avril 1862. Le docteur G. remarquait, en parlant de la fièvre typhoïde, « qu'il serait impossible de découvrir la preuve que son début fût dû à la contagion, quelque soin que l'on ait apporté à en rechercher la trace. »

ainsi : « J'ai démontré que l'origine spontanée de la fièvre typhoïde est un fait établi.... La question de savoir comment la fièvre typhoïde se répand, postérieurement après sa première apparition, n'a rien de commun avec l'origine spontanée de la maladie... La doctrine qui affirme que, sans l'introduction de déjections typhiques, sous une forme quelconque, dans l'économie, ces jeunes hommes n'auraient rien à redouter de la fièvre spécifique, ne me paraît pas, dans ce cas, s'adapter à tous les faits en question. Mon observation me porte à enseigner que, bien qu'il soit parfaitement vrai que la fièvre typhoïde est ainsi propagée dans beaucoup de cas, la lésion spécifique et la fièvre qui l'accompagne peuvent se développer sans qu'il existe un poison qui aurait été élaboré ailleurs ; et que l'étiologie de la fièvre typhoïde ne doit pas être renfermée dans les limites dans, lesquelles on a voulu la confiner dans ces dernières années (1). »

A ceci, on peut répondre que la variole se montre souvent dans des circonstances où il est impossible d'indiquer la trace de son importation. Mais il existe entre les deux maladies des différences notables. La particularité, dont il s'agit, est très-commune dans la fièvre typhoïde, mais très-rare dans la variole ; et, dans cette dernière, il est facile de démontrer l'extrême virulence du poison, tandis qu'en supposant que chaque épidémie de fièvre typhoïde soit due à la contagion, le poison, répandu par le malade, devrait être d'une virulence bien plus grande que celle dont on a démontré l'existence.

Les faits, observés et publiés par Budd pour appuyer son opinion, sont de deux espèces. Quelques-uns tendent à faire croire que la maladie est contagieuse ; d'autres, à démontrer le rapport intime qui existe entre son apparition et le mauvais état des égouts. J'accepte volontiers ces deux propositions, et je les ai toujours soutenues. Mais, de ce que, dans une série de faits, l'affection fut transmise par des malades, il ne me paraît pas possible de conclure qu'il en a été ainsi toutes les fois que la fièvre typhoïde était due à des égouts en mauvais état. Dans l'épidémie observée à North-Tawton, sur laquelle s'appuie Budd, bien qu'on ne puisse douter que la fièvre ait été communiquée, dans quelques cas, par les malades à des personnes saines, il n'est pas démontré que les selles des infectés fussent le médium de la contagion (2).

(1) Huitième *Ann. Rep. of San. Com. of Gov. of India*, pour 1871, p. 226.
(2) Budd, 1859, p. 695 ; 1859, p. 29. « Le docteur W. Budd insiste fortement sur ce point, que l'essence de la fièvre typhoïde est contenue dans les déjections abdominales des malades, mais nous ne pouvons trouver dans aucun des cas qu'il

D'un autre côté, le docteur Budd cite trois cas pour prouver que la fièvre typhoïde peut être causée par un « poison qui existe quelquefois dans les vidanges, » mais il dit ensuite que dans deux de ces cas les matières d'égout n'ont pu causer la fièvre typhoïde que si elles ont reçu un poison spécifique dans le genre de celui de la petite vérole et provenant d'un intestin malade (1). Dans ces trois cas, la fièvre était évidemment due à l'air ou à l'eau corrompus par ces effluves des vidanges ; mais il n'est pas prouvé que dans aucun d'eux la matière de l'égout ait été infectée par les excréments d'une personne souffrant de la fièvre typhoïde (2). La preuve nécessaire à la démonstration, à savoir l'introduction du poison, fait défaut. Dans une autre circonstance relatée par Budd, il est question de quatre cas de fièvre qui ont éclaté dans un magasin de détail à Bristol. Il a été établi que les trois derniers cas étaient dus aux évacuations du premier malade, lesquelles étaient jetées dans les lieux d'aisances communs. Mais il n'a pas été demontré que le poison eût été importé par le premier cas que l'on considère comme « fortuit », et si l'on suppose que ce premier cas était dû à quelque cause locale, cette cause suffit pour expliquer tous les autres (3). Dans d'autres cas, ceux de l'asile des orphelins à Ashley-Hill et de l'école du *Sud de l'Angleterre*, par exemple, où la fièvre parut au moment que les latrines étaient

cite une preuve matérielle de ce qu'il avance. » — Docteur J. Harley, art. *Fièvre typhoïde*, dans le *Système de médecine* de Reynolds, 1866, I, 623.

(1) « Peu de faits, dans l'historique de la maladie, présentent une certitude plus grande que le suivant : dans des circonstances bien fréquentes les excréments d'intestins humains que reçoit l'égout peuvent devenir la cause de la fièvre intestinale. La preuve sur laquelle repose cette assertion est si claire et si précise qu'elle ne permet pas d'élever le moindre doute, même de la part des plus grands sceptiques à cet égard. »

« Les épidémies qui ont eu lieu à Abbotsham Place et à Richmond Terrace montrent surabondamment que ces sortes d'excréments produisent cet effet, non par un mode d'action vague ou général comme le froid ou l'humidité qui dans certains cas peuvent donner des pleurésies, des bronchites ou des rhumatismes, mais en fournissant actuellement le poison spécifique qui est la cause physique de la fièvre, comme les miasmes de marais fournissent le poison qui donne la fièvre palustre ou, pour prendre un exemple plus concluant, comme dans l'ancienne pratique de l'inoculation, la lancette fournissait le poison spécifique qui donnait la petite vérole. » — The Lancet, 5 novembre, p. 458.

(2) W. Budd, 1859, pp. 432, 458 ; 1861, p. 558. Dans un des cas, il a été établi que *peu de jours* auparavant on *avait découvert* que l'eau d'un certain puits était corrompue par les matières d'égout ; il n'y eut qu'un seul cas de fièvre dans une maison adjacente. Mais il n'est pas prouvé que le malade eût contracté la maladie ailleurs que dans la maison en question, ou que la diarrhée eût commencé avant que les personnes de la maison voisine ne tombassent malades. Il me semble que le docteur Budd a omis de placer la pierre fondamentale de son argument.

(3) Budd, 1856, p. 618 ; 1859, p. 458.

en mauvais état, il est dit aussi que l'affection était due à ce
que les enfants se servaient des latrines communes dans lesquelles on avait jeté les déjections des premiers malades ; mais il ne
paraît pas que le premier de ces malades eût contracté la maladie
ailleurs que dans l'asile ou dans l'école (1). Même dans le récit de
l'épidémie de North-Tawton, bien que la date et la localité du
premier cas fussent mentionnés, il n'est pas établi que la maladie
eût été contractée ailleurs que dans le lieu même. L'argument
sur lequel s'appuie Budd, que des épidémies considérables de fièvre typhoïde ont été parfois précédées de deux ou trois cas isolés,
ne prouve rien, à mon avis, en faveur de la contagion, si ce n'est
que dans ces premiers cas la fièvre fut contractée loin de l'endroit
où se déclarait l'épidémie postérieure (2).

II. — On a coutume de soutenir que la corruption excrémenti-
tielle de l'air et de l'eau potable peuvent exister pendant des années sans causer la fièvre typhoïde qui paraît seulement dans la
localité après l'arrivée d'une personne infectée. La première partie
du fait est vraie, mais elle demande une autre explication que celle
qui est habituellement donnée. La présence d'excréments peut
n'être qu'un des facteurs nécessaires à la production du poison, et,
en l'absence des autres facteurs, il peut être inerte. Nous savons
d'une façon positive qu'une certaine température et peut-être
d'autres conditions atmosphériques conduisent au développement
de la fièvre typhoïde, et peuvent même être essentielles à la production du poison. Il est généralement admis que la diarrhée de
l'automne peut provenir de ce que l'on a bu de l'eau corrompue
par des matières d'égout ; mais la même eau corrompue peut être
bue impunément pendant longtemps, tant qu'elle n'a pas été sou-
mise à certaines conditions atmosphériques communes en automne. Il est très-vrai alors que le poison excrémentitiel peut exister pendant longtemps sans qu'il y ait de fièvre, mais il ne s'ensuit
pas que, quand la maladie vient enfin à éclater, elle ait toujours été
précédée de l'arrivée d'une personne infectée. Quelquefois le
poison peut avoir été importé, mais, dans la plupart des cas, on

(1) Budd, 1856 ; 1859.
(2) Un fait de cette sorte s'est produit à l'orphelinat ecclésiastique de Saint-
John's Wood en 1856. Le docteur Aitken, en notant le cas dans son travail si remarquable, *Science and Practise of Med.*, 2ᵉ éd., I, 408, s'exprime ainsi : « Le premier cas fut importé, et la maladie commença dix jours après son arrivée. » Mais
en se reportant au cas cité par le docteur Aitken (*Lancet*, 15 novembre 1856), on
trouvera : 1° que le premier malade a été pris *douze* jours après la rentrée de
l'école ; 2° qu'il n'est point dit que le premier cas eût été importé ; et 3° que l'auteur parle de quelque « cause locale » qui était en jeu.

ne peut en trouver la trace ; et, quand la maladie est importée, elle ne s'étend pas, à moins qu'il n'y ait en même temps des vices dans les égouts ou que l'eau ne soit corrompue. Dans quelques cas, une personne nouvellement arrivée est la première à souffrir, en vertu d'une loi bien connue (Voy. page 50) ; tandis que d'autres épidémies commencent par un grand nombre de personnes attaquées simultanément, sans aucun cas isolé qui précède.

Beaucoup d'exemples réunis dans le but de prouver l'argument dont il s'agit n'ont pas résisté à l'examen. Un exemple qui a beaucoup attiré l'attention suffira (1). En juin 1872, on dit que la fièvre typhoïde avait été importée dans le village de Nunney Somersetshire), par un homme qui arriva malade de Old-Ford, bourg situé à une distance de 5 milles. Depuis vingt-huit ans, il n'y avait eu que des cas isolés de fièvre typhoïde à Nunney ; quoique, pendant tout ce temps, les habitants eussent consommé en boisson de l'eau de ruisseau souillée par des vidanges, la maladie ne devint épidémique que lorsque l'on crut qu'un ferment spécifique était entré dans l'eau. Il est évident, cependant, qu'il doit y avoir eu des circonstances favorables au développement de la fièvre typhoïde en juin 1872, à Nunney, circonstances qui n'existaient pas lorsque des cas isolés s'étaient présentés en 1867, 1870 et en février 1872. Il convient d'ajouter qu'aucun autre cas de fièvre typhoïde ne fut observé à Old-Ford dans l'été de 1872, en dehors de celui de l'homme que l'on supposait avoir importé le mal à Nunney, que cet individu avait visité Nunney trois semaines et une semaine avant sa maladie, et que dans la première visite il avait assisté à une réunion de son club dans la maison où les cas les plus dangereux et les plus nombreux de fièvre typhoïde furent plus tard observés (2). Il s'ensuit donc que l'origine de l'épidémie admet une interprétation toute différente de celle qui se présentait d'abord, et que ce n'est pas, comme on l'avait cru, une preuve irrécusable de la nécessité que l'importation d'un ferment fécal spécifique soit nécessaire à la production de la fièvre typhoïde.

III. — Contrairement à l'opinion que le poison de la fièvre typhoïde peut être produit *de novo* dans les matières d'égout en décomposition, il a été avancé que les égouttiers et les vidangeurs sont particulièrement exempts de fièvre. Les faits qui doivent appuyer cette assertion ont été réunis par Parent du Châtelet (3), et par le

---

(1) *Rapport officiel du docteur Ballard ; Times et Gaz. méd.*, 1873, I, 18 ; *Lancet*, 1873, I, 107.

(2) *Rapport médical*, 19 mars 1873.

(3) Parent du Châtelet, 1829.

docteur Guy (1) ; mais, après un rigoureux examen, ils justifient à peine la conclusion qu'on en tire. Dans un appendice à l'Essai de du Châtelet sur les maladies des égouttiers de Paris, il est établi que, pendant six mois, sur les 32 hommes qui ont servi d'étude pour cet essai, 4 ont été à l'hôpital pendant deux ou trois semaines avec une *fièvre bilieuse* ou une *fièvre bilieuse et cérébrale*. Quoique ces cas ne soient pas indiqués dans le corps de l'ouvrage, et qu'ils n'aient généralement appelé qu'une légère attention, il est impossible de les regarder autrement que comme des exemples de fièvre typhoïde. D'un autre côté, le résultat obtenu par le docteur Guy est simplement le suivant : sur 101 ouvriers et briquetiers, 32 avaient souffert de la fièvre ; et sur 96 vidangeurs, boueurs et balayeurs, 8 seulement en avaient souffert. Les observations du docteur Guy, il est vrai, étaient faites sans avoir aucun égard à la forme de la fièvre dans l'un ou l'autre cas, et en vérité à une époque où les distinctions entre les différentes espèces de fièvres continues étaient peu connues ; il me paraît donc évident que le grand nombre des cas de fièvre, observés parmi les journaliers et briquetiers, appartenait au typhus ; ceci est d'autant plus probable que cet excès de fièvre était attribué à leur qualité d'Irlandais et à leur habitude de vivre à l'état d'agglomération. Le docteur Guy établit distinctement que quelques cas de fièvre étaient produits par les effluves des égouts et des cloaques. De plus, les boueurs et les balayeurs ne sont pas particulièrement exposés à ces effluves. Selon l'expérience du docteur Peacock, la fièvre typhoïde n'est pas rare parmi les égouttiers (2) ; et j'ai vu plusieurs cas dans lesquels les ouvriers travaillant dans les égouts *obstrués* avaient contracté la maladie (Voy. aussi page 50). La maladie serait peut-être plus fréquente dans cette classe d'ouvriers, si la plupart d'entre eux n'avaient pas dépassé l'âge auquel on est le plus sujet à la fièvre typhoïde, ou n'en avaient pas eu des attaques antérieures, et surtout si une longue exposition à la cause excitante ne diminuait pas les chances d'infection. Quelle que soit la cause de la fièvre typhoïde, il est généralement admis que le corps se fortifie contre son action lorsqu'on est constamment en présence des causes qui pourraient la produire (Voy. page 50).

Dans l'épidémie de Clapham, déjà citée, bien que 20 élèves sur 22 souffrissent par suite de l'ouverture de l'égout, aucun des ouvriers qui sont descendus dans ce même égout n'a été atteint. De là, d'après la supposition que les émanations des égouts peuvent

(1) Guy, 1848.
(2) Peacock.

produire la fièvre typhoïde, il n'est pas surprenant, comme cela semblerait à première vue, que des personnes qui y sont habituées souffrent moins que celles qui n'y sont exposées qu'accidentellement. Il semble cependant qu'on ait oublié dans la discussion que, en supposant que les selles d'un malade atteint de fièvre typhoïde suffisent pour la donner à des milliers de personnes, et qu'un égout ne soit que « *le prolongement de l'intestin malade* », l'immunité relative des égouttiers est également extraordinaire. Il est encore plus extraordinaire de remarquer que les ouvriers qui contractent le plus la fièvre typhoïde sont ceux qui sont employés dans les égouts *obstrués* par les matières en fermentation, et que l'on doit naturellement supposer que, dans ces cas, la continuité avec *l'intestin malade* a été interrompue.

IV. — En supposant que le poison de la fièvre typhoïde puisse être développé par des matières animales en décomposition, il serait naturel de penser que certaines conditions sont nécessaires à sa production. En premier lieu, le poison n'est pas contenu dans les exhalaisons de toutes les matières animales en décomposition, telles que les cadavres pendant les exhumations ou dans une salle de dissection, la viande putréfiée (1), les vieux os, le sang employé dans les raffineries de sucre (2), les matières de l'équarrissage de Montfaucon (3), ou enfin un amas quelconque de décombres ou de fumier. Secondement, quoique les mauvaises odeurs dénotent souvent la présence du poison typhoïde, ce dernier n'existe pas partout où il y a de mauvaises odeurs, et il est probable que, comme le miasme de la fièvre, il n'est pas appréciable par les sens. Ce n'est donc pas un argument contre l'étiologie de la fièvre typhoïde, telle qu'elle est aujourd'hui soutenue, que de dire qu'elle n'est pas plus produite par le parfum des fleurs que par les odeurs intolérables des marais de mangliers d'Afrique (4). En troisième lieu, il est probablement nécessaire à la production du poison que la matière fermentée soit dans un espace restreint, comme un égout ou un puits, et dans un état stagnant. Le grand air, ou un état constant de dilution dans une eau courante, non-seulement rendent le poison inactif, mais encore s'opposent à sa formation. Il n'est donc

(1) La gastro-entérite, mais non la fièvre typhoïde, naît de l'absorption de viandes corrompues, de poisson, de fromage, de charcuterie à un certain degré de décomposition. Griesinger, cependant, paraît penser que la nourriture animale en décomposition peut déterminer la fièvre typhoïde (Griesinger, 1864, p. 157).

(2) Chrisholm, 1810; Baucroft, 1811, p. 634; R. Williams, 1836.

(3) Du Châtelet, 1832.

(4) Des arguments semblables ont été invoqués par le professeur Bennett (*Pract. of Med.*, 4e éd., p. 942).

pas étonnant que la fièvre typhoïde ne fût pas fréquente dans les enclos réservés aux immondices d'Édimbourg avant l'introduction des égouts ; qu'elle ne soit pas endémique autour des prairies de Craigentinny qui servent de déversoir aux égouts d'Édimbourg, et qu'aucune épidémie considérable n'ait été observée à Londres en 1858, alors qu'une accumulation inaccoutumée d'immondices dans la Tamise avait donné à cette rivière un caractère en apparence très malfaisant (1). Les nombreux auteurs qui ont fait appel à ce fait récemment mentionné pour prouver que les matières d'égout en décomposition ne peuvent pas produire la fièvre typhoïde paraissent avoir oublié que cet argument est une arme à deux tranchants. La Tamise reçoit annuellement les excréments de milliers de personnes ayant la fièvre typhoïde ; ceux d'un seul malade suffisent, dit-on, pour donner la maladie à une communauté entière ; cependant nous ne voyons pas que la fièvre typhoïde sévisse constamment sur ses bords. Quatrièmement, dans la plupart des cas dans lesquels la fièvre typhoïde a été indiquée comme étant due aux effluves fécaux répandus dans l'atmosphère, ces effluves s'étaient introduits dans l'intérieur des maisons. La mauvaise odeur des lieux d'aisances situés en dehors d'une maison n'est pas aussi dangereuse que des lieux d'aisances mal établis, situés dans l'intérieur de l'habitation (Voy. p. 36). Enfin, certaines conditions de l'atmosphère sont probablement nécessaires à la production du poison, comme un certain degré de chaleur, un manque d'ozone, etc.

V.—On a prétendu que beaucoup de cas de fièvre sont indépendants des impuretés organiques ; mais cette objection provient principalement de ce que l'on a regardé longtemps comme une seule maladie toutes les formes de fièvres continues. Il y a trente ans, une discussion mémorable eut lieu entre Alison, d'Édimbourg (2), et les commissaires de la *Loi des pauvres de Londres* (3). Les observateurs de Londres démontraient que la fièvre provient souvent d'émanations putrides et est indépendante de la misère ; tandis que Alison prouvait jusqu'à l'évidence que la misère était la cause principale de sa propagation, et que les émanations putrides n'y étaient pour rien.

(1) L'argument si souvent répété qu'en 1858, l'importance de la *fièvre* à Londres a été beaucoup au-dessous de la moyenne demande un mot d'explication. Le fait était dû à l'absence presque totale de *typhus*, qui dans les deux années précédentes avait été si considérable. Il n'y avait pas du tout de *fièvre typhoïde*, ainsi que je l'ai certifié d'après de nombreuses enquêtes faites à cette époque, et comme le prouvent les registres du *Fever Hospital* (voir p. 442 du livre).

(2) Alison, 1840 (n° 2) ; aussi Perry, 1844, p. 84.

(3) Arnott, 1840 ; *Report of Poor Law Com.*, Bib. 1842.

Tous les deux avaient raison, mais ils observaient des maladies différentes. En même temps, il faut bien admettre que nous ne réussirions pas à prouver que tous les cas de fièvre typhoïde sont dus aux matières organiques. Mais, si la maladie peut être imputée à ces causes-là dans quelques cas non douteux, il est raisonnable de croire que les causes sont semblables dans tous les cas où elle a une origine indépendante. Ainsi que je l'ai déjà dit, le poison typhique peut, semblable aux miasmes qui produisent la fièvre intermittente, être inappréciable par les sens ou par les recherches chimiques. Pendant les quinze dernières années, j'ai néanmoins rencontré peu d'exemples de fièvre typhoïde que l'on n'ait pas dû rappeler au mauvais état d'un égout, dont les habitants de la localité infectée ignoraient même souvent l'existence.

VI. — Dans les discussions qui se sont élevées sur l'origine de la fièvre typhoïde, on a souvent invoqué le succès des mesures prises contre la maladie, comme un argument contraire à la « *théorie pythogénique.* » Il a été soutenu que la maladie peut être radicalement détruite par la connaissance de ce fait que si la fièvre typhoïde provient du mauvais état des égouts, la maladie est due aux germes provenant d'un intestin malade, et que ces germes peuvent être alors détruits à l'aide d'agents chimiques, tels que le chlorure de zinc et l'acide phénique. Mais le succès de ces mesures prouve autant en faveur de la théorie pythogénique qu'en faveur de celle qui lui est opposée. En prophylaxie, les partisans de la théorie pythogénique ne diffèrent de ceux de la seconde qu'en ceci : ils ne trouvent pas qu'il suffise de détruire les germes provenant des excréments des malades, et ils insistent sur la nécessité d'empêcher que l'air des maisons ou que l'eau potable ne soient corrompus par des matières d'égout.

VII. — En ce qui concerne cette discussion, il n'est pas indifférent d'observer qu'il y a, sur plusieurs points, une analogie entre la fièvre typhoïde et des maladies reconnues d'origine paludéenne :

a. Le développement de ces deux maladies varie avec la saison, la température, etc. ;

b. Une récente résidence prédispose aux deux ;

c. Les deux ne se développent que sous l'influence de certaines infractions aux lois sanitaires ;

d. La qualité du poison varie avec la localité.

On peut prouver que les variétés de petite vérole et de scarlatine ne sont pas dues à la quantité ou à la qualité du poison, mais aux différentes constitutions des individus. D'un autre côté, les variétés de fièvres rémittentes ou paludéennes sont dues en grande partie à la dose du poison ou à la localité dans laquelle il a été produit, et la même remarque s'applique à la fièvre typhoïde.

TABLEAU VI (1).

MOIS.	DIARRHÉES.		FIÈVRES.		
	CAS de diarrhées enregistrés au General Board of health.	CAS mortels par la diarrhée relevés par le Registrar General.	TOTAL DES CAS de fièvres continues reportés au General Board of health.	CAS de fièvre typhoïde admis seulement au London Fever Hospital.	CAS de typhus admis au London Fever Hospital.
Mai.............	633	47	518	1	42
Juin.............	1,770	114	704	9	18
Juillet...........	13,506 *	609 *	874 *	19	35
Août...........	19,557	915	839	26	16
Septembre........	8,432	519	891	34	14
Octobre..........	2,846 *	232 *	1,179 *	38	10
Novembre........	1,118	85	919	33	1
Décembre........	767	73 *	664	29	2
Totaux......	43,629	2,594	6,618	189	138

J'ai été souvent frappé de la similitude des symptômes de tous les cas de fièvre typhoïde éclatant dans la même maison. Ainsi, j'ai vu dans une même maison tous les cas être très-bénins; dans une autre, ils étaient tous très-graves. Une grande diarrhée et des vomissements dans une maison: pas de diarrhée et pas de vomissements dans une autre. Ici, de graves symptômes cérébraux; là, aucun symptôme cérébral. Une fois, dans une même famille j'ai vu trois rechutes, et, dans deux autres circonstances, j'ai vu, dans la même famille, deux cas de perforation intestinale.

Il est également intéressant de noter que l'augmentation ordinaire de fièvre typhoïde qui se produit à l'automne, ou que les épidémies circonscrites sont généralement précédées d'un grand nombre de diarrhées, la diarrhée atteignant son plus haut degré longtemps avant la fièvre, et ayant décliné beaucoup au moment où

(1) Les nombres marqués d'un astérisque dans les trois premières colonnes représentent les cas qui ont eu lieu dans l'espace de cinq semaines, les autres de quatre seulement. Ce tableau provient des notes relevées dans les rapports *hebdomadaires*. Les deux dernières colonnes indiquent le nombre de cas admis du premier jour du mois au premier du mois suivant. — La troisième colonne, cela va sans dire, contient les cas de typhus. Mais la cinquième montre que cette fièvre déclinait grandement sur la période de son plus grand développement, indiquée dans la troisième et la quatrième colonne. La quatrième colonne *ne contient que* les cas de fièvre typhoïde.

la fièvre est arrivée à son maximum. Cette observation a été faite dans beaucoup d'épidémies de fièvre typhoïde et est démontrée par les faits observés à Londres en 1857, et indiqués dans le tableau VI.

VIII. — Enfin, des expériences faites sur les animaux inférieurs ne permettent d'arriver à aucune conclusion quant à l'étiologie de la fièvre typhoïde.

Il y a bien des années, Gaspard, Magendie (1), Leuret et Hammond (2) ont démontré qu'en injectant des substances putrides dans les veines d'animaux, on pourrait obtenir des symptômes semblables à ceux de la fièvre typhoïde, et que, après la mort, les intestins étaient très-congestionnés. Les mêmes résultats ont été obtenus par d'Arcet (3), en injectant du pus dans les veines. Magendie a fait aussi des expériences sur les effets produits par l'inhalation de gaz provenant de matières animales putréfiées. Au fond d'un tonneau, il a introduit des substances putrides, et dans la partie supérieure il a placé un animal, soutenu sur un second fond grillé, de façon à ce qu'il fût librement exposé aux émanations venant de la partie profonde. Sur un chien, qui mourut le dixième jour, les intestins ont été trouvés très-enflammés. Si aucun de ces savants n'a réussi à produire les lésions spécifiques de la fièvre typhoïde, c'est que les substances putrides qu'ils ont employées différaient de celles qui, probablement, produisent le poison de cette maladie, et qui paraît résulter principalement de la fermentation des matières fécales. En 1858, le docteur Barker, de Bedford, publia les résultats de quelques expériences intéressantes qui consistaient à faire respirer à des animaux les effluves venant de cloaques (4). Les animaux furent placés dans une chambre fermée, à travers laquelle on entretenait coustamment un courant d'air venant d'un égout. Chez la plupart des animaux, la diarrhée et les vomissements se produisirent, et dans l'un d'eux, pour lequel on prolongea l'expérience, les symptômes avaient quelque rapport avec ceux de la fièvre typhoïde ; mais, en aucun cas, il n'est fait mention de lésions *post mortem*.

Le docteur Richardson, cependant, affirme qu'il a réussi à produire « des plaques d'ulcérations sur le conduit alimentaire » d'un chien, en lui faisant respirer du sulphide d'ammoniaque, un des gaz exhalés par les égouts (5). D'autre part, il y a quelques années,

(1) Magendie, 1823.
(2) Leuret et Hammond, 1827.
(3) D'Arcet, 1842.
(4) Barker, 1858.
(5) Richardson, 1858, p. 345.

j'ai nourri un porc pendant six semaines avec les excréments frais de malades souffrant de la fièvre typhoïde. On les mélangeait avec de la farine d'orge, et on en donnait deux ou trois fois par jour. L'animal ne parut pas souffrir le moins du monde, mais au contraire devint très-gros, et, quand on le tua, les intestins étaient parfaitement sains (1). Mais cela ne prouve pas qu'aucun animal inférieur ne soit accessible à la fièvre typhoïde (2). La conviction que la « pesto des bestiaux (catle plague) » est pathologiquement analogue à la fièvre typhoïde de l'homme, est tout à fait dénuée do fondement ; cela a été prouvé (3). On peut en dire autant de la maladie appelée « fièvre intestinale ou typhoïde des cochons (4). » Avant de conclure, il sera peut-être agréable au lecteur, comme cela l'est certainement à l'auteur, d'ajouter que l'opinion qui a été soutenue depuis quinze ans, à savoir qu'il est possible que la fièvre typhoïde ait une origine indépendante, a été partagée par des autorités telles que Griesinger (5), Niemeyer (6), Liebermeister (7), Hudson (8) et Stewart (9). « Sur aucun sujet de médecine pratique, » dit Hudson, « on ne trouve une plus grande quantité de preuves que sur le pouvoir qu'ont les émanations fécales d'engendrer la fièvre typhoïde. »

L'étiologie de la fièvre typhoïde peut se résumer ainsi :

1° La fièvre typhoïde est ou une maladie endémique, ou une affection se manifestant par épidémies circonscrites.

2° Elle sévit avec plus d'intensité en automne ou après des temps chauds.

3° Elle est indépendante de l'agglomération, et attaque indistinctement le riche et le pauvre.

4° Elle peut naître indépendamment d'un cas antérieur par la fermentation des matières fécales, et peut-être par la fermentation d'autres formes de matières organiques.

5° Elle peut être communiquée par les malades aux personnes saines. Dans ce cas, le poison ne s'échappe pas du corps sous une

---

(1) Pour les détails de l'expérience, voir Murchison, 1858.

(2) Falke a publié les détails d'une épidémie observée parmi des chevaux ; on a cru que c'était la fièvre typhoïde, et qu'elle était due à des déjections typhoïdes humaines. Schmidt's *Jarhb.*, 1865, vol. CXXVII.

(3) Voir mon rapport dans le Livre bleu des commissaires de la peste des bestiaux, et aussi *Path. Trans.*, vol. XVII, p. 441.

(4) Voir ma description de cette maladie dans la *Path. Trans.*, vol. XVIII, p. 295.

(5) Griesinger, 1864, p. 156.

(6) *Text book of Pract. Med.* Traduction américaine, II, 573.

(7) *Deutsch Arch.*, 1869, VII, 156.

(8) Hudson, 1867, p. 39, 317-325.

(9) Stewart, 1867, p. 14.

forme virulente comme dans la petite vérole, mais il est développé par la décomposition des excréments après leur expulsion.

6° Conséquemment, une épidémie de fièvre typhoïde implique un empoisonnement de l'air, de l'eau potable ou des autres substances ingérées par des matières excrémentitielles en décomposition.

CHAPITRE VI

SYMPTOMATOLOGIE DE LA FIÈVRE TYPHOIDE

A. — DESCRIPTION CLINIQUE.

L'invasion de la fièvre typhoïde a lieu graduellement dans la plupart des cas. Le malade est souvent incapable de préciser le jour du début de sa maladie, quoique son esprit soit lucide et sa mémoire présente. Dans quelques cas, le malade accuse d'abord, comme premiers symptômes, des frissons irréguliers, la perte d'appétit, le mal de tête, des douleurs dans les membres, des étourdissements, des tintements d'oreilles; dans quelques cas, mais non dans tous, de la diarrhée et des nausées. Dans de nombreux cas, le dérangement de l'intestin, avec ou sans vomissements et douleurs abdominales, est le premier symptôme qui attire l'attention, et le malade croit souffrir d'une attaque de diarrhée ordinaire ou de dérangement gastrique. Quelquefois, une diarrhée considérable survient après que l'on a administré une purgation. A ces symptômes il faut ajouter ceux-ci : le pouls est accéléré, la peau chaude, la langue chargée, rouge sur les bords ; il peut y avoir aussi une légère épistaxis. En même temps, le malade a des nuits troublées et sans repos, et il se sent faible ; incapable d'un effort physique ou mental. Cependant, il est rarement assez abattu pour garder le lit pendant les cinq ou six premiers jours de la maladie, et il n'est pas rare de voir des malades continuer leurs travaux habituels pendant huit ou dix jours, et même aller à pied à l'hôpital à la fin du deuxième septénaire. Les symptômes ci-dessus mentionnés se manifestent à différents degrés de gravité pendant la première semaine. La fièvre présente le type rémittent ; les exacerbations ayant lieu dans l'après-midi ou le soir, et les rémissions

le matin. Il n'y a cependant rien encore qui soit pathognomonique
de la fièvre typhoïde ; mais la réunion de la diarrhée ou d'un trouble
gastrique avec une température vespérale de 39°,5 ou 40° chez un
jeune sujet, et de la prostration, doivent toujours faire soupçonner
au médecin la présence de cette maladie.

A la fin de la première semaine, temps avant lequel le malade
appelle rarement le médecin, voici les symptômes qui se produisent : le pouls est entre 100 et 120, mais sa fréquence varie chez le
même malade ; dans un certain moment il peut être à 90 ou à 100,
et dans un autre à 120 ; il devient toujours plus rapide vers le soir et
dans la nuit, et tombe le matin. Quoique plus faible que dans l'état
normal, il peut offrir quelque résistance. La peau est sèche, mais
fréquemment et particulièrement le matin, elle est visqueuse et
moite ; la température est d'un ou d'un degré et demi plus bas le
matin que le soir. Les lèvres sont parcheminées et desséchées. La
langue est couverte d'une mince couche blanche, son extrémité et
ses bords sont rouges. Le malade n'a pas d'appétit, mais se plaint
de la soif et a parfois des vomissements bilieux. Dans la plupart
des cas, les intestins sont relâchés. Il y a deux, quatre, six évacuations liquides dans les vingt-quatre heures et même davantage.
Elles sont d'une couleur de jaune d'ocre. Quand il n'y a pas de diarrhée à cette époque, elle peut avoir eu lieu avant que le malade ait
appelé le médecin. Le ventre est souvent distendu et ballonné ; et, à
la pression, il y a quelquefois des gargouillements dans la région de
la fosse iliaque droite. La rate est augmentée de volume. L'urine
est peu abondante, dense et très-colorée. La céphalalgie, le vertige
et le sommeil agité persistent ; mais l'esprit est ordinairement net
et la mémoire parfaite ; on observe rarement du délire, même pendant la nuit. Le malade ne présente pas cette expression lourde,
stupide, qui caractérise tant le typhus. Les conjonctives ne sont
pas injectées, et il n'y a sur la face aucune coloration noirâtre ;
mais, sur une joue ou sur les deux, il y a souvent une rougeur circonscrite, non pas comme la rougeur hectique de la phthisie, qui
varie d'intensité à des moments différents, mais une coloration qui
se manifeste ordinairement davantage vers le soir et après avoir
mangé.

Vers le septième jour, ou quelquefois entre le septième et le
douzième, une éruption se produit sur la poitrine, sur l'abdomen
et sur le dos ; elle consiste en taches isolées, petites, circulaires,
bien définies, rosées, légèrement élevées au-dessus de la peau, et
disparaissant sous la pression, mais reparaissant quand la pression
cesse. Le nombre varie de trois ou quatre à plusieurs centaines

mais dans la plupart des cas n'excède pas vingt ou trente à la fois.
Elles se développent par poussées successives. (Voy. page 112).

Vers le milieu de la seconde semaine, le mal de tête et les douleurs générales diminuent; et, vers la fin de cette même semaine,
il est rare que le malade s'en plaigne. A cette époque, dans les
cas bénins, les rémissions du matin sont plus décidées, et tous les
symptômes peuvent céder; mais dans les cas graves, la température
se maintient, et les rémissions sont moins marquées. On remarque
également, dans les cas graves, qu'une somnolence plus ou moins
prononcée remplace la céphalalgie, et qu'elle est souvent interrompue par le délire. Le délire est d'abord léger et n'a lieu que
pendant la nuit; mais graduellement il devient plus grave et
constant. Il varie beaucoup de caractère et d'intensité selon les
cas, mais généralement il est plus violent et plus bruyant que
dans le typhus. Dans les intervalles du délire, le malade peut avoir
parfaitement sa raison et son bon sens; d'autres fois, il est plus ou
moins troublé, ou, de temps en temps, le malade reste sans mouvement dans son lit, les paupières closes, mais fait attention et paraît
comprendre parfaitement ce qu'on lui dit; il tire sa langue et fait
aussitôt ce qu'on lui demande; sa contenance est abattue et languissante, et, quand on lui parle, ses réponses, quoique promptes,
sont inarticulées et inintelligibles. En même temps, le pouls est
à 120 et même plus fréquent et faible; les rémissions de la fièvre
sont moins marquées; les pupilles sont dilatées; l'épistaxis peut
survenir; les lèvres sont desséchées et fendues, les dents se recouvrent d'un enduit; la langue est sèche et brunâtre à sa base
et à son centre, ou elle est rouge, vernissée et coupée de profondes fissures; l'abdomen est plus distendu; les intestins sont
toujours relâchés, les selles contiennent des membranes floconneuses
neuses et parfois du sang. L'urine est plus pâle et moins dense. Des
taches nouvelles continuent à paraître; mais les anciennes s'étei-
gnent et ne sont jamais converties en pétéchies. Des escarres se
forment au sacrum et sur les autres parties du corps exposées à
la pression. De jour en jour, le malade maigrit, s'affaiblit, devient
plus inconscient, et on peut voir se développer tous les phénomènes de la période typhoïde du typhus, à savoir: la langue sèche
et brune, le pouls faible, la mucitation, de la stupeur, des tremblements, des soubresauts et des évacuations involontaires. Dans
cet état, la mort peut arriver dans le coma, ou une amélioration
graduelle peut se manifester vers la fin de la troisième ou dans la
quatrième semaine de la maladie.

Mais, dans une grande quantité de cas, l'état typhoïde ne se manifeste pas ; dans beaucoup il n'y a que peu ou point de délire, et l'esprit est lucide pendant toute la durée de l'attaque. Même dans des cas de cette nature, le malade n'est pas exempt de danger. A part quelques complications pulmonaires et autres qui peuvent survenir à n'importe quelle période et entraîner la mort, il existe certains dangers provenant des lésions intestinales qui accompagnent invariablement la fièvre. A un moment quelconque, pendant la troisième et la quatrième semaine, la mort peut résulter d'une péritonite, conséquence d'une perforation de l'intestin produite par une diarrhée considérable et épuisante, ou par une hémorrhagie intestinale, et, dans ce cas, la connaissance peut rester complète jusqu'à la fin. Quand la maladie se termine heureusement, le rétablissement, dans la plupart des cas, a lieu par degrés. Il est rarement possible de déterminer, comme dans le typhus et la fièvre relapse, quel jour commence la convalescence. Le premier signe d'amélioration est une rémission plus accentuée de la fièvre. La durée ordinaire de la maladie est de trois ou quatre semaines. La convalescence est toujours difficile et peut être interrompue par des complications diverses. Parfois, au bout de dix jours ou d'une quinzaine, il se produit une rechute de la fièvre originale ; cette rechute peut durer dix ou douze jours et est caractérisée par une nouvelle éruption de taches rosées lenticulaires et par un nouvel engorgement dans les intestins et les glandes mésentériques. Il en résulte qu'une attaque de fièvre typhoïde est une maladie qui peut durer deux ou trois mois.

Telle est l'histoire clinique des cas ordinaires de la fièvre typhoïde ; mais ce tableau est susceptible de nombreuses modifications. En fait, il n'y a pas de maladie qui offre un caractère plus protéique, à cause de la prédominance de différents symptômes et de la présence des complications. Dans quelques cas, la maladie suit un cours très-bénin, et le malade est à peine retenu au lit ; d'autres fois, elle est grave au début et devient bénigne vers la fin ; dans d'autres cas, elle est bénigne au début et prend ensuite subitement un caractère plus grave ; d'autres fois enfin la maladie affecte une forme grave du commencement à la fin. Parfois, le délire aigu est observé presque dès le début, tandis que, dans de nombreux cas, aucun symptôme cérébral ne se manifeste pendant toute la durée de l'attaque. Les vomissements peuvent être un symptôme alarmant, et la diarrhée peut être considérable et constante ; d'un autre côté, on peut ne rencontrer aucun signe de dérangement gastrique, et la constipation peut persister depuis le commencement jusqu'a la fin de la maladie.

B. — OBSERVATIONS.

OBSERVATION I. *Fièvre typhoïde d'une gravité modérée. Convalescence à la fin du quatrième septénaire.* — Emma B..., âgée de 16 ans, domestique, admise au London Fever Hospital *le 17 octobre* 1858. Elle déclara que son maître, sa maîtresse et leur fils étaient morts de la même maladie, et que l'odeur des cabinets et des conduits de la maison était épouvantable. Elle était malade depuis dix jours, mais n'avait gardé le lit que deux jours. Les principaux symptômes avaient été le mal de tête, la diarrhée, la perte d'appétit et la soif.

18 *octobre* (12ᵉ *jour*). — Pouls, 96. Expression languissante, mais pas du tout stupide. Plus de mal de tête, mais nuit agitée. L'intelligence est maintenant claire ou très-légèrement troublée. Pupilles dilatées. Peau chaude et sèche. Deux taches rosés lenticulaires sur l'abdomen. Langue humide et chargée, rouge sur les bords; abdomen distendu et tympatique; douleurs et gargouillements dans la fosse iliaque droite; une selle liquide. *Prescription* : lait, thé de bœuf.

20 *octobre* (14ᵉ *jour*). — Pouls, 120. Vive rougeur circonscrite à la joue gauche. Douleurs plus prononcées dans l'abdomen; six copieuses selles liquides d'une couleur ocre dans les dernières vingt-quatre heures. *Prescription* : acétate de plomb (15 centigrammes) toutes les quatre heures.

21 *octobre* (15ᵉ *jour*). — Prostration plus grande. Pouls, 104, et plus faible. Sommeil entrecoupé par des gémissements, mais pas de délire, et l'intelligence paraît claire, quoique les réponses soient très-lentes, et l'expression très-insouciante et languissante. Pupilles très-dilatées, légère surdité. Joue gauche très-colorée. Plusieurs nouvelles taches; peau chaude et sèche, mais la garde dit que la malade transpire toujours dans la nuit. Langue humide et chargée; beaucoup de sensibilité dans la fosse iliaque droite; six selles, mais moins copieuses. *Prescription* : lavement amidonné et laudanisé, vin.

28 *octobre*. — Le même état languissant a continué pendant la semaine dernière. Il n'y a pas eu de délire, et quoique pendant le dernier ou les deux derniers jours la malade ait été quelque peu assoupie, elle répond toujours, quand on lui parle, sur le même tontraînant qu'au paravant. Les pupilles ont toujours été dilatées. Quelques nouvelles taches ont apparu quotidiennement, et la transpiration est revenue presque chaque nuit, quoique la peau ait été chaude et sèche pendant le jour, Elle n'a eu que deux selles dans les dernières vingt-quatre heures; mais, ce matin, elle a vomi à peu près 30 grammes d'un liquide verdâtre et bilieux, et l'abdomen est plus distendu. *Prescription* : applications de térébenthine sur l'abdomen et un lavement amidonné et laudanisé.

30 *octobre* (24ᵉ *jour*). Pouls, 88. — Elle est très-faible, mais se sent mieux et a meilleure mine; intelligence claire et réponses plus rapides; pupilles encore dilatées. Les taches ont presque disparu, et il n'y a pas eu

de selle depuis hier matin. *Prescription :* mixture contenant du carbonate d'ammoniaque.

1er *novembre* (26e *jour*). Pouls, 112. — L'amélioration continue. Se plaint de douleurs dans le dos et dans les membres. Aucune tache visible, et seulement une selle depuis le 30 octobre. L'appétit revient. Ordonné un œuf à la coque, légèrement cuit.

3 *novembre* (28e *jour*). — Pouls, 100. Une nouvelle tache apparaît. Aucune évacuation pendant deux jours, et beaucoup d'appétit ; mais l'abdomen est plus distendu.

6 *novembre* (31e *jour*). — Pouls, 96. La tache qui a paru le 3 continue, mais il n'y en a pas de nouvelles. Deux selles hier, et une aujourd'hui plus liquide. Il y a encore beaucoup de coloration de la face.

9 *novembre*. — Pouls, 92. Langue humide et nette ; une selle naturelle ; pas de taches visibles. A partir de cette date, la malade a été mieux de jour en jour, mais elle était très-amaigrie, et fut longtemps avant de reprendre ses forces et un peu d'embonpoint.

Le 20 *novembre*, elle se leva, et le 11 *décembre*, elle sortit de l'hôpital.

OBSERVATION II. *Fièvre typhoïde. Pas de diarrhée. Attaque sans gravité d'une durée de trois semaines.* — Élisa L..., âgée de 22 ans, admise au Middlesex Hospital *le 4 mars* 1869, le 10e jour d'une attaque de fièvre typhoïde. Symptômes avant l'admission : frissons, maux de tête, nausées, perte d'appétit, soif, pas de diarrhée, prostration croissante de jour eu jour et insomnie. Symptômes à l'hôpital : pyrexie avec exacerbation le soir ; transpirations pendant le sommeil ; langue humide et blanche avec les bords rouges. Pas de diarrhée. Taches roses distinctes du 10e au 16e jour. Vers le 22e jour, la langue est revenue bonne et l'appétit a reparu. Le 32e jour, on a ordonné de la viande pour régime, et, le 42e jour, la malade quittait l'hôpital étant bien. Le traitement consista en solution d'acide hydrochlorique, parfois de l'opium le soir, du lait et du thé de bœuf.

TABLEAU

DU POULS ET DE LA TEMPÉRATURE (OBSERVATION II).

JOURS de maladie.	POULS.		TEMPÉRATURE.		JOURS de maladie.	POULS.		TEMPÉRATURE.	
	M	S	M	S		M	S	M	S
10	108	112	38°,2	39°,5	17	104	104	37°,8	38°
11	108	120	38°,8	39°,6	18	108	100	37°,4	38°,5
12	100	120	37°,8	39°,5	19	108	108	37°,4	38°
13	100	120	39°,2	39°,5	20	100	112	37°,2	37°,4
14	106	124	38°,5	39°,5	21	100	104	37°,2	37°,2
15	108	112	38°,2	39°,7	22	96	88	37°,1	37°,1
16	112	112	37°,8	39°,3	23	88	80	37°,1	37°

OBSERVATION III. *Fièvre typhoïde. Grave attaque d'une durée de quatre semaines. Diarrhée, délire et congestion pulmonaire. Hémorrhagie intestinale et menace de péritonite.* — Édouard P..., âgé de 21 ans, admis le 16 *mars* 1869 au Middlesex Hospital, le 8ᵉ jour d'une attaque de fièvre typhoïde dont les symptômes avaient été une prostration générale, le mal de tête, le vertige et des douleurs dans les membres ; des vomissements considérables et la diarrhée à la suite d'une purgation.

TABLEAU

DU POULS, DE LA RESPIRATION ET DE LA TEMPÉRATURE (OBS. III).

JOURS DE MALADIE.	9 HEURES DU MATIN.			2 HEURES DE L'APRÈS-MIDI.			9 HEURES DU SOIR.		
	POULS.	RESPIRATION.	TEMPÉRATURE.	POULS.	RESPIRATION.	TEMPÉRATURE.	POULS.	RESPIRATION.	TEMPÉRATURE.
8	»	»	»	92	22	39°	100	24	38°,9
9	108	28	39°,1	108	32	40°,1	100	32	40°
10	104	24	39°,3	116	24	40°,2	112	32	39°,3
11	112	32	39°,4	116	28	39°,8	104	32	39°,5
12	104	42	40°,1	112	36	39°,6	128	32	40°,1
13	116	32	40°	106	36	39°,8	124	32	39°,3
14	112	32	39°,5	104	36	38°,9	108	36	39°,2
15	108	32	39°,4	112	40	38°,4	112	40	39°
16	108	40	38°,4	108	48	38°,4	120	44	39°
17	112	48	38°,6	104	40	38°	112	42	38°,9
18	112	56	38°,4	108	44	38°,2	116	38	38°,5
19	112	44	38°,4	112	44	38°,5	112	34	38°,3
20	112	48	38°,9	108	40	38°,7	120	40	38°,3
21	108	40	38°,9	108	40	38°,2	104	36	38°,6
22	112	40	38°,5	108	44	37°,7	108	40	38°,4
23	112	40	37°,9	108	36	39°,2	120	32	38°,8
24	124	36	38°,8	116	35	38°,7	124	32	38°,7
25	108	32	38°,3	128	36	38°,8	124	36	38°,8
26	108	20	37°,3	120	32	38°,1	120	28	38°,5
27	112	28	37°,8	106	28	37°	120	32	37°,8
28	112	24	37°,2	104	28	37°	112	32	37°
29	112	24	37°,3	108	28	37°	100	30	36°,9

Après l'admission, on observa les symptômes suivants : diarrhée plus violente jusqu'au 24ᵉ jour, avec une hémorrhagie intestinale considérable dans la nuit du 20ᵉ jour; langue d'abord humide et blanche, avec l'extrémité et les bords rouges ; puis, vers le 12ᵉ jour, unie, rouge et sèche; abdomen distendu; plusieurs poussées de taches rosées du 8ᵉ au 16ᵉ jour; pas de repos et du délire alternant avec de la stupeur du 12ᵉ au 22ᵉ jour; bronchite et congestion hypostatique des poumons du 12ᵉ au 28ᵉ jour; grande distension abdominale, avec respiration thoracique du 23 au 27ᵉ jour. Vers le 28ᵉ jour, il y eut une amélioration marquée de tous les symptômes, et, à partir de ce moment, la convalescence avança jusqu'au 57e jour, époque à laquelle le malade quitta l'hôpital.

OBSERVATION IV. *Fièvre typhoïde de forme grave, d'une durée de plus de quatre semaines, avec délire et imbécillité pendant la convalescence.* — John M..., âgé de 16 ans, admis au *London Fever Hospital,* le 10 septembre 1858, ayant souffert depuis quinze jours de symptômes fébriles, de céphalalgie et de diarrhée. Quatre jours avant son admission, il avait eu beaucoup de délire. Le 11 *septembre* (15e jour), le pouls est à 96 et compressible. Délire incessant. Discours incohérents sur l'argent et les chemins de fer, éclats de rire et blasphèmes. Difficile à tenir au lit. Regarde résolûment quiconque lui parle et éclate de rire. Pupilles naturelles, pâleur. Cinq ou six taches lenticulaires sur l'abdomen. Lèvres desséchées, langue rouge et sèche. Abdomen distendu. Cinq selles liquides jaune clair depuis l'admission. *Prescription :* thé de bœuf, lait; 60 grammes de vin ; acétate de plomb (15 centigrammes) après chaque évacuation ; un lavement d'amidon et de laudanum.

12 *septembre* (16e *jour*). — Pouls, 120. Température sous l'aisselle, 4o,55. Plusieurs taches nouvelles. Langue brune, sèche et présentant des fissures. La diarrhée cessa tout à fait après la seconde dose de plomb.

16 *septembre* (20e *jour*). — Pouls, 112. Beaucoup plus de prostration, mains et langue tremblantes. Le délire bruyant a toujours continué depuis l'admission, excepté quand le sommeil a été procuré au moyen d'une potion opiacée. Pupilles contractées. Plusieurs taches nouvelles se sont manifestées chaque jour, et beaucoup de celles qui s'étaient montrées depuis l'admission ont disparu. Maintenant il a des sueurs considérables, et l'abdomen et la poitrine couverts de sudamina. Les lèvres saignent lorsqu'on les nettoie; dents recouvertes d'un enduit, langue sèche et brune; soif intense ; sensibilité marquée dans la région abdominale. La diarrhée avait reparu le 14e jour, mais avait encore cessé après l'emploi du plomb. Légère épistaxis. Température sous l'aisselle, 40o,600 grammes d'urine contenant 27 grammes d'urée. *Prescription :* 150 grammes d'eau-de-vie à la place du vin.

18 *septembre* (22e *jour*). — Hier, le pouls était à 144 ; aujourd'hui, il est à 112 et faible ; mais l'impulsion cardiaque est forte et inégale. Le malade divague encore parfois; mais il est en réalité plus tranquille ; il est assoupi et presque sans connaissance ; les pupilles sont petites. On n'a pas administré d'opium depuis deux jours. Les transpirations persistent, mais parfois la peau est sèche. De nouvelles taches apparaissent encore. La langue est sèche, rouge et présente des fissures. Beaucoup d'efforts pour vomir, mais n'amenant aucun résultat. Forte tympanite et grande sensibilité abdominale. Une selle visqueuse, gluante et infecte. Température, 38o,88 ; 900 grammes d'urine alcaline et contenant 22 grammes d'urée. *Prescription :* 300 grammes d'eau-de-vie et un mélange d'ammoniaque et d'éther.

20 *septembre* (24e *jour*). — État plus grave. Pouls, 108. Le malade est tout à fait inconscient et très-assoupi, avec des alternatives de délire. Pupilles contractées. Tremblements, soubresauts et carphologie; évacuations involontaires; dérangement intestinal plus prononcé.

22 *septembre*. — Même état. De temps en temps, rougeur sur les joues. La peau sur le sacrum est rouge.

23 *septembre* (27e *jour*). — Amélioration sensible. Pouls, 98. S'intéresse plus à ce qui se passe ; est moins assoupi, mais parfois crie et divague. Les soubresauts et la carphologie ont cessé, et il y a moins de tremblements. Pupilles naturelles. Les taches disparaissent et il n'y en pas de nouvelles. Langue humide et très-rouge. Encore beaucoup de nausées. Abdomen sensible. Une selle, mais non involontaire. Température, 37°,77; 340 grammes d'urine contenant 30 grammes d'urée.

25 *septembre* (29e *jour*). — Plus mal. Pouls, 96. Beaucoup de tremblements; le malade n'a plus du tout sa connaissance. Les taches ont toutes disparu. Température, 37°,77; 840 grammes d'urine (1) contenant 22 grammes d'urée.

28 *septembre* (32e *jour*). — Pouls, 92. Nouvelle amélioration. Tout à fait attentif quand on lui parle. Sommeille par intervalles pendant la nuit. Pupilles larges. Pas de taches. Langue rouge et humide. Quatre selles molles. Température, 38°,04; 1200 grammes d'urine contenant 38 grammes d'urée. Petite escarre sur le sacrum causée par le séjour au lit.

Le 30 *septembre*, le malade a rendu plus d'un litre d'urine contenant 57 grammes d'urée, et, le 2 octobre, 1500 grammes d'urine contenant 43 grammes d'urée. A partir du 28 septembre, il a éprouvé un mieux de plus en plus sensible ; mais, pendant une quinzaine de jours, le malade parla beaucoup à de certains moments et eut un léger délire. Pendant tout ce temps, le pouls varia de 84 à 120 ; les pupilles étaient larges, l'appétit vorace, et le malade se plaignait amèrement de douleurs dans les jointures et dans les membres. Il put se lever le 17 octobre et quitter l'hôpital le 27 du même mois.

OBSERVATION V. *Fièvre typhoïde. Délire aigu suivi de coma et mort le 6e jour. Pas de diarrhée. Autopsie : lésion des plaques de Peyer, sans ulcération. Tuméfaction des glandes mésentériques.* — Arthur E..., âgé de 6 ans, admis au *London Fever Hospital* le 20 août 1856. Son frère avait été admis le 8 août avec une fièvre typhoïde caractérisée par de nombreuses taches lenticulaires et une diarrhée abondante. Arthur E... n'était tombé malade que le 17 août. Symptômes avant l'admission : soif intense, violent mal de tête, agitation. Pendant les deux nuits qui avaient précédé son admission, il avait eu le délire, mais les intestins avaient fonctionné régulièrement.

21 *août* (5e *jour*). — Pouls, 112. Insomnie et délire dans la nuit, mais l'intelligence est maintenant lucide. Trois taches roses lenticulaires sur la

____

(1) Environ 12 grammes avaient en outre passé avec les selles.

poitrine; Langue sèche, d'un rouge brillant. Abdomen distendu et tympanique, mais pas sensible. Aucune selle depuis l'entrée à l'hôpital. *Prescription* : lait, thé de bœuf, une cuillerée à café d'huile de ricin.

22 août (6ᵉ jour). — La nuit dernière, le malade n'a aucun repos et a eu le délire ; aujourd'hui, il n'a plus sa connaissance et est très-abattu. Il n'y a rien eu du côté des intestins. Le vin et le carbonate d'ammoniaque ont été franchement administrés ; mais le malade a décliné graduellement et est mort à 1 heure 30 de l'après-midi.

Autopsie, 49 heures après la mort. — Le côté gauche du cœur était fortement contracté ; le côté droit plein d'un sang noir fluide ; les poumons sains. Les plaques de Peyer et les glandes isolées de l'iléon très-tuméfiées et durcies par un dépôt morbide. La surface des plaques était rude et granuleuse, mais on ne put découvrir aucune ulcération. Les bords des plaques et les parties correspondantes du péritoine étaient rouges et vasculaires ; mais, généralement, il n'y avait aucune augmentation de vascularité dans la membrane muqueuse. Les altérations morbides des glandes intestinales étaient plus développées vers le cœcum, et les glandes mésentériques correspondantes très-tuméfiées. Le foie très-gros et ramolli ; les reins paraissaient sains.

OBSERVATION VI. *Fièvre typhoïde avec délire aigu et complication pulmonaire. Mort vers le 15ᵉ jour. Autopsie : ulcération de l'iléon. Tuméfaction du foie et des glandes mésentériques. Pneumonie tuberculeuse, etc.* — Willam B..., âgé de 11 ans, admis au *London Fever Hospital* le 28 août 1858. Il avait été malade depuis douze jours environ et au lit une semaine. Il se plaignait principalement de frissons, de perte d'appétit, de soif et de céphalalgie. Pas de diarrhée jusqu'à la veille de son entrée à l'hôpital. Ce jour-là, il eut deux selles liquides. Pendant les deux nuits qui ont précédé son admission, il avait eu beaucoup de délire.

28 août (13ᵉ jour). — Pouls, 112. Respiration, 40 ; crépitation à la base des deux poumons et légère matité à la base du côté gauche. Délire constant et bruyant ; le malade difficile à maintenir au lit. Pupilles dilatées. Peau très-chaude et très-sèche. Température sous l'aisselle, 40°. Rougeur foncée circonscrite sur les deux joues. Grande quantité de taches lenticulaires sur l'abdomen et sur le dos. Le malade s'est mordu les lèvres jusqu'au sang. Langue rouge foncé, sèche, unie et présentant des fissures. Soif intense. Abdomen distendu et tympanitique avec gargouillements et sensibilité dans la fosse iliaque droite. Aucune selle aujourd'hui. Prescription : thé de bœuf, lait, 120 grammes de vin, applications de térébenthine sur la poitrine.

29 août (14ᵉ jour). — Pouls, 112. Respiration, 36. Est plus abattu. Le malade urine dans le lit ; il a dormi pendant quelques heures la nuit dernière, après avoir pris une préparation à la morphine. A encore le délire, mais paraît disposé à dormir. Pupilles petites. Plusieurs taches nouvelles. Langue sèche et brune le long du centre. Deux selles liquides. 180 grammes d'eau-de-vie ont été prescrits. Est devenu très-bruyant et a eu le délire dans la nuit. Le matin suivant, a tout à fait perdu connaissance et est mort à neuf heures du matin.

Autopsie, 33 heures après la mort. — Rigidité bien marquée. Corps modérément maigre. Aucune tache visible sur la peau. Les veines superficielles du cerveau étaient vides sur la partie antérieure, pleines sur la partie postérieure. Pas d'opacité des membranes. Pas de liquide sous-arachnoïdien sur les hémisphères. 2 grammes de sérum dans chaque ventricule latéral et environ 15 grammes à la base. Substance cérébrale ferme. Cœur sain. Légère congestion hypostatique des deux poumons. On voyait disséminés sur les deux poumons un grand nombre de petits nodules isolés, de la grosseur d'une noisette, dont le tissu était très-hypérémié, friable, à peine crépitant, mais non granulé à la coupe. Poumon droit, 360 grammes ; gauche, 390 grammes. Le péritoine contenait environ 180 grammes de sérum clair. Estomac sain. Les six plaques de Peyer les plus rapprochées du cœcum étaient durcies et saillantes. Le péritoine, correspondant à ces plaques, était fortement injecté. Les glandes isolées, situées plus bas que l'iléon, dans le cœcum et dans le côlon ascendant, étaient aussi très-tuméfiées par le dépôt morbide. L'ulcération avait commencé dans toutes les plaques de Peyer et dans la plupart des glandes isolées ; mais la surface de ces ulcérations était couverte de membranes d'un jaune brun encore très-adhérentes. L'intestin grêle était contracté et vide, et était invaginé sur une longueur d'environ 4 centimètres et à trois endroits différents ; ces invaginations furent aisément réduites. Côlon distendu par le gaz. Glandes mésentériques près du cœcum très-tuméfiées, quelques-unes d'entre elles atteignant le volume d'un œuf de pigeon. Le foie pesait 390 grammes. La vésicule biliaire contenait de la bile liquide pâle. Les reins étaient hypérémiés, mais paraissaient sains.

OBSERVATION VII. *Fièvre typhoïde avec délire aigu et complications pulmonaires. Mort le 21ᵉ jour. Autopsie. Pneumonie lobulaire. Ulcération intestinale très-limitée. Tuméfaction du foie et des glandes mésentériques.* — Harry B.., âgé de 19 ans, admis au *London Fever Hospital* le 6 octobre 1858. On eut peu de renseignements sur son état avant son admission, si ce n'est qu'il avait été malade environ quinze jours, et au lit pendant une semaine ; qu'il avait eu la diarrhée et le délire pendant plusieurs jours.

7 *octobre* (17ᵉ *jour*). — Pouls, 108. Très-agité et délire pendant la nuit ; mais aujourd'hui il répond quand on lui parle. Pupilles très-dilatées : peau chaude et sèche ; plusieurs taches rosées lenticulaires sur l'abdomen. Langue humide et rouge à son extrémité ; abdomen sensible et tympanique ; deux légères selles liquides. Prescription : eau camphrée, thé de bœuf, lait et 120 grammes de vin.

8 *octobre*. — Pouls, 96. Beaucoup de délire dans la nuit. Langue sèche, rouge, brillante et avec fissures. Trois selles.

10 *octobre* (20ᵉ *jour*). — Le malade est devenu plus mal presque subitement. Pouls, 120. Respiration, 36. Râles humides dans toute l'étendue de

la poitrine, mais pas de matité prononcée. Délire très-bruyant pendant la nuit ; mais, aujourd'hui, le malade est plutôt endormi et murmure parfois des paroles incohérentes. Pupilles moins dilatées, mais encore plus grandes qu'à l'état normal. Sur les deux joues, une teinte presque livide. Plusieurs taches nouvelles. Langue propre, d'un rouge brillant et présentant des fissures. Beaucoup de sensibilité dans la région iliaque droite ; une selle. *Prescription* : 240 grammes d'eau-de-vie et une potion contenant de l'ammoniaque et de l'éther chlorique. Mort à cinq heures du matin le 11 octobre. Le malade était tombé sans connaissance plusieurs heures avant la mort.

Autopsie, 29 heures après la mort. — Membres rigides. Aucune tache visible sur la peau. Poumon droit, 900 gr. ; gauche, 720. Les deux poumons, mais spécialement le droit, contenaient un certain nombre de nodules d'une consistance granuleuse dont la grosseur variait d'un pois à une noix. La plus grande partie de l'intestin grêle et tout le côlon étaient sains. La maladie était limitée à 16 centimètres au bas de l'iléon. La membrane muqueuse, à 6 ou 8 centimètres au-dessus de la valvule, n'était qu'une masse d'ulcérations dont la surface était nette et les bords peu épais. Au-dessus, on voyait plusieurs petits ulcères ; aucun d'eux n'était plus grand qu'une pièce de dix sous ; les surfaces en étaient également nettes, et la cicatrisation paraissait avoir commencé. Sur un seul d'entre eux, une escarre jaunâtre était à peine adhérente. Les glandes mésentériques étaient très-congestionnées et tuméfiées, mais aucune ne dépassait la grosseur d'une cerise. Foie, 510 grammes, noir et ramolli. La vésicule biliaire distendue par un liquide épais, presque incolore. Les reins tuméfiés, chacun pesant 180 grammes, capsules non adhérentes; surfaces unies. Substance corticale hypertrophiée.

OBSERVATION VIII. *Fièvre typhoïde, d'abord peu grave et simulant la fièvre rémittente. Pouls remarquablement rapide. Délire aigu vers le 26ᵉ jour, suivi de symptômes typhoïdes, et mort vers le 30ᵉ jour. Autopsie : ulcères de l'iléon en voie de guérison. Glandes mésentériques et foie très-légèrement tuméfiés.* — Margaret C..., âgée de 21 ans, admise au *London Fever Hospital*, le 22 septembre 1858. Ne peut préciser au juste quel jour elle est tombée malade, mais c'était environ onze jours avant son entrée à l'hôpital. N'avait gardé le lit qu'un jour. On avait observé, comme principaux symptômes, de la faiblesse, de la perte d'appétit, des douleurs dans les membres et un mouvement fébrile vers le soir.

23 *septembre.* — Pouls, 108 le matin, et 120 l'après-midi. Nuit agitée et sans sommeil, mais l'intelligence lucide et l'expression presque naturelle. Peau chaude ; pas d'éruptions. Langue humide et chargée, très-rouge sur les bords. Abdomen distendu et tympanique avec une extrême sensibilité. Cinq selles liquides légères. *Prescription* : lait, thé de bœuf, acétate de plomb (15 centigrammes), et acétate de morphine après chaque évacuation intestinale.

25 *septembre.* — Pouls, 120 dans l'après-midi, mais le matin, seule-

ment 90. Esprit lucide ; a dormi par intervalles ; pas de délire ; paupières pesantes et pupilles dilatées ; expression languissante. Température sous la langue 40°. Rougeur circonscrite sur la joue gauche. Deux taches lenticulaires distinctes sur le dos. Langue humide, presque claire, rouge au bout. Quelques vomissements de bile liquide ; une selle liquide. Urine, 19 onces, presque noire, contenant 422 grains d'urée. *Prescription :* 120 grammes de vin, carbonate d'ammoniaque et fomentation de térébenthine sur l'abdomen. Pendant la semaine suivante, a été dans le même état ; pouls très-variable, mais toujours plus rapide dans l'après-midi, où il s'élevait quelquefois jusqu'à 130. L'esprit restait lucide, et la malade dormait assez bien, mais les pupilles étaient dilatées et les paupières appesanties. On ne put découvrir aucune nouvelle tache, bien qu'on les cherchât tous les jours. Mais il y avait habituellement une rougeur circonscrite sur une joue ou sur les deux. La peau était humide le matin, sèche dans l'après-midi. Dans la nuit, transpiration abondante. Vomissements accidentels et légère diarrhée.

2 *octobre* (22e *jour*). — La malade va moins bien. Pouls 150 dans l'après-midi ; sommeil moins bon ; conserve l'esprit lucide. Pupilles larges. Température, 40°,73 sous la langue. Transpiration abondante, et aujourd'hui, il y a plusieurs taches rosées lenticulaires sur le dos. Langue humide et chargée, rouge aux bords. Deux légères selles liquides. *Prescription :* 180 grammes d'eau-de-vie.

30 *octobre*. Pouls, 154. — Léger délire dans la nuit, la malade est assoupie ; mais l'esprit reste lucide. Elle dit qu'elle va mourir. Pupilles naturelles ; peau sèche, mais a transpiré dans la nuit ; trois ou quatre nouvelles taches sur l'abdomen. Langue sèche et rouge au centre ; pas d'évacuations intestinales. Température, 40°,27 ; 760 grammes d'urine contenant 21 grammes d'urée.

5 *octobre*. — Pouls, 160 ; respirations, 28. A dormi après une potion opiacée, et n'a pas eu de nouveau délire ; plusieurs taches nouvelles. Langue sèche et rouge ; pas de selles pendant trois jours. 630 grammes d'urine, contenant 29 grammes d'urée. *Prescription :* 240 grammes d'eau-de-vie, et mixture contenant de l'ammoniaque et de l'éther chlorique.

7 *octobre* (27e *jour*.) — Pouls, au-dessus de 160. Respirations, 36 ; la malade est très-abattue ; sans repos dans la nuit et divague parfois. Aujourd'hui, elle est triste et hébétée. Pupilles petites ; transpiration abondante ; nombreux sudamina sur la poitrine et sur le ventre ; plusieurs taches nouvelles : langue sèche, rouge et nette ; vomissements accidentels d'un liquide jaunâtre. Intestins fonctionnant à la suite d'un lavement. 510 grammes d'urine, contenant 23 grammes d'urée. La dose d'eau-de-vie est portée à 360 grammes.

Dans la nuit du 7 *octobre*, la malade avait à peine conscience d'elle-même. Elle a parfois des soubresauts et urine au lit ; les pupilles sont encore dilatées ; les yeux ouverts et fixes. Est restée dans le même état jusqu'au soir du 12 octobre, moment auquel la carphologie cessa ; elle reprit sa connaissance et fit ses adieux à sa sœur, lui disant qu'elle serait morte avant le matin. Pouls trop rapide pour qu'on puisse le compter; respirations, 46; quelques nouvelles taches. 12 *octobre*. S'est affaiblie graduellement, et est morte à huit heures et demie du matin.

Autopsie, 20 heures après la mort. — Légère rigidité. Aucune tache visible sur la peau; corps très-amaigri; l'arachnoïde est légèrement soulevée au-dessus des circonvolutions par la sérosité. 6 grammes de liquide séreux dans chaque ventricule latéral et plus de 15 grammes à la base. Aucune vascularisation anormale de la pie-mère, ni de la substance cérébrale. Le cerveau est ferme et pèse 1,500 grammes. Poumon droit, 150 grammes; gauche, 460 grammes; traces de tubercules anciens aux deux sommets. Cœur, 210 grammes; cavités droites remplies d'une concrétion noire et gélatineuse; celles de gauche, vides.

Estomac sain; nombreuses ulcérations sur la dernière portion de l'iléon, correspondant près du cœcum; aucune induration ni épaississement à leurs bases ou sur leurs bords; quelques-unes étaient entourées d'une espèce de frange fournie par la membrane muqueuse; mais, dans d'autres, la muqueuse paraissait se continuer avec la surface de l'ulcère. Une ulcération, située au-dessus de la valvule, avait ses bords considérablement épaissis, et une grande escarre d'un jaune brun légèrement adhérente à sa surface, et deux autres ulcérations, dans le même état, présentaient deux escarres encore adhérentes. Beaucoup des glandes isolées étaient également ulcérées. Les glandes mésentériques étaient tuméfiées, mais aucune ne dépassait la grosseur d'une noisette. Le foie ne pesait que 150 grammes. Les reins étaient sains. La vésicule biliaire était distendue par un liquide limpide presque incolore, contenant des flocons blanchâtres.

C. — ANALYSE DES PRINCIPAUX SYMPTOMES

a. — PHYSIONOMIE DES MALADES.

L'expression abattue, stupide, qui caractérise si bien le typhus, est comparativement rare dans la fièvre typhoïde. Beaucoup de malades traversent cette maladie sans que l'on remarque un changement sensible dans leur apparence. Même quand ils sont incapables de répondre d'une façon raisonnable, la physionomie peut être très-peu changée et n'offrir d'altération que par la dilatation des pupilles et une expression de langueur, d'ennui ou de tristesse. Mais dans les cas graves, quand la maladie prend le « *caractère typhoïde*, » le *facies typhosa* est exactement semblable à celui du typhus. La face présente rarement cette teinte générale rouge sombre, si commune dans le typhus; mais elle est, ou extrêmement pâle, ou bien il y a sur une joue ou sur les deux une rougeur circonscrite, que je n'ai jamais remarquée dans le typhus. Cette rougeur exista dans 74 cas sur 100, sur lesquels j'ai pris des notes exactes. Sur 23 cas mortels, sir W. Jenner en a rencontré 11 qui présentaient ce signe (1). Elle varie d'intensité selon les malades, et varie plusieurs fois chez le même malade. Souvent, cette rougeur disparaît entièrement, puis revient; comme règle, elle est plus marquée dans l'après-midi et le soir, et après l'administration de la nourriture ou des stimulants. Elle se produit aussi bien dans les cas bénins que dans les cas graves; mais, dans les derniers, elle est ordinairement d'une teinte plus foncée que dans les premiers. Ce symptôme se manifeste souvent dans une période avancée de la maladie, et si on l'ajoute à une grande maigreur, aux yeux enfoncés et à une respiration rapide, l'ensemble rappelle beaucoup l'aspect d'un malade arrivé à la période hectique de la phthisie pulmonaire.

b. — SYMPTOMES FOURNIS PAR LA PEAU.

1° L'éruption de la fièvre typhoïde consiste en taches isolées, lenticulaires, « les taches roses, lenticulaires » de Louis. Leur couleur est rose ou rouge, mais varie légèrement de teinte selon la couleur de la peau du malade. Leur forme est ronde et régulière; leurs bords bien définis, et leur diamètre est d'une demi-ligne à deux lignes. Quand on passe légèrement le doigt sur la peau, on peut, dans la plupart des cas, sentir que chaque tache fait un peu saillie; leur contour est arrondi et convexe, mais non acuminé. Elles ne sont jamais dures; mais, dans quelques cas rares, on peut découvrir une petite vésicule à leur sommet (2). Elles ne se convertissent jamais en pétéchies; mais, tant qu'elles existent, elles disparaissent sous la pression et reparaissent lorsque la pression cesse. On ne les retrouve jamais sur les cadavres. Elles se développent par poussées successives, chaque tache durant trois, quatre ou cinq jours, et se fanant pendant que de nouvelles apparaissent. J'ai vérifié cette observation des centaines de fois, en entourant tous les jours d'un cercle d'encre les taches nouvelles et en écrivant sur la peau la date de chacune d'elles. Le nombre de ces taches est ordinairement restreint, ce qui explique pourquoi elles passent souvent inaperçues. Dans la plupart des cas, on n'en trouve pas plus de vingt ou trente à la fois, et quelquefois on n'en peut découvrir que trois ou

(1) Jenner, 1849 (4).
(2) Jenner, Peacock et W. T. Gairdner ont aussi observé une petite vésicule au sommet des taches dans des cas exceptionnels. Voir Jenner, 1853, p. 285; Peacock, 1856 (n° 1); Gairdner, 1862 (n° 2), p. 125.

quatre. Il arrive cependant que les taches sont plus nombreuses, et alors les bords de deux taches contiguës peuvent se toucher. Néanmoins, ceci est très-rare, et les taches ne se montrent jamais en plaques irrégulières comme dans le typhus. Sur 98 cas, dont j'ai soigneusement noté les éruptions, le nombre des taches présentes en même temps n'a jamais excédé 20 dans 61 de ces cas; dans 37, elles ont dépassé 20 ; et, dans 9 cas, elles ont dépassé 100. Dans un des cas, j'en ai compté plus de 1,000 en même temps (voir l'observation IX, page 166), et j'ai rencontré quelques autres cas dans lesquels elles étaient également nombreuses. Selon Barthez et Rilliet, les taches sont moins nombreuses chez de jeunes enfants que chez les adultes, et cette opinion concorde parfaitement avec la mienne. Dans la plupart des cas, ces observateurs n'en ont pas rencontré plus de 6 à la fois et rarement 20 ; dans un seul cas, sur 111, il les ont trouvées très-nombreuses (1).

Les parties du corps sur lesquelles les taches paraissent le plus communément sont le devant de la poitrine, le ventre et le dos. J'ai souvent réussi à les trouver sur le dos quand elles n'existaient nulle part ailleurs, et j'ai parfois noté qu'elles étaient plus grandes et plus nombreuses sur le dos qu'en avant. Cette circonstance peut être due à un plus grand degré de chaleur de la peau du dos, sur laquelle le malade est couché. Louis et sir W. Jenner mentionnent des exemples où les taches étaient développées en plus grand nombre après un bain chaud, et j'ai vu qu'elles paraissaient d'abord sur la partie de la peau où l'on avait appliqué un sinapisme. Sur 98 cas, j'en ai noté 8 dans lesquels les taches existaient sur les bras ou les jambes, et 1 sur la face. (Obs. IX.)

La date de l'apparition des taches est entre le septième et le douzième jour (inclusivement). Il en fut ainsi dans 39 cas sur 46, dans lesquels j'ai noté ce symptôme. Dans 4 cas seulement, les taches se sont montrées avant le sixième jour, et, alors c'était le cinquième jour qu'elles apparaissaient. D'un autre côté, dans 3 cas, elles n'ont pas paru avant le quatorzième jour, et dans 1 cas, pas avant le vingtième. Dans aucun des cas cités par Chomel, l'éruption ne fut observée avant le sixième jour (2), et dans 1 cas seulement Louis l'a vue dès le cinquième jour (3). Chez les enfants, elle paraît plus tôt que chez les adultes : Taupin, Barthez et Rilliet l'ont vue se manifester parfois dès le quatrième jour (4).

____

(1) Barthez et Rilliet, 1853, II, p. 684.
(2) Chomel, 1834.
(3) Louis, 1841, II, 105.
(4) Taupin, 1839 ; Barthez et Rilliet, 1853, II, 683.

La durée de l'éruption varie de 7 à 21 jours, selon la date de sa première apparition et la durée totale de la fièvre. Il est de règle qu'elle disparaît avec le commencement de la convalescence; mais, dans certains cas, les taches continuent à se produire après que les symptômes généraux commencent à décroître, et que le malade semble être en convalescence. Il est bon d'être très-attentif sur ce point, car aussi longtemps que les taches continuent, une légère imprudence peut ramener une recrudescence des symptômes fébriles. La durée moyenne de l'éruption dans 30 cas qui ont été guéris sous mes yeux, et que l'on étudia ou dès le début ou à partir du huitième jour de la maladie, était de 14 jours et demi; la plus courte période étant de 4 jours et la plus longue de 35. Chez les enfants, selon Barthez et Rilliet, l'éruption dure rarement plus de 7 ou 8 jours.

L'éruption n'a pas toujours lieu (1). Sur 5,988 cas admis à l'Hôpital des fièvreux de Londres pendant 23 ans, les taches ont été notées dans 4,606, soit 76,92 p. 100. Dans quelques-uns des 1,382 cas restants, il est possible qu'un examen insuffisant n'ait pas permis de les découvrir. Louis les observa dans 160 cas sur 177 ; et dans les autres 17 cas, à l'exception de 5, il ne pouvait pas déclarer positivement qu'elles fussent absolument absentes (2). En Amérique, Bartlett a rarement manqué de les trouver quand elles étaient soigneusement cherchées (3). Elles sont plus fréquemment absentes chez les malades ayant dépassé 30 ans ou ayant moins de 10 ans, que chez les malades étant entre 10 et 30. Sur 1,413 cas admis à l'Hôpital des fièvreux de Londres pendant 10 ans et étant âgés de 10 à 30 ans, l'éruption fut observée dans tous les cas, sauf 142, soit 10 p. 100 ; sur 252 malades au-dessus de 30, on ne l'observa pas dans 40 cas, soit 16 p. 100 ; sur 107 cas au-dessous de 10 ans, on ne la remarqua pas dans 37, soit 34/12 p. 100. Sir W. Jenner croit que les taches sont comparativement rares quand on a dépassé 30 ans ; Barthez et Rilliet ne les ont pas rencontrées 1 fois sur 4 dans 111 cas chez de jeunes enfants ; Taupin, d'autre part, les a notées chez 110 enfants sur 121, et il croyait qu'elles étaient aussi communes dans l'enfance que chez les adultes. En ce qui concerne le sexe, l'éruption manqua dans 127 cas sur 905 malades du sexe masculin admis à l'Hôpital des fièvreux de Londres, et seulement 97 sur 915 malades du sexe féminin.

(1) Sur 62 cas, il y en eut 9 dans lesquels Peacock. ne la rencontra pas (Peacok, 1856, n° 1). Selon Parkes, les taches sont absentes dans 20 cas p. 100 (*Assoc. med. Journ.*, 1856, p. 993).

(2) Louis 1841, II, p. 56-105.

(3) Bartlett, 1856, p. 63.

Il n'y a aucun rapport, comme dans le typhus, entre la quantité plus ou moins grande de taches et le degré de gravité de la maladie. Sur 37 malades dans lesquels les taches dépassaient 20 à la fois, 7 ont succombé; sur 61 où les taches ne sont jamais arrivées à 20, 12 ont succombé. De sorte que la moyenne de la mortalité dans les deux classes a été à peu près semblable. Quelques auteurs, il est vrai, ont regardé l'éruption plutôt comme un signe favorable (1). Louis trouva l'éruption plus restreinte et plus souvent absente dans des cas mortels que dans ceux qui ne l'étaient pas. Barthez et Rilliet sont d'avis que, chez les enfants, les taches sont en moins grande quantité et se rencontrent plus rarement dans les cas graves que dans les cas bénins. Dietl, de Cracovie, qui a particulièrement étudié ce sujet, pense que le pronostic est ordinairement plus favorable dans les cas où l'éruption est plus abondante (2). Voici quels sont les principaux caractères distinctifs entre les taches de la fièvre typhoïde et celles du typhus.

Fièvre typhoïde.	Typhus.
1. Taches rouges ou rose vif pendant toute la durée de la maladie.	1. Peuvent être d'abord rougeâtres ou rouges, mais deviennent bientôt d'un rouge brun.
2. Ne changent pas d'aspect jusqu'à ce qu'elles diminuent ou disparaissent. Ne se convertissent jamais en pétéchies.	2. Deviennent graduellement plus foncées et se convertissent souvent en pétéchies.
3. Elles sont circulaires.	3. Présentent une forme irrégulière.
4. Isolées et peu nombreuses.	4. Nombreuses et réunies en plaques.
5. Pas de marbrures.	5. Marbrures communes s'ajoutant aux taches.
6. Taches saillantes au-dessus de la peau.	6. Non saillantes, si ce n'est au début.
7. Disparaissent sous la pression pendant toute leur durée.	7. Ne disparaissent pas sous la pression, si ce n'est au début.
8. Apparaissent rarement avant le 7e jour.	8. Apparaissent le 4e ou le 5e jour.
9. Paraissent par poussées successives.	9. Jamais par poussées successives.
10. Chaque tache ne dure que trois ou quatre jours.	10. La plupart des taches peuvent durer jusqu'à la fin de la maladie.
11. Ne se rencontrent jamais sur le cadavre.	11. Persistent souvent après la mort.
12. Un plus grand nombre n'indique pas un danger plus grand.	12. Rapport direct entre le nombre, la teinte plus foncée des taches et la gravité du cas.

(1) Voir Stewart, 1840, p. 325. — (2) *Edin. med. Journ.*, 1856, II, 365.

Il est important de déterminer si les taches lenticulaires ci-dessus décrites peuvent se présenter dans d'autres maladies que dans la fièvre typhoïde. Louis, dans la première édition de son ouvrage (1829), établit qu'il les a trouvées dans 12 cas d'autres maladies aiguës ; mais, dans la seconde édition (1841), il observa que, dans une période de 12 ans, il les avait inutilement cherchées dans toutes les maladies autres que « la fièvre typhoïde », et il était disposé à penser qu'il s'était primitivement trompé en prenant pour des taches lenticulaires des boutons vulgaires (1). Il est possible que d'autres auteurs aient commis la même erreur. Le docteur Waller, de Prague, et Barthez et Rilliet établissent qu'ils ont rencontré des taches roses lenticulaires dans des cas de phthisie aiguë (2), mais leurs observations ont besoin d'être confirmées. À l'Hôpital des fièvreux de Londres, j'ai eu occasion d'examiner plusieurs milliers de cas de maladies aiguës de toutes sortes, et mon opinion est que l'éruption qui présente tous les caractères ci-dessus mentionnés est tout à fait spéciale à la fièvre typhoïde.

OBSERVATION IX. *Fièvre typhoïde, avec une éruption considérable.* — Marie E..., âgée de 20 ans, admise au London Fever Hospital, le 16 septembre 1858. Sa maladie avait commencé, dix jours avant son admission, par des vertiges, des nausées, des vomissements, des douleurs abdominales et de l'inappétence. Dès le commencement, elle avait eu deux ou trois selles par jour.

17 *septembre* (12e *jour*). — Pouls, 120. — Pas de céphalalgie. Intelligence nette, mais sommeil très-troublé ; physionomie languissante, mais pas du tout hébétée ; pupilles dilatées. Peau chaude. Rougeur circonscrite sur une joue. Deux ou trois taches roses lenticulaires sur l'abdomen. Langue humide, chargée et rouge sur les bords ; quatre selles liquides couleur d'ocre. *Prescription :* thé de bœuf et lait.

18 *septembre* (13e *jour*). — Pouls, 114 ; faible. Température sous la langue, 40° centigrades. Très-nombreuses taches lenticulaires sur la poitrine, le ventre et les bras. On en comptait plus de deux cents sur la poitrine et l'abdomen seulement. Le ventre tympanique ; gargouillements et sensibilité dans la fosse iliaque droite ; quatre selles. *Prescription :* 120 grammes de vin et acétate de plomb (15 centigrammes) après chaque selle.

19 *septembre* (14e *jour*). — Pouls, 116. — Est plus tranquille et un peu assoupie ; mais l'esprit présent et pas de délire. Pupilles dilatées et un peu de surdité. Soixante nouvelles taches ont apparu sur le devant de la poitrine et sur l'abdomen ; elles sont aussi très-nombreuses sur le dos, les

(1) Louis, 1841, II, 107.
(2) Voir Jenner, 1853, p. 465 ; aussi Barthez et Rilliet, 1853 : II, 684, 697 ; et H. Kennedy, *Lancet*, 1863, II, 715.

bras, les jambes, et on en voit même quelques-unes sur les mains, les pieds et la figure.

21 *septembre* (16e *jour*).—Pouls, 124. —Prostration plus grande, léger tremblement dans les mains. Intelligence nette; mais léger délire dans la nuit. Rougeur foncée circonscrite sur les deux joues. Taches lenticulaires encore très-nombreuses. Pendant les deux derniers jours, cent soixante nouvelles taches ont apparu sur la poitrine et l'abdomen seuls, tandis que plusieurs de celles marquées le 18 *septembre* ne sont plus visibles. Quelques-unes des taches ont près de 4 millimètres de diamètre; elles sont toutes saillantes et arrondies et disparaissent complétement sous la pression. Quoique la plupart soient isolées, on rencontre çà et là deux taches dont les bords se touchent. On a calculé que le nombre des taches dépassait mille. Lèvres sèches et fendillées; langue rouge et humide; six selles. *Prescription* : 240 grammes de vin et un mélange de craie et de cachou.

23 *septembre* (18e *jour*). — Pouls 120; plus assoupie et délire; parfois pupilles presque dilatées. Température sous la langue, 39°,6. Quatre-vingt-dix taches nouvelles sur la poitrine et sur l'abdomen depuis le 21 *septembre*; beaucoup de celles qui avaient été notées antérieurement ont disparu. Il y en a encore plusieurs sur la figure. Quatre légères selles liquides. *Prescription* : toutes les quatre heures une potion avec de l'acétate de plomb et de la morphine. Lavement d'amidon et d'opium le soir.

25 *septembre* (20e *jour*). — Pouls, 112; la malade répond, quand on lui parle, mais elle est très-assoupie et a l'esprit confus; pupilles plutôt petites. Température sous la langue, 38°,5. Cinquante nouvelles taches sur la poitrine et l'abdomen; deux selles. Prostration et tremblements augmentés. Ordonné 240 grammes d'eau-de-vie.

26 *septembre*. — Douze nouvelles taches sur la poitrine et l'abdomen. Langue rouge et sèche. Aucune selle depuis hier matin.

28 *septembre* (23e *jour*).—Pouls, 114.—A plus conscience d'elle-même. Température sous la langue, 37°,5. Taches moins nombreuses et seulement trois nouvelles sur la poitrine et l'abdomen; langue humide et unie; aucune selle. Hier, elle a passé environ 2 litres liquides d'urine, contenant 30 grammes d'urée, et aujourd'hui 390 grammes, contenant 34 grammes d'urée. Le vin a remplacé l'eau-de-vie.

2 *octobre*. — Le pouls s'est élevé à 108 hier, mais aujourd'hui est à 84. Se sent beaucoup mieux. Pas de taches nouvelles, et seulement six ou sept des anciennes restent sur la poitrine et l'abdomen. Température, 37°,5.

5 *octobre* (30e *jour*). — Pouls, 80. Température, 37°. Langue claire et humide. Une selle moulée tous les jours. Seulement quelques traces de taches sur le dos. Convalescente.

22 *octobre*. — Est sortie de l'hôpital étant bien.

2. *Éruption scarlatiniforme*. — Dans beaucoup de cas de fièvre typhoïde, l'apparition des taches lenticulaires est précédée de deux ou trois jours par une légère éruption scarlatiniforme sur tout le

corps, disparaissant à la pression. (Voir le cas XLV.) Ce phénomène n'est pas particulier à la fièvre typhoïde et peut s'observer dans d'autres variétés de pyrexie. On l'observe plus facilement chez les malades ayant une peau blanche et délicate. Sir W. Jenner mentionne un cas où cette éruption existait en même temps qu'un léger mal de gorge, ce qui fit prendre la maladie pour la fièvre scarlatine (1). J'ai vu plusieurs cas semblables. Parfois, cette hypérhémie persiste pendant toute la durée de la fièvre ; et, dans les périodes avancées, on observe quelquefois, sur différentes parties du corps, une coloration rouge ou pourpre de la peau.

3. *Purpura et vergetures.* — Je les ai rencontrés dans des cas rares dont plusieurs ont été suivis de guérison. Trousseau rapporte un cas dans lequel on voyait de nombreuses vergetures (2). Quand les pétéchies ont lieu, elles ne se développent pas au centre des taches lenticulaires, mais elles en sont indépendantes.

4. *Taches bleuâtres.* — Des taches d'un bleu tendre (les « taches bleuâtres » des auteurs français) sont parfois observées sur la peau dans des cas de fièvre typhoïde. Leur forme est irrégulièrement ronde, et elles ont de deux à trois lignes de diamètre. Elles ne sont pas du tout saillantes sur la peau et ne subissent aucune modification à la pression, même à leur début. Elles ont une teinte uniforme pendant toute leur durée, et elles ne passent jamais par les différents stages observés dans les taches du typhus. On en voit quelquefois deux ou trois qui sont réunies. Elles sont plus communes sur l'abdomen, le dos et les cuisses, et, dans plusieurs cas, je les ai vues suivre le cours des petites veines sous-cutanées. Les cas dans lesquels j'ai rencontré ces taches ont été ordinairement peu graves, et Trousseau fait une observation semblable (3). Elles se manifestent dans d'autres maladies que la fièvre typhoïde.

5. *Sudamina.* — La plupart des auteurs en parlent. Louis les a observés dans 104 cas sur 141 chez les adultes ; et Taupin, dans 104 cas sur 121 chez des enfants. Elles paraissent être moins communes en Angleterre. Peacock ne les a rencontrées que dans 22 cas sur 52, et sir W. Jenner seulement dans 7 sur 23 cas mortels. Je les ai notées dans un tiers environ des cas que j'ai eu sous les yeux. La partie antérieure de la poitrine ou l'abdomen sont les régions du corps où elles sont le plus fréquemment observées. Elles apparaissent habituellement avec la transpiration pendant la troisième ou

----

(1) Jenner, 1850, XXII, p. 277 ; aussi Bäumler, 1866.
(2) Trousseau, 1861, p. 152.
(3) Voir Trousseau, 1861, p. 159 ; Forget, 1841, p. 226 ; Jenner, 1850, XXIII, 313.

la quatrième semaine de la maladie. Louis les a rencontrées si fréquemment qu'il a cru qu'elles constituaient un des caractères
spécifiques de la fièvre typhoïde (1), mais elles sont probablement
aussi communes dans toutes les maladies fébriles accompagnées
d'une abondante transpiration.

6. *Desquamation de l'épiderme.* — La desquamation de l'épiderme
est particulièrement observée à la fin de la fièvre chez les sujets
qui ont eu des sudamina ; mais, dans la plupart des autres cas, la
peau, pendant la convalescence, est rude à cause de la chute
écailleuse de l'épiderme. Les cheveux tombent souvent, et les
ongles peuvent présenter les signes particuliers qui sont consécutifs au typhus et à d'autres maladies aiguës (2).

7. *Température.* — (Voir les Observations II, III, IV, V.) Depuis la publication de la première édition de cet ouvrage, j'ai
pris trois fois par jour la température chez plusieurs centaines de
malades atteints de fièvre typhoïde. Mes observations concordent en général avec celles de Thierfelder, Wunderlich et autres
auteurs.

Règle générale, à très-peu d'exceptions près, la pyrexie dure au
moins trois semaines. Elle présente une forme rémittente, ou bien
est caractérisée par des rémissions matinales et des exacerbations
vespérales, que l'on observe quelquefois pendant le cours de la maladie, mais existent toujours au commencement, et sont encore
plus marquées à la fin lorsque la guérison doit avoir lieu (3). Au
commencement de l'attaque, le graphique de la température s'élève
graduellement en zigzag, la température du matin et du soir dépassant d'environ un demi-degré celle du jour précédent, mais
présentant toujours une rémission matinale d'environ un degré.

Chaque jour, la température commence à s'élever vers midi
et atteint son maximum entre sept heures et minuit; mais
à ce moment, elle commence encore à diminuer, la plus grande
rémission étant habituellement entre six et huit heures du
matin. Le diagnostic de la fièvre typhoïde doit être éliminé lorsque la température est presque normale, chaque soir, pendant la
première semaine, et, d'un autre côté, lorsque la température du
matin dépasse 40° le premier ou le second jour de la maladie. Le
maximum de la température vespérale est habituellement atteint
entre le quatrième et le sixième jour, mais quelquefois pas avant

(1) Louis, 1841, II, 110.
(2) Voir la *Lancet*, 1870, I, 3.
(3) Voir H. Immermann, 1869, qui a essayé d'expliquer ces variations dans le
degré de la pyrexie.

le huitième et même plus tard, et elle est ordinairement d'environ 40 ou 40° 5, et peut même s'élever à 41°; mais on ne doit
pas écarter le diagnostic de la fièvre typhoïde, ainsi que l'enseigne
Wunderlich, si elle n'atteint pas 39°,5. Lorsqu'elle est arrivée à son
maximum, elle varie peu chaque jour ; mais ce maximum est à
peine atteint tant que le dépôt se forme dans les glandes intestinales. C'est à partir du douzième jour de la maladie, époque qui
correspond au commencement de l'ulcération, ou à l'absorption
des glandes tuméfiées, que la marche de la température varie selon
la gravité et la durée des cas.

A ce moment, la rémission du matin devient plus décidée dans
les cas bénins, et l'ascension quotidienne commence plus tard. Il
peut n'y avoir d'abord qu'une légère différence dans l'ascension
vespérale, qui peut être de 1°,5, 2° ou même 3° (R. E. Thompson) de plus que le matin. Mais bientôt l'exacerbation du soir
diminue également; et, au bout de six ou douze jours, la température du soir peut être normale, ce qui constitue la seule preuve
certaine de la terminaison de la maladie. Pendant cette décroissance prolongée, la fièvre peut être vraiment intermittente, la
température du matin étant normale et subissant une augmentation de plusieurs degrés vers le soir.

Dans les cas graves et prolongés, les rémissions du matin deviennent moins franches vers le douzième jour, et la température
du matin et du soir peut rester stationnaire ou augmenter, et ainsi
la fièvre peut continuer sans rémissions considérables jusqu'à un
moment quelconque de la quatrième semaine, époque à laquelle la
décroissance a lieu comme dans les cas moins graves, quoique
quelquefois, après des rémissions marquées, mais irrégulières, qui
peuvent s'étendre jusqu'au soir, la température s'élève de nouveau par suite de quelque complication ou d'une recrudescence de
la fièvre. Dans ces cas graves, la fièvre, à toute époque, peut prendre un cours irrégulier s'il survient des complications. Avant la
mort, la température peut s'élever à 41°,5 ou même à 42° (Ladé)
ou 42°,5 (Wunderlich); mais quand la mort a lieu dans le collapsus, la température peut toucher au point normal et même plus
bas.

Les cas intermédiaires entre les formes bénignes et graves sont
assez fréquents.

Un cas de fièvre typhoïde doit toujours être regardé comme
grave lorsque la température s'élève, que les rémissions sont plus
courtes et moins marquées dans la dernière moitié de la seconde
semaine; quand la température du matin est à 40° ou persiste

à 39°,5, ou quand la température du matin excède 40°,5. Il est rare
que l'on arrive à la guérison quand la température du matin est
de 40°,5, ou lorsqu'elle a atteint 41° à un moment quelconque.
Wunderlich mentionne cependant un cas de guérison après une
température de 41°,5, observée pendant un frisson dans le cours
de la maladie (1). Une élévation soudaine et irrégulière de la température est presque toujours l'indice d'une complication locale,
surtout lorsque cette élévation porte sur la température du matin
plutôt que sur celle du soir ; mais une diarrhée abondante, une
épistaxis ou une hémorrhagie intestinale produisent un abaissement
de température. Une élévation soudaine de pouls, coïncidant avec
une diminution de température après le quatorzième jour, permet de diagnostiquer l'hémorrhagie intestinale, alors même que
le sang n'a pas encore paru.

Pendant la convalescence, la température est souvent au-dessous
du niveau normal, spécialement le matin ; mais des élévations
de courte durée et souvent considérables peuvent être produites
par des causes légères, telles qu'une première augmentation de
nourriture, la visite d'amis ou une émotion quelconque. Une élévation persistante ne peut provenir que d'une complication ou
d'une rechute (2).

8. *Moiteur*. — La peau est sèche aussi bien que chaude ; mais,
dans la plupart des cas, la sécheresse alterne avec la moiteur ou
la transpiration. Il y a quelques années, j'ai noté une transpiration
considérable dans 19 cas sur 84, et depuis lors j'ai rencontré beaucoup de cas dans lesquels il y avait des transpirations fréquentes et
considérables avec une simple diminution de fièvre. La transpiration se produit habituellement dans la nuit, la peau restant sèche
dans le jour.

9. *Odeur*. — La peau répand rarement une odeur particulière dans
la fièvre typhoïde. Une garde-malade très-expérimentée de l'Hôpital des fiévreux m'a dit qu'elle pouvait toujours distinguer le typhus de la fièvre typhoïde, à cause de l'odeur particulière de la
peau, odeur qui n'existe pas dans la fièvre typhoïde.

(1) Selon Trousseau, une température de 41°,5 ou 42° indique une mort iné-
vitable.

(2) Consulter Thierfelder, 1855 ; Wunderlich, 1857 et 1871: Ladé, 1866; Baümler,
1866 ; Compton, 1866 ; R. E. Thompson, 1867 ; Miller, 1868 ; T. J. Maclagan, 1869 ;
et Trousseau, *Clin. Méd. Eng. Trans.*, 1869, vol. III, p. 338.

C. — SYMPTOMES FOURNIS PAR LE SYSTÈME CIRCULATOIRE.

1. Le *pouls* est accéléré. Sur 100 cas, je me suis assuré qu'à l'exception d'un seul, il était au-dessus du chiffre normal à un moment quelconque de la fièvre. Dans 97 cas, il dépassait 90; dans 85, il dépassait 100; dans 70, il dépassait 110; dans 32, il dépassait 120; dans 25, il dépassait 130; dans 10, il dépassait 140, et dans 2, il dépassait 150.

Mais le caractère particulier du pouls de la fièvre typhoïde est la grande variation de fréquence 'qu'on observe à différents jours et à différentes heures du même jour. Ces variations correspondent en grande partie, quoique pas entièrement, à celles de la température, le pouls s'élevant le soir et tombant le matin. Il peut y avoir une différence de 10, 20 ou même 30 pulsations entre ces deux périodes de la journée. Les différences sont plus marquées dans les cas bénins et dans les premières périodes des formes les plus graves de la maladie. Ces variations dans le pouls et la température donnent à beaucoup de cas de fièvre typhoïde un caractère rémittent très-distinct, et la ressemblance avec la fièvre rémittente peut être encore augmentée par une rémission accompagnée de transpiration plus ou moins abondante. Au commencement de la convalescence, le pouls tombe lentement; il y a rarement un abaissement subit. Dans le commencement de la maladie, l'abaissement du pouls est plus marqué le matin; mais c'est précisément à cette époque qu'on n'observe aucune relation entre la température et le pouls. En dehors de toute complication, et probablement par suite de la simple faiblesse ou d'une irritabilité nerveuse, le pouls se maintient ou même devient plus fréquent, tandis que la température diminue, et il arrive souvent que le pouls est plus fréquent dans la convalescence qu'il ne l'a été pendant la fièvre, quoique pendant la convalescence il présente parfois une lenteur anormale comme dans le typhus.

En même temps, il est à remarquer combien le pouls peut s'abaisser, même pendant la continuation de la fièvre, qui est indiquée par la température et l'apparition de nouvelles taches. Sur 100 cas, j'en ai trouvé 6 dans lesquels il est tombé à 60; dans 2 autres cas, à 56; et dans un neuvième cas, à 52. Dans un autre cas, il est tombé à 37, et jamais, pendant toute la durée de la fièvre, il n'a excédé 56; mais il s'est élevé à 66 au moment de la convalescence. Un autre fait, qui n'est pas aussi connu qu'il devrait l'être, est que, dans tout le cours d'une fièvre typhoïde, le pouls peut ne pas dépasser l'état normal (60 à 80), la température, cependant, atteignant 39° ou 40°. J'ai rencontré un très-grand nombre de cas de ce genre, et Griesinger en cite également.

Règle générale, les cas plus graves sont ceux dans lesquels le pouls est le plus rapide, et c'est ordinairement un mauvais pronostic quand, chez un adulte, le pouls persiste au delà de 120. Sur 30 cas, dans lesquels j'ai constaté que le pouls n'a jamais dépassé 110, pas un n'a été mortel ; tandis que sur 70 malades chez lesquels il a été au-dessus de 110, 21 ou 30 p. 100 sont morts ; sur 32 malades chez lesquels il a été au-dessus de 120, 15 ou 47 p. 100 sont morts ; sur 25 autres cas où il a dépassé 130, 13 ou 52 p. 100 ont été mortels ; et sur 10 cas où il a été au-dessus de 140, 6 ont été mortels. Deux des malades qui ont guéri, bien que le pouls eût dépassé 140, avaient moins de 10 ans. J'ai connu cependant des cas mortels dans lesquels le pouls n'avait jamais atteint 100, et dans 8 cas mortels rapportés par Louis, le pouls n'avait jamais excédé 90 (1).

Pendant les huit ou dix premiers jours de la maladie, le pouls offre parfois quelque résistance ; mais, après cette époque ou quelquefois plus tôt, il est mou et compressible, et, dans une période plus avancée, il peut être petit, faible, ondulant, irrégulier, intermittent ou imperceptible. Louis a remarqué le pouls irrégulier ou intermittent 7 fois sur 41 cas mortels, et 6 fois sur 57 qui, bien que graves, ont guéri.

2. *Action du cœur*. — L'irrégularité ou l'absence complète de battement et du premier bruit du cœur observés dans le typhus peuvent aussi se présenter dans des cas graves de fièvre typhoïde.

d. — PHÉNOMÈNES MORBIDES FOURNIS PAR LE SYSTÈME RESPIRATOIRE.

1. Les *mouvements respiratoires* dans les périodes avancées sont habituellement accélérés, indépendamment de complications pulmonaires. Dans 50 cas sur 60 que j'ai comptés quotidiennement, j'ai trouvé qu'ils excédaient 20 à la minute ; 30 dans 38, et 40 dans 22. Mais, dans la plupart des cas où ils excédaient 40, et dans quelques autres aussi, les poumons étaient lésés. Les respirations varient généralement avec le pouls ; mais dans les cas où le pouls est remarquablement lent, cette lenteur peut ne pas correspondre avec une diminution dans le nombre des respirations.

(1) Louis, 1841, II, 347.

Ainsi, dans un cas il y avait 64 pulsations et 28 respirations ; dans un autre, 58 pulsations, 26 respirations ; dans un troisième, 42 pulsations, 48 respirations, bien que l'on n'ait pu découvrir aucune lésion pulmonaire. Parfois, la respiration est irrégulière, bruyante ou « nerveuse », ainsi qu'on l'observe dans le typhus (1).

2. L'*air expiré* n'a pas encore été suffisamment examiné ; mais dans des cas graves, pendant la période typhoïde, l'haleine est infecte comme dans le typhus. Dans plusieurs cas, on a trouvé qu'il contient de l'ammoniaque.

e. — PHÉNOMÈNES MORBIDES FOURNIS PAR LES ORGANES DIGESTIFS.

1. La *langue*, tout d'abord, est humide et couverte d'une matière blanche épaisse, tandis que l'extrémité et le bord sont extrêmement rouges. Elle peut rester dans cet état pendant toute la durée de la maladie ; ou bien, vers le milieu de la fin du second septénaire, elle peut devenir sèche et brunâtre dans une étendue triangulaire à l'extrémité ou au centre ; elle peut ensuite être couverte d'une épaisse croûte brunâtre, ou bien elle peut encore devenir claire, rouge, luisante et présenter des fissures.

Des cas peuvent devenir mortels sans que la langue ait jamais été brune. Dans 45 cas sur 100, dans lesquels j'ai noté la langue comme étant sèche et brune, 16 furent mortels ; mais sur ceux qui restaient, 5 furent mortels, bien que la langue n'eût jamais été sèche. Dans 16 cas, sur 40 mortels rapportés par Louis, la langue est restée humide pendant toute la maladie. Il en fut de même dans 6 cas sur 20 mortels notés par sir W. Jenner (2).

Une particularité notable de la langue est la rougeur inaccoutumée qui peut se borner à l'extrémité et aux bords, ou s'étendre sur toute la surface. J'ai noté cette rougeur dans 69 cas sur 100. Dans 16 de ces 69 cas, dont 5 furent mortels, la langue entière était rouge et sa surface nette, lisse et comme vernissée. Jenner nota ce dernier aspect dans 5 cas sur 20 cas mortels. Parfois, j'ai vu la langue d'un rouge écarlate brillant, avec les papilles développées comme dans la scarlatine.

(1) Dans la respiration nerveuse décrite par sir Dominic Corrigan, la respiration est sifflante ; pendant que la bouche est fermée, les joues se gonflent et les narines se dilatent à chaque inspiration. L'acte respiratoire est alors très-irrégulier ; un long repos est suivi par une forte inspiration et celle-ci par un grand nombre d'inspirations courtes et rapides. Dans quelques cas de respiration nerveuse, la diaphragme agit seul et les muscles thoraciques semblent paralysés. Ces caractères anormaux de la respiration peuvent se présenter sans qu'il existe aucune complication pulmonaire.

(2) Louis, 1841, I, 474 ; Jenner, 1849 (2).

Un autre caractère de la langue consiste dans des fissures transversales, souvent profondes et douloureuses. Elles ont été notées dans 35 cas sur les 100 dont j'ai parlé, et dans 4 cas sur 20 mortels observés par sir W. Jenner. Louis mentionne des cas où elles dégénéraient en ulcération considérable avec un épaississement notable de la langue.

L'impossibilité de tirer la langue est beaucoup plus rare, même dans les cas mortels que dans le typhus.

2. *Lèvres et dents.* — Les lèvres sont ordinairement desséchées, et, dans des cas graves, elles peuvent se fendre et saigner, condition qui est souvent aggravée chez les enfants par l'irritation continuelle apportée par le mâchonnement. Quand l'état typhoïde est manifeste, les dents se recouvrent d'un enduit. Dans des cas plus rares, on observe une hémorrhagie des gencives.

3. *L'appétit* est généralement perdu ; mais, dans des cas bénins, il peut continuer pendant toute la maladie. J'ai noté cette particularité dans 11 cas sur 100.

4. *Soif.* — Les malades se plaignent généralement de la soif dans la période du début. Dans 39 cas sur 100, je l'ai notée comme excessive.

5. *Disphagie.* — (Voir *Pharyngite*, à l'article *Complications*.)

6. Les *nausées et les vomituritions* ou embarras gastriques sont des symptômes communs, spécialement au commencement de la maladie, qui est en conséquence souvent regardée comme une simple « attaque bilieuse ». Dans 36 cas sur 100, j'ai noté les vomissements. Dans 12 sur 63, ils constituaient un des premiers symptômes (1) : dans les autres, ils ne se manifestaient qu'après la première semaine. Dans la plupart des cas, les vomissements n'étaient qu'accidentels ; mais dans 8, ils étaient prolongés et très-pénibles. Ils étaient en général accompagnés de quelque douleur et sensibilité à l'épigastre. Louis a observé les vomissements dans 36 cas sur 108, et la douleur ou la sensibilité épigastrique dans 59 cas sur 110 (2). Je suis porté à regarder comme un bon symptôme les vomissements au commencement de la maladie, mais l'opinion contraire a été exprimée par Peacock (3). Dans plusieurs cas où ils étaient considérables, j'ai reconnu que la maladie avait pris ensuite un cours plus bénin. Mais quand les vomissements paraissent après

(1) Dans 37 des 100 cas, on n'a pas noté s'il y avait eu des vomissements avant l'admission à l'hôpital.
(2) Louis, 1841, I, 459.
(3) *Lancet,* 1865, I, 117.

la seconde semaine, ils sont souvent le premier symptôme de
la péritonite.

La matière vomie consiste généralement en un liquide bilieux
verdâtre. Chomel mentionne un cas où elle contenait du sang (1);
et j'ai eu connaissance d'un cas où des vomissements de matières
fécales avaient eu lieu, d'une façon persistante, trente-six heures
avant la mort, qui était due à la perforation de l'intestin.

7. Le *météorisme* se remarque dans la plupart des cas. Dans
79 cas sur 100, j'ai trouvé que le ventre présentait une distension
et une sonorité inaccoutumés à une période quelconque de la
fièvre, et dans 17 de ces cas la distension était considérable; mais,
dans 21 cas, le ventre restait normal pendant toute la durée de la
maladie. Louis a noté le météorisme dans 89 cas sur 134 (2). Dans
un cas mortel, il l'a observé dès le troisième jour; mais, généralement, il ne se manifeste qu'après la première semaine. Il est plus
prononcé dans les cas graves. Ainsi, sur 21 cas mortels, je l'ai noté
dans 20. Jenner l'a observé dans 18 cas mortels sur 19. Sur 17 cas
dans lesquels j'ai noté une extrême tympanite, la mort est survenue dans 7 ; tandis que je ne l'ai constatée que 14 fois sur 62
quand la tympanite était modérée ; et sur 21 cas dans lesquels
elle n'existait pas du tout, aucun ne fut mortel. Louis a
noté un grand météorisme dans la moitié des cas mortels qu'il a
vus ; et, sur 88 de ces cas, 7 seulement ont guéri. La distension est
d'une forme particulière, la convexité étant transversale, au
lieu d'être de haut en bas, parce que l'accumulation siége principalement dans le côlon. Contrairement au météorisme du
typhus, celui de la fièvre typhoïde est presque invariablement
accompagné de douleur et de sensibilité abdominale ainsi que
de diarrhée.

8. On perçoit le *gargouillement* dans un grand nombre de cas,
lorsqu'on presse brusquement la région iliaque droite. Selon
Chomel, ce signe est plus fréquent dans la fièvre typhoïde que
dans la diarrhée ordinaire. Il y a quelques années, je l'ai noté
dans 31 cas sur 44; mais une expérience ultérieure m'a prouvé
que ce symptôme manque dans une plus grande proportion
de cas.

9. La *douleur* et la *sensibilité abdominales* sont des symptômes
fréquents, mais non constants. Les malades se plaignent souvent
de douleurs dans l'abdomen; et cette sensibilité est encore plus

(1) Chomel, 1834, Cas X.
(2) Louis, 1841, I, 452.

manifeste lorsqu'on presse la région iliaque droite. J'ai trouvé de la sensibilité à cette région dans 71 cas sur 81. Sur les 71, 16 ont succombé. Mais je n'en ai perdu aucun des 10 autres. Sur 5 malades qui se plaignaient de douleurs aiguës au commencement de la maladie, 3 ont succombé. Louis a noté la douleur abdominale dans 106 cas sur 127; dans 39 cas mortels, elle exista sans exception, et dans 16 dès le premier jour; tandis que sur 31 cas bénins, elle n'exista pas dans 10 cas, et dans 4 cas seulement on l'observa le premier jour (1). Jenner a noté la douleur abdominale dans 15 cas sur 20 cas mortels (2). Les selles sont rarement accompagnées de douleurs, et jamais de ténesme.

10. La *rate* est souvent très-hypertrophiée et peut être sentie à travers l'épaisseur de la paroi abdominale. L'hypertrophie est plus considérable chez les individus au-dessous de 30 ans, et vers la fin de la seconde semaine de la maladie; Taupin a découvert chez les enfants une hypertrophie considérable de la rate, dans 109 cas sur 121 (3); mais Barthez et Rilliet ne l'ont rencontrée que 28 fois sur 105 cas (4).

11. La *diarrhée* est la règle dans la fièvre typhoïde; et la constipation l'exception. J'ai noté la diarrhée dans 93 cas sur 100, et Barth l'a observée à Paris dans 96 cas sur 101 (5).

Son intensité varie. Dans 23 cas sur 84, j'ai observé qu'il n'y avait jamais plus de 3 selles par jour; dans 51 cas, il y en avait 4 et même plus; dans 19 il y en avait plus de 6. J'ai noté dans de nombreux cas que le nombre de selles s'élevait jusqu'à 12 et au-dessus. Il n'y a aucun rapport entre l'intensité de la diarrhée et l'étendue des lésions intestinales révélées par l'autopsie.

La date du commencement et la durée de la diarrhée varient. La diarrhée peut être un des premiers symptômes comme cela est arrivé 38 fois sur 100 cas; elle peut disparaître après un certain nombre de jours pour ne plus reparaître et elle peut constituer un symptôme proéminent pendant tout le cours de la maladie. Dans d'autres cas, on observe d'abord une constipation qui se transforme en une diarrhée considérable après l'administration d'un purgatif ordinaire. Parfois la diarrhée ne commence pas avant la troisième ou la quatrième semaine de la maladie, elle peut alors être très-abondante.

(1) Louis, 1841, I, 445.
(2) Jenner, 1849.
(3) Taupin, 1839.
(4) Barthez et Rilliet, 1853, II, 677.
(5) Louis, 1841, I, 439.

Louis a affirmé que les cas étaient plus graves et même mortels lorsque la diarrhée était très-persistante; mon expériénce m'a amené à une semblable conclusion. Il y a douze ans j'ai trouvé que sur 34 cas dans lesquels la diarrhée fut notée comme excessive à cause de sa gravité et de sa durée, 10 devinrent mortels; mais que sur 59 malades chez lesquels on n'avait constaté qu'une diarrhée légère ou modérée, 10 seulement ont succombé. Depuis lors, j'ai été à même d'observer plus de 2,000 cas de fièvre typhoïde, et aucun fait ne me paraît mieux établi que l'existence d'une proportion directe entre la gravité et le danger de la maladie et l'intensité de la diarrhée.

La diarrhée n'existe pas invariablement (voir les observations IV et V). Sur nos 100 cas observés avant 1862, il y en eut 7 dans lesquels elle n'exista à aucune période de la maladie; et dans 4 cas, il y avait de la constipation. J'ai acquis depuis la certitude que la diarrhée est absente dans une bien plus grande proportion de cas, et que ceux où elle fait défaut sont ordinairement peu graves et se terminent heureusement. Bartlett et Flint signalent aussi la diarrhée comme étant souvent absente dans les cas peu graves (1). Cependant, il arrive quelquefois que des cas dans lesquels il n'a pas existé de diarrhée deviennent mortels. Sur les 7 cas dont j'ai parlé, un entraîna la mort. Il n'y eut pas non plus de diarrhée dans 3 cas mortels relatés par Louis, ni dans 2 observés par sir W. Jenner. La diarrhée peut être absente dans des cas où l'ulcération est très-étendue, et s'approche de la perforation. J'ai très-fréquemment observé qu'il se produit des hémorrhagies considérables ou qu'il survient une perforation dans des cas où il n'y avait eu jusque-là ni diarrhée ni aucun autre symptôme abdominal. Jenner rapporte le cas d'une femme qui avait eu une constipation prolongée, et qui mourut le vingt-cinquième jour d'une hémorrhagie intestinale (2). Un cas analogue est rapporté par Hudson (3). Wilk mentionne le cas d'une jeune fille qui mourut à la fin de la troisième semaine; elle avait eu de la constipation, et, après la mort, on trouva l'intestin grêle rempli de scybales durcies et au-dessous desquelles se trouvaient des ulcérations (4). Dans plusieurs cas dans lesquels une rechute s'est produite, j'ai vu les intestins constipés tout le temps de la première attaque et relâchés pendant la rechute.

12. Les *caractères des selles* dans la fièvre typhoïde sont particu-

(1) Flint, 1852; Bartlett, 1856, p. 58.
(2) Jenner, 1849.
(3) Hudson, 1867, p. 290.
(4) Wilks, 1855.

liers. Les selles sont liquides, et d'un jaune d'ocre ; leur odeur est
infecte, et souvent ammoniacale ; et leur réaction est alcaline,
tandis que, en santé, les excréments sont toujours acides. Simon,
Marklein, Parkes (1) et Lehmann (2), attestent tous le caractère
alcalin des selles, et j'ai bien souvent confirmé leurs observations.
Selon Parkes, ce caractère alcalin et dû au carbonate d'ammoniaque et à un alcali fixe. Si on laisse reposer les matières, elles
se séparent en deux couches : l'une formée par un liquide qui sur-
nage et l'autre par un sédiment floconneux. Le premier a une
couleur jaunâtre ou d'un brun pâle ; son poids spécifique est d'environ 1015, et il contient à peu près 40 parties de matières solides
sur 1,000, lesquelles consistent principalement en albumine et en
sels solubles, particulièrement du chlorure de sodium (3). Le dépôt
est formé de parcelles de nourriture mal digérées, d'épithélium
intestinal détaché, de corpuscules sanguins, de débris d'eschares
qui se sont séparés des ulcérations intestinales, et d'une multi-
tude de cristaux de phosphate tribasique. L'existence de ces cristaux de phosphate dans les excréments du « typhus abdominal »
a été signalée par Schönlein en 1835 (4) et Gluge (5). Parkes et
beaucoup d'autres observateurs s'en sont également occupés.
Schönlein pensait qu'ils étaient particuliers à cette maladie ; mais
on sait maintenant qu'ils sont nombreux dans toutes les maladies
où, comme dans la fièvre typhoïde, les excréments ont une tendance marquée à la décomposition. On observe plus facilement
les caractères des excréments, après le dixième jour de la maladie ;
les eschares ne s'y trouvent pas avant le quatorzième jour. Dans
quelques cas les excréments, au lieu d'être liquides, sont pultacés,
écumeux comme une matière fermentée, et si légers qu'ils flottent
sur l'eau ; d'autres fois, je les ai vus ressembler à de la boue ou à
de la glu ; ils peuvent aussi contenir du sang.

13. L'*hémorrhagie intestinale* est un symptôme important. Elle
s'est produite dans 8 cas sur 134 notés par Louis (6) et dans 7 cas
sur 21 cas mortels notés par Jenner (7). Chez les enfants, elle paraît être plus rare que chez les adultes. Sur les 232 cas observés
par Taupin, Rilliet et Barthez sur des malades ayant moins de
quinze ans, elle n'a eu lieu qu'une fois (8).

(1) Parkes, 1850, p. 396.
(2) *Physiol. Chim. day's Transl.*, I, 150.
(3) Parkes, *loc. cit.*
(4) Schönlein, 1836.
(5) Gluge, 1837.
(6) Louis, 1841, I, 433-9.
(7) Jenner, 1849 (2). — (8) Barthez et Rilliet, 1853, II, 705.

La quantité de sang perdu peut varier entre quelques gouttes et plusieurs litres. Des hémorrhagies abondantes (plus de 180 grammes) ont eu lieu sous mes yeux dans 58 cas sur 1564 ou 3.77 p. 100. Le sang est ordinairement liquide, mais quelquefois coagulé. Sa couleur est parfois noire, mais plus souvent d'un rouge brillant dû à l'alcalinité des matières contenues dans l'intestin. Les cas dans lesquels surviennent de copieuses hémorrhagies sont pour la plupart des cas graves et accompagnés de diarrhée. Dans 18 des 60 cas que j'ai observés (1), les symptômes antérieurs étaient bénins ; et il est important à noter que dans 8 cas (sur lesquels 6 furent mortels) la constipation avait persisté jusqu'au moment de l'hémorrhagie. Sur les 60 cas, le sang a commencé à couler 8 fois pendant la seconde semaine (vers sa fin), 28 fois pendant la troisième ; 17 pendant la quatrième ; une fois pendant la cinquième ; 3 pendant la sixième ; une fois pendant la septième ; une fois pendant la huitième ; dans un cas, la date n'a pas été remarquée. Dans 3 cas où elle avait paru, les seizième, dix-huitième et dix-neuvième jour, elle reparut le quarante-neuvième, le trente-troisième et le quarante-quatrième jour. J'ai observé plusieurs fois des hémorrhagies intestinales considérables qui occasionnaient la mort du malade avant que le sang n'ait apparu extérieurement. On peut soupçonner cette particularité que Trousseau signale comme fréquente, lorsqu'on observe une prostration subite avec décoloration des téguments, lorsque le pouls augmente de fréquence et que la température s'abaisse. Dans certains cas d'hémorrhagie intestinale considérable, la température tombe parfois tout d'un coup au-dessous du niveau normal ; mais elle reprend promptement son point primitif ou même s'élève au delà. L'hémorrhagie intestinale de la fièvre typhoïde coexiste parfois avec d'autres hémorrhagies telles que l'épistaxis, l'hémoptysie, l'hématémèse, l'hématurie, le saignement des gencives et le purpura ; la maladie a été alors désignée sous le nom « de fièvre putride hémorrhagique ».

La source de l'hémorrhagie varie. Quand elle se produit après le quatorzième jour de la maladie et qu'elle est copieuse, elle est probablement due à l'ouverture d'une petite artère, ouverture produite par une des ulcérations intestinales, ou à un état fongueux des eschares non encore détachées des glandes de Peyer. Dans un cas, Jenner a trouvé que de l'eau injectée dans l'artère mésentérique supérieure s'échappait librement d'un ulcère de l'iléon, et

____

(1) Ce nombre renferme 2 cas observés au *Middlesex Hospital*.

une observation semblable a été faite par Hamernjk (1) : mais quand l'hémorrhagie se produit avant la fin de la seconde semaine ou qu'elle est accompagnée d'autres hémorrhagies, elle est souvent due à la rupture des vaisseaux capillaires intestinaux, conséquence de l'hypérémie, ou à la liquéfaction du sang, et elle est alors peu importante. J'ai vu une légère hémorrhagie intestinale avoir lieu le cinquième ou le sixième jour de la maladie ; et, dans plusieurs des cas que j'ai observés, une copieuse hémorrhagie se manifesta de très-bonne heure, alors que l'ulcération ne s'était pas encore produite. Chomel mentionne aussi des cas où on trouva du sang dans les intestins avant que l'ulcération eût commeneé (2). Différentes opinions ont été exprimées sur l'importance de l'hémorrhagie intestinale en ce qui concerne le pronostic. Bretonneau, Chomel, Louis, Jenner, Bell (3), et la plupart de ceux qui ont écrit sur cette fièvre, l'ont regardée comme un dangereux symptôme. Sur 7 cas dans lesquels elle s'est manifestée, et qui étaient entre les mains de Chomel, 6 devinrent mortels, de même que 3 cas sur 7 observés par Louis. D'un autre côté, Graves dans ses *Leçons cliniques* (4) parle de certains cas dans lesquels la présence de l'hémorrhagie était regardée comme un heureux symptôme. Plus récemment, Trousseau nous a appris que ce symptôme est moins dangereux qu'on ne le croit généralement, et a affirmé que pendant sept ans il a seulement vu 3 cas devenir mortels (5). Il cite également un Mémoire communiqué à l'Académie de médecine par Ragaine, mémoire d'après lequel il paraît que, sur 115 cas de fièvre typhoïde, l'hémorrhagie survint dans 11, et que tous ont guéri. H. Hemedy, de Dublin, est également d'avis que la plupart des cas guérissent et que les malades sont souvent soulagés lorsqu'il y a hémorrhagie (6). Ces faits ont conduit quelques auteurs à regarder l'hémorrhagie intestinale plutôt comme un symptôme favorable (7). Mon expérience est opposée à cette conclusion. Quand l'hémorrhagie est peu abondante, elle a probablement peu d'influence ; ou, quand elle a lieu avant le douzième jour, elle peut être utile en diminuant la congestion intestinale. Mais quand elle est considérable (et après le douzième jour, une légère perte même est souvent le précur-

(1) Hamernjk.
(2) Chomel, 1834.
(3) Bell, 1860, VIII, 390.
(4) 1848, vol. I, 266.
(5) Trousseau, 1861.
(6) Kennedy, 1860, p. 226.
(7) *Med. Times and Gaz.*, 1859, II, 361, 441.

seur d'une hémorrhagie considérable), c'est un symptôme dangereux. Bien que j'aie connu beaucoup de malades ayant guéri dans
ces circonstances, je n'ai jamais observé que l'hémorrhagie pro-
duisît un bien quelconque, et j'ai maintes fois vu des malades
mourir inopinément de syncopes, peu d'heures après une perte
abondante qui d'abord avait semblé favorable. Sir W. Jenner (1) et
Joseph Bell font une semblable remarque. De plus, quand le malade
survit à l'effet de la perte de sang, il court le risque de mourir
d'une péritonite. L'hémorrhagie indique que l'ulcération s'est
probablement étendue jusqu'aux vaisseaux situés au-dessous des
fibres musculaires transversales, et une ulcération de cette nature
peut aller jusqu'à produire la perforation. Sur les 60 cas que j'ai
observés, 32 (53.33 p. 100) se sont terminés par la mort ; dans 11
des 32 cas la cause immédiate de la mort était la péritonite ;
14 des 21 malades restants succombèrent dans les trois jours qui
ont suivi l'hémorrhagie, et sur les 14, 8 sont morts en très-peu
d'heures. Graves lui-même dit que l'hémorrhagie excessive doit
être soigneusement surveillée et arrêtée ; et Trousseau rapporte
un cas dans lequel le malade mourut une heure après le commencement d'une hémorrhagie si considérable que la literie entière
en était imprégnée.

Observation X. — *Fièvre typhoïde, constipation ; mort par hémorrhagie
intestinale le* vingt-septième jour. — John D..., âgé de 24 ans, admis
dans mon service au Middlesex Hospital, le 10 *mars* 1871, le vingtième
jour d'une attaque de fièvre. Il était tombé malade le 19 *février*, et avait
gardé le lit depuis le 21. Les symptômes avaient été une violente céphalalgie, des douleurs générales, de la prostration, de la soif, de
l'inappétence, des nausées et de la constipation. Après l'admission à
l'hôpital, la température varia de 38°,5 à 40°,3, et le pouls de 98 à 128 ;
aucune tache caractéristique, mais des taches cérébrales marquées ;
transpirations irrégulières, langue sèche et brune ; pas de douleurs abdominales, de distension ou de gargouillements ; quelques vomissements bilieux ; le malade n'a eu qu'une ou deux selles en trois jours ;
insomnie suivie de stupeur, de surdité et de soubresauts ; parfois de
l'épistaxis ; congestion des poumons et une quantité considérable d'albumine dans l'urine.

Le soir du 15 *mars* (vingt-cinquième jour), le malade eut une selle
couleur ocre, demi-solide ; la température était à 40°. Pendant la nuit
suivante, il fut agité et eut le délire, et le matin, il eut une selle avec
laquelle il perdit une quantité considérable de sang rouge liquide. La
térébenthine et l'acétate de plomb furent prescrits ; et, pendant toute cette

(1) Jenner, 1853, p. 286.

journée, il n'y eut rien du côté des intestins. La température n'était qu'à 38°,8, et le pouls à 108 environ.

Le matin suivant, 27 mars, la température était tombée à 38°, mais le pouls s'était élevé à 128. Trois selles noires avaient passé dans le lit pendant la nuit; des selles mêlées de sang se renouvelèrent trois ou quatre fois pendant le jour, et la température tomba au-dessous de 38°. De six heures du matin jusqu'à sa mort, qui eut lieu à neuf heures, le malade perdit presque constamment par les intestins du sang rouge, et la surface du corps était décolorée, froide et visqueuse.

Autopsie. — Lésions graves dans les plaques de Peyer et les glandes isolées à la partie inférieure de l'iléon. L'hémorrhagie ne paraissait pas être due particulièrement à une ulcération, mais bien à un état fongueux de la plupart des plaques de Peyer avoisinant le cœcum. Le foie et les glandes mésentériques étaient tuméfiées. Les reins pesaient ensemble 330 grammes; ils étaient congestionnés, mais n'avaient aucune trace de maladie ancienne.

f. — PHÉNOMÈNES MORBIDES FOURNIS PAR LE SYSTÈME URINAIRE.

1. L'*urine* a été soigneusement examinée et par beaucoup d'observateurs (1). La *quantité* pendant la première semaine ou les dix premiers jours est ordinairement diminuée. Quelquefois elle diminue de moitié, du quart ou même du sixième de la quantité normale, malgré l'augmentation des liquides introduits dans l'estomac. Après la seconde semaine, la quantité augmente, et j'ai souvent observé que l'urine était abondante, pâle, et d'un poids spécifique faible avant la cessation de la fièvre. Mais dans la plupart des cas la quantité n'augmente pas beaucoup avant la convalescence, époque à laquelle l'urine est toujours copieuse et d'un poids spécifique faible. A cette période, j'ai fréquemment vu des malades rendre 2800 ou 2900 grammes d'urine en vingt-quatre heures.

La *couleur* est d'abord plus foncée que dans l'état normal, et, selon Vogel, elle est plus foncée qu'une simple concentration ne le comporte (2). Fréquemment, dans les stages avancés de la maladie, et toujours pendant la convalescence, la couleur est d'une blancheur inaccoutumée.

L'*acidité* paraît augmenter pendant les huit ou dix premiers jours; cela est dû à la concentration de l'urine. Selon Parkes, lorsque la quantité exacte d'acide est déterminée en neutralisant

(1) Pour avoir un extrait sérieux de ce qui a été écrit sur ce sujet, le lecteur peut lire Parkes, *On the Urine*, 1860, p. 244. Voir aussi Parkes, 1855.

(2) Neubauer's *Anleitung*, 2ᵉ éd., p. 235.

l'urine avec un alcalin, on voit qu'elle est d'un cinquième ou d'un quart au-dessous du chiffre normal. Pendant la troisième et la quatrième semaine, l'urine est très-faiblement acide, et est souvent alcaline par la décomposition de l'urée ou par la présence d'un alcali fixe.

Le *poids spécifique* varie. Au commencement, lorsque l'urine est peu abondante, son poids peut être de 1025 à 1030. Parkes, dans un cas, a même trouvé un poids spécifique de 1038. Dans les stages avancés, et particulièrement dans l'état typhoïde, le poids spécifique tombe, et j'ai vu que, dans la convalescence, il ne s'élevait pas à plus de 1005 ou 1003.

La *quantité d'urée* excrétée chaque jour augmente. Les recherches de J. Vogel (1), A. Vogel, Moss (2), Brattler (3), Warnecke (4), Parkes (5), Handfield Jones (6), et d'autres ne permettent pas le moindre doute sur ce point. Sur 6 cas dans lesquels l'urine a été examinée par Sanderson et moi à l'*Hôpital des fiévreux*, la quantité d'urée a toujours été augmentée à une certaine période de la fièvre. Cette augmentation varie. Dans la plupart des cas de Parkes, elle était à peu près d'un cinquième, c'est-à-dire que la quantité totale était d'environ 28 grammes au lieu de 24. Mais il arrive parfois que cette augmentation est beaucoup plus considérable. Alfred Vogel a trouvé une fois 78 grammes éliminés en vingt-quatre heures ; dans un cas, Parkes a trouvé 57 grammes, et, dans un de mes cas, la quantité était de 62^{gr},5. Moos, Brattler et Warnecke ont démontré que l'urée est excrétée dans une bien plus grande proportion pendant la première semaine de la maladie, et qu'à partir de ce moment, la quantité diminue habituellement, cette diminution étant probablement due à l'état d'inanition et au ralentissement de la métamorphose des tissus qui en est la conséquence. Cependant la quantité excède en général la moyenne tant que la fièvre dure. Durant la convalescence, elle peut être pendant quelques jours bien au-dessous de la moyenne, la métamorphose destructive des tissus étant alors arrêtée, et le processus réparateur revêtant une activité inaccoutumée.

Selon Brattler, il y a un rapport direct entre la quantité d'urée excrétée et la température. Plus la quantité d'urée est considérable, plus la température est élevée. Quoique la température puisse

(1) Neubauer's, *Anleitung* p. 248.
(2) *Gaz. méd. de Paris*, 1857, p. 193.
(3) Voir Parkes, *loc. cit.*
(4) Warnecke.
(5) *Op. cit.*
(6) Jones, 1857, 1858.

être sujette à des variations selon le degré d'évaporation de la peau et autres circonstances, et que la quantité d'urée éliminée ne soit pas toujours un indice certain du degré de la métamorphose destructive des tissus, on trouve cependant que la quantité d'urée est habituellement plus grande quand la température est plus élevée. L'urée et la température sont plus élevées dans la première semaine, mais elles diminuent ensuite graduellement. L'augmentation de l'urée cependant ne se manifeste pas toujours pendant la fièvre. Il y a certaines conditions accidentelles qui peuvent amener sa diminution et même la faire tomber au-dessous du niveau normal. Ce fait peut expliquer cette opinion émise par plusieurs auteurs, que la quantité d'urée diminue réellement dans la fièvre typhoïde. On peut admettre que la quantité d'urée puisse également être réduite par suite de quelque inflammation locale. Comme exemple, Parkes cite un cas dans lequel la quantité d'urée pendant une attaque intercurrente de pleurésie était diminuée d'un tiers depuis l'apparition de la complication. Parkes a prouvé que la quantité d'urée n'était pas influencée par la diarrhée, et a conclu de là que les intestins ne peuvent pas être regardés comme une voie d'"élimination de l'urée dans la fièvre typhoïde. Une certaine augmentation d'urée peut avoir lieu dans le système, mais elle peut s'accumuler dans le sang, au lieu d'être excrétée par l'urine. La cause de cette non-élimination n est pas toujours apparente. Mais dans de nombreux cas, elle est due à l'altération des tissus sécrétants des reins, ainsi que le prouvent l'albumine et les cylindres des tubuli qu'on trouve dans l'urine. Les conséquences de la non-élimination paraissent être les mêmes que dans le typhus et la fièvre relapse, à savoir : délire, stupeur, convulsions, coma et autres symptômes propres à l'état typhoïde (1). La réabsorption de l'urée, conséquence de la rétention d'urine, peut amener les mêmes résultats que la non-élimination. Louis a prouvé jusqu'à l'évidence (2) et tous les pathologistes admettent aujourd'hui que les symptômes cérébraux de la fièvre typhoïde ne dépendent pas de l'inflammation du cerveau ou de ses membranes. De nombreux auteurs contemporains les ont attribués à la septicémie, produite par l'absorption du pus ou des matières putrides provenant des ulcérations intestinales (3). Bien que cette absorption soit très-probable, on doit observer qu'il n'y a aucun rapport entre la pré-

---

(1) Parkes, *On Urine*, 1860, p. 252.
(2) Louis, 1841, II, 22.
(3) Piorry applique à la fièvre typhoïde la désignation d'*Entérite scepticémique.* Voir aussi Todd, 1860, p. 113; Gairdner, 1862, p. 200.

sence et la gravité des symptômes cérébraux et l'étendue de l'affection intestinale, et que de graves symptômes cérébraux et même l'état typhoïde peuvent exister avant que l'ulcération n'ait commencé, tandis que tous ces symptômes sont semblables en tous points à ceux qu'on observe dans le cours d'autres maladies dans lesquelles il n'y a pas de surface ulcérée par laquelle le pus puisse être absorbé. Le phénomène de l'état typhoïde est probablement dû, comme dans d'autres maladies, à la rétention dans le système des produits de la métamorphose qui auraient dû être éliminés par les reins (1). Dans plusieurs cas, j'ai trouvé que la quantité d'urée excrétée en vingt-quatre heures diminuait avant l'existence des symptômes cérébraux, et augmentait encore après qu'ils avaient cessé. Dans un cas, la quantité, qui était de 17 grammes quand le malade avait le délire et était privé de sa connaissance, s'est élevée à 59 grammes quand le délire a diminué et que la connaissance est revenue. Dans un autre, la quantité, qui d'abord était de 25 grammes, est tombée à 21 grammes au début du délire et de la stupeur, et s'est élevée de nouveau à 29 grammes lorsque ces symptômes ont disparu.

La quantité d'*acide urique* est toujours augmentée, et peut être trois fois plus considérable qu'à l'état normal. Ainsi la quantité normale quotidienne pour un adulte étant de 40 centigrammes (J. Vogel), Handfield Jones en a trouvé jusqu'à 7^{gr},30 excrétés par un homme de 24 ans le dix-septième jour de la fièvre (2). Selon Zimmermann (3), la quantité augmente jusqu'au quatorzième jour, et diminue ensuite. Comme dans le typhus, des dépôts de lithates peuvent se produire à une période quelconque de la fièvre et ne pas être nécessairement graves. Pendant la convalescence, l'excrétion de l'acide urique, comme celle de l'urée, est ordinairement au-dessous du niveau normal pendant quelques jours.

Le *chlorure de sodium* qui entre pour 2 grammes dans la quantité d'urine quotidienne chez un adulte en bonne santé, est réduite quelquefois à de simples traces. Cette diminution peut être due en partie, comme l'a fait remarquer Vogel, à la petite quantité ingérée avec les aliments, et à la grande quantité de chlorure de sodium qui passe avec les excréments. Parkes cependant a noté qu'une grande diminution s'était produite alors qu'il n'y avait eu aucun changement de régime, et dans des cas où il n'y

---

(1) Voyez l'Introduction de l'édition anglaise.
(2) Jones, 1857.
(3) Zimmermann, 1852.

avait ni diarrhée ni pneumonie, de sorte que, comme dans le typhus, il semble qu'il y ait dans la fièvre typhoïde une rétention absolue de chlorures dans le système. Pendant la convalescence, les chlorures sont excrétés abondamment.

L'albumine se rencontre moins souvent dans l'urine que dans le typhus, et, quand on l'y rencontre, c'est à une période plus avancée de la maladie. Il y a quelques années, j'ai observé chaque jour l'urine de 25 malades, et je n'ai trouvé d'albumine que dans 5 cas. Parkes a trouvé de l'albumine dans 7 cas sur 21 ; Brattler, dans 9 sur 23 ; Martin Solon (1), dans 21 sur 54 ; Becquerel, dans 8 sur 38 (2) ; Finger, dans 29, sur 88 (3) ; Friedrich, dans 14 sur 33 (4) ; Abeille, dans 12 sur 95 ; Smoler, dans 24 sur 100 (5) ; et Baümler dans 28 sur 72 (6). En réunissant ces résultats, l'albumine a été trouvée dans 157 cas sur 549 ; ou dans 28.6 p. 100. Griesinger a trouvé de l'albumine dans un tiers de ses cas environ (7). La quantité d'albumine est ordinairement petite, et sa présence temporaire. L'albumine apparaît rarement avant le milieu du troisième septénaire. Dans aucun de mes cas, je ne l'ai pas rencontrée avant le seizième jour. Dans tous les cas de Finger, elle apparut entre le seizième et le vingt-cinquième jour. Son apparition coïncide ordinairement avec le moment où les symptômes cérébraux surviennent, et, sous ce rapport, son apparition, qui est plus tardive que dans le typhus, offre un grand intérêt.

Les cas de fièvre entérique avec une albuminurie considérable ou persistante sont généralement graves, et l'état typhoïde y est très-marqué. Sur 50 malades observés par Finger et Martin Solon, 27 succombèrent. Kerchensteiner a trouvé aussi de l'albumine principalement dans les cas graves. Dans les cas mortels, j'ai trouvé les reins congestionnés, la couche corticale hypertrophiée et les tubes urinifères remplis d'épithélium granuleux.

Épithélium, sang, etc. — L'épithélium des reins et des moules cylindriques peuvent être présents ou absents en même temps que l'albumine dans l'urine. Zimmermann dit que l'on peut trouver des cylindres même quand il n'y a pas d'albumine. Dans des cas graves, j'ai quelquefois trouvé que l'urine contenait du sang,

(1) Solon, 1847.
(2) *Brit. and For. med. chir. Rev.*, avril 1852, p. 316.
(3) Prag, *Vierteljahrsch.*, 1847, III, 28.
(4) Schmidt's *Jahrb.*, 1855. Bd. 86, s. 172.
(5) Schmidt, *op. cit.*, 1868, Bd. 131, s. 44.
(6) Bäumler, 1866.
(7) Griesinger, 1864. Quelques observateurs paraissent avoir trouvé plus fréquemment de l'albumine. Trotte l'a trouvée dans 20 cas sur 20. (Trotter, 1854.)

et dans quelques-uns j'ai observé d'abondantes hématuries coïncidant avec d'autres hémorrhagies.

La *leucine* et la *tyrosine* ont été trouvées parfois dans l'urine par Frerichs dans les mêmes circonstances que dans le typhus. Griesinger les a trouvées dans 11 cas sur 26. Il a aussi découvert des traces de *kréatinine* dans 31 cas sur 31 qu'il a observés.

Phosphates. — Dans les périodes avancées, quand l'urine est très-peu acide, j'ai souvent vu qu'elle dépose une grande quantité de phosphates terreux et des phosphates tribasiques.

Sucre. — L'urine contient rarement des traces de sucre. Griesinger n'en a pas trouvé une seule fois sur 27 malades (1).

(1) M. Albert Robin a publié sur les caractères de l'urine dans la fièvre typhoïde une étude très-importante, dont le lecteur trouvera un résumé dans la note qui suit.

Les caractères de l'urine dans la fièvre typhoïde varient avec les formes et les périodes de la maladie, mais il est possible de catégoriser ces variations en véritables syndromes qui correspondent exactement à ces formes et à ces périodes. Les syndromes établis par Albert Robin sont fort nombreux, et, dans la note actuelle, nous ne pouvons qu'en donner un aperçu à titre de moyennes.

PÉRIODE D'ÉTAT.

	Fièvre typhoïde commune.	Grave.	Mortelle.
Couleur....................	Bouillon de bœuf.	Bouillon de bœuf (reflets rougeâtres ou verdâtres).	Bouillon de bœuf (reflets verdâtres.
Aspect....................	Trouble.	—	—
Quantité....................	1038 (900cc à 1300cc)	1024,0	922,00
Densité....................	1024 (1020cc à 1030cc)	1022,8	1021,00
Matériaux solides...........	52gr,30	51 gr.	45,55
Odeur....................	Urineuse fade.	—	—
Réaction..................	Très-acide.	—	—
Mucus....................	Abondant.	—	—
Urée....................	25 gr.	23,7	10,67
Acide urique..............	Augmenté.	Moins augmenté.	Très-augmenté.
Matières extractives........	20 à 23 gr.	Un peu moins.	10 à 25
Albumine.................	Constante, mais peu abondante.	Plus abondante.	Très-abondante.
Sucre....................	Jamais.	—	—
Chlorures.................	3,70	—	2,50
Principes inorganiques......	6 gr.	—	4,50
Acide phosphorique........	1,10	—	Moins abondant.
Phosphates terreux........	Très-diminués.	—	Très-variables suivant les formes.
Sulfates..................	Augmentés.	—	—
Urohématine..............	Diminuée.	—	—
Indican..................	Constant.	Plus abondant.	Très-abondant.
Hémaphéine..............	Absente.	—	—
Uroérythrine.............	—	—	Rare.

Aux périodes suivantes, on voit se modifier notablement les données ci-dessus : voici les plus importantes de ces modifications :

A mesure que l'on se rapproche de la guérison, la couleur pâlit, puis devient presque aqueuse, la densité s'abaisse jusqu'à 1,015 environ ; la quantité augmente jusqu'à constituer une véritable polyurie qui atteint en moyenne 1,600 à 1,800 cen-

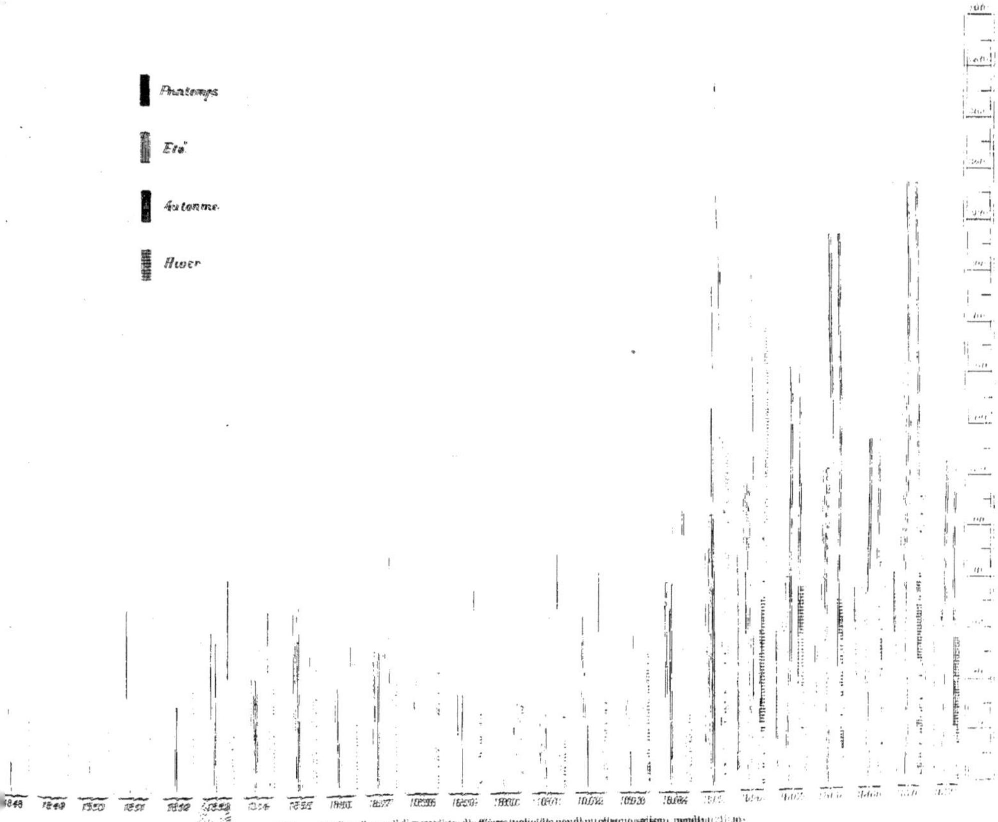

DIAGRAMME III. — Nombre des malades atteints de fièvre typhoïde pendant chaque saison, pendant 21 ans.

2. *Rétention et incontinence d'urine* (Voyez l'article suivant relatif au *système nerveux*).

timètres cubes, mais qu'Albert Robin a vue s'élever jusqu'à 6,000 centimètres cubes dans les vingt-quatre heures ; — en même temps les matériaux solides s'élèvent et atteignent 60 grammes : cette augmentation est d'autant plus grande que la fièvre typhoïde a été plus grave : elle est plus considérable pendant les premiers jours de la convalescence que pendant la période de défervescence : elle porte sur les sels et un peu sur les matières extractives, ainsi que le prouve le tableau suivant.

	FIÈVRE TYPHOÏDE.			FIÈVRE TYPHOÏDE GRAVE.		
Période d'état.		Défervescence.	Convalescence.	Période d'état.	Défervescence.	Convalescence.
Matières solides.	52,30	53,40	66,29	51,00	56,50	60,13
Urée..........	25,00	20,80	16,35	23,70	23,20	22,10
Matières inorganiques........	6,00	12,00	18,30			
Matières extractives.........	21,30	20,60	21,64			
Chlorures.......	3,70	7,20	14,00			

A ces divers caractères on peut ajouter la réapparition de l'urohématine, la diminution progressive de l'indican et de l'albumine et dans un tiers des cas la présence d'un peu d'uroérythrine.

Les principes que M. Albert Robin a trouvés dans les sédiments varient ainsi suivant les formes et les périodes : les voici par ordre de fréquence :

Période d'état. — Urates d'ammoniaque, de soude, globules blancs, globules rouges ou hémoglobine dissoute, acide urique, graisse, cylindres, indigose, phosphate ammoniaco-magnésien.

Période de défervescence. — Phosphate ammoniaco-magnésien, — globules blancs, urates d'ammoniaque, graisse, urates de soude, globules rouges, acide urique.

Dans les cas qui se terminent par la mort, M. Albert Robin a constaté des syndromes qui se rapportent aux grandes prédominances symptomatiques, adynamique, cérébrale, thoracique.

Dans la *forme adynamique*, la couleur est vert-glauque, la consistance visqueuse, la quantité très-abaissée touche à 880 ; la densité à 1019,8, les matériaux solides à 40 ; l'urohématine est absente, l'indican atteint ses maximums.

S'il s'agit de *la forme cérébrale*, on voit les phosphates terreux augmentés notablement, en même temps que la couleur se fonce ; enfin, dans la *forme thoracique*, on observe une coloration rouge foncée, une odeur urineuse aromatique, une augmentation considérable de l'acide urique et surtout la présence de l'hémaphéine et de l'uroérythrine.

M. Albert Robin donne aussi les caractères d'une nouvelle forme de fièvre typhoïde qu'il a décrite le premier, c'est la *forme rénale*. Dans cette variété, l'urine a la couleur et l'aspect de l'urine brightique ; sa densité baisse à 1018 ; son odeur caractéristique ressemble à celle du pain bouilli ; elle renferme une grande quantité d'albumine, du sang, des globules blancs, des cylindres granuleux et graisseux, etc. La symptomatologie de cette forme possède un caractère à part : diarrhée peu considérable, grand abattement, adynamie, pâleur terreuse des téguments, douleurs lombaires, dyspnée, épistaxis abondantes, phénomènes cérébraux précoces, températures très-élevées, avec refroidissement facile œdème léger, mais inconstant, etc. Cette forme est très-grave : sur huit cas observés, M. Albert Robin a eu six morts et deux guérisons. L'examen anatomique des lésions rénales a fourni à cet observateur les résultats suivants : reins volumineux, très-congestionnés surtout dans la substance médullaire ; bassinets injectés ; quand on

g. — SYMPTOMES FOURNIS PAR LES SYSTÈMES NERVEUX ET MUSCULAIRE.

1. Comme dans le typhus, la *céphalalgie* est un des premiers symptômes et un des plus constants. J'ai prouvé qu'elle avait

presse sur le sommet des pyramides de Malpighi, on fait sourdre par les papilles une substance lactescente qui contient des globules blancs, des cylindres et du sang. Au microscope on trouve : de la pyélite, de la néphrite interstitielle, une congestion des plus intenses : les vaisseaux sont dilatés et gorgés de sang : mais, de plus, les cellules des tubes urinifères sont toujours plus ou moins atteintes ; elles sont granuleuses, en état de tuméfaction trouble et plusieurs d'entre elles ont subi la dégénérescence colloïde.

Les syndromes urologiques ont une grande importance dans le *diagnostic* de la fièvre typhoïde, au moins quand il s'agit de cas douteux, car les syndromes des maladies que l'on peut confondre avec cette affection diffèrent de ceux que l'on trouve dans la fièvre typhoïde par des caractères que M. Albert Robin s'est efforcé de mettre en lumière, mais qu'il serait trop long de rapporter ici.

Les caractères de l'urine présentant une marche cyclique, peuvent être utilisés dans le *pronostic* de la fièvre typhoïde ; voici des exemples : la sueur qui s'accompagne d'une augmentation dans la quantité de l'urine et des matériaux solides n'est point indifférente, mais elle a souvent toute l'importance d'un phénomène critique ; — les caractères urologiques d'une période où la maladie existait dès le début de celle-ci, aideront à fixer la valeur d'un abaissement de température que l'on pourrait croire accidentel et qui marque, par exemple, le début de la période de défervescence. — Beaucoup d'urine, de matériaux solides, d'urée, d'acide urique, une densité élevée, des sédiments peu abondants et constitués par des principes inorganiques, une trace d'albumine et peu d'indican constitueront un syndrome plutôt favorable. — La quantité s'abaissant au-dessous de 800 centimètres cubes, la densité au-dessous de 1,020, les matériaux solides au-dessous de 40 grammes, l'urine au-dessous de 15 grammes ; le tout coïncidant avec des sédiments organiques, beaucoup d'albumine et d'indican, forment un syndrome des plus graves.

— Il existe même des signes qui permettent jusqu'à un certain point de *soupçonner* l'apparition possible de la réversion ; c'est quand les matériaux solides, au lieu d'augmenter à chaque période, décroissent graduellement, quand, à la période de convalescence, alors que celle-ci paraît confirmée, on voit persister dans l'urine, l'indican, l'albumine et une forte proportion d'acide urique.

— M. Albert Robin a établi, de plus, ce qu'il appelle des syndromes prémonitoires, à l'aide desquels on peut prévoir l'apparition prochaine du début de la défervescence, et cela alors qu'aucun autre symptôme ne l'indique : les traits principaux de ce syndrome sont l'augmentation subite et considérable de la quantité, l'abaissement de la densité, l'augmentation des matériaux solides ; quand ces phénomènes surviennent, la défervescence est proche, car ils ne les précèdent que de vingt-quatre, quarante-huit ou soixante-douze heures : on conçoit facilement toute l'importance d'une telle donnée pronostique.

— Les accès fébriles passagers qui surviennent dans le cours de la convalescence avaient été attribués jusqu'ici, soit à des réversions, soit à une alimentation trop tôt reprise, soit à une véritable fièvre de faim ; M. Albert Robin a montré que, dans les fièvres graves, bon nombre de ces retours fébriles étaient dus à une pyélo-néphrite catarrhale, en rapport avec la suractivité du rein à cette période.

— On a beaucoup discuté sur la valeur de l'état ammoniacal de l'urine : or celle-ci ne prend que très-rarement ce caractère ; quand il existe, il coïncide presque toujours avec les signes de la défervescence.

L'étude des urines conduit à des applications *thérapeutiques ;* en se fondant sur

existé dans 77 cas sur 82 ; et Louis l'a notée dans 126 cas sur 133 (1). Ce symptôme est probablement aussi commun chez les enfants que chez les adultes.

Sur 126 cas dont Louis a noté le début, la céphalalgie a existé immédiatement dans 112 cas ; et, dans les 14 restants, elle a commencé le sixième jour, ou même plus tôt. Elle est plus intense pendant la première semaine ; à la fin de la seconde semaine ou avant le commencement du délire, elle a ordinairement cessé. La céphalalgie est, en général, limitée au front ; mais, dans d'autres cas, elle s'étend dans toute la tête. Elle est rarement très-intense. Dans 15 cas sur 67, je l'ai notée comme particulièrement intense. Même dans ces cas, il n'y avait pas d'élancements, ni de douleurs lancinantes ; la céphalalgie est plus communément accablante et lourde.

2. Le *vertige* se produit souvent dès le début, et peut persister pendant tout le cours de la maladie. Sur 55 malades que j'ai questionnés sur ce point, 36 s'en sont plaints.

3. *Des douleurs dans les membres et dans le dos* d'un caractère pénible ou indéfinissable accompagnent ordinairement le début de la maladie. Elles sont plus marquées dans les extrémités inférieures. La douleur dans le dos est presque toujours légère ; mais dans des cas rares, c'est une véritable rhachialgie cervicale ou dorsale (2). J'ai vu, dans quelques cas, que les douleurs dans les membres prenaient un caractère névralgique et empêchaient de dormir ; tandis que, dans d'autres, elles sont articulaires, et peuvent tout d'abord faire croire à un rhumatisme.

4. *Affaiblissement des facultés mentales. Délire.* — La fièvre typhoïde offre un contraste frappant avec le typhus en ce que, dans une grande proportion, les malades parcourent toutes les périodes de la maladie sans éprouver aucun délire ou affaiblissement des facultés mentales. J'ai acquis la certitude que l'intelligence était restée parfaitement nette, pendant tout le cours de la maladie, dans 33 cas sur 100. Dans quelques-uns de ces cas, les malades

ces faits que : 1° plus une fièvre est grave, moins l'urine contient de principes solides à la période d'état et plus elle en contient à la période de la convalescence ; 2° des émissions plus considérables d'urine et de matériaux solides précèdent quelques heures le début de la défervescence ; 3° les sueurs critiques s'accompagnent d'une augmentation dans la quantité de l'urine et des matériaux solides, etc., en se fondant, disons-nous, sur ces faits, on arrive tout de suite à la théorie de la rétention, théorie qui commande la thérapeutique, boissons abondantes, alcool, évacuants, etc.   (H. G. M.)

(1) Louis, 1841, II, 1.
(2) Fritz, 1864, p. 58.

murmuraient où parlaient pendant leur sommeil; mais, une fois
éveillés, ils paraissaient avoir l'esprit aussi lucide qu'en bonne
santé. J'ajouterai que, sur ces 33 malades, 3 ont succombé : 2 à
la suite d'une perforation intestinale, et 1 après une épistaxis.
Louis paraît avoir fait une remarque analogue, car, dans 32 cas
sur 134 qu'il rapporte, il n'y eut ni somnolence ni délire. Sur ce
nombre, 8 cas, où il n'y avait pas de délire, furent mortels, et 6
d'entre eux le furent par perforation (1). Sur 2 des 23 cas mortels
de Jenner, il n'y avait ni délire ni trouble mental (2).

Dans 67 cas sur 100, j'ai reconnu qu'il y avait ou du délire, ou
du trouble mental; mais, dans la plupart de ces cas, le délire était
léger et accidentel; il avait lieu principalement la nuit, et le malade était, la plupart du temps, tout à fait lucide. Sur ces 67 cas,
18 furent mortels. Dans 22 cas seulement, dont 11 furent mortels,
il y avait parfois perte entière de connaissance. Le caractère du
délire varie comme dans le typhus. Il est souvent d'abord aigu et
bruyant; alors le malade crie, saute, et il est très-difficile de le
tenir au lit. Dans cet état, le malade peut se jeter par la fenêtre
ou se blesser grièvement. Ce délire aigu se transforme ensuite en
typhomanie, ou prend le caractère du delirium tremens, comme
dans le typhus. Plus le délire est aigu, plus le danger est grand.
Sur 17 cas dans lesquels Louis a noté un délire violent, 12 furent
mortels; et j'ai moi-même observé 12 décès sur 18 cas avec délire
violent. Mes observations confirment ce qui avait déjà été signalé
par sir W. Jenner, à savoir que le délire aigu est plus commun
dans la fièvre typhoïde que dans le typhus, quoique ce fait puisse
s'expliquer par l'âge des malades qui sont ordinairement plus
jeunes et plus robustes que dans le typhus.

Le délire apparaît plus tard que dans le typhus. Généralement,
il ne commence pas avant le milieu ou la fin du second septénaire;
même souvent il ne se manifeste pas avant la fin de la troisième
semaine; il ne dure alors que quelques jours et précède la mort
ou la convalescence. Les cas, dans lesquels le délire se produit de
bonne heure, sont exceptionnels. Louis mentionne deux cas dans
lesquels le malade eut le délire pendant la première nuit (3). Sir
W. Jenner dit que le délire violent est parfois un des premiers
symptômes, et peut cesser quand paraît l'éruption (4). Bristowe

(1) Louis, 1841, II, 18.
(2) Jenner, 1849 (2).
(3) Louis, 1841, II, 32.
(4) Jenner, 1853, p. 2311.

a cité un cas où le délire maniaque s'est déclaré le second jour (1).

Il y a bien des années, j'ai noté l'existence du délire pendant la première semaine dans 9 cas sur 100 ; et, depuis lors, j'ai vu un nombre considérable de cas dans lesquels le délire aigu était le premier symptôme observé (obs. XI). Dans trois de ces cas, dans lesquels j'ai été consulté, la maladie avait d'abord été regardée comme une manie aiguë, et, dans deux des cas, le malade avait été transporté dans un asile d'aliénés. Motet aussi a rapporté un cas de ce genre dans lequel le malade fut conduit dans une maison d'aliénés avant que la nature de la maladie fût découverte (2). Je parlerai un peu plus loin du délire qu'on observe quelquefois dans la convalescence.

OBSERVATION XI.— *Fièvre typhoïde. Délire subit et agité le cinquième jour. La maladie est prise pour une manie.* — Dans l'automne de 1870, je fus appelé près d'un Allemand, âgé de 40 ans, qui avait été très-excité par la guerre franco-prussienne et qui, après quatre jours de léger malaise auquel on avait fait peu d'attention, passa subitement dans un état de délire maniaque aigu, qui oblige à prendre deux hommes pour maintenir au lit le malade qui refusait absolument toute nourriture. On pensait qu'il était atteint d'aliénation mentale ; mais à ces symptômes se joignait la pyrexie ; le pouls rapide, la temp. 39° ; la langue sèche, et la diarrhée, mais pas de taches. Un gramme d'hydrate de chloral fut ordonné toutes les deux heures. Après la troisième dose, il dormit bien, et le lendemain il était tranquille et beaucoup mieux de toutes façons ; mais la fièvre suivait son cours habituel.

Le délire est presque invariablement plus fort dans la nuit ; il n'existe même quelquefois que dans la nuit.

Les hallucinations auxquelles le malade est en proie sont les mêmes que dans le typhus. Quand le délire est violent, l'esprit paraît errer d'un sujet à un autre ; mais, dans les phases plus tranquilles, il est habituellement concentré sur un seul objet. Chomel mentionne un cas dans lequel le malade demandait continuellement à être saigné (3). Un des malades de Louis ne pouvait pas croire qu'il n'eût pas été volé ; un autre disait avec insistance que pendant sa maladie il était allé à son village natal et qu'il en avait rapporté des petits louveteaux qu'il désirait vendre. Chez un de mes malades, les idées flottaient entre l'argent et sa mère ; et un autre éclatait de rire quand on lui parlait. Quelques ma-

(1) *Trans. Path. Soc.* Janvier, 7, 1862.
(2) *Arch. de médecine.* 1868, XI, 504.
(3) Chomel, 1834.

lades, alors qu'ils sont sous l'influence des symptômes les plus graves, croient n'avoir aucun mal, forme de délire que Louis a toujours reconnue pour être mortelle.

Chez les enfants, le délire présente à peu près les mêmes caractères que chez les adultes; Taupin a noté le délire aigu dans 44 cas sur 118. Rilliet ne l'a observé que dans un tiers de ses cas (1). Il commence toujours plus tôt que chez les adultes, mais rarement avant la seconde semaine.

5. *Insomnie, somnolence et coma.* — Pendant les huit ou dix premiers jours de la maladie, le malade est souvent sans sommeil la nuit, ou le sommeil est très-troublé. J'ai remarqué ces symptômes dans 76 cas sur 100. En général, cependant, l'insomnie est moins complète qu'elle ne l'est habituellement dans la première période du typhus.

Mais, dans de nombreux cas, il survient une certaine somnolence vers la fin de la seconde semaine. J'ai remarqué ce symptôme dans 57 cas sur 100. Louis a observé la somnolence dans 102 cas sur 134; sur ses 46 cas mortels, elle manqua dans 5 seulement. Dans des cas graves, on observe quelquefois la somnolence dès le début. Sur les 46 cas mortels de Louis, on l'a observée dans 4 cas le premier jour, et dans 5 autres pendant la première semaine; tandis que, sur 88 cas dont la terminaison a été heureuse, elle n'a été observée que dans 2 pendant la première semaine (2).

Tout d'abord, la somnolence est légère, et le malade peut être facilement réveillé; mais, dans les cas graves, elle devient de plus en plus profonde. Cependant une perte absolue de connaissance est plus rare que dans le typhus. Elle s'est produite dans 22 de mes 100 cas. Parfois, le malade reste couché pendant quelques jours parfaitement tranquille et calme, et paraît comprendre tout ce que l'on dit et ce que l'on fait; mais il est incapable d'articuler des réponses intelligibles. Les pupilles dilatées, les yeux mi-clos et languissants, le regard plutôt insouciant que stupide, l'aspect général et tout ce cortége de symptômes peuvent faire prendre le cas pour un coma hystérique. W. T. Gairdner a appelé l'attention sur ce point (3) et j'ai rencontré des cas nombreux qui répondaient plus ou moins à cette description. Dans un cas la malade avait été dans cet état depuis plus d'une semaine, quoique ayant parfois le délire; elle a dit adieu à ses amis une heure avant sa mort,

(1) Louis, 1841, II, 35.
(2) *Ibid.*, p. 6.
(3) Gairdner, 1862 (2), 144.

ayant apparemment tout à fait conscience de sa fin prochaine. Je n'ai jamais rencontré dans le typhus un état qui approchât de celui-ci.

La somnolence est souvent interrompue par le délire. Pendant la nuit, le malade est faible et divague; pendant le jour, il est hébété et assoupi. Mais, dans les cas graves, la somnolence devient graduellement plus constante, et dure jusqu'à la mort ou jusqu'au commencement de la convalescence. Une somnolence plus ou moins profonde précède le délire dans la plupart des cas (1); tandis que, dans le typhus, les malades sont généralement agités et délirants avant de tomber dans l'assoupissement.

Le vrai *coma vigil* se rencontre rarement dans la fièvre typhoïde (2).

La somnolence suit la même règle chez les enfants que chez les adultes. West a vu des cas où elle était si marquée au début de la maladie que l'enfant s'endormait deux ou trois fois pendant le déjeuner (3).

6. *Prostration.* — Dans tous les cas de fièvre typhoïde, il y a dès le début une prostration musculaire qui augmente avec les progrès de la maladie ; mais le degré de prostration est, en général, beaucoup moindre que dans le typhus. Un grand nombre de malades (44 sur 100 de mes cas) ont pu se tenir assis, et se lever pendant toute la maladie pour aller à la selle ; et j'ai maintes fois vu des personnes qui avaient une forme bénigne de la maladie se rendre elles-mêmes à la consultation de l'hôpital. Même, dans les cas mortels, il peut y avoir comparativement peu de prostration jusqu'au moment de la mort. J'ai souvent vu des malades se lever pour les garde-robes dans les vingt-quatre heures qui précédaient la mort; un de mes malades qui fit à pied deux ou trois milles pour venir à l'hôpital, mourut trente-six heures après son

(1) « Le délire *débutait* chez presque tous les sujets, après la somnolence » (Louis, 1841, II, 20).

(2) D'après sir William Jenner le coma vigil est cet état particulier dans lequel le malade est étendu les yeux largement ouverts, le regard fixé dans le vide, la bouche entr'ouverte, la face pâle et dénuée d'expression. Le pouls est faible, rapide ou imperceptible ; la respiration est à peine sensible ; la peau est froide et baignée de sueur. Le malade est évidemment éveillé, mais il est indifférent à tout ce qui se passe autour de lui.

C'est à ce coma vigil que le Dr Murchison fait évidemment allusion. Le coma vigil décrit par Chomel le rencontre assez fréquemment dans la fièvre typhoïde (*coma agrypnodes*) ; il est accompagné de délire, le malade a les yeux fermés, mais il les ouvre quand on l'appelle, et les referme aussitôt ; il parle seul, il change fréquemment de position (Chomel, *Pathologie générale*, p. 173).   (*Trad.*)

(3) West, 1848, éd. 1854, p. 558.

admission. Louis mentionne des cas analogues (1) ; et Jenner dit que dans 2 cas, sur 23 mortels qu'il a observés, les malades pouvaient quitter facilement leurs lits pendant toute la durée de la maladie, sans l'aide de personne (2). La prostration complète, qui s'est manifestée dans environ un tiers de mes cas, apparaît plus tard que dans le typhus ; et il est rare que ce soit avant le milieu du troisième septénaire. Sur 62 malades, j'ai acquis la certitude que 7 seulement gardaient le lit dès le début ; tandis que 21, ou plus d'un tiers, ne se mettaient au lit qu'après la première semaine ; et 6 continuaient à aller et venir jusqu'à la troisième semaine. Sur 600 malades que j'ai eu dans mon service à l'Hôpital des fiévreux, 140 seulement (23.33 p. 100) n'ont pas été malades plus de sept jours avant leur admission ; 22 (3.66 p. 100) pas plus de quatre jours ; mais 141 (23.5 p. 100) avaient été malades plus de quatorze jours avant l'admission. La durée moyenne du temps de la maladie qui s'écoula avant l'admission dans les 600 cas, a été de 10 jours 78.

7. Le *decubitus*, comme dans le typhus, est habituellement dorsal.

8. *Paralysie musculaire.* — Les selles et l'urine s'échappent involontairement dans la plupart des cas où la prostration est complète ; mais, néanmoins, ce phénomène est plus rare dans le typhus. Je ne l'ai noté que dans 21 cas sur 100 ; la rétention d'urine nécessitant l'emploi de la sonde n'exista que dans 2 cas. Les évacuations involontaires n'ont été notées par Jenner que dans 10 des 23 cas mortels, et la rétention d'urine seulement dans un. L'impossibilité de tirer la langue peut être observée dans des cas graves ; et la dysphagie n'est pas rare peu de temps avant la mort. D'autres formes de paralysies seront indiquées au chapitre *Complications.*

9. *Agitation musculaire.* — J'ai noté dans 27 cas sur 100 le tremblement des mains, de la langue ou des lèvres. Sur ces 27 cas, 8 furent mortels, ainsi que 13 des 73 cas restants. Dans 11 cas, dont 6 furent mortels, le tremblement était très-marqué. Ce tremblement peut exister chez des individus jeunes qui ne se sont jamais adonnés à la boisson. Ils sont aussi quelquefois observés où il n'y a aucun délire, et où l'esprit est parfaitement lucide. Des tremblements graves, non accompagnés de trouble mental, concordent souvent avec des ulcérations profondes et des eschares des plaques de Peyer.

(1) Louis, 1841, II, 67.
(2) Jenner, 1849.

Des mouvements spasmodiques, tels que soubresauts, contractions de la bouche, carphologie, hoquets prolongés, ne se manifestent que dans le stage avancé des cas graves. Je les ai notés dans 11 de mes 100 cas ; 8 de ces 11 cas, seulement 13 des 89 autres cas furent mortels. Dans un cas, les soubresauts ne cessèrent que cinq jours avant la mort. Louis observa ces symptômes dans 18 cas sur 134. Sur les 18 cas, 12 furent mortels, mais seulement 34 des 116 cas restants (1). Jenner a noté les soubresauts dans 6 cas sur 21 mortels, et la carphologie dans 2 de ces mêmes cas (2).

Chez les enfants, ces symptômes sont moins fréquents, mais ils ont une signification également grave. Barthez et Rilliet, sur 107 cas, ont noté la carphologie 7 fois, et les soubresauts 4 fois (probablement dans les mêmes cas) (3). Ils parlent aussi de 2 cas où des mouvements choréiques se produisirent dans le cours de la fièvre, et d'un autre cas où la chorée eut lieu pendant la convalescence et devint mortelle. Selon West, « même quand la maladie est grave, ni les soubresauts, ni les tremblements ne sont fréquents (4). » Il est difficile de comprendre le rapport de Taupin qui dit que la carphologie survient « dans presque tous les cas, » et qu'il a observé les soubresauts dans 79 cas sur 121, à moins d'admettre qu'il attache à ces termes un sens différent de celui des autres auteurs. Dans la plupart des cas graves, cependant, les enfants touchent à leur nez ou se mordent les lèvres jusqu'au sang.

10. *Rigidité musculaire.* — Des contractions rigides des muscles du tronc, du cou, où des extrémités se voient dans quelques cas graves. Plus d'une fois, j'ai vu la tête si rigidement contractée, que la déglutition et la respiration en étaient empêchées. Des cas de cette nature, qui ne sont pas nécessairement mortels, ont été mentionnés par Fritz (5) et Ogle (6). D'autres fois, le malade est incapable d'avaler à cause de la contraction spasmodique du pharynx, ou bien il y a du strabisme (7), ou du trismus, ou des spasmes de la glotte qui font croire à une laryngite.

(1) Louis, 1841, II, 44.
(2) Jenner, 1849 (2).
(3) Barthez et Rilliet, 1853, II, 681, 717.
(4) West, 1848, éd. 1854, p. 560.
(5) Fritz, 1864, p. 27.
(6) *Med. Times and Gaz.* Janvier, 1865.
(7) J'ai noté le strabisme dans plusieurs cas, et un cas dans lequel il y avait un strabisme convergent des deux yeux est relaté par Trousseau (*Clin. méd. Syd. Soc. Trans.*, II, 353)

.La contraction rigide des muscles des extrémités ou du cou fut observée par Louis dans 4 cas sur 134 ; et la rigidité du tronc par Rilliet et Barthez chez 5 enfants sur 107. Ces 9 cas furent tous mortels. Chomel (1), Barth (2), et Jackson (3) cependant citent chacun un exemple dans lesquels le malade a guéri. Barth a observé aussi un cas de rigidité cataleptique qui a guéri ; des cas de cette nature, tous sur des femmes, ont été observés dans ma pratique.

11. *Les convulsions générales* sont beaucoup plus rares que dans le typhus, et paraissent être moins fréquemment urémiques. Sur 2,960 cas de fièvre typhoïde admis à l'Hôpital des fiévreux, en huit ans (1862-69), les convulsions n'ont eu lieu que dans 6, soit une fois sur 493 cas ; j'en ai observé 6 cas dans ma pratique-privée. Dans un, les convulsions se déclarèrent après un violent délire le seizième jour, et le malade devint comateux une demi-heure après. L'urine était albumineuse ; la substance corticale des reins fut trouvée très-hypertrophiée et pâle ; l'épithélium rénal était huileux, de sorte que la lésion remontait probablement à une certaine époque ; le second malade était un garçon de 13 ans, qui mourut subitement dans des convulsions, le treizième jour de sa maladie, quelques jours après que la convalescence avait paru s'établir; l'urine ne fut pas examinée, et il n'y eut pas d'autopsie. Dans le troisième cas, on remarqua dès le onzième jour des convulsions générales, une bouche écumeuse, des morsures de la langue ; l'attaque fut précédée d'un délire aigu, et suivi d'un assoupissement profond ; mais le malade finit par guérir. L'urine recueillie le jour des convulsions n'excéda pas 360 grammes, et son poids spécifique fut de 1012 ; mais elle ne contenait pas d'albumine. Dans le quatrième cas, un malade fut guéri après de graves convulsions qui se manifestèrent le quatorzième jour, et qui durèrent un quart d'heure. Plusieurs jours auparavant, il avait eu de l'insomnie et du délire, mais l'attaque fut immédiatement précédée et suivie de stupeur ; l'urine ne fut pas examinée. Le cinquième malade était un homme âgé de 23 ans, qui, après plusieurs jours de tremblements et de contractions choréiques des membres et des paupières, eut, le douzième jour de sa maladie, deux graves attaques épileptiformes avec écume à la bouche ; l'urine ne contenait pas d'albumine, le malade guérit; il n'avait jamais été sujet à l'épilepsie. Le dernier malade, âgé d'environ 50 ans, était

(1) Chomel, 1834.
(2) Louis, 1841, II, 63.
(3) Bartlett, 1856, p. 54.

convalescent d'une rechute de fièvre typhoïde, la durée totale de sa maladie entière ayant dépassé dix semaines; il eut quatre attaques épileptiformes dans lesquelles il se mordit la langue; il n'y avait pas d'albumine dans l'urine, mais les mouvements du cœur étaient faibles, et il y avait une thrombose de la veine fémorale gauche. Il guérit parfaitement.

Barthez et Rilliet mentionnent 5 cas de convulsions qui se sont présentés chez des enfants. Sur les 5, 4 moururent; la condition de l'urine et des reins n'est pas indiquée (1). Selon West, des convulsions suivies de coma amènent fréquemment la mort chez les enfants (2).

h. — PHÉNOMÈNES MORBIDES FOURNIS PAR LES ORGANES DES SENS.

1. *Organe de la vue.* — L'augmentation de vascularité de la conjonctive est comparativement rare; et, quand elle a lieu, elle se produit beaucoup plus tard que dans le typhus, et le sang des vaisseaux de la conjonctive est d'une nuance plus éclatante. J'ai noté une grande vascularité de la conjonctive 8 fois sur 100 cas, et 2 fois des douleurs dans les yeux, sans augmentation de la vascularité. D'un autre côté, Louis a noté une augmentation de la vascularité dans 38 cas sur 60, et 7 fois une sensibilité sans vascularité (3). Mais sur 13 cas mortels observés par Jenner, 10 avaient la conjonctive pâle, et dans 3 cas seulement elle était injectée (4). Bartlett observe aussi que la congestion de la conjonctive est rare (5). Dans 6 cas sur 100, j'ai vu que les paupières restaient fermées dans des périodes avancées, comme s'il y avait de la photophobie; sur les 6 cas, 3 furent mortels. Louis dit que, dans 4 cas mortels, il avait vu les paupières fermées au point qu'il était difficile de les ouvrir; et qu'il n'avait jamais vu guérir un seul malade présentant ce symptôme. Il était disposé à regarder ce caractère comme purement spasmodique, et analogue à la rigidité permanente observée parfois dans les bras et dans le cou. Dans 1 cas, cette contraction absolue des paupières dura plus de quinze jours (6). W. Jenner fut le premier à indiquer la dilatation de la pupille dans la fièvre typhoïde, signe qui forme un contraste

(1) Barthez et Rilliet, 1853, II, 682.
(2) West, 1848, éd. 1854, p. 561.
(3) Louis, 1841, II, 87.
(4) Jenner, 1849 (2).
(5) Bartlett, 1856, p. 53.
(6) Louis, 1841, II, 88.

avec la contraction pupillaire qu'on observe dans le typhus. Sur
23 cas mortels, il a observé 7 fois les pupilles dilatées, et 2 fois les pupilles contractées (1). Dans les trois quarts de mes cas, au moins, les
pupilles étaient dilatées d'une façon anormale, à une période quelconque de la fièvre, et W. T. Gairdner a fait des observations
analogues à Édimbourg (2). La dilatation de la pupille peut être
observée après le dixième jour dans des cas où il n'y a ni délire,
ni affaiblissement des facultés mentales ; ou bien, elle peut
coexister avec le délire, et spécialement avec cet état qui se rapproche du coma hystérique, et qui a déjà été décrit (page 144).
Cependant, dans des cas où il y a une grande stupeur et une
absence complète de connaissance, les pupilles sont souvent
contractées ; je les ai vues alors aussi contractées que dans n'importe quel cas de typhus. En ce qui concerne les dimensions de
la pupille, la différence entre le typhus et la fièvre typhoïde
est en rapport avec la vascularité ; une petite pupille accompagne l'hypérémie, une pupille dilatée accompagne l'anémie de
l'œil.

Quelques malades se plaignent d'avoir la vue trouble, surtout
pendant la station. Dans des cas très-rares, on observe le strabisme, et dans 6 cas, au moins, j'ai constaté une inégalité des pupilles survenue pendant l'attaque. Dans 2 de ces cas, où l'autopsie
fut pratiquée, on trouva les lésions intestinales de la fièvre typhoïde
et, dans aucun, on ne put trouver des tubercules ni aucune lésion à
l'intérieur du crâne qui expliquât l'état des pupilles.

2. *Organe de l'ouïe.* — Les malades se plaignent souvent de bourdonnements et de sons de cloches dans les oreilles au début de
la maladie. Louis les a remarqués dans 36 cas sur 99, et Barth
dans 85 sur 129 (3). Selon Louis, ils sont plus pénibles et durent
plus longtemps dans les cas graves que dans les cas bénins.

La surdité d'une oreille ou des deux est un symptôme commun.
Je l'ai remarqué dans 20 cas sur 46 ; Louis (4) l'a observé dans 58 cas
sur 99 ; Barth, dans 36 cas sur 129 ; et Jenner dans 6 sur 23 cas mortels. Il est rarement observé avant la fin de la seconde semaine.
Ainsi que Louis le remarque, « la plus extrême surdité n'ajoute
rien à la gravité du pronostic. » Trousseau établit une distinction
entre la surdité d'une oreille et celle des deux ; il trouve défavorable la surdité d'une oreille, attendu qu'elle peut provenir d'une

(1) Jenner, 1849 (2).
(2) Gairdner, 1862 (2), 148.
(3) Id., *ibid.*
(4) Louis, 1841,

suppuration de l'oreille, ce qui peut amener une méningite; d'un autre côté, il certifie n'avoir pour ainsi dire jamais su qu'un malade fût mort après avoir été sourd des deux oreilles, surdité qu'il attribue à un catarrhe de la trompe d'Eustache (1). Mon expérience ne m'a pas amené à considérer la surdité sous un jour aussi favorable.

3. *Sensibilité cutanée*. — L'hyperesthésie des téguments s'est produite dans environ 5 p. 100 des malades admis dans mon service (2). Elle est plus commune chez les enfants et chez les femmes, et n'est pas un symptôme redoutable. Elle peut survenir dans la première semaine de la maladie ou pas avant la convalescence. Elle est principalement observée sur l'abdomen et les extrémités inférieures, et elle suit toujours une marche ascendante; alors il est assez aisé de reconnaître la limite au-dessous de laquelle le reste du corps est atteint. Le plus léger attouchement sur les parties affectées fait crier le malade et il y a aussi, dans la plupart des cas, une grande sensibilité sur les vertèbres cervicales ou dorsales. La sensibilité abdominale ne doit pas être confondue dans ce cas avec celle qui résulte de la péritonite. D'un autre côté Rilliet et Barthez parlent d'anesthésie comme étant parfois un symptôme grave chez les enfants.

4. L'*épistaxis* est un symptôme fréquent, mais il paraît l'être encore plus à Paris qu'ailleurs. Ainsi, pendant que Louis et Barth le rencontraient dans 91 cas sur 156 (3), Flint le remarquait seulement dans 21 cas sur 73 en Amérique (4); Jenner dans 5 cas sur 15 mortels; et il ne s'est produit que dans 13 cas sur 58 que j'ai recueillis moi-même. En ce qui concerne les enfants, Rilliet et Barthez parlent de l'épistaxis comme s'étant déclarée dans un cinquième de leurs 107 cas (5), et Taupin ne l'a observée que dans 3 cas sur 121 (6).

L'hémorrhagie peut survenir à une période quelconque de la fièvre, et peut se renouveler plusieurs fois. La quantité de sang perdu peut varier entre quelques gouttes et plusieurs livres. Tous les observateurs sont d'accord sur ce point : que l'hémorrhagie n'est jamais suivie d'une amélioration quelconque des symptômes; tandis qu'au contraire elle peut être si abondante qu'elle devient la

(1) Trousseau, 1861, p. 170.
(2) Voir aussi Fritz, 1864, p. 27.
(3) Louis, 1841, II, 84.
(4) Flint, 1852.
(5) Barthez et Rilliet, 1853, II, 695.
(6) Taupin, 1839.

cause immédiate de la mort. J'ai vu plusieurs exemples de mort causée par l'épistaxis.

Obs. XII. *Fièvre typhoïde. Mort le dixième jour occasionnée par l'épistaxis. Autopsie : Tuméfaction du foie et des glandes mésentériques. Commencement d'ulcération des plaques de Peyer.* — Marie F..., âgée de 20 ans, domestique dans une famille bourgeoise, fut admise au *London Fever Hospital*, le 29 *juillet* 1857. Elle était tombée malade le 22 à Ramsgate, où elle était depuis trois semaines. On avait observé comme symptômes avant l'admission des frissons, de la céphalalgie, des douleurs dans les membres, une diarrhée pressante, et de la prostration.

30 *juillet (huitième jour).* Pouls 120. Bon sommeil; ne souffre pas, et l'intelligence est nette. Peau chaude et sèche; rougeur circonscrite sur les deux joues; une ou deux taches lenticulaires; langue chargée et rouge sur les bords ; abdomen tympanique; gargouillements, mais pas de sensibilité dans la fosse iliaque droite; trois selles liquides. *Prescription :* thé de bœuf et lait ; un lavement d'opium et d'amidon, et une potion contenant 15 centigrammes d'acétate de plomb et de l'acétate de morphine après chaque évacuation.

1er *août (dixième jour).* L'état n'a pas empiré jusqu'à neuf heures du matin, où elle fut prise d'un saignement de nez très-abondant. Quand je la vis, environ une heure après, le pouls était presque imperceptible, la peau froide, et les traits contractés. Quatre selles, mais pas de sang dans aucune d'elles. De la glace fut appliquée sur le front et 60 centigrammes d'acide gallique avec 20 gouttes d'acide sulfurique furent ordonnés toutes les heures. Malgré cela, l'hémorrhagie continua, et la malade mourut à 11 h. 40 du matin avant que l'on ait pût recourir au tamponnement.

Autopsie, trente et une heures après la mort. — Rigidité cadavérique bien marquée. Tous les organes internes très-pâles et anémiques ; d'anciennes adhérences au poumon gauche. Foie, 920 grammes; très-pâle. De la bile un peu pâle, fluide dans la vésicule biliaire. Rate, 270 grammes. Les glandes mésentériques très-développées; une ou deux presque aussi grosses que des noix ; elles sont très-injectées. L'estomac et la partie supérieure de l'intestin grêle contenaient plusieurs onces de sang noir et en partie coagulé, mais la membrane muqueuse de cette portion du tube digestif était saine. Pas de sang dans la partie inférieure des intestins. A une distance d'un peu moins d'un mètre au-dessus de cœcum, les plaques de Peyer commençaient à être malades. Le nombre et l'étendue des plaques malades augmentaient vers le cœcum. Plusieurs des plaques étaient saillantes et contenaient un dépôt jaune, semblable à du fromage.

La membrane muqueuse sur la plupart d'entre elles était intacte, mais sur une ou deux, près de la valvule iléo-colique, il y avait une légère ulcération. La muqueuse entre les plaques était excessivement injectée. Les glandes isolées du cœcum en remontant vers le colon, et de la partie inférieure de l'iléon, étaient également saillantes et contenaient un dépôt semblable à du fromage.

i. — MAIGREUR.

Dans des cas de fièvre typhoïde qui durent de trois à quatre semaines, on observe généralement une grande maigreur, parfois même une émanation extrême. La différence avec le typhus, à cet égard, est très-remarquable (1).

CHAPITRE VII

PÉRIODES ET DURÉE. — RECHUTES.

a. — PÉRIODES.

Quoiqu'une subdivision de la fièvre typhoïde en périodes distinctes soit nécessairement artificielle, il sera bon de considérer la maladie d'après les périodes suivantes : 1° la période d'incubation ; 2° la période d'invasion ; 3° la période d'engorgement glandulaire ; 4° la période de l'ulcération ou des eschares ; 5° la période de defervescence ; et 6° la convalescence.

1. La *période d'incubation* a été étudiée à la page 64.

2. La *période d'invasion* dure un ou plusieurs jours et s'étend depuis la première sensation de malaise jusqu'à l'apparition de symptômes fébriles bien marqués. L'invasion est souvent si graduée que ni le malade ni ceux qui l'entourent ne peuvent dire d'une façon précise quel jour la maladie a commencé. Ce fait a été noté chez plus de la moitié des malades que j'ai observés. Jenner ne peut certifier la date du commencement de la maladie que dans 7 cas sur 15 mortels (2). Louis et Chomel (3) parlent de l'invasion comme étant subite dans la plupart des cas : mais l'expérience de Forget aussi bien que celle de Bartlett et d'autres auteurs américains, confirment celle de Jenner et la mienne. Dans tous les cas, le contraste que présente à cet égard la fièvre typhoïde avec la fièvre relapse et le typhus est remarquable (4),

Sur 63 cas dans lesquels j'ai étudié l'invasion de la maladie il y a quelques années, j'ai noté les symptômes suivants dans

---

(1) On sait que dans le typhus la mort survient en général trop rapidement pour que la maigreur ait le temps de devenir considérable.   (*Trad.*)

(2) Jenner, 1849.

(3) Louis, 1841 ; Chomel, 1834.

(4) L'invasion du typhus est généralement subite, surtout si on la compare à celle de la fièvre typhoïde.   (*Trad.*)

56 cas : douleurs dans la tête et dans les membres ordinairement très-pénibles, présentant parfois le caractère névralgique; la plupart des malades souffraient aussi de frissons irréguliers, de langueur et d'étourdissements; dans 3 cas seulement, la maladie a débuté par des frissons bien marqués, mais dans plusieurs cas, non compris dans cette analyse, j'ai observé des symptômes graves très-prononcés, et enfin tous les phénomènes de la fièvre dès les premiers jours. Dans 12 cas, il y avait de fortes nausées et des vomissements ; dans 5 une douleur abdominale intense, et dans 26, ou 41 p. 100, de la diarrhée. Dans plusieurs de ces derniers cas, les malades avaient souffert depuis une semaine ou deux d'une diarrhée ordinaire d'automne, sans qu'aucun symptôme de fièvre ne se fût révélé. Très-souvent, le malade croit souffrir simplement d'une attaque bilieuse ordinaire. Des furoncles et des abcès se remarquent quelquefois parmi les premiers symptômes. Mais celui qui ne fait jamais défaut, dès le commencement, c'est l'élévation de la température.

3. La *période d'engorgement glandulaire* dure depuis le commencement de la fièvre jusqu'au douzième ou quatorzième jour environ. Quelques-unes des glandes intestinales continuent probablement à se tuméfier après que l'ulcération a commencé dans les autres. Strictement parlant, cette période se confond avec la période d'invasion. Elle est caractérisée par une fièvre à type rémittent (l'accès du soir atteignant son apogée vers le quatrième ou le sixième jour), par le vertige, les douleurs de tête, un sommeil interrompu, une prostration croissant de jour en jour ; une copieuse excrétion d'urée ; la langue chargée, ayant les bords et l'extrémité rouges, la diarrhée; parfois des vomissements et de l'épistaxis et l'apparition de l'éruption. Quelquefois il n'y a aucun symptôme abdominal, et, dans des cas rares, on peut observer un délire aigu, ou une bronchite avec une congestion pulmonaire assez intense pour déterminer la mort. Cependant, la mort survient rarement pendant cette période, que le malade arrive presque toujours à franchir.

4. La *période d'ulcération ou de gangrène* s'étend depuis le douzième ou le quatorzième jour jusqu'au vingt-cinquième et quelquefois au vingt-huitième jour. Cette période est caractérisée par les symptômes suivants ; persistance de la fièvre avec des rémissions moins marquées ; poussées successives d'éruptions ; langue plus ou moins sèche et souvent rouge, brillante, présentant des fissures ; distension de l'abdomen ; diarhée quelquefois accompagnée de membranes floconneuses ou de sang dans les selles ; rétention

d'urée, délire et autres phénomènes de l'état typhoïde. La durée
de cette période est variable. Elle peut être prolongée par des complications pulmonaires, abdominales ou autres; mais, indépendamment de ces causes, elle peut durer jusqu'à la fin de la quatrième et même jusqu'à la cinquième semaine. C'est cette période
que Wunderlich a désignée sous le nom de *période amphibolique*,
période d'incertitudes ou de chances diverses. Après des rémissions marquées, ou même un état se rapprochant du collapsus, il
peut y avoir une ou plusieurs recrudescences de fièvre se prolongeant plusieurs jours. Ces recrudescences fébriles doivent être
distinguées des vraies rechutes qui surviennent après un intervalle
apyrétique et une apparence de convalescence. Quoi qu'il en soit,
lorsque la mort survient après une recrudescence, on ne trouve
pas toujours de lésions récentes des glandes intestinales comme
dans la mort survenue après une rechute.

5. *Période de défervescence.* — La fin de la fièvre typhoïde, comme
son commencement, est graduée, et non marquée par une crise. La
terminaison a lieu par *degrés* et non par *crises*. D'abord, les rémissions du matin deviennent plus décidées, et les rémissions du soir
moins intenses. La langue devient en même temps plus nette et
plus humide; les symptômes cérébraux diminuent d'intensité; et
il n'apparaît plus de nouvelles taches lenticulaires. Quand la lésion
intestinale ne va pas jusqu'à l'ulcération, la période de défervescence
peut commencer dès la fin de la seconde semaine de la maladie;
et alors, pendant la troisième semaine, la pyrexie peut présenter
des caractères essentiellement intermittents; le pouls et la température peuvent être normaux le matin, et la température s'élever
d'un degré centigrade même plus vers le soir. Le plus souvent la
période de defervescence ne commence pas avant la quatrième
semaine. Elle peut alors durer de deux ou trois jours à une semaine,
et être interrompue par des complications.

6. *Convalescence.* — Elle n'est vraiment bien établie qu'au moment où la température est normale deux soirs successifs. Elle
peut être aussi interrompue par des rechutes, une péritonite, le
développement de tubercules, et autres complications dangereuses; et, en dehors de ces accidents, elle est toujours lente dans
les cas qui ont suivi le cours ordinaire de trois ou quatre semaines,
et dans lesquels il y a nécessairement une grande maigreur. Bien
que la température se maintienne basse, le pouls peut être plus
rapide que pendant la fièvre, et le malade recouvre lentement son
appétit et ses forces. Sur tous ces points, la fièvre typhoïde offre
un contraste très-grand avec le typhus.

b. — DURÉE.

La durée ordinaire de la fièvre typhoïde est de trois à quatre
septénaires. Sur 200 cas qui ont guéri et dans lesquels il m'a été
possible de fixer avec assez de certitude la date du début, la durée
à été : de 10 à 14 jours dans 7 cas ; de 15 à 21 dans 49 ; de 22 à 28
dans 111 ; et de 29 à 35 dans 33. Ainsi, dans tous les cas, sauf
dans 7, la durée a dépassé deux septénaires ; dans presque les
trois quarts du nombre total elle a excédé trois semaines, et dans
un sixième, elle a été de plus de 4 semaines (1). La durée moyenne
des 200 cas fut de 24 jours 3 dixièmes, et la durée moyenne de
112 cas qui se terminèrent par la mort, fut de 27 jours, 67. Le
séjour moyen dans l'hôpital pour 500 cas qui guérirent fut de
31 jours, 24 ; et, pour 100 cas mortels, de 16 jours, 52 ; la durée
moyenne de la maladie avant l'admission avait été pour les 600 cas,
de 10 jours, 78 centièmes. Sur les 250 cas mortels rapportés par
Hoffmann, j'ai acquis la certitude que la durée moyenne de
215 cas était de 28 jours, 9 dixièmes (2). Il est évident que la
fièvre typhoïde, à part les complications et les chances d'une rechute, est une maladie plus longue que le typhus. Mes observations ne prêtent aucun appui à la doctrine des jours critiques
appliquée à la fièvre typhoïde, bien que j'aie souvent remarqué
que la maladie se terminait vers le vingt et unième ou le vingt-
huitième jour.

Quand la fièvre se prolonge au delà du milieu de la quatrième
semaine, elle est entretenue dans la plupart des cas par quelque
complication ou par la non-cicatrisation des ulcérations de l'intestin. Dans ces circonstances, la fièvre est souvent marquée par
une extrême prostration, une maigreur excessive et une tendance
à la formation d'eschares. Sir W. Jenner a exprimé l'opinion que,
excepté dans les cas de rechute, des taches nouvelles ne paraissaient jamais après le treizième jour, et que des symptômes fébriles, qui surviennent après cette date, sont toujours dus à quelque complication incidente. J'ai cependant rencontré plusieurs
exemples dans lesquels des taches nouvelles apparaissaient quoti-

(1) On n'a pas compris dans ce calcul les cas dans lesquels il y a eu une rechute, ou dans lesquels la fièvre a été prolongée à cause de complications survenant après que les taches avaient cessé de paraître sur la peau. Dans la plupart
des cas, la fin de la fièvre a été déterminée par le thermomètre.

(2) Hoffmann, 1869. Dans quelques-uns des cas, la durée précise n'a pas été déterminée, et j'en ai exclu d'autres dans lesquels la mort était due à une phthisie
pulmonaire survenant après la fièvre typhoïde.

diennement jusqu'au trente-cinquième jour; et, dans un cas remarquable où les symptômes généraux étaient bénins, des taches nouvelles furent observées presque quotidiennement depuis le quatorzième jour jusqu'au soixantième (Obs. XIII). Griesinger a aussi observé que, dans les cas où il n'y avait pas de complications, la fièvre ne se terminait pas invariablement à la fin de la quatrième semaine (1).

D'un autre côté, la fièvre typhoïde peut se terminer soit par la mort, soit par la guérison à une époque relativement peu avancée. La plupart des fièvres connues sous le nom de « fièvre simple continue », ou « fébricule », sont des attaques de fièvre typhoïde avortée qui se terminent entre le dixième et le vingtième jour (Obs. XIV et XV). Dans ces cas, les produits inflammatoires déposés dans les glandes intestinales sont probablement absorbés, et l'ulcération n'a pas lieu (Voy. l'article intitulé *Variétés de la fièvre typhoïde*). Il faut ajouter que la mort qui, dans la fièvre typhoïde, arrive rarement avant le quatorzième jour (dans 29 cas sur 250, Hoffmann), peut, dans des cas rares, survenir beaucoup plus tôt. Dans plusieurs circonstances, je l'ai constatée vers le douzième jour; dans deux observations que j'ai publiées, les malades moururent le septième et le sixième jour. Bretonneau (2), Forget (3), Jenner (4), Bristowe (5) et Trousseau (6) rapportent chacun un cas où la mort est survenue le cinquième jour; Hoffmann (7) et Trousseau donnent l'un et l'autre les détails d'un cas qui devint mortel en moins de quatre jours. Enfin, on a déjà cité des cas qui se sont terminés fatalement le second jour (Obs. XVI) et même le premier (p. 69). Les symptômes qui dominent dans ces cas si rapides sont : la céphalalgie, le délire aigu, une diarrhée considérable ou une congestion pulmonaire intense.

OBSERVATION XIII. *Fièvre typhoïde remarquable par sa grande durée.* — William S..., âgé de 20 ans, admis au *London Fever Hospital* le 9 *juillet* 1858. Sa maladie avait commencé le 27 juin par de la diarrhée, des frissons et des douleurs dans les membres.

10 *juillet (quatorzième jour)*. Pouls 96. Léger délire dans la nuit. Rougeur circonscrite sur les joues, et environ 20 taches roses lenticulaires

(1) Griesinger, 1864, p. 244.
(2) Bretonneau, 1829, p. 70.
(3) Forget, 1841, p. 119.
(4) Jenner, 1853, p. 260.
(5) *Lancet*, 28 avril 1860, p. 422.
(6) Trousseau, 1861, p. 168.
(7) Hoffmann, 1869, p. 38.

sur la poitrine et l'abdomen. Langue humide et chargée ; abdomen tympanique et sensible ; quatre légères selles liquides.

Des taches nouvelles furent remarquées presque chaque jour à partir de cette date jusqu'au 25 *août*, et elles ne disparurent pas entièrement un seul jour. Le pouls varia de 96 à 132 ; la langue, pendant quelques jours, fut sèche et brune ; mais après le 26 *juillet* elle fut humide, rouge et présenta des fissures. Les intestins furent relâchés pendant tout le temps. C'est à peine s'il s'est passé un jour sans que le malade eût de deux à six selles liquides. Vers le 9 *août*, il survint une considérable épistaxis ; l'intelligence fut toujours bonne, et, après le 20 *juillet*, le délire de la nuit cessa. Les pupilles étaient extrêmement dilatées, et, à partir du 9 *août* jusqu'au 20, il survint une surdité considérable. L'appétit commença à revenir le 3 août, et, le 14, le malade avait beaucoup d'appétit, quoique le pouls fût à 120 ; on compta 20 taches lenticulaires sur le corps, et il y eut quatre légères selles liquides. Le malade se remit peu à peu, et était guéri le 10 *septembre*. Malheureusement la température n'a pas été prise.

OBSERVATION XIV. *Fièvre typhoïde, avortant le dixième jour.* — Charles G..., âgé de 4 ans, admis au *Middlesex Hospital*, le 22 octobre 1869. Plusieurs autres personnes de la même maison étaient en même temps à l'hôpital atteintes de fièvre typhoïde. C. G. s'était d'abord plaint dans l'après-midi du 18 de douleurs dans la tête et dans l'estomac, de soif et de manque d'appétit. Le matin du 21, il avait vomi, et à quatre heures du matin, le 22, la diarrhée s'était déclarée d'une manière assez grave, puisqu'il y avait eu 4 selles liquides dans l'espace de quelques heures. Après l'admission, langue humide, blanche. chargée, rouge à l'extrémité et sur les bords. Chaleur considérable de la peau, mais pas de taches.

Prescription. — Une potion à prendre toutes les deux heures, contenant 15 gouttes d'acide chlorhydrique, 4 gouttes de laudanum avec du lait et du thé de bœuf. La diarrhée s'arrêta tout d'un coup, et le 27 (*dixième jour*) la fièvre avait entièrement cessé, et le malade était tout à fait convalescent. Le 9 *novembre*, il quittait l'hôpital étant guéri. Les températures du matin et du soir sont indiquées dans le tableau suivant.

JOURS DE FIÈVRE.	MATIN.		SOIR.	
	POULS.	TEMPS.	POULS.	TEMPS.
5	»	»	133	39°, 4
6	125	38° ,2	128	39 »
7	117	38 »	154	39 2
8	117	37 5	120	38 4
9	109	37 2	112	38 4
10	112	37 »	110	37 »
11	104	36 9	104	37 »
12	100	37 »	86	36 8

PÉRIODES ET DURÉE. — RECHUTES. 159

La température a été prise matin et soir pendant une autre semaine, mais elle a continué à être normale.

OBSERVATION XV. *Fièvre typhoïde, avortant le seizième jour. Constipation.* — Pour le cas suivant, j'ai été appelé en consultation avec le Dr R. D. Harling. Le malade a été vu aussi deux fois par sir W. Jenner, qui a confirmé le diagnostic.

M. D. W..., âgé de 23 ans, fut pris de fièvre le 13 *mars* 1872. Pendant la première semaine, on observa une fièvre considérable avec des rémissions le matin ; la température la plus haute fut atteinte le soir du quatrième jour (40°,2) ; grande prostration, céphalalgie intense et insomnie ; soif, perte d'appétit ; langue chargée avec l'extrémité et les bords rouges ; pas de distension ni de sensibilité abdominale, pas de constipation. Le septième jour, des taches roses caractéristiques apparurent, et elles continuèrent à sortir par poussées successives jusqu'au *quinzième jour*. Les intestins étaient maintenus libres au moyen de petites doses d'huile de ricin.

Le matin du *seizième jour*, le malade, qui avait transpiré abondamment pendant la nuit, se sentit beaucoup mieux, et le pouls, qui n'avait jamais excédé 86, tomba à 56 ; le soir du *dix-septième jour*, la température devint normale. Le *seizième jour* le malade se sentait tout à fait bien et désirait se lever.

Le pouls et la température à partir du second jour de la maladie sont indiqués dans le tableau suivant.

JOURS.	9 HEURES matin.		2 A 4 H. soir.		9 HEURES soir.		JOURS.	9 HEURES matin.		2 A 4 H. soir.		9 HEURES soir.	
	P	T	P	T	P	T		P	T	P	T	P	T
2	»	»	80	38° 9	84	59° 5	15	70	37°, 6	66	38°, 5	»	»
3	80	38° 9	»	»	82	39 5	16	56	36 2	60	37 2	70	37°, 5
4	82	39 2	80	40 3	84	40 1	17	60	36 9	68	37 2	62	36 8
5	84	40 2	84	39 8	86	40	18	68	36 9	72	37 9	»	»
6	84	39 8	80	39 7	76	38 9	19	52	36 6	»	»	66	36 9
7	78	38 8	72	39 8	76	39	20	64	37 4	»	»	64	37 6
8	78	38 8	72	39 6	76	39 2	21	60	36 8	»	»	68	36 8
9	72	37 9	72	39 5	74	38 5	22	64	36 9	64	36 6	»	»
10	72	39 2	78	39 5	76	38 4	23	64	36 9	72	36 7	»	»
11	70	38 9	72	39 8	74	38 4	24	64	37 2	»	»	»	»
12	72	38 9	70	39 8	70	37 9	25	72	36 8	»	»	»	»
13	72	38 »	72	39 2	70	38 7	26	72	36 9	»	»	»	»
14	72	37 5	64	37 8	68	38 6	»	»	»	»	»	»	»

OBSERVATION XVI. *Fièvre typhoïde, mortelle le second jour.* — En *juin* 1861, une petite fille âgée de 9 ans fut admise au *Middlesex Hospital*. Son père avait souffert de la fièvre typhoïde depuis deux ou trois semaines, mais la petite fille avait été tout à fait bien jusqu'à la veille de son admission, quand elle fut prise subitement de vomissements et de symptômes fébriles, suivis de diarrhée grave, d'un mal de tête intense et d'un délire aigu, symptômes qui continuèrent jusqu'à sa mort, quarante-sept heures après le début de l'attaque.

Autopsie. — Les glandes isolées situées dans la partie inférieure de l'iléon et du côlon présentaient la grosseur d'un grain de chènevis ou d'un pois, et contenaient une matière morbide d'un blanc jaunâtre. Les plaques de Peyer étaient également affectées, mais il n'y avait pas d'ulcération. Les glandes mésentériques étaient aussi grosses que des noisettes, et congestionnées. On trouvera au chapitre : *Lésions anatomiques*, une planche représentant la partie inférieure de l'iléon (Voir aussi page 69).

OBSERVATION XVII. *Fièvre typhoïde, mortelle au bout de sept jours. — Commencement d'ulcération.*

Je dois les détails du cas suivant à M. J. N. Radcliffe.

Thomas R..., âgé de 40 ans, tisserand, mourut subitement, en 1848, d'une affection valvulaire du cœur dont il souffrait depuis longtemps. La pyrexie s'était déclarée *exactement* sept jours avant sa mort. On avait observé les symptômes suivants : légers frissons, peau chaude et sèche, grande lassitude, céphalalgie, langue chargée et très-rouge à l'extrémité et sur les bords ; pas de diarrhée. Les symptômes n'étaient pas assez graves pour l'empêcher de travailler, même le jour de sa mort. La femme de ce malade était à peine convalescente d'une attaque sérieuse de fièvre typhoïde.

Autopsie. — Valvule mitrale excessivement distendue, contenant un dépôt calcaire assez important. Au tiers de la partie inférieure de l'iléon, et sur une étendue de 20 centimètres le long du côlon, les glandes de Peyer et les glandes isolées étaient très-dilatées et proéminentes, et on voyait un ulcère distinct dans une plaque sur le bord de la valvule iléo-cœcale. Les glandes mésentériques étaient très-engorgées.

c. — RECHUTES (1).

Par rechute de la fièvre typhoïde, on doit entendre une seconde évolution du processus spécifique de la fièvre, après que la convalescence d'une première attaque avait été clairement établie. Il ne faut pas confondre les rechutes avec les *recrudescences*, qui sont communes pendant la période d'ulcération (Voir p. 155). Il est possible, cependant, qu'une vraie rechute puisse parfois s'ajouter à la première attaque sans aucun intervalle appréciable ; ce

(1) Les rechutes de la fièvre typhoïde ont été décrites d'abord par Schultz en 1830 (voir Ebstein, 1869), et depuis lors elles ont été étudiées par beaucoup d'observateurs et plus particulièrement par A.P. Stewart (1840), Hamernjk (1846), Thierfelder (1855), Michel (1859), Griesinger (1864), Ladé (1866), Ebstein (1869), Wunderlich (1871) et Maclagan (1871). (Voir la Bibliographie.)

fait donnerait l'explication de certains cas de fièvre typhoïde d'une durée inusitée ; mais les lésions anatomiques *post mortem*, n'ont pu encore être observées dans ces cas.

Dans un intervalle de sept années (1862-68), des rechutes furent observées à l'hôpital des fiévreux, dans 80 cas sur 2,591, ou dans 3 p. 100 ; Griesinger les a notées à Zurich dans la proportion de 6 p. 100 sur 463 cas ; Human, dans 8 p. 100 sur 548 cas à Leipzig ; et Maclagan dans 13 (10 p. 100) sur 128 cas à Dundee.

Après dix à douze jours de convalescence qui suivent une première attaque, la température s'élève encore, et le malade est pris de frissons, suivis des symptômes ordinaires de la première attaque : céphalalgie, douleurs dans les membres, perte de l'appétit, langue chargée, nausées, souvent des vomissements, diarrhée, tuméfaction de la rate, nouvelle éruption de taches rosées. La fièvre atteint son maximum entre le quatrième et le sixième jour. L'éruption paraît ordinairement plus tôt que dans la première attaque. Sur 38 cas que j'ai observés elle apparut 7 fois le troisième jour ; 8 fois le quatrième ; 7 fois le cinquième ; 2 fois le sixième ; 12 fois le septième, et 2 fois à une date postérieure. C'est sur la présence de l'éruption et sur l'absence de toute inflammation locale pouvant expliquer la pyrexie, que l'on doit baser le diagnostic de la vraie rechute.

Stewart, Trousseau, Wunderlich et Maclagan ont indiqué des cas rares dans lesquels il y eut une seconde rechute ou une troisième attaque ; j'en ai vu deux cas dans mon service.

La durée de la seconde attaque est ordinairement, mais non toujours plus courte que celle de la première ; sur 24 cas, réunis par Michel, et provenant de différentes sources, la durée moyenne de la première attaque fut de 27 jours ; celle de l'intermittence, de 11 jours (la plus courte intermittence étant de 2 jours, et la plus longue de 31 jours ; la plus courte rechute étant de 16 jours et la plus longue de 30). Dans 53 cas que j'ai observés moi-même, la durée a été notée ainsi qu'il suit :

TABLEAU VII

MONTRANT LA DURÉE DE 50 CAS DE FIÈVRE TYPHOÏDE SUIVIS DE RECHUTE.

Le signe * indique les cas mortels.

HOMMES.

AGE.	PREMIÈRE ATTAQUE.	INTERMISSION.	RECHUTE.	DURÉE TOTALE.
35	16	8	18	37
18	28	6	10	44
27	24	10	10	44
15	24	9	11	44
21	24	7	14	45
13	24	10	12	46
5	22	14	10	46
18	26	9	13	48
18	24	12	13	49
24 *	32	10	7	49
27	28	7	14	49
11	21	14	14	49
24	23	9	18	50
25	24	12	14	50
32	30	9	12	51
14	.32	9	10	51
14	21	14	16	51
24	28	10	14	52
18	26	14	13	53
16	24	18	12	54
24	21	8	26	55
16	24	8	24	56
16	30	12	14	56
50 *	28	14	15	57
15	28	15	14	57
15	25	19	14	58
44	34	15	10	59
25	37	10	14	61
25	30	10	21	61
12	39	11	13	63
Moyenne..	26.5	10.9	14	51.5

FEMMES.

AGE.	PREMIÈRE ATTAQUE.	INTERMISSION.	RECHUTE.	DURÉE TOTALE.
?	14	10	12	36
5 *	21	10	9	40
18	22	7	12	41
9	24	8	12	44
30	16	10	20	46
39	25	8	14	47
25	25	10	12	48
12	24	12	14	50
22	21	15	14	50
21	14	9	28	51
15	26	14	11	51
15	26	10	16	52
19	24	14	16	54
17	28	9	19	56
16	30	12	18	60
19	38	12	14	64
20	30	16	18	64
16 *	36	16	13	65
16	46	12	13	71
43 *	27	8	39	74
27	41	25	21	87
Moyenne..	27	11.76	16.4	54.8
Moyenne des Hommes et des Femmes.	26.58	11.27	15	52.86
M 23 * F 22 *	? ?	? ?	14 28	? 80 ?

En général, la rechute est moins grave que la première attaque,
et le malade guérit ; mais il y a de nombreuses exceptions. Il m'est

arrivé plusieurs fois d'observer une première attaque bénigne et courte, tandis que la rechute était grave et prolongée. Dans un tiers de mes cas, les symptômes étaient plus graves dans la rechute que dans la première attaque. De plus, sur mes 53 cas, 7 furent mortels ; dans 2 des cas, la mort fut causé e par la perforation ; dans 2 par la péritonite et l'infarctus de la rate, et dans 1 par suite d'une fausse couche. Sur 24 cas dont 13 furent observés par Maclagan et 8 par Baümler (1), tous guérirent ; mais sur les 13 cas d'Ebstein, 3 furent mortels.

On trouve à l'autopsie la récente lésion intestinale de la rechute, coexistant avec les ulcérations en voie de cicatrisation de la première attaque ; mais comme les glandes qui avaient d'abord échappé au mal sont les seules atteintes, les lésions de la rechute sont moins étendues sont celles de la première attaque, et pour la même raison, elles sont souvent plus éloignées de la valvule iléocœcale. On trouve aussi une tuméfaction récente des glandes mésentériques et de la rate. Trousseau niait que la lésion caractéristique de l'intestin pût se renouveler ; et, comme il considérait cette lésion commé l'éruption spécifique de la fièvre, il prétendait qu'il n'existait pas de vraies rechutes de la fièvre typhoïde (2). Mais Trousseau est seul de cette opinion. Les observations de Stewart, Hamernjk, Griesinger, Thierfelder, Wunderlich, Peacock (3), H. Weber (4), Habershon (5), Ebstein, etc., concordent avec les miennes sur ce point.

Il est difficile de donner une explication satisfaisante de ces rechutes. Je les ai vues se produire bien plus souvent chez les hommes que chez les femmes, la proportion ayant été comme 3 est à 2, mais Griesinger les a plus souvent rencontrées cher les femmes. L'âge n'a aucune influence à cet égard ; le plus jeune de mes malades avait 5 ans, et le plus âgé 44. Barthez et Rilliet ont noté des rechutes dans 3 cas sur 111 observés chez les enfants (6). Elles sont souvent attribuées à des imprudences dans l'alimentation, mais il m'a toujours été impossible de les rapporter à cette cause, et, *à priori*, il n'est pas probable qu'un accident sem-

---

(1) Baümler, 1866.

(2) Trousseau, 1861, p. 158. « Quoique l'appareil symptomatique soit très-complet, quoique l'éruption cutanée se reproduise, la lésion caractéristique de l'intestin ne se renouvelle pas. »

(3) *Trans. Path. Soc.*, IX, 209.

(4) *Idem.*, XII, 99.

(5) *Med. Times and Gaz.*, 9 février 1867.

(6) Barthez et Rilliet, 1853, II, 691.

blable puisse reproduire la lésion intestinale et l'éruption cutanée. Ces rechutes sont plus ou moins fréquentes selon les temps
et les épidémies; et, bien qu'elles soient comparativement rares,
j'ai vu trois membres d'une même famille en être atteints.
Griesinger a pensé qu'elles pouvaient être dues à une contagion
nouvelle produite par d'autres malades ayant la fièvre typhoïde
dans la même salle, mais cette opinion est détruite par ce fait que
les rechutes ont lieu dans des cas isolés, traités dans des demeures
particulières. L'apparition des rechutes chez des malades amenés
pour être soignés à l'hôpital nous empêche de les attribuer à un
poison nouveau émanant de la source première. Il y a plus de
vingt-cinq ans, Hamernjk prétendait que les rechutes étaient dues
à la réabsorption de « matières typhoïdes » rejetées par l'intestin
même du malade, et cette opinion a été récemment défendue avec
beaucoup d'habileté par T. J. Maclagan, qui croit que les glandes
saines peuvent être inoculées par les eschares qui se détachent des
premières qui ont été atteintes. Si l'on considère en effet la cause
qui a pu déterminer l'inflammation des glandes dans la première
attaque, on est porté à accepter cette opinion; mais l'acceptation
de cette théorie des rechutes nous fournit un puissant argument
contre le caractère spécifique du poison de la fièvre typhoïde, et
nous porterait à admettre que l'individu qui vient de subir une
attaque de la maladie, n'est pas à l'abri d'une nouvelle infection
(Voir page 69). Il faut, en outre, remarquer que les matières
gangrénées et putrides rejetées par les glandes intestinales sont
les seules qui puissent être dangereuses, car aucun mauvais résultat n'a lieu dans les cas avortés où il n'y a pas d'eschares et quand
les produits inflammatoires de ces glandes sont absorbés. Dans
tous les cas de fièvre typhoïde les produits inflammatoires des
glandes mésentériques qui sont identiques à ceux de l'intestin,
sont absorbés sans qu'il y ait jamais pour le malade aucun danger
appréciable. D'accord avec lui-même, Maclagan soutient de plus
que les rechutes n'existent que lorsqu'il y a constipation pendant
la convalescence. Malheureusement l'état des intestins pendant
la première partie de la convalescence n'a pas été noté dans la
plupart de mes cas ; mais dans plusieurs il y avait certainement de
la diarrhée, et il ne paraît pas que les rechutes aient été prévenues
en remédiant à la constipation par des laxatifs. Il est à remarquer
qu'à l'Hôpital des fiévreux, où l'on avait rarement (trop rarement
peut-être) la constipation à combattre, les rechutes étaient, comme
je l'ai démontré, beaucoup plus rares que dans les cas de Maclagan ; dans plusieurs des cas à rechute rapportés par cet auteur

on avait du reste administré de l'huile de ricin pendant les intervalles qui séparaient les attaques (1).

OBSERVATION XVIII. *Fièvre typhoïde. Attaque bénigne suivie d'une grave
rechute.* — James R..., âgée de 25 ans, admis au *London Fever Hospital* le
20 *juin* 1865. Il avait souffert pendant deux ou trois semaines d'une
fièvre légère, mais n'avait pas de diarrhée. Les principaux symptômes ont
été observés après l'admission : grande prostration, pouls faible et fréquent, légère élévation de température, quelques petites taches rosées,
et parfois des vomissements. Au bout d'une semaine, il était convalescent,
mais les intestins étaient très-constipés, et on ne les maintenait libres
qu'avec de l'huile de ricin et des lavements simples. Le 8 *juillet,* il quitta
l'hôpital, se sentant fort et ayant bon appétit. Deux jours après, il fut repris de fièvre et de douleurs dans l'abdomen; il prit une purgation qui fit
presque trop d'effet, et fut admis de nouveau à l'hôpital le 12 *juillet*. Il
eut alors une grave rechute de fièvre typhoïde qui dura près d'un mois,
et qui fut caractérisée par une extrême prostration, des vomissements, de
la diarrhée, la langue sèche et brune, les symptômes typhoïdes et des
soubresauts. Des taches rosées apparurent par poussées successives du 15
au 25 *juillet*. La convalescence fut compliquée d'une otorrhée, et il lui
fut impossible de quitter l'hôpital avant la fin d'août.

CHAPITRE VIII

COMPLICATIONS ET SUITES

A. — AFFECTIONS DES ORGANES RESPIRATOIRES.

1. La *bronchite* n'est pas rare pendant le cours de la fièvre
typhoïde, mais elle l'est moins cependant que dans le typhus. Il y
a quelques années, je l'ai notée dans 21 cas sur 100. Elle peut être
un des premiers phénomènes de la maladie, et dans une grande
partie des cas qui se terminent fatalement dans les dix ou quatorze premiers jours, la mort est due à la bronchite et à l'engorge-

(1) On peut ajouter que dans deux de mes cas mortels, les nouvelles lésions
étaient beaucoup plus haut dans l'iléon que ne l'avaient été celles de la première
attaque.(Observation XXVIII), quoique l'on dût supposer le contraire, après la lecture de l'*Essai* de Maclagan. Mon expérience est également opposée à celle de
Maclagan qui dit qu'il n'y avait pas de diarrhée grave dans aucun de ses 13 cas
pendant la première attaque ; tandis que je l'ai rencontrée dans un grand tiers de
nos 53 cas. On doit aussi mentionner que des rechutes eurent lieu chez 2 de nos
9 malades que l'on avait traités par l'acide carbolique.

ment hypostatique des poumons (XIX). Plus ordinainairement, ces deux états morbides ne surviennent que dans la quatrième semaine; elles peuvent dans ce cas produire la mort ou entretenir la fièvre et retarder la convalescence de plusieurs semaines. La bronchite est quelquefois aggravée par des quintes spasmodiques de toux et de dyspnée qui font croire à une mort imminente, mais dont le malade guérit souvent.

OBSERVATION XIX. *Fièvre typhoïde mortelle le 13ᵉ jour par suite de la con-gestion pulmonaire.* — Marianne B..., âgée de 28 ans, était sœur de charité au *Middlesex Hospital.* Elle avait été très-sujette aux maladies aiguës spécifiques. A l'âge de 21 ans, elle avait eu le typhus; à 25, bien que vaccinée, elle avait contracté la petite vérole, et, l'année suivante, elle avait eu une grave attaque de fièvre scarlatine. Le 17 *septembre* 1870, sa dernière maladie commença par des frissons et une soif ardente, et le 19 *septembre*, elle se mit au lit, se plaignant d'un grand mal de tête, de fréquentes et violentes envies de vomir, et d'une forte fièvre. La soif était intense, mais il n'y avait ni sensibilité ni distension de l'abdomen, et les intestins étaient constipés.

Le 23 *septembre* (7ᵉ jour), quand je la vis pour la première fois, les mêmes symptômes persistaient. Douleurs aiguës dans la tête qui lui faisaient croire qu'elle allait éclater, et parfois des éblouissements; pas de sommeil pendant plusieurs nuits; esprit lucide; fréquents vomissements; langue très-chargée et blanche; intestins constipés; pouls 120; temp. 39°,8; pas d'éruption.

Le soir du 25 *septembre* (9ᵉ jour), l'état avait beaucoup empiré; pouls 120; température 39°,8; respiration 44; signes d'engorgement hypostatique aux deux poumons; regard égaré, anxieux, délire, soubresauts et tremblements.

Le 10ᵉ *jour*, pouls 112; respiration 60, irrégulière; température 40°,1; langue sèche; intestins constipés; pas d'albumine dans l'urine; mal de tête et vomissements diminués, mais parfois du délire; quelques taches pétéchiales, mais non caractéristiques d'aucune forme de fièvre.

Le 11ᵉ *jour*, carphologie; pouls 135; respiration 65; température 40°,2.

Le 12ᵉ *jour*, pour la première fois, légère diarrhée; trois selles jaune d'ocre.

Le 13ᵉ *jour*, face et lèvres livides; râles humides couvrant les poumons; la malade tousse très-difficilement; albumine (1/10 du volume) dans l'urine; température 39°,5; langue sèche; pas de diarrhée; très-lourde et abattue, mais paraissant avoir sa connaissance. Mort le 13ᵉ jour à sept heures et demie du matin. Le traitement avait consisté en eau-de-vie, éther et ammoniaque, avec sinapismes sur la poitrine; petites doses de térébenthine, avec des ventouses sèches; et, en dernier lieu, on retira 240 grammes de sang au moyen de ventouses, ce qui apporta un soulagement momentané dans la respiration.

Autopsie. — Les intestins seuls furent examinés. Les lésions de la fièvre typhoïde existaient à la partie inférieure de l'iléon ; les glandes isolées et agminées étaient très-dilatées et saillantes, mais il n'existait pas d'ulcération.

2. La *pneumonie* est plus commune que dans le typhus. Je l'ai notée dans 13 cas sur 100, et Flint dans 12 sur 73 (1) (Observations XVI et XVIII). Elle peut être lobaire ou lobulaire ; plus communément elle est lobulaire, et peut se terminer alors par de petits abcès, ou très-rarement par la gangrène. La pneumonie survient rarement avant la troisième ou la quatrième semaine ; dans des cas rares, elle peut se déclarer plus tôt, et peut être prise pour la maladie initiale.

3. La *pleurésie* est aussi plus commune que dans le typhus, et se termine parfois par de l'empyème ou un abcès pleural interlobulaire. J'ai observé deux cas d'empyème. Dans l'un, le pus se répandit dans le poumon et le malade guérit ; dans l'autre, on eut recours à la ponction et au drain, et le malade guérit d'abord, mais mourut de phthisie près d'un an plus tard. Peacock rapporte le cas d'un malade qui, étant convalescent de la fièvre typhoïde, expectora subitement une grande quantité de pus que l'on supposa provenir d'un abcès pleural circonscrit ; ce malade guérit (2).

4. Les *dépôts tuberculeux* dans les poumons et ailleurs constituent une complication plus commune dans la fièvre typhoïde que dans le typhus ; ce fait s'explique par la plus longue durée de la maladie et la maigreur qui en est la conséquence. Louis rapporte 4 cas mortels de fièvre typhoïde dans lesquels les poumons furent trouvés parsemés de tubercules récents, et Bartlett observe que la phthisie est une suite ordinaire de la fièvre typhoïde en Amérique (3). On devrait toujours craindre la présence de tubercules quand la fièvre hectique et la bronchite persistent après la fin du quatrième septénaire.

5. La *laryngite* est parfois une très-sérieuse complication de la fièvre typhoïde. Elle peut se présenter sous différentes formes. L'ulcération de la membrane muqueuse du larynx ou de la trachée constitue la *laryngite* ou *perichondritis typhosa* de Rokitansky et autres pathologistes allemands. Selon Trousseau (4), elle se

(1) Bartlett, 1856, p. 47.
(2) *Med. Times and Gaz.*, 26 avril 186?.
(3) Bartlett, 1856, p. 120.
(4) Trousseau, 1861.

présente de préférence dans les. cas où il y a une prostration extraordinaire, où la maladie présente une durée exceptionnelle ou bien lorsque la diète a été trop rigoureuse. En Allemagne, elle paraît être très-commune. Griesinger, par exemple, a trouvé l'ulcération du larynx dans 31 autopsies sur 118 cas (1). En Angleterre, elle est comparativement rare, mais je l'ai rencontrée quelquefois à l'autopsie chez des sujets qui n'avaient présenté aucun symptôme apparent de laryngite pendant leur vie. Lorsqu'elle existe, elle peut déterminer un œdème aigu de la glotte, qui nécessite la trachéotomie, cause la mort par asphyxie, ou détermine une nécrose et l'exfoliation des cartilages, des abcès du cou, et une affection permanente du larynx (2). L'œdème aigu de la glotte peut survenir dans les périodes avancées de la fièvre typhoïde indépendamment de l'ulcération du larynx. Je l'ai vu aussi se déclarer concurremment avec l'érysipèle de la tête et de la face, et deux cas de ce genre sont rapportés par sir W. Jenner. J'ai vu également plusieurs exemples de fièvre typhoïde compliqués de diphthérie; Louis en rapporte 3, et Forget 2; Rilliet et Barthez en mentionnent 6 cas chez des enfants. En même temps que ces différentes variétés de laryngites, on observe quelquefois une collection purulente dans le tissu sous-muqueux.

OBSERVATION XX. *Fièvre typhoïde. Nécrose des cartilages du larynx. Extravasation dans les muscles droits.* — Richard C..., âgé de 22 ans, admis au *London Fever Hospital*, le 26 *mars* 1869, pendant le troisième septénaire d'une grave attaque de fièvre typhoïde. Pouls 120-140 ; taches rosées typiques; langue sèche, rouge et fendillée; diarrhée.

Le 7 *avril* (environ le 30e jour), difficulté dans la déglutition. Le 9 *avril*, toux gênante. Le 10 *avril*. Toux et respiration laryngée, voix couverte, l'air entre imparfaitement dans les poumons par suite de l'obstruction de la trachée. Pouls, 140.

11 *avril*. — Pas d'amélioration dans la respiration qui est sifflante. Pas de lividité de la face. Le malade avale bien son dîner (liquides), à une heure de l'après-midi; il parle avec des amis; mais il meurt subitement à cinq heures du soir.

Autopsie. — On trouve des ulcérations typhoïdes très-étendues en voie de cicatrisation à la partie inférieure de l'iléon. Sous la corde vocale droite on remarque une ulcération avec eschare, d'un centimètre de longueur s'ouvrant dans un abcès qui entourait le cartilage cricoïde, lequel était tout à fait découvert. A la partie inférieure de chaque muscle droit de

(1) Griesinger, 1864, p. 211.
(2) Pour de plus amples observations sur ce sujet, voir Trousseau, 1861, et Pachmayr, *Verhandl. der Phys. Med. Gesellschaft in Würtzbourg*, 1868, bd. 1.

l'abdomen, on trouvait une cavité assez grande pour contenir un œuf de poule ; l'une renfermait du sang pur, et l'autre une matière rougeâtre, purulente, et qui était évidemment du sang décomposé.

6. *Emphysème généralisé et pneumothorax.* — Chomel et d'autres auteurs rapportent plusieurs cas dans lesquels un emphysème étendu du tissu aréolaire sous-cutané fut observé pendant la vie (1), et cette complication fut également observée en Crimée par les chirurgiens militaires ; mais son origine fut pour la première fois expliquée en 1857 d'une manière satisfaisante dans une communication faite à la Société pathologique par le docteur Wilks. Un garçon, âgé de douze ans, devint emphysémateux le douzième jour d'une fièvre typhoïde ; l'emphysème commença au cou, s'étendit sur la face, les bras et la poitrine, et gênait beaucoup la déglutition. La mort arriva le vingt-deuxième jour, et on découvrit que l'air s'échappait par une ulcération avec eschare du larynx, située à la jonction postérieure des cordes vocales (2). De même que dans le typhus, l'emphysème est quelquefois causé par l'ulcération d'un petit abcès des bronches, ou par une caverne gangrenée du poumon. Gairdner a vu un pneumothorax se manifester ainsi dans 4 cas de fièvre typhoïde (3), et Beck rapporte 1 cas analogue (4).

B. — AFFECTIONS DES ORGANES DE LA CIRCULATION.

1. *Hémorrhagies.* — L'épistaxis et l'hémorrhagie intestinale ne sont pas rares (Voir page 129) ; mais quelquefois le sang s'échappe par les gencives, les reins, la vessie, et autres surfaces muqueuses, justifiant ainsi le nom de « fièvre putride hémorrhagique » qui a été donné à la fièvre typhoïde par quelques auteurs.

2. *Pyohémie.* — J'ai vu beaucoup de cas dans lesquels des abcès s'étaient formés sous la peau dans différentes parties du corps, pendant la convalescence ; des cas de ce genre ont été publiés par Louis (5), Forget (6) et Peacock (7). La guérison a été obtenue dans la plupart. Dans des cas plus rares le pus se dépose

(1) Chomel, 1834.
(2) *Trans. Path. Soc.*, IX, 34.
(3) W. T. Gairdner, 1865.
(4) *Verhandl. der Phys. Med. Gesell. in Würtzbourg*, 1868, p. 27.
(5) Louis, 1841. *Observation* 15.
(6) Forget, 1841. *Observations* 45 et 46.
(7) *Med. Times and Gaz.*, 26 avril 1862.

dans les articulations ou dans quelques-uns des organes internes, la mort est alors le résultat ordinaire de cette complication.

3. Le *thrombus veineux* qu'on observe fréquemment dans le typhus, est une complication également fréquente dans la fièvre typhoïde, quoiqu'une opinion contraire ait été exprimée par Stewart (1) et Begbie (2). L'obstruction de la veine fémorale a été observée dans un p. 100 au moins des cas que j'ai eu à traiter. Sur 17 cas elle a été limitée 14 fois à la jambe gauche, une fois à la droite, et les deux membres ont été atteints dans 2 cas. Trois des 17 malades sont morts ; chez un, la mort était due à l'hémorrhagie intestinale et à un épanchement dans la plèvre ; dans un second cas, elle était causée par les eschares ; le troisième malade qui eut de l'ictère, de l'albuminurie, et qui avait eu un cœur très-faible, mourut six mois après le commencement de la fièvre. Maclagan n'a noté l'œdème d'une jambe qu'une fois sur plus de 200 cas (3).

4. *Thrombose artérielle.* — La gangrène spontanée est moins commune que dans le typhus. Il m'est cependant arrivé, quoique rarement, de voir la gangrène des pieds, des oreilles, du pénis, des lèvres et du vagin, de la cornée et même de la paroi antérieure de l'abdomen. Beaucoup d'autres cas de ce genre sont contenus dans le Mémoire de Patry (4), dans les *Leçons cliniques* de Trousseau, et dans les ouvrages indiqués dans cette note (5). Patry rapporte un cas remarquable dans lequel la gangrène commençant par l'oreille gauche, mais s'étendant au front, aux paupières et aux joues, résultait de l'obstruction de l'artère carotide externe.

5. *Maladies du cœur.* — Les valvules du cœur s'altèrent rarement dans la fièvre typhoïde, mais la dégénérescence des enveloppes musculaires s'observe quelquefois comme dans le typhus (Voir le chapitre *des Lésions anatomiques*).

C. — MALADIES DU SYSTÈME NERVEUX.

1. *Méningite.* — Comme dans le typhus, les symptômes cérébraux de la fièvre typhoïde sont indépendants de l'inflammation, mais la vraie méningite résulte parfois de la pyohémie, d'une ma-

(1) Stewart, 1857.
(2) Begbie, 1872.
(3) Begbie, 1872.
(4) Patry, 1863.
(5) *Gaz. hebdomad.*, 1867, p. 651 ; *Med. Times and Gaz.*, 1866, II, 521 ; *Verhandl. der Phys. Med. Gesellschaft in Würtzbourg*, 1868, I, 18.

ladie de l'oreille interne (Observation XXI), de tubercules, et dans des cas très-rares, elle existe indépendamment de ces causes. Des exemples de ce genre ont été rapportés par Griesinger (1), et Trousseau a cité un cas intéressant de fièvre typhoïde compliqué de méningite tuberculeuse (2).

OBSERVATION XXI. *Fièvre typhoïde suivie d'une maladie de l'os temporal et d'attaques de méningite.* — Anne W..., âgée de 16 ans, admise au *Middlesex hospital* le 14 janvier 1867, le quatrième jour d'une attaque de fièvre typhoïde. Pendant l'attaque, il y eut des taches rosées caractéristiques, et une diarrhée considérable. La langue était sèche, rouge et unie, et la température était celle de la fièvre typhoïde. Dans la première période, la céphalalgie était d'une intensité inusitée, et il y eut ensuite beaucoup de délire et de stupeur, accompagnés de tremblements et de soubresauts, de congestion pulmonaire et d'albuminurie. La convalescence commença le 28e *jour*, la température ayant été normale pendant toute cette journée. Pendant la convalescence, le moral resta faible.

Le 34e *jour*, il y eut un retour de pyrexie qui ne dura qu'un jour, mais qui fut suivi de douleurs et de surdité dans l'oreille gauche, symptômes qui cessèrent à la suite d'un écoulement purulent qui survint par l'oreille, le 39e *jour*.

Le 48e *jour* elle put se lever, et le 77e *jour*, le 28 mars, elle alla à l'hôpital des convalescents de Walton, l'otorrhée persistant.

Aussitôt son arrivée à Walton, elle commença à se plaindre de douleurs dans le côté gauche de la tête, douleurs qui devinrent très-pénibles le 7 *avril* et qui furent accompagnées de pyrexie, de douleurs aiguës de l'oreille et de vomissements.

Le 11 *avril*, elle fut admise de nouveau au *Middlesex hospital*, présentant ces mêmes symptômes, qui diminuèrent le 13 *avril* à la suite d'un copieux écoulement de pus fétide par l'oreille.

Le 24 *avril* elle eut encore des frissons, de la céphalalgie et des vomissements, quoique l'otorrhée continuât à être très-intense.

Le 1er *mai*, on nota un gonflement considérable sur l'apophyse mastoïde gauche. On y pratiqua une incision qui alla jusqu'à l'os.

Le 11 *juin*, elle quittait de nouveau l'hôpital ; l'écoulement de l'oreille persistait, et la plaie de l'apophyse mastoïde n'était pas cicatrisée, et communiquait avec l'os. Quinze jours après, les symptômes cérébraux reparurent, et plusieurs petits fragments osseux sortirent du sinus mastoïdien. Elle revint à l'hôpital du 10 au 30 juillet, et pendant l'automne et l'hiver suivants, elle eut de fréquents maux de tête et des vomissements.

Le 7 *mars* 1868, elle fut admise pour la quatrième fois à l'hôpital avec

(1) Griesinger, 1864, p. 224.
(2) *Union médicale*, 6 août 1859.

les mêmes symptômes, auxquels vinrent s'ajouter des soubresauts des extrémités et la perte de connaissance.

Elle quitta l'hôpital le 29 *mars*, et alla bien pendant près d'une année, mais en février 1869 elle eut une autre attaque qui débuta par de la céphalalgie et des vomissements.

Elle se présenta pour la dernière fois le 1er *juin* 1869 ; elle était en bonne santé et n'avait pas d'otorrhée, mais elle était complétement sourde du côté gauche. Les attaques étaient ordinairement précédées d'un arrêt dans l'écoulement de l'oreille, et les symptômes cérébraux cessaient quand l'écoulement recommençait. Le traitement qui a toujours réussi consistait en sangsues, vésicatoires, sétons derrière l'oreille, cataplasmes sur l'oreille ; fréquentes injections d'eau chaude ; purgatifs et iodure de potassium.

2. *Imbécillité et manie.* — Après des cas graves et prolongés, on observe parfois un certain degré d'imbécillité pendant la convalescence. Le malade affecte des manières enfantines, manque de mémoire et est sujet aux hallucinations. Une petite fille, qui était dans mon service, croyait que la garde était sa tante ; d'autres la prenaient pour leur sœur. Un autre pensait qu'il avait hérité d'une fortune avec laquelle il avait l'intention d'enrichir l'hôpital ; un troisième devenait très-excité chaque soir, et désirait être conduit dans un hospice d'aliénés. Bartlett cite le cas d'un jeune homme qui, ayant d'abord un bon caractère, avait une grande propension à jurer à la suite d'une grave attaque de fièvre typhoïde (1). Dans plusieurs circonstances, j'ai vu des malades, après que la convalescence était complétement établie, être saisis subitement d'un délire maniaque violent sans aucune élévation de température. Des cas analogues ont été observés par Griesinger (2), H. Weber (3), Handfied Jones (4), Ogle (5), etc. Ces symptômes ne proviennent pas d'inflammation, mais bien d'un état anémique ou atrophié du cerveau. En général, la manie cède bientôt à un traitement approprié ; quant aux autres formes d'aliénation mentale, elles peuvent durer pendant des mois, mais je n'ai jamais rencontré aucun cas que l'on ne pût guérir.

3. *Convulsions générales* (Voir page 148).

4. La *paralysie* s'observe accidentellement à la suite de la fièvre typhoïde. Elle peut ne se manifester que plusieurs semaines après

(1) Bartlett, 1856, p. 51.
(2) *Mental path. and therap. Syd. Soc. transl.*, p. 181.
(3) *Med. Chir. Trans.*, XLVIII, 148.
(4) *Brit. Med. Journ.*, 1867, I, 27.
(5) *Id.*, II, 385.

le commencement de la convalescence, et elle est ordinairement temporaire ; on obtient la guérison au bout de quelques semaines ou de quelques mois. Selon Nothnagel (1) qui a fait de cette paralysie le sujet d'un Mémoire spécial, on observe plus communément la paralysie, mais il n'est pas rare de rencontrer de l'hémiplégie, du strabisme, de la paralysie des nerfs moteurs et des nerfs spinaux en même temps qu'une anesthésie locale.

West mentionne le cas d'un enfant qui eut des convulsions suivies d'hémiplégie et qui guérit (2). Plusieurs cas d'aphasie temporaire après la fièvre typhoïde, chez des enfants, ont été observés par Weine et Friedrich (3), et un cas de paraplégie temporaire a été cité par B. Bell (4). Ces attaques de paralysie, surtout celles qui affectent les jambes, se terminent quelquefois par l'atrophie de certains muscles, et j'ai vu plusieurs cas dans lesquels une déformation permanente en était résultée (5). Une de mes malades, jeune fille âgée de 18 ans, présenta tous les signes de la paralysie de la troisième paire du côté droit pendant toute la durée d'une fièvre typhoïde.

Un accident semblable lui était arrivé quatorze ans auparavant à la suite de la rougeole, mais il avait disparu depuis bien des années au moment où elle fut atteinte de la fièvre typhoïde dont la convalescence ne laissa subsister qu'une légère blépharoptose. La cause de la paralysie qu'on observe après la fièvre est obscure ; Nothnagel croit qu'elle reconnaît la même cause que la paralysie diphthérique, qui, selon Oertel et Buhl, est due à la prolifération de cellules entre les faisceaux nerveux.

5. La *névralgie* et l'*hyperesthésie* siégeant dans différentes parties du corps sont des complications plus rares dans la fièvre typhoïde que dans la fièvre relapse, mais elles ont été observées par Nothnagel (6) et plusieurs autres auteurs.

6. Les *tremblements musculaires* et la *chorée* sont aussi, d'après Nothnagel, observés accidentellement à la suite de la fièvre typhoïde.

D. — MALADIES DES ORGANES DES SENS SPÉCIAUX.

1. L'*otorrhée* est une suite ou une complication assez commune,

(1) Nothnagel, 1872.
(2) West, 1840, 5e éd. 1865, p. 744.
(3) *Gaz. hebdom.*, 1865, 140, 591.
(4) *Edimb. Med. Journ.*, mai 1870.
5) Voir aussi H. Jones, *Med. Times and Gaz.*, 1866, I, 390.
(6) Nothnagel, 1872.

particulièrement chez les enfants (1). J'en ai vu de nombreux exemples. La suppuration de l'oreille interne se termine parfois par une méningite ; des exemples sont cités par Louis (2) et Peacock (3) (Voir aussi l'observation XXI).

2. La *surdité*, indépendamment de l'otorrhée, est une terminaison qu'on observe accidentellement (Voir p. 542).

3. *Amaurose*. — Elle est ordinairement incomplète, et se déclare parfois pendant la convalescence. Des exemples d'amaurose et d'amblyopie sont rapportés par Nothnagel (4), et Gillespie a mentionné un cas dans lequel il survint une cécité totale qui persista pendant six semaines (5).

4. *Gangrène de la cornée* (Voir page 170).

E. — MALADIES DES ORGANES DE LA DIGESTION.

1. *Pharyngite.* — La dysphagie peut résulter de la sécheresse de la gorge ; dans des cas graves elle peut reconnaître pour cause la paralysie musculaire, et quelquefois chez les enfants, ce n'est qu'une affection purement nerveuse, les efforts de déglutition produisant une toux spasmodique dont le résultat est le renvoi de liquides par le nez (6). Mais quelquefois elle est due à une affection inflammatoire du pharynx, qui, dans plusieurs de mes cas, s'est présentée avec des caractères diphthéritiques. Louis a noté la dysphagie 10 fois sur 46 cas mortels, et 13 fois sur 55 qui ont guéri. Dans ces 46 derniers cas, le pharynx était très-injecté. Dans les autres cas on trouva après la mort, dans le pharynx ou l'œsophage, une lésion récente, telle qu'une ulcération ou une exudation diphthéritique.

2. *Vomissements.* — Des *vomissements constants* d'aliments se produisent parfois pendant la convalescence. Trousseau dit qu'ils sont souvent nerveux, et que le meilleur traitement consiste à faire prendre des aliments solides (7).

3. *Diarrhée.* — Les ulcérations intestinales, au lieu de se cicatriser, deviennent quelquefois atoniques et peuvent provoquer de la diarrhée après que la fièvre a cessé.

(1) Rilliet et Barthez, 1853.
(2) Louis, 1841, II, 92.
(3) Peacock, 1856 (n° 1).
(4) Nothnagel, 1872.
(5) Gillespie, 1870.
(6) Taupin, 1839.
(7) Trousseau, 1861.

4. *Dysenterie.* — Dans plusieurs cas j'ai vu les symptômes et les lésions de la dysenterie coexister avec ceux de la fièvre typhoïde. Le diagnostic de quelques-uns de ces cas pendant la vie est extrêmement difficile. Des observations analogues ont été publiées par Forget (1), Lyons (2) et Gairdner (3).

5. *Ictère.* — J'ai rencontré ce symptôme dans trois cas de fièvre typhoïde qui tous furent mortels, bien que l'ictère eût disparu dans 2 des cas avant la mort. L'autopsie fut pratiquée dans ces 2 cas, et l'on constata que le foie était diminué de volume et ses cellules sécrétantes étaient remplies d'huile. Deux exemples sont rapportés par Louis (4), deux par Frerichs (5), et un qui eut lieu sur la côte occidentale d'Afrique, fut relaté par Jenner (6). Tous ces cas furent mortels, mais le docteur Robert Barnes m'a fourni les détails d'un autre cas qui se termina heureusement. Dans la plupart des cas, l'ictère n'apparaît que très-tard dans le cours de la maladie, mais, dans un cas rapporté par Frerichs, elle apparut dès le cinquième jour, et la mort arriva le huitième, avant que l'ulcération intestinale eût commencé. Sur 600 malades atteints de la fièvre typhoïde, Griesinger observa 10 fois l'ictère, et plusieurs guérirent (7). La pathologie de l'ictère varie dans différents cas comme dans le typhus.

6. *Péritonite.* — Cette complication est celle que l'on doit le plus redouter dans la fièvre typhoïde. Elle peut résulter de causes diverses.

a. La cause la plus commune est d'abord la perforation intestinale.

b. L'inflammation peut se propager de proche en proche, depuis la muqueuse jusqu'à l'enveloppe péritonéale des intestins sans qu'il y ait perforation. J'ai les détails de 4 cas dans lesquels on ne put trouver aucune autre cause pour expliquer la péritonite qui avait déterminé la mort. Les malades étaient âgés de 13, 21, 36 et 50 ans, et la mort survint le 56°, 22°, 16° et 35° jour de la fièvre (Observation XXII). On a vu que la péritonite s'était déclarée avant que l'ulcération eût commencé, et même pendant la première semaine de la maladie.

c. La péritonite peut être produite par le ramollissement des

(1) Forget, 1841, p. 351.
(2) Lyons, 1861, p. 252.
(3) *Edimb. Med. Journ.*, août 1862.
(4) Louis, 1841, *Obs.* 17 et 26.
(5) *Dis. of Liver, Syd. Soc. Transl.* I, 172, 215.
(6) Jenner, 1853, p. 312.
(7) Griesinger, 1864, p. 203.

infarctus de la rate. Ce fait est arrivé chez deux de mes malades.
Il s'agissait de deux hommes, l'un âgé de 23 ans, l'autre de 40 ;
tous les deux ont succombé pendant une rechute de la fièvre. Deux
cas analogues ont été rapportés par W. Robertson (1), un par
Jenner (2), et deux par C. E. Hoffmann (3).

d. Une quatrième cause de la péritonite est l'issue dans le péritoine du pus contenu dans un ganglion mésentérique. Sir W. Jenner rapporte un cas de ce genre, dans lequel le malade guérit
de la péritonite après avoir pris de l'opium à hautes doses ; mais
il mourut ensuite d'un érysipèle de la face (4).

e. Les abcès des parois de la vessie (5) ou de l'ovaire (6), un
pseudo-abcès du muscle droit s'ouvrant intérieurement (7) ont
été le point de départ de péritonites mortelles dans la fièvre
typhoïde.

f. Enfin, la péritonite mortelle peut résulter d'une ulcération de
la vésicule du foie allant jusqu'à la perforation. Il y a quelques
années, un individu âgé de 19 ans fut pris à l'Hôpital des fiévreux
de Londres des symptômes de la péritonite le quinzième jour
d'une fièvre typhoïde, et mourut en vingt-six heures.

La cause de la péritonite était une ulcération qui, en perforant
la vésicule biliaire, avait permis à la bile de s'échapper dans le
péritoine. Barthez et Rilliet rapportent 1 cas analogue qui fut
observé chez une petite fille de 12 ans (8) ; et 3 autres cas ont
été cités par Hamernjk (9), Archambault (10) et Thierfelder (11).
Dans le cas de Thierfelder, le conduit cystique était oblitéré. W.
Budd relate aussi le cas d'une jeune fille de 18 ans qui mourut de péritonite le trente-sixième jour de la fièvre typhoïde ;
la péritonite était déterminée par une inflammation suppurative
de la membrane muqueuse de la vésicule du foie, mais il n'y avait
pas de perforation. La vésicule du foie contenait quatorze calculs
biliaires, dont un bouchait complétement le conduit cystique
(Voir *Vésicule du foie*, au chapitre : *Lésions anatomiques*).

Il est ordinairement impossible pendant la vie de distinguer ces

(1) W. Robertson, 1848.
(2) Jenner, 1853, p. 312.
(3) Hoffmann, 1869, p. 203.
(4) Jenner, 1850, XXII, p. 405.
(5) Griesinger, 1864, p. 199.
(6) Hoffmann, 1869, p. 309.
(7) Zenker, 1864, p. 96.
(8) Barthez et Rilliet, 1853, II, 5, 701.
(9) Hamernjk, 1846, p. 58.
(10) Morin, 1869, p. 75.
(11) *Maladies de foie*, 3ᵉ éd., 1857, p. 195.

différentes causes de péritonite; mais dans la grande majorité des cas, elle est déterminée par la perforation de l'intestin.

Observation XXII. *Fièvre typhoïde mortelle le 22e jour par suite de péritonite. Eschares dans l'intestin, pas de perforation.* — Élisabeth L..., âgée de 21 ans, admise au *London Fever Hospital*, le 18 juillet 1864, après huit jours de maladie, présente les symptômes suivants : fièvre, diarrhée, copieuse éruption de taches rosées lenticulaires, grande prostration nerveuse.

Le 27 *juillet*, ou le 18e *jour*, l'affection s'aggrave. La prostration augmente; abdomen très-distendu; vomissements, mais pas de douleurs ou de sensibilité abdominale. Pouls 120. Des applications de térébenthine furent pratiquées sur le ventre, et l'opium fut administré à fortes doses, avec des stimulants.

Le 28 *juillet*, pouls 140; la malade avait parfois des vomissements et du délire ; elle était évidemment plus mal. Elle continua à s'affaiblir et mourut le 1er août.

Autopsie. — Les intestins étaient très-injectés et recouverts d'une couche de lymphe de formation récente. Ulcération étendue sur la partie inférieure de l'iléon; la plupart des eschares encore adhérentes. La base des ulcères dont les eschares s'étaient détachées, étaient formée par les fibres musculaires transverses dénudées. Dans cinq ou six plaques de Peyer à la partie inférieure des intestins, les eschares s'étaient étendues à travers l'enveloppe du péritoine, mais étaient adhérentes à leurs bords, de sorte que le contenu des intestins ne s'était pas échappé.

7. *Perforation de l'intestin.* — Lorsque la perforation laisse échapper le contenu des intestins dans le péritoine, elle constitue la plus importante et la plus dangereuse complication de la fièvre typhoïde. Ce fait ne se produit dans le cours d'aucune autre maladie aiguë, si ce n'est dans des cas comparativement rares de dysenterie et de tuberculose.

La perforation intestinale est une terminaison plus commune de la fièvre typhoïde qu'on ne le croit généralement, et elle paraît être plus fréquente en Angleterre que sur le continent. Je l'ai remarquée dans 48 cas sur 1,580 que j'ai traités (3,04 p. 100), et elle a eu lieu dans 14 cas sur 600 (2,3 p. 100), observés par Griesinger (1), et dans 2 sur 72 cas (2,74 p. 100) observés par Flint (2) en Amérique. On trouvera dans le tableau suivant la fréquence des perforations que l'autopsie m'a révélées ainsi qu'à d'autres observateurs.

(1) Griesinger, 1864.
(2) Bartlett, 1856, p. 60.

	Autopsies.	Perforations.	Sur 100.
OBSERVATEURS ANGLAIS.			
Murchison, 60 dans 325 cas, ou 18,46 p. 100 ; Bristowe (1), 15 dans 52 ; Jenner (2), 3 dans 23 ; Waters (3), 2 dans 12 cas..............................	412	80	19,41
OBSERVATEURS FRANÇAIS.			
Louis (4), 8 dans 55 cas ; Bretonneau (5), 8 dans 80 ; Chomel (6), 2 dans 42 ; Montault (7), 5 dans 49 ; Forget (8), 2 dans 44 cas..............................	270	25	9,25
OBSERVATEURS ALLEMANDS (9).			
Griesinger (10), 14 dans 118 cas ; réunis par Griesinger. 42 dans 467 ; Hoffmann (11), 20 dans 250 ; Lebert, 7 dans 100 ; Schneider, Fay et [Hannius (12), 8 dans 104 cas.....................	1,039	91	8,75
Total...........	1,721	196	11,38

D'après ces résultats on peut conclure qu'en Angleterre, sur 33 personnes atteintes de fièvre typhoïde, il en meurt une par suite de perforation, et que la perforation se présente dans près d'un cinquième des cas mortels.

La perforation est beaucoup plus commune chez les hommes que chez les femmes. Sur 45 cas observés dans mon service à l'Hôpital des fiévreux pendant les années 1862-1869, il y avait 32 hommes et 13 femmes. En y ajoutant 24 cas mentionnés dans la première édition de cet ouvrage, et 4 cas que j'ai vus à l'hôpital Middlesex on arrive à un total de 73 cas, dont 51 hommes et 22 femmes. Cependant le nombre des malades de l'un ou l'autre sexe était presque identique, et la mortalité totale des femmes surpassait celle des hommes. La grande prédisposition du sexe masculin à la per-

(1) Bristowe, 1860.
(2) Jenner, 1849 (2).
(3) Waters, 1847.
(4) Louis, 1841, II, 325.
(5) Bretonneau, 1829.
(6) Chomel, 1834.
(7) Montault, 1838, p. 220.
(8) Forget, 1841, p. 330.
(9) Pendant dix ans (1840-49) Heschl n'a prouvé la perforation que dans 56 autopsies sur 1,271, soit dans moins de 5 p. 100. On ne sait pas cependant s'il n'y a pas compris des cas de typhus, car le même observateur, en 1852-53, a trouvé la perforation dans 11 autopsies sur 72 faites dans des cas de typhus (Voir Heschl, 1853).
(10) Griesinger, 1864, p. 197.
(11) Hoffmann, 1869, p. 129.
(12) Morin, 1869.

foration a été confirmée par Griesinger et d'autres observateurs.

L'âge de mes 73 malades chez lesquels la perforation a été observée est ainsi réparti : au-dessous de 10 ans, 6 ; de 10 à 14 ans, 8 ; de 15 à 19 ans, 18 ; de 20 à 24 ans, 21 ; de 25 à 29 ans, 6 ; de 30 à 34 ans, 5 ; de 35 à 39 ans, 5 ; de 40 à 44 ans, 2 ; et de 45 et 49 ans, 2. Il en résulte que l'âge ne paraît exercer aucune influence sur la prédisposition à cet accident.

La perforation se rencontre rarement chez les enfants. Barthez, Rilliet et Taupin (1) ne l'ont vue que chez 3 enfants sur 232 en traitement ; cependant, dans les cas mortels, la proportion due à la perforation paraît être la même chez les enfants que chez les adultes. J'ai traité un malade qui mourut de perforation à l'âge de 5 ans. On a pensé que la perforation ne pouvait se rencontrer chez des personnes ayant dépassé 40 ans, et Hoffmann a fait 38 autopsies d'individus se trouvant dans cette condition, sans rencontrer un seul cas de perforation ; mais 4 de mes malades étaient entre 40 et 50 ans.

Parmi les circonstances qui favorisent la perforation, on doit mentionner la nourriture indigeste, la distension des intestins ulcérés par les gaz ou les excréments, les vomissements et les mouvements faits par le malade. Morin relate un cas instructif dans lequel la perforation résulta de l'administration d'un lavement ; on a noté beaucoup de circonstances dans lesquelles elle a été produite par une purgation intempestive et un des malades de Thierfelder fut saisi de péritonite en s'asseyant dans son lit pour manger du potage.

La perforation se produit le plus ordinairement pendant le troisième, le quatrième et le cinquième septénaire de la maladie. Dans 58 de mes cas, on a pu déterminer la date de cet accident ainsi qu'il suit : — Pendant la seconde semaine, 4 cas ; pendant la troisième, 13 ; pendant la quatrième, 16 ; pendant la cinquième, 13 ; pendant la sixième, 8 ; pendant la huitième, 1 ; pendant la neuvième, 1 ; et pendant la dixième, 1. Peacock mentionne un cas où elle arriva le huitième jour (2) ; dans un cas observé à l'Hôpital des fiévreux, elle survint le neuvième jour ; dans un, relaté par Goodridge, le onzième (3) ; et dans un de ceux de Louis, le douzième jour. D'un autre côté, dans 2 de mes cas, la perforation n'arriva que le soixante-sixième jour, et dans 3 cas indiqués par Morin, il est dit

(1) Barthez et Rilliet, 1853, II, 701.
(2) Peacock, 1856 (n° 2).
(3) *Lancet*, 11 mars 1865. En ce qui concerne ces cas, on doit se rappeler la difficulté de fixer la date de l'attaque.

qu'elle ne se produisit que le soixante-douzième, le soixante-sei-
zième et le centième jour (1). La tendance à la perforation, longtemps après que la convalescence est bien établie, est un point
sur lequel on ne saurait trop insister. Il y a quelques années, un
individu vint dans mon service, souffrant d'une péritonite aiguë
dont il avait été saisi en travaillant comme journalier, et qui
devint mortelle en quelques heures. A l'autopsie, on trouva
dans l'iléon des ulcérations typhoïdes en voie de cicatrisation,
mais une d'elles était arrivée jusqu'à la perforation. Environ six
semaines auparavant, cet individu avait eu une attaque bénigne
de fièvre typhoïde, et il avait été convalescent au bout de quinze
jours. Dans plusieurs autres cas, j'ai vu la perforation se produire
quand le malade pouvait se lever, et paraissait bien (Observations
XXVI et XXVII). Tweedie rapporte également qu'il a eu des exemples dans lesquels cet accident se produisait alors que le malade
était en convalescence, qu'il lui avait été permis de sortir, et que les
selles étaient moulées et parfaitement saines en apparence (2).

Dans une grande proportion des cas de perforation, les premiers
symptômes sont graves, et la diarrhée, comme on peut s'y attendre,
constitue le symptôme dominant. Il en fut ainsi chez 60 de mes malades sur 69. Dans 11 de ces 60 cas, les symptômes de la péritonite
étaient précédés d'une hémorrhagie intestinale considérable, et
dans la plupart il y avait une recrudescence inusitée de la sensibilité abdominale. D'autre part, il est un fait sur lequel on ne peut
trop fortement insister, c'est que la perforation se rencontre dans
les cas les plus bénins, et dans lesquels les intestins ont été constipés. Dans 9 de mes 69 cas, il y avait eu constipation jusqu'au
moment de la perforation, et dans 5 de ces 9 cas les symptômes
généraux avaient été très-bénins (Observations XXV et XXVII). J'ai
vu un individu qui avait marché pendant plus d'un mille pour venir
à l'Hôpital des fiévreux de Londres, à la fin de la troisième semaine
de la fièvre, et qui mourut de perforation trente heures après son
admission. Un autre de mes malades fut saisi de perforation en travaillant (Observation XXVI). Louis relate le cas d'un homme qui
marcha tous les jours dans le jardin de l'hôpital jusqu'au vingt-
troisième jour, moment où survint une perforation qui détermina la
mort en trente-six heures (3). Deux cas analogues ont été observés
à l'hôpital Guy il y a quelques années (4). La plupart des auteurs

(1) Morin, 1869, p. 47.
(2) Tweedie, 1862, p. 75.
(3) Louis, 1841, II, 120.
(4) Haberthon, *in Trans. Med. Soc. of London*, 1862, II, 120.

sont d'accord pour dire que la perforation se rencontre principalement dans ces cas *latents*, et cette opinion, fondée surtout sur l'expérience de Louis et de Chomel qui trouvèrent la maladie à l'état latent jusqu'à la perforation dans 10 cas sur 12 (1), a été exprimée dans la première édition de cet ouvrage. Les faits qui ont été publiés depuis montrent que cette opinion est erronée.

La perforation est révélée par un collapsus subit avec ou sans frissons, mais accompagné d'une sensibilité et d'une douleur aiguës de l'abdomen qui devient en même temps tendu et tympanique. Le vomissement est fréquent et précède souvent les autres symptômes de quelques jours ; il est alors fréquemment accompagné d'une augmentation de la diarrhée (2) avec ou sans hémorrhagie intestinale. Les malades prennent le décubitus dorsal et ont les jambes fléchies ; la température s'élève (3) ; le pouls est rapide, filant ou imperceptible ; la respiration est thoracique, le visage est pâle, pincé, et exprime la souffrance ; les urines sont rares et la soif intense. Bientôt la prostration devient extrême ; les extrémités froides et la face couverte de larges gouttes de sueur ; le malade s'affaiblit graduellement, l'esprit reste lucide jusqu'à la fin. Avec de tels symptômes, le diagnostic de la péritonite ne peut jamais être douteux. Mais parfois les symptômes sont plus obscurs, et il est probable que beaucoup de malades meurent de péritonites dont on n'avait même pas soupçonné l'existence (Observations XXIII et XXX). Dans un grand quart de mes cas, il n'y avait ni douleurs ni frissons, et les indices principaux de la perforation consistaient dans l'augmentation subite de la prostration, l'élévation du pouls et de la température, la constipation et la distension de l'abdomen. La perforation peut également passer inaperçue lorsqu'elle survient dans un moment de délire ou de collapsus ; la prostration étant dans ce cas attribuée à la gravité de la fièvre, et les symptômes ordinaires de la péritonite étant absents. Sir W. Jenner rapporte un cas de perforation survenue huit heures avant la mort, et dans lequel les seuls symptômes étaient les vomissements et le refroidissement des extrémités (4) ; sur les 8 cas de Louis, les symptômes de péritonite étaient obscurs dans 3 cas.

La perforation est quelquefois mortelle au bout de quelques heures, et la vie est rarement prolongée au delà de deux jours.

(1) Chomel, 1834.
(2) Après la formation de la perforation, la diarrhée ne cesse pas toujours, comme on l'a dit.
(3) Quand le collapsus est très-soudain et profond, il peut y avoir un grand abaissement de température ; mais généralement, la température s'élève.
(4) Jenner, 1850, XXII, 298.

Sur 65 malades chez lesquels j'ai noté le fait, 9 seulement survécurent plus de quatre jours après l'apparition des symptômes de la péritonite; 47 moururent en quarante-huit heures; 30 en vingt-quatre heures; et 14 en moins de douze heures (1); un de mes malades cependant vécut 12 jours, un autre 15, et un troisième 21 (Observations XXXI et XXXII). Dans un des cas de Bristowe il y eut un intervalle de plus de 15 jours entre les premiers symptômes de perforation et la mort.

La plupart des observateurs, y compris Louis, Chomel, Rokitansky et Jenner (2), ont exprimé l'opinion que la perforation dans la fièvre typhoïde est invariablement mortelle. Cependant, il est bon de savoir que l'on rencontre quelques cas, rares il est vrai, dans lesquels on obtient la guérison après avoir observé tous les symptômes d'une péritonite par perforation. Tweedie déclare qu'il a été témoin de 2 cas de guérison dans lesquels les signes distinctifs de la perforation ne permettaient pas le moindre doute, et un cas analogue s'est produit dans la pratique de Todd. D'autres cas de guérison ont été rapportés par E. L. Fox (3), Ballard (4), Joseph Bell (5), Bristowe (6), Griesinger (7), Buhl, Tierfelder (8) et Morin (9). J'ai, moi-même, observé 6 cas de guérison dont j'ai donné un exposé sommaire (Observations XXXIII et suivantes). Les cas de guérison que l'on a pensé avoir obtenus après la perforation, restent toujours bien entendu soumis à cette objection que la péritonite a pu résulter de toute autre cause que de la perforation. Ces causes ont déjà été énumérées. Cependant, en se plaçant au point de vue pathologique, il n'y a aucune raison qui s'oppose à l'hypothèse de la guérison. Dans plusieurs occasions, j'ai trouvé une petite perforation dont les bords étaient adhérents aux parois abdominales, ou à une partie contiguë de l'intestin, de telle sorte que le contenu intestinal s'était à peine échappé dans le péritoine; en fait, il y avait là un commencement de guérison, qui, on est fondé à le supposer, aurait pu être complète dans d'autres cas. Cette supposition est du reste confirmée par les faits. Buhl, par

<hr>

(1) Selon Griesinger, la mort arrive rarement dans les premières vingt-quatre heures, mais habituellement du 2e au 4e jour, et, dans beaucoup de cas, pas avant le 7e jour ou même le 10e jour.

(2) Jenner, 1853, p. 266.
(3) *Brit. Med. Journ.*, 8 juin 1861.
(4) *Lancet*, 1860, I, 422.
(5) Bell, 1860, VIII, 388.
(6) Bristowe, 1860, p. 115.
(7) Griesinger, 1864.
(8) Thierfelder, 1855.
(9) Morin, 1869.

exemple, relate le cas d'un malade qui eut les symptômes de la perforation le vingt-cinquième jour de la fièvre typhoïde, et qui, étant en voie de guérison, mourut vingt jours plus tard d'une hémorrhagie profuse. On trouva à l'autopsie une perforation complétement fermée par des adhérences mésentériques (1). Mais lors même que l'ouverture est assez large pour permettre l'écoulement d'une petite partie du contenu intestinal, la péritonite peut être limitée par des adhérences, et donner lieu à un abcès circonscrit du péritoine ; il peut alors s'écouler un long laps de temps entre la présence de la perforation et la mort dans ce cas qui peut être due à la septicémie ; la guérison n'est même pas impossible. J'ai eu trois exemples de guérison après un accident semblable; dans 2 cas l'abcès s'était vidé par l'intestin (Observations XXXVI et XXXIX), dans le troisième il s'était ouvert à l'extérieur (Observation XL). Des cas analogues à ce dernier ont été observés par E. L. Fox (2), Thierfelder (3) et Jenner (4) ; Bristowe a rapporté le cas d'une jeune fille qui eut une péritonite suppurée circonscrite résultant d'une perforation intestinale dans la fièvre typhoïde ; elle guérit après une ponction (5). Chez une autre malade, soignée par Griesinger, la perforation arriva à la fin du sixième septénaire de la fièvre typhoïde ; elle marchait évidemment vers la guérison lorsque neuf jours après, en se retournant dans son lit, tous les symptômes de la péritonite aiguë reparurent, et se terminèrent par la mort au bout de dix-sept heures ; on trouva à l'autopsie un petit abcès qui communiquait avec la perforation intestinale et qui contenait des matières fécales ; cet abcès était circonscrit par des adhérences dont quelques-unes avaient été déchirées par le mouvement qu'avait fait la jeune fille en changeant de position (6). Buhl parle d'un cas semblable où la guérison fut maintenue pendant cinq semaines avant la catastrophe (7). Il résulte de ces faits que la guérison peut, dans des cas rares, être observée après la perforation de l'intestin dans la fièvre typhoïde.

OBSERVATION XXIII. *Fièvre typhoïde. Délire aigu. Hémorrhagie intestinale profuse le dix-neuvième jour. Aucun symptôme de péritonite. Autopsie: Ulcération intestinale. Perforation. Péritonite.* — James L., âgé de 19

(1) Cité par Morin, 1869, p. 70.
(2) *Brit. med. Journ.*, 1861, I, 602.
(3) Thierfelder, 1855.
(4) *Lancet*, 1869, I, 9.
(5) Bristowe, 1870, p. 115.
(6) Griesinger, 1864, p. 198.
(7) Cité par Morin, 1869, p. 71.

ans, admis au *London Fever Hospital*, le 19 août 1858, avait été malade pendant huit jours. Les intestins avaient été très-relâchés, et depuis deux jours il y avait beaucoup de délire.

20 *août* (*dixième jour*). Pouls 120, plein mais compressible; légère céphalalgie. Le malade a eu beaucoup de délire dans la nuit, et a essayé de quitter son lit. Plusieurs taches rosées sur la poitrine et l'abdomen. Langue humide et chargée; rouge sur les bords; soif intense; tympanite et sensibilité dans la fosse iliaque droite; deux légères selles liquides.

21 *août* (*onzième jour*). Pouls 132. Le malade est plus abattu, il n'a pas dormi et a eu du délire pendant la nuit. Peau chaude et sèche; température sous l'aisselle 40°. Taches lenticulaires plus nombreuses; langue sèche au centre, rouge aux bords; augmentation de la sensibilité abdominale; cinq selles liquides.

Prescription. — Application de térébenthine sur l'abdomen; acétate de plomb, lavement d'amidon et de laudanum le soir, et 120 grammes d'eau-de-vie.

24 *août* (*quatorzième jour*). Pouls 144, faible. Le malade est maintenant incapable de se lever, mais il essaye encore de le faire la nuit quand il a le délire. Il a l'esprit troublé, mais comprend ce qu'on lui dit. Pupilles normales; rougeur circonscrite sur les deux joues; nombreuses taches rosées; il en apparaît chaque jour de nouvelles. Langue rouge et humide; tympanite prononcée; deux selles liquides. Depuis le 22 *août*, le malade a pris de l'ammoniaque et de l'éther chlorique, au lieu de plomb, et a pris une potion à la morphine la nuit. Aujourd'hui (25 août) la dose d'eau-de-vie a été portée à 240 grammes.

26 *août* (*seizième jour*). Pouls 136. Connaît à peine ses amis; murmure et soupire beaucoup; mais demande toujours le bassin quand il en a besoin. Les taches continuent; la peau est humide, et il y a eu depuis son admission des transpirations nocturnes qui l'affaiblissent beaucoup. Deux selles.

27 *août* (*dix-septième jour*). N'a pas eu d'évacuation depuis hier jusqu'à l'après-midi d'aujourd'hui, moment auquel il a perdu une grande quantité de sang fétide, liquide et rouge. Pas de vomissements, et la sensibilité de l'abdomen paraît moindre qu'auparavant; mais le malade est presque sans connaissance.

Prescription. — Lavement d'amidon avec 20 gouttes de laudanum, et une potion de 15 gouttes de térébenthine à prendre toutes les trois heures.

Aujourd'hui, 28 *août* (*dix-huitième jour*). Pas de selle pendant les quelques heures qui suivent l'administration du lavement; mais depuis lors, il y en a eu cinq constituées par du sang pur. Langue sèche et brune; légère sensibilité de l'abdomen. Pouls 136, petit et faible; délire bruyant dans la nuit, il reconnaît à peine son père, mais il s'est levé seul pour aller à la garde-robe en l'absence de la garde-malade.

29 *août* (*dix-neuvième jour*). Meurt à sept heures et demie du matin, a été agité et a eu le délire jusqu'à sa mort. Il avait eu encore une hémorrhagie intestinale pendant la nuit.

Autopsie, 35 heures après la mort. — Cœur, 300 grammes; trou ovale permanent; petit coagulum blanchâtre dans le ventricule droit. La cavité abdominale contenait environ un litre d'un liquide fécal jaune sale. La surface péritonéale de l'intestin grêle est très-vasculaire, et couverte de flocons de lymphe à peine adhérents. A 25 centimètres au-dessous de la valvule iléo-cœcale se trouvait une perforation semi-lunaire, mesurant environ 5 millimètres de diamètre.

Une petite plaque ovale de péritoine mesurant environ 10 millimètres de longueur sur 4 de largeur s'était gangrenée ; sa surface unie d'un jaune pâle, contrastait fortement avec l'aspect rouge brillant que présentait le péritoine. Cette eschare adhérait encore par ses bords, excepté à une extrémité, où elle était détachée, et où elle formait une perforation semi-lunaire (Voy. la fig. 3). La petite ouverture était obstruée par un

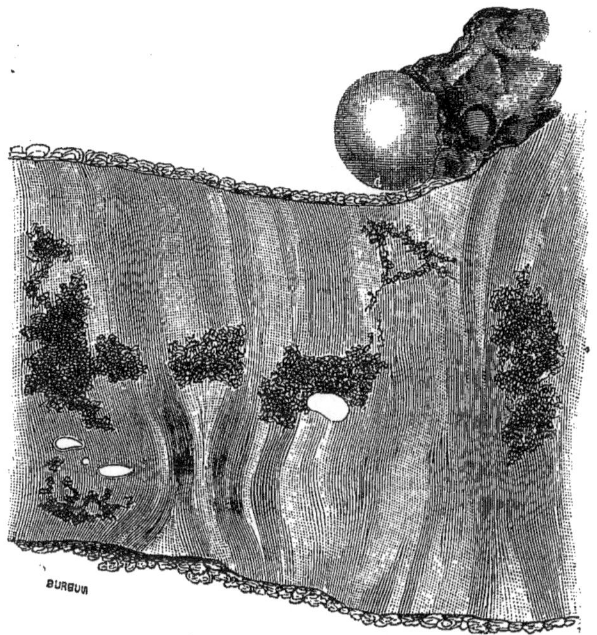

Fig. 3. — Perforation de l'iléon vue par la face péritonéale. *a*, glande mésentérique hypertrophiée ; *b*, portion gangrenée du péritoine au bas de laquelle se trouve la perforation ; *c*, flocons de lymphe. Cette pièce est conservée au musée de l'hôpital Middlesex.

fragment d'eschare venant de l'intérieur de l'intestin. En ouvrant l'intestin, on trouvait à 10 centimètres au-dessous de l'iléon une grande surface ulcérée qui se terminait brusquement à la valvulve.

Cette surface ulcérée était couverte d'eschares jaunâtres à peine adhérentes et de sang coagulé. Six plaques de Peyer et un grand nombre de glandes isolées situées au-dessus étaient ulcérées, et des eschares jaunâtres adhéraient encore faiblement à la plupart des ulcérations. Dans une des plaques de Peyer, se trouvait la perforation déjà décrite. Quelques glandes isolées étaient dilatées par le dépôt morbide et présentaient la grosseur d'un pois, mais elles n'étaient pas ulcérées. Un grand nombre de glandes isolées du cœcum et du côlon ascendant étaient ulcérées ou contenaient un dépôt morbide. Le gros intestin contenait quelques onces de sang. Les glandes mésentériques étaient très-tuméfiées; quelques-unes dans le voisinage du cœcum étaient aussi grosses qu'un œuf de pigeon. Le foie pesait 1,800 grammes; il était anémique, mais sain. 40 grammes de bile liquide très-pâle dans la vésicule du foie.

Rate, 270 grammes; foncée et presque ferme. Les reins gros, très-congestionnnés, pesant: le droit, 195 grammes; le gauche, 150 grammes.

Observation XXIV. *Fièvre typhoïde d'une gravité moyenne. Après une amélioration momentanée, péritonite et vomissements stercoraux le vingt-troisième jour, et mort en 36 heures. Autopsie : Ulcération des intestins. Perforation et péritonite.* — Thomas P...; âgé de 21 ans, fut admis au *London Fever Hospital*, le 15 *septembre* 1858. Il avait commencé à se plaindre d'étourdissements, de maux de tête, et de douleurs dans les membres le 1er septembre, et les intestins avaient été très-relâchés dès le début de la maladie.

15 *septembre*. Pouls 108. Pas de céphalalgie. Intelligence lourde ; pupilles dilatées. Plusieurs taches rosées sur la poitrine et sur l'abdomen. Température sous la langue 40°. Langue rouge; abdomen tympanique; diarrhée.

Prescription. — Acétate de plomb (15 centigrammes) après chaque évacuation intestinale.

16 *septembre (seizième jour).* Pouls 92. Le malade est plus abattu, mais il peut se lever sans qu'on lui vienne en aide ; peu de repos la nuit; il parle en dormant, mais l'intelligence est lucide quand il est éveillé. Langue sèche et brune au centre; quatre selles liquides. *Prescription:* 180 grammes de vin. Pendant les quatre jours qui suivirent, le malade resta à peu près dans le même état, excepté le 18, où il devint un peu assoupi. Son intelligence paraissait toujours lucide quand on lui parlait; les pupilles étaient toujours dilatées; de nouvelles taches continuaient à paraître chaque jour en grand nombre; il y avait deux ou trois selles chaque jour, et le pouls ne dépassait jamais 96.

20 *septembre*. Pouls 120, mais le malade se sent beaucoup mieux. Trois selles.

21 *septembre (vingt et unième jour).* Pouls 88. Intelligence lucide, mais assoupissement plus prononcé. Température sous la langue 39°; 105 taches roses comptées sur la partie antérieure de la poitrine et sur l'abdomen. Lèvres desséchées; langue sèche, rouge et remplie de fissures profondes; moins de tympanite et plus de sensibilité de l'abdomen ; trois selles. L'aspect général est meilleur.

23 *septembre (vingt-troisième jour).* Pouls 120 et plus faible. Le malade ne se sent pas tout à fait aussi bien. Il a dormi, mais les idées sont un peu

confuses; pupilles dilatées ; 21 taches nouvelles sur la partie antérieure de la poitrine et de l'abdomen; nombreuses taches anciennes. Deux selles seulement plus consistantes.

Prescription. — 180 grammes d'eau-de-vie. A six heures du soir, survint une diarrhée pressante, et dans la nuit le malade éprouve une douleur très-intense dans l'abdomen, suivie de vomissements.

24 septembre. Pouls 108, très-faible; traits décomposés; beaucoup de prostration, mais connaissance parfaite; les matières vomies présentent l'aspect des excréments tant par l'odeur que par la couleur; abdomen distendu et très-sensible; taches nombreuses. Un lavement d'amidon et de laudanum fut administré, et un grain d'opium fut ordonné toutes les deux heures. La diarrhée et les vomissements continuèrent, et le malade mourut le 25 *septembre* à huit heures du soir, son esprit restant lucide jusqu'à la fin.

Autopsie, 8 heures après la mort. — Rigidité cadavérique marquée. Aucune des taches lenticulaires visible, bien que la plaie en soit indiquée par des cercles d'encre. Les deux poumons sains ; le droit pèse 480 grammes ; le gauche 495 grammes ; l'abdomen contenait environ trois litres d'un liquide opaque jaunâtre, renfermant des flocons de lymphe, mais n'exhalant pas d'odeur fécale. La masse intestinale était agglutinée par de la lymphe de formation récente qui couvrait également la surface du foie et la face inférieure du diaphragme. La face péritonéale de l'intestin était extrêmement injectée, surtout à la partie inférieure de l'iléon. Les parties correspondant aux plaques de Peyer étaient particulièrement brillantes, et la lymphe était plus adhérente sur ces points que partout ailleurs. On trouva une ulcération dans presque toutes les plaques de Peyer, situées à la partie inférieure de l'iléon. Des eschares s'étaient détachées de chacune d'elles, et dans plusieurs la base était formée par des fibres musculaires transverses ou par le péritoine. Dans l'une d'entre elles situées à 13 centimètres au-dessus de la valvule, se trouvait une petite perforation circulaire. Les bords péritonéaux de cette perforation étaient collés par la lymphe à une portion voisine de l'intestin, de sorte que les matières contenues dans l'intestin n'avaient pu s'échapper. Aucune des glandes isolées du gros intestin et très peu de celles de l'iléon ne présentaient de traces de maladies. Les glandes mésentériques étaient tuméfiées, mais aucune ne dépassait le volume d'une noisette. Rate, 420 grammes, foncée et presque molle. Foie, 1,290 grammes, gros; 30 grammes de bile verte dans la vésicule du foie. Les reins étaient dilatés et hyperémiques; chacun pesant 180 grammes.

OBSERVATION XXV. *Fièvre typhoïde suivant un cours bénin jusqu'à l'apparition d'une péritonite mortelle vers le seizième jour.* — Thomas K..., âgé de 17 ans, admis au *Middlesex Hospital,* dans mon service, le 14 *octobre* 1870, et mort vingt-quatre heures après. Il présentait tous les symptômes d'une péritonite aiguë : traits pincés, sueur froide visqueuse, pouls 140, respiration 56 et thoracique; abdomen distendu, sensible et ne fonctionnant pas; jambes fléchies, vomissements fréquents ; petite quantité d'urine.

La mère de ce jeune garçon nous dit qu'il avait continué à travailler jusqu'au 7 *octobre*, bien que depuis dix jours il se plaignît d'un malaise général. Il n'avait pas de diarrhée, et on pensait si peu qu'il fût sérieusement malade, qu'il était resté debout jusqu'à la veille de son admission. A ce moment il avait été obligé de se mettre au lit par suite d'une douleur qu'il ressentit subitement dans l'abdomen.

Autopsie. — Nombreuses « ulcérations typhoïdes » dans l'iléon. Beaucoup d'eschares encore adhérentes. Une plaque de Peyer à 30 centimètres au-dessus de la valvule s'était gangrenée, laissant dans l'intestin une ouverture qui permettait d'y passer le doigt. Les excréments s'étaient répandus dans le péritoine, et l'on retrouvait tous les signes d'une récente péritonite très-étendue.

OBSERVATION XXVI. *Fièvre typhoïde latente. Perforation de l'intestin après une convalescence apparente, vers le trentième jour.* — John B..., âgé de 43 ans, admis au *London Fever Hospital*, le 20 *octobre* 1865, avec tous les symptômes d'une péritonite aiguë. Il déclara que quatre jours auparavant, pendant qu'il travaillait, il avait été subitement pris de douleurs aiguës dans l'abdomen, et que depuis il avait eu une constipation opiniâtre. Il était extrêmement abattu ; extrémités froides ; pouls 120, compté avec difficulté ; respiration 48, thoracique ; partie inférieure de l'abdomen sensible et très-distendu ; tympanite : à la percussion, on trouvait une sorte de *thrill* indiquant la présence d'un liquide. Pas d'éruption ; urine contenant de l'albumine. Quelques heures après l'admission, il survint des vomissements considérables, qui se terminèrent par la mort.

Autopsie. — Péritonite étendue, récente ; près de deux litres de liquide purulent renfermé dans la partie inférieure de la cavité abdominale. Nombreuses ulcérations typhoïdes, en partie cicatrisées, dans l'iléon, dans l'une d'elles située à 7 centimètres au-dessus de la valvule, se trouvait une perforation de 4 millimètres de diamètre.

Après la mort du malade, on apprit qu'il avait souffert de fièvre, depuis trois ou quatre semaines, mais que quatre jours avant son admission son médecin lui avait dit qu'il était assez bien pour retourner travailler, ce qu'il avait fait pendant quelques heures, avant d'être atteint de la douleur aiguë qui a été mentionnée ci-dessus.

OBSERVATION XXVII. *Fièvre typhoïde. Mort par suite de perforation et de péritonite le quarante-deuxième jour, après une apparente convalescence. La perforation survenant après une constipation. Excréments solides dans l'intestin perforé.* — William S..., âgé de 14 ans, admis au *London Fever Hospital*, le 4 *juillet* 1864 ; malade depuis dix jours, au lit depuis quatre. On avait noté comme symptômes la fièvre, la diarrhée, la langue sèche et brune ; taches rosées, délire et soubresauts.

Le 21 *juillet (vingt-septième jour)*, il parut convalescent, et à partir de cette date, il continua à prendre des forces, et put marcher ; mais le 2 *août (trente-neuxième jour)*, il éprouva une douleur dans l'estomac, qui fut calmée par la pression. Le lendemain, le pouls s'élève à 124, le ventre devint très-distendu et sensible ; la respiration thoracique, et il y eut un affaiblissement général. Il faut remarquer que les intestins avaient été constipés depuis plusieurs jours et que ce jour-là (40° jour), le malade avait eu une selle solide.

Le 4 *août* le pouls était à 132, et il y avait des vomissements. Le lendemain matin, mort.

Autopsie. — Le péritoine contenait plusieurs litres d'un liquide opaque couleur d'ocre. Les intestins étaient agglutinés par une lymphe de formation récente, et la péritonite s'étendait jusqu'à la face supérieure du foie. Dans l'iléon, immédiatement au-dessus de la valvule, on trouvait des ulcérations étendues, presque cicatrisées, mais à 50 centimètres au-dessus de la valvule se trouvait une ulcération au centre de laquelle on remarquait une perforation circulaire d'un millimètre et demi de diamètre. Le péritoine environnant était recouvert d'une couche de lymphe récente. On trouva dans l'iléon des excréments solides. Les glandes mésentériques étaient à peine tuméfiées. La rate ne pesait que 120 grammes, et paraissait saine.

OBSERVATION **XXVIII.** *Fièvre typhoïde. Convalescence, rechute. Mort par perforation le quarante-neuvième jour.* — William B..., âgé de 24 ans, admis au *London Fever Hospital*, le 29 *août* 1864, le *quinzième jour* d'une attaque de fièvre typhoïde. On nota comme symptômes après l'admission la pyrexie avec de nombreuses taches rosées ; langue sèche, rouge et fendue ; abdomen distendu : diarrhée avec une hémorrhagie modérée ; esprit agité ; bronchite généralisée et pneumonie à la base du poumon droit.

Le 16 *septembre* (*trente-troisième jour*), il était tout à fait convalescent, et il continua à aller mieux jusqu'au 26 *septembre*, où il y eut un retour de pyrexie et de diarrhée. Le 30 *septembre*, de nouvelles taches roses apparurent. A onze heures du soir, le 1er *octobre*, des symptômes de péritonite aiguë survinrent subitement, et se terminèrent par la mort au bout de vingt-neuf heures.

Autopsie. — Péritonite généralisée. 2 litres de liquide fécal dans le péritoine. Deux larges perforations ovales dans l'iléon, l'une à 35 centimètres au-dessus de la valvule mesurant 15 millimètres sur 10, et la seconde à 60 centimètres au-dessus de la valvule, mesurant environ 8 millimètres sur 5. Tout près de la valvule, se trouvait une ulcération étendue en voie de cicatrisation. Au-dessus d'elle, on rencontrait de nombreuses ulcérations dont la base était formée par les fibres musculaires transverses, et encore plus haut, à 90 centimètres environ au-dessus de la la valvule, les glandes étaient distendues par une matière opaque, jaunâtre, de formation récente. La rate pesait 420 grammes (1).

OBSERVATION **XXIX.** *Fièvre typhoïde d'environ cinq semaines de durée. Es-*

____

(1) J'ai cité un cas analogue dans la *Path. Trans.*, vol. XVI, p. 144. Dans ce cas, toutes les récentes lésions étaient placées plus haut dans l'intestin que ne l'avaient été celles de la première attaque.

chares disséminées dans l'intestin. Pas de péritonite. — Thomas W..., âgé de 32 ans, admis au *London Fever Hospital,* le 27 *août* 1864, ayant été malade depuis un mois environ. On nota comme symptômes : pouls rapide et faible ; poussées successives de taches lenticulaires; langue sèche; diarrhée; délire subaigu et prostration augmentant rapidement jusqu'à la mort qui arriva le 7 *septembre.*

Autopsie. — Le corps est extrêmement amaigri. Aucune trace de péritonite. Ulcérations nombreuses dans l'iléon, à environ 90 centimètres au-dessus de la valvule. La plupart des ulcérations étaient nettes, sans eschare adhérente, les bords formés par des franges de membrane muqueuse et les bases laissant à découvert les fibres musculaires transverses. A 70 centimètres environ au-dessus de la valvule, les bases des ulcérations étaient gangrenées et formaient des perforations. Les eschares se détachaient en lavant l'intestin, et formaient des trous ovales de la dimension d'un pois. L'absence de péritonite prouvait que rien ne s'était détaché pendant la vie.

OBSERVATION XXX. *Fièvre typhoïde. Hémorrhagie intestinale profuse. Perforation de l'appendice vermiculaire vers le vingt-huitième jour.* — Mary-Anne B..., âgée de 13 ans, admise au *London Fever Hospital,* le 11 *septembre* 1865. Elle avait les idées confuses, et ne pouvait pas dire depuis combien de temps elle était malade. Peau chaude, plusieurs taches roses typiques sur l'abdomen ; pouls 120, petit et faible ; langue humide et brune au centre; diarrhée; abdomen sensible et tympanique. Jusqu'au 16 *septembre,* des taches nouvelles furent notées tous les jours, mais à partir de cette date, elles disparurent. Pendant les cinq jours qui suivirent le 14 *septembre,* elle refusa obstinément de prendre aucune boisson, et fut soutenue par des lavements de thé de bœuf et d'eau-de-vie. La langue devint sèche et brune; le pouls monta de 120 à 144; la toux commença le 16 *septembre,* et l'on entendait des râles humides sur toute l'étendue des poumons; l'abdomen continua à être distendu et sensible et la diarrhée persista. Les selles étaient couleur d'ocre; il n'y avait pas de sang ; mais dans la nuit du 23 *septembre* il y eut quatre évacuations très-copieuses où il n'y avait pour ainsi dire que du sang. L'hémorrhagie fut arrêtée par de fortes doses d'acide gallique et d'opium ; mais quoique antérieurement, pendant quatre jours, son état général eût été plus satisfaisant, et que l'on pût même concevoir l'espoir de la guérison; elle déclina rapidement après l'hémorrhagie et mourut le 25 *septembre.*

Autopsie. — Plaques de lymphe récente sur toute la surface des intestins, particulièrement dans le voisinage du cœcum. Dans l'appendice vermiculaire se trouvaient quatre ulcérations dans l'une desquelles, à environ un centimètre et demi de l'extrémité, on remarquait deux petites perforations. Le contenu des intestins ne s'était pas échappé dans la cavité péritonéale. Ulcérations étendues dans l'iléon, et quelques-unes dans le cœcum près de la valvule; les eschares s'étaient détachées de la plupart des ulcérations qui commençaient à se guérir. La source de l'hémorrhagie est restée indéterminée.

OBSERVATION XXXI. *Fièvre typhoïde, mortelle vers le trentième jour. Symptômes de péritonite quinze jours avant la mort. Trois perforations dans le gros intestin.* — John S..., âgé de 19 ans, admis au *London Fever Hospital*, le 23 *août* 1865. Il avait été malade depuis quatorze jours au moins, et au moment de son admission présentait tous les symptômes d'une grave fièvre typhoïde avec péritonite. Peau chaude et moite; nombreuses taches roses sur le tronc. Pouls 120, petit et faible. Langue sèche, fendue et couverte d'un enduit. Abdomen énormément distendu, tympanique et sensible; selles fréquentes et liquides. Respiration entièrement thoracique. Eschares sur le sacrum. Les taches roses n'ont pas été vues après le 26 *août*. L'état si distendu et tympanitique du ventre persista le 31, on remarqua un gonflement inégal et onduleux, qui faisait croire que les intestins adhéraient aux parois abdominales. Malgré tout ce que l'on put faire, la diarrhée continua profuse; mais on ne voyait pas de sang, si ce n'est en petites quantités, dans les selles du 29 *août*, et du 2 et du 3 *septembre*. L'esprit était lourd et confus dès le début; mais le malade était toujours prêt à prendre des boissons et put jusqu'à la mort répondre aux questions qu'on lui adressait. Le pouls varia de 100 à 140, mais se maintint en général à 120, et fut toujours petit et faible. Les eschares de la peau étaient étendues et le faisaient beaucoup souffrir. Après le 1er *septembre*, il eut des évacuations involontaires. Il mourut le 7 *septembre*.

Autopsie. — Toute la surface du péritoine couverte d'une mince couche de lymphe. Dans le gros intestin de nombreuses petites ulcérations, dont trois avaient produit la perforation; l'une à environ 6 centimètres et demi de la valvule iléo-cœcale, et deux dans la courbure sigmoïde. Le contenu des intestins ne s'était pas du tout échappé dans la cavité péritonéale. On trouvait des ulcérations atoniques, à bords frangés dans l'iléon; mais dans aucune il n'y avait de perforation. Pneumonie lobulaire des deux poumons.

OBSERVATION XXXII. *Fièvre typhoïde. Convalescence. Rechute. Perforation du côlon le soixante-treizième jour. Adhérence de l'intestin perforé à la vésicule biliaire. Mort le quatre-vingt-quatorzième jour.* — Samuel W..., âgé de 48 ans, tomba malade vers le 5 *février* 1872, et, le 13 *février*, fut admis au *London Fever Hospital*, où il resta jusqu'au 5 *mars*, époque à laquelle il sortit convalescent. Parmi les symptômes notés au *Fever Hospital*, on remarquait la langue sèche et rouge, l'abdomen distendu, la diarrhée, le délire et les taches roses. Le 23 *mars* (*quarante-huitième jour*), il fut repris de pyrexie et de diarrhée, et le 3 *avril* (*cinquante-neuvième jour*), il fut admis dans mon service à *Saint-Thomas's hospital*. Il était alors abattu et amaigri; langue sèche et brune, beaucoup de délire; diarrhée persistante, et sensibilité dans la région du cœcum. Au bout de quelques jours, la fièvre diminua et les symptômes généraux s'améliorèrent; cependant il n'y avait pas de convalescence réelle, et le 18 *avril (soixante-quatorzième jour)* ; il fut subitement pris de douleurs aiguës à l'épigastre ; respiration thoracique et rapide. Ces attaques se reproduisirent plusieurs fois ; la région hépatique devint très-sensible, et le malade retomba dans un état typhoïde, mais n'eut ni frissons ni sueurs nocturnes. Il mourut le 8 *mai (quatre-vingt-quatorzième jour)* ; plusieurs jours avant la mort, les extrémités étaient froides, livides, et la température au-dessous de la normale (36°).

Autopsie. — Nombreuses ulcérations typhoïdes pour la plupart cicatrisées à la partie inférieure de l'iléon. Récente périhépatite de la face supérieure du foie. La courbure hépatique du côlon était adhérente à la vésicule biliaire ; un abcès de la grosseur d'une cerise occupait le point d'adhérence. La surface muqueuse correspondant à la vésicule biliaire était intacte, mais celle du côlon était ulcérée, et paraissait avoir été le siége d'une perforation communiquant avec l'abcès.

OBSERVATION XXXIII. *Fièvre typhoïde. Péritonite aiguë le trente-unième jour. Guérison.* — En 1858, une jeune fille de quinze ans, malade d'une fièvre typhoïde, fut admise dans mon service au *London Fever Hospital.* Le *trente-unième jour* de sa maladie, elle fut subitement prise de douleurs aiguës et de distension de l'abdomen, de respiration thoracique, de vomissements pressants et de collapsus. *Prescription* : 5 centigrammes d'opium toutes les deux heures. 50 centigrammes furent administrés pendant les premières trente-six heures. La malade guérit lentement, et quitta le *Fever Hospital* 55 jours après le commencement de la péritonite.

OBSERVATION XXXIV. *Fièvre typhoïde. Péritonite aiguë le trente-neuvième jour. Guérison.* — Le 27 *septembre* 1867, Isabelle E... fut admise au *Fever Hospital,* le *quinzième jour* d'une attaque de fièvre typhoïde. Le *trente-neuvième jour,* paraissant être en convalescence, et ayant mangé du poisson depuis une semaine, elle fut subitement prise de douleurs aiguës dans l'abdomen, qui devint très-distendu, constipé et très-sensible. Pouls 132 ; fréquents vomissements. Elle fut traitée par l'opium, et tout d'abord en prit 0gr,05 toutes les deux heures. Les symptômes de la péritonite ne disparurent pas avant le deuxième septénaire, mais la malade guérit, et quitta l'hôpital le 7 *janvier* 1868.

OBSERVATION XXXV. *Fièvre typhoïde. Péritonite aiguë le trente-cinquième jour. Guérison* — Ann P..., âgée de 29 ans, vint dans mon service au *Middlesex Hospital,* le 25 *novembre* 1870, vers le *quatorzième jour* d'une très-grave attaque de fièvre typhoïde. Vers le *trente-cinquième jour,* les symptômes de la péritonite se manifestèrent. Pouls, 156 ; jambes fléchies ; grande distension et extrême sensibilité de l'abdomen ; respiration thoracique ; vomissements accidentels ; température 40°5. Ces symptômes durèrent cinq ou six jours ; alors la température s'abaissa et les autres symptômes commencèrent à décroître. La malade quitta l'hôpital le 13 *février* 1871. Le traitement consista également dans ce cas en doses d'opium de 5 centigrammes, prises toutes les trois ou quatre heures.

OBSERVATION XXXVI. *Fièvre typhoïde. Péritonite aiguë le dix-huitième jour. Abcès péritonéal s'ouvrant dans l'intestin.* — Rose T..., âgée de 25 ans, fut admise au *Fever Hospital*, le 10 *novembre* 1865, atteinte d'une fièvre typhoïde. Le *dix-huitième jour* de sa maladie, elle fut prise de douleurs aiguës de l'abdomen, qui était très-distendu, sensible et constipé ; à ces symptômes vint s'ajouter une extrême prostration. *Prescription* : opium.

Le *vingt-neuvième jour*, un gonflement douloureux parut dans la région iliaque droite, et augmenta jusqu'au 47e *jour* ; les symptômes de la péritonité apparurent alors de nouveau, quoique moins graves, augmentant et diminuant tour à tour jusqu'au 73e *jour*. A cette époque, la malade perdit une grande quantité de pus et de sang par l'anus, et le gonflement disparut. La malade guérit et put quitter l'hôpital à la fin de janvier 1866.

OBSERVATION XXXVII. *Fièvre typhoïde. Péritonite aiguë. Abcès péritonéal s'ouvrant dans l'intestin.* — Mary S..., âgée de 32 ans, fut admise au *Middlesex Hospital*, dans le service de M. H. Thompson, le 14 *octobre* 1861, souffrant d'une fièvre typhoïde pendant laquelle elle présenta les symptômes d'une péritonite aiguë suivie de la formation d'un abcès à la partie inférieure de l'abdomen. Au bout de quelques mois, une grande quantité de pus passa par l'anus, et la malade se remit lentement ; elle garda le lit pendant neuf mois.

OBSERVATION XXXVIII. *Fièvre typhoïde. Péritonite le quatrième septénaire. Abcès péritonéal circonscrit s'ouvrant extérieurement.* — Patrick G..., âgé de 11 ans, fut admis au *Fever Hospital*, le 18 *novembre* 1867, ayant été malade depuis trois semaines d'une grave attaque de fièvre typhoïde. Le 23 *novembre*, il fut saisi de douleurs aiguës dans l'abdomen, qui était très-distendu et sensible ; vomissements, respiration thoracique ; pouls, 132, et filant. L'opium est abondamment employé et après quatre jours la gravité des symptômes diminue et le malade commença à aller mieux. Vers la fin de décembre il appela l'attention sur un gonflement douloureux siégeant à gauche au niveau de l'iléon (1) ; ce gonflement augmenta jusqu'au 26 *avril* 1868, époque à laquelle le malade fut emmené par des amis, la tumeur présentant tous les caractères d'un abcès considérable.

Le 11 janvier 1870, il rentra à l'hôpital, ayant le typhus dont il guérit aussi. Il eut alors une plaie fistuleuse dans la région lombaire gauche, et la cicatrice d'une autre ouverture devant l'épine antérieure de l'iléon gauche. L'abcès ne s'était ouvert que six mois après qu'il eut quitté l'hôpital en 1868 ; la première ouverture avait eu lieu en avant, et l'écoulement du pus avait été considérable.

F. — AFFECTIONS DES ORGANES URINAIRES.

1. Les *affections des reins* sont toujours des complications sé-

____

(1) Dans le cas de Thierfelder, l'abcès était aussi du côté gauche.

rieuses de la fièvre typhoïde (Voir page 133, et aux *Lésions anatomiques*).

2. *Hématurie* (Voir page 137).

3. Le catarrhe de la vessie peut troubler la convalescence dans
des cas où la rétention d'urine a été négligée pendant la fièvre.

G. — COMPLICATIONS SE RAPPORTANT AUX ORGANES DE LA GÉNÉRATION.

1. Des *métrorrhagies* se produisent souvent pendant l'attaque
fébrile, et sont quelquefois abondantes.

2. *Grossesse*. — Selon Rokitansky (1) et Niemeyer (2), la grossesse est une garantie presque absolue contre la fièvre typhoïde;
mais la véracité de cette assertion a été niée par Forget, Jenner (3),
Griesinger (4), etc., et j'ai vu bien des femmes enceintes atteintes
de la maladie. La grossesse est une complication moins redoutable qu'on ne le suppose ordinairement, ou qu'il n'avait été avancé
dans la première édition de cet ouvrage ; l'avortement ou la fausse-
couche n'en sont pas le résultat certain. J'ai des notes sur 14 cas:
10 guérirent ; sur ces 10, 2 supportèrent leur état (au 4e et au
8e mois) pendant toute l'attaque ; les 8 autres avortèrent ou firent
une fausse-couche entre le quatrième et le huitième mois, et une
femme accoucha vers le huitième mois d'un enfant vivant. 4 des
malades moururent ; toutes les 4 avaient fait des fausses-couches:
3 dans le septième mois, et la quatrième à une époque indéterminée de la grossesse. Dans 2 cas l'avortement ou la fausse-couche
sont survenus dans le second septénaire de la fièvre ; dans 6 cas
pendant le quatrième, dans 2 cas pendant le cinquième, et dans
un cas pendant une rechute.

H. — MALADIES DES TISSUS, DES TÉGUMENTS, DES OS, ETC.

1. L'*érysipèle*, le plus souvent de la face, a été noté par Louis
dans 9 cas sur 134 ; par Chomel dans 4 sur 42 mortels ; et par
Jenner dans 7 sur 23 mortels. Mais je ne l'ai pas rencontré dans un
p. 100 de mes cas. Il se déclare ordinairement à une période
avancée de la maladie, s'ajoute quelquefois à l'otorrhée, et est

(1) *Path. Anat. Syd. Soc. transl.*, II, 82.
(2) *Text. Book of Pract. Med. Amer. Trans.*, II, 574.
(3) Jenner, 1850, XXII, 439.
(4) Griesinger, 1864, p. 229.

souvent mortel. Sur les 9 malades de Louis, 6 ont succombé, et j'en ai moi-même vu mourir aussi 4 sur 9.

2. *Anasarque.* — L'œdème local peut résulter de la thrombose veineuse (voir p. 170) ; et l'œdème des extrémités inférieures résultant d'une circulation insuffisante est parfois observé pendant la convalescence des attaques prolongées. Leudet a publié 7 **cas** remarquables de fièvre typhoïde, observés à Rouen, dans lesquels les extrémités inférieures et le reste du corps devinrent œdémateux dans la seconde ou la troisième semaine de la fièvre, ou pendant la convalescence. Tous les malades guérirent sauf un qui mourut de péritonite ; aucun n'avait eu l'urine albumineuse. Le gonflement n'était point accompagné de douleur, mais il avait été précédé d'une bronchite grave et de sueurs abondantes. Après deux ou trois semaines il disparaissait sans avoir eu d'autre inconvénient que celui de retarder la convalescence. On croit que l'hydropisie trouve sa source dans la constitution adynamique des personnes atteintes (1). Des cas analogues ont été observés à Tübinger par Griesinger sur des personnes qui avaient été très-affaiblies avant leur attaque de fièvre (2). Barthez et Rilliet parlent aussi de l'anasarque partiel ou généralisé comme d'une suite assez fréquente de la fièvre typhoïde chez les enfants. Ils l'ont rencontré dans 7 cas sur 111 qu'ils ont analysés. Dans 2 autres de leurs cas, un anasarque généralisé se déclara dès le cinquième jour de la fièvre, et dura 8 ou 10 jours; il n'y avait pas d'albumine dans l'urine, et après la disparition de l'œdème, la fièvre reprit son cours habituel ; les deux enfants guérirent (3).

3. *Gangrène produite par la pression.* — On a fréquemment observé que les eschares sont plus communes dans la fièvre typhoïde que dans le typhus, et le fait est facile à comprendre à cause de la grande maigreur qui résulte de cette maladie, et de sa plus longue durée. Je les ai vues non-seulement couvrir le sacrum et les trochanters, mais encore les coudes, les talons et l'occiput.

4. *Gangrène spontanée* (Voir page 170) (4).

5. Le *nome* ou *cancrum oris* est une rare complication de la fièvre

(1) Leudet, 1858.
(2) Griesinger, 1864.
(3) Barthez et Rilliet, 1853, II, 707. Voir aussi Trousseau, 1861, p. 192.
(4) J'ai observé un cas de gangrène du périnée survenu au déclin de la fièvre typhoïde. La thrombose artérielle peut se rattacher à un état dyscrasique du sang d'où résulte aussi des infarctus dans le parenchyme de divers organes, la rate, les reins, par exemple. Il arrive quelquefois que les parties gangrenées s'éliminent spontanément ou soient enlevées par l'intervention chirurgicale, et que la guérison ait lieu. D'autre fois la gangrène est précédée de symptômes d'entérite, M. Potain a appelé l'attention sur des cas dans lesquels la symptomatologie autorise à con-

typhoïde, et ne s'observe que chez les enfants. Je ne l'ai vu qu'une
fois et il ne s'est également produit qu'une fois sur 600 cas observés
par Griesinger (1). Deux cas sont mentionnés par West (2), et sur
98 cas de gangrène de la bouche observés par Tourdes, 7 étaient
consécutifs à une fièvre typhoïde (3). Cette complication est ordinairement mortelle.

6. *Ulcérations à la suite de vésicatoires.* — Louis a noté que les
pustules des vésicatoires étaient lentes à guérir dans la fièvre typhoïde, et pouvaient dégénérer en plaies de mauvaise nature (4);
son assertion a été confirmée par des observations plus récentes.

7. La *nécrose* est une complication plus commune dans la fièvre
typhoïde que dans le typhus. Dans 2 cas, j'ai vu une nécrose du
tibia, dans deux autres une nécrose étendue de la mâchoire inférieure pendant la convalescence, et dans un, une nécrose de l'os
temporal (Observation XXI). Tous les malades étaient de jeunes
enfants sauf un qui était une jeune fille de seize ans.

Dans les *Transactions pathologiques* (5) on cite le cas d'un enfant dans lequel une nécrose du tiers supérieur du fémur suivit une
attaque de fièvre typhoïde.

8. *Éruptions accidentelles.* — On observa parfois l'herpès sur les
lèvres. Dans 3 cas, dont 2 furent mortels, j'ai vu de grandes bulles
sur différentes parties du corps.

9. *Bubons.* — Des amas de pus dans différentes parties du corps
ne sont pas rares après de graves attaques de fièvre typhoïde.
mais les tumeurs inflammatoires dans la région de la parotide si
commune dans le typhus sont comparativement rares. J'ai vu 6
cas de bubon parotidien, et Louis (6), Chomel (7) et Gairdner (8)
en rapportent chacun un cas. Chomel regardait ces abcès comme

clure à l'existence d'un entérite, et qui se terminent par guérison sans gangrène
(Lereboullet, *Un. Méd.*, 1878, n° 26) et *Progrès Méd.*, 1878, n° 20.

Dans trois cas observés par M. Potain, le membre a subi une notable augmentation de volume, sans œdème, laquelle a disparu avec les autres symptômes de
l'entérite. Chez un autre malade observé par M. Burlureau, aide-major au 46ᵐᵉ de
ligne, les symptômes d'obstruction artérielle, dépendant d'un entérite, se sont
montrés pendant la convalescence d'une fièvre typhoïde grave, avec gonflement
considérable du membre (le membre inférieur gauche), sans œdème, avec raideur
de la jambe et douleur sourde du mollet dans la marche. Ces symptômes persistaient encore neuf mois après le début de la fièvre (*Gaz. heb.*, 1878, n° 5. H. G. M.).

(1) Griesinger, 1864, p. 232.
(2) West, 1848, éd. 1854, p. 561.
(3) Barthez et Rilliet, 1853, II, 704.
(4) Louis, 1841, II, 124, 483.
(5) *Path. trans.*, XX, 290.
(6) Louis, 1841, II, 97, 371.
(7) Chromel, 1834.
(8) Gairdner, 1862 (2), 141.

des crises favorables ; mais Trousseau (1) n'a pour ainsi dire jamais connu un seul cas de ce genre qui ait guéri. Cinq de mes cas furent mortels (Pour les pseudo-abcès musculaires, voyez *Lésions anatomiques*).

I. — MARASME.

Il arrive parfois qu'après une grave attaque de fièvre typhoïde le malade reste bien faible et anémique, et continue à maigrir sans cause manifeste. Il a de la répugnance pour la nourriture ; ou, s'il mange bien, la nourriture n'est pas assimilée et de légers écarts dans le régime produisent de la flatulence et des gaz dans l'abdomen, ou quelquefois de la diarrhée. Cependant la température est normale ou même trop basse, et aucune lésion locale ne peut être découverte. J'ai vu plusieurs cas devenir ainsi mortels plusieurs mois après la fièvre, sans que rien ait pu être découvert à l'autopsie pour expliquer la mort, si ce n'est une souplesse anormale de la membrane muqueuse de l'iléon et une atrophie des glandes mésentériques. Des observations analogues ont été faites par Rokitansky (2) dans des cas mortels ; mais, selon Griesinger (3), les glandes mésentériques ne sont pas invariablement atrophiées. Parfois, ainsi qu'Albutt (4) l'a démontré, le malade vit pendant des années dans cet état de marasme, sans qu'aucun traitement ne puisse produire une amélioration.

K. — AUTRES AFFECTIONS SPÉCIFIQUES.

1. *Scarlatine*. — A l'Hôpital des fiévreux de Londres, quand il était d'usage de traiter toutes les formes de fièvre dans les mêmes salles, il n'était pas rare de voir un malade atteint de fièvre typhoïde contracter la fièvre scarlatine, et j'ai 8 observations dans lesquelles les éruptions des deux maladies coexistaient. Des cas analogues ont été rapportés par Forget (5), Taupin (6) et Peacock (7). Les observations de scarlatine se déclarant pendant la fièvre typhoïde, et il en a déjà été question (p. 46), étaient également des cas dans

(1) Trousseau, 1861, p. 170.
(2) *Path. Anat. Syd. Soc. transl.*, II, 81. Voir aussi Huss, 1855, p. 221.
(3) Griesinger, 1864, p. 243.
(4) Allbutt, 1871.
(5) Forget, 1841, p. 146.
(6) Taupin, 1839, p. 245.
(7) Peacock, 1762, p. 138.

lesquels les deux poisons ont agi sur le système simultanément ou successivement.

Les deux cas suivants sont tirés de mon Mémoire sur la *Coexistence des poisons morbides spécifiques* (1).

OBSERVATION XXXIX. *Coexistence de scarlatine et de fièvre typhoïde.* — Un policeman, âgé de 23 ans, fut admis au *London Fever Hospital*, le 9 novembre 1857, après avoir été malade pendant deux ou trois semaines. A son admission, il présentait tous les symptômes de la fièvre typhoïde : langue rouge, brillante, avec des fissures ; tympanite, diarrhée liquide profuse, nombreuses taches lenticulaires. De nouvelles taches continuèrent à paraître, et huit jours après l'admission à l'hôpital elles étaient encore très-nombreuses, et la diarrhée persistait. Il vint alors s'ajouter à cela une éruption pointillée écarlate, identique à celle de la fièvre scarlatine, une langue très-rouge, les papilles développées, l'angine et la rougeur de la gorge. Deux jours plus tard, les taches lenticulaires étaient encore très-nombreuses, et l'éruption de la scarlatine continuait. Deux jours après, celle-ci disparaissait, mais les taches lenticulaires continuèrent encore pendant quelques jours. Une semaine après la disparition de l'éruption écarlate, il y eut une desquamation considérable. La maladie eut une heureuse terminaison.

OBSERVATION XL. *Coexistence de scarlatine et de fièvre typhoïde.* — Un garçon, âgé de 14 ans, fut admis au *London Fever Hospital*, le 25 août 1858, sortant d'une maison dans laquelle il y avait eu d'autres cas de fièvre typhoïde. Il en avait tous les symptômes ordinaires, mais à un degré bénin. Les taches lenticulaires parurent le 13e jour de la fièvre, et continuèrent à sortir par poussées successives.

Le 22e *jour*, il y avait encore plusieurs taches, et on observa une éruption pointillée, d'un rouge brillant, présentant tous les caractères de celle de la fièvre scarlatine. La langue, qui jusque-là avait été presque nette, se couvrait d'une matière blanche épaisse, à travers laquelle on pouvait voir de larges papilles rouges ; angine, amygdales gonflées, rouges et couvertes d'une exsudation membraneuse blanche. Le même jour, le pouls s'éleva de 72 à 132 ; et la température sous la langue, de 38° à 40°. Les deux éruptions continuèrent à être distinctes pendant quatre jours, et disparurent. Le 25e *jour*, les amygdales étaient si gonflées qu'elles se touchaient presque ; la langue était nette et rouge comme une framboise.

Le 27e *jour*, la desquamation commença. La convalescence fut retardée par un engorgement des glandes du cou qui se termina par un abcès. Après l'admission de ce garçon, un malade qui couchait dans le lit contigu au sien, fut atteint de la fièvre scarlatine et il y eut beaucoup d'autres cas dans la même salle.

(1) Murchison, 1859, n° 4, p. 194.

2. *Rougeole.* — Barthez et Rilliet (1), Taupin (2), Sir W. Jenner (3) et Kesteren (4) ont observé des cas dans lesquels la rougeole et la fièvre typhoïde ont coexisté.

3. *Variole et vaccine.* — Dans le remarquable exemple qui suit, la fièvre typhoïde fut compliquée de variole et de vaccine.

OBSERVATION XLI. *Coexistence de fièvre typhoïde, de vaccine et de variole.* — Jane H..., âgée de 22 ans, fut atteinte, le 25 *novembre* 1863, de pyrexie, de grandes douleurs dans la région dorsale et de vertiges.

Le 27 elle eut des frissons et la diarrhée commença ; pendant près d'une quinzaine de jours, elle eut quatre ou cinq selles par jour.

Le 28, elle se présenta au *Metropolitan Hospital* ; on lui dit qu'elle avait la petite vérole, et on l'envoya au *Small-Pox Hospital*.

Le 30 *novembre*, le médecin du *Small-Pox Hospital* lui dit qu'elle n'avait pas la petite vérole, mais elle resta dans une salle de varioleux jusqu'au 2 *décembre*, époque à laquelle elle fut renvoyée, ayant été au préalable revaccinée sur trois points du bras gauche.

Le soir du 5 *décembre*, elle eut encore des frissons, suivis de douleurs lombaires plus pénibles qu'auparavant, et, le 8, elle eut des vomissements. Elle fut admise ce jour-là au *Middlesex Hospital* dans le service de M. A. P. Stewart. Elle présentait tous les symptômes de la fièvre typhoïde : langue rouge et sèche ; abdomen distendu ; sensibilité dans la région du cœcum ; diarrhée qui persista avec plus ou moins d'intensité pendant dix jours ; des taches roses apparurent par poussées successives jusqu'au 16 *décembre*.

Le 8 *décembre*, il était apparu sur la face des pustules varioleuses, de sorte que l'attaque de petite-vérole avait probablement commencé avec les frissons du 5 *décembre*, car la période latente ne pouvait pas avoir duré plus de sept jours. Il n'y eut guère qu'une douzaine de pustules qui suivirent leur cours régulier, mais elles étaient typiques ; il y en avait très-peu sur le corps. D'un autre côté, la malade, au moment de son admission, avait trois pustules de vaccine sur le bras gauche, lesquelles le 9 *décembre* (8ᵉ *jour*) étaient entourées d'une auréole distincte, quoique petite. Elle avait été vaccinée dans son enfance et avait deux cicatrices sur le bras gauche.

Le 15 et le 16 *décembre*, il y eut une augmentation de pyrexie, avec de l'insomnie et du délire ; beaucoup d'albumine dans l'urine, et un bubon parotidien du côté gauche, qui suppura et fut ouvert le 20 *décembre*. A partir de ce moment, la malade alla bien.

4. *Coqueluche.* — Gillespie (5) mentionne le cas d'un enfant qui

(1) Barthez et Rilliet, 1853, II, 706.
(2) Taupin, 1839, p. 245.
(3) Lancet, 1866, I, 619.
(4) Lancet, 1866, I, 619.
(5) Gillespie, 1870.

contractà la coqueluche pendant une attaque de fièvre typhoïde.

5. *Diphthérie*. — On a déjà cité plusieurs cas dans lesquels la fièvre typhoïde a été compliquée d'inflammation diphthéritique de la gorge et du larynx (page 168). Dans l'observation qui suit il y eut aussi de l'albuminurie et une paralysie du pharynx.

OBSERVATION XLII. *Fièvre typhoïde. Diphthérie. Albuminurie. Paralysie du pharynx.* — Édouard M..., âgé de 22 ans, admis au *London Fever Hospital*, le 24 *septembre* 1864, ayant été malade environ une quinzaine de jour avec la fièvre et la diarrhée. Après l'admission ; pouls, 128 ; violent délire ; langue sèche et rouge ; beaucoup de diarrhée ; taches rosées. Il n'apparut plus de nouvelles taches après le 4 *octobre*, mais la langue continua à être sèche et les intestins libres, et il y eut un petit écoulement purulent par une oreille.

Le 14 *octobre* (*trente-cinquième jour*), on s'aperçut que le malade avait de la difficulté à avaler, et on pensa à une paralysie du pharynx. Quand on essaya de lui faire avaler des liquides, une grande partie fut rejetée par les narines. La dysphagie augmenta, la respiration devint rapide, embarrassée, et la peau devint noirâtre. On administra des lavements de thé de bœuf et d'eau-de-vie, mais le malade mourut à dix heures du matin, le 15 *octobre*.

Autopsie. — De nombreux petits ulcères à la partie inférieure de l'iléon, la plupart en voie de cicatrisation. Rate, 300 grammes, molle. Les reins volumineux, mous et congestionnés ; les enveloppes hypertrophiées et opaques ; poids des deux : 510 grammes ; l'urine trouvée dans la vessie contenait une grande quantité d'albumine. L'épiglotte et le tiers supérieur du larynx étaient gonflés et rouges, et la membrane muqueuse couverte d'une mince fausse membrane continue, déchiquetée à son extrémité inférieure ; pas d'ulcération. Les deux poumons très-congestionnés étaient marqués çà et là de quelques plaques de pneumonie lobulaire.

CHAPITRE IX

VARIÉTÉS DE LA FIÈVRE TYPHOIDE

Aucune maladie aiguë ne se présente sous des aspects plus variés que la fièvre typhoïde. Comme dans beaucoup d'autres maladies de la même classe, le poison de la fièvre typhoïde produit des symptômes d'une double nature ; savoir : 1° pyrexie générale, avec dérangement de toutes les fonctions du corps ; 2° lésion locale occupant un point spécial, qui dans ce cas est l'iléon. Dans quelques cas, la fièvre et les symptômes généraux dominent ; dans d'autres, ce sont ceux de la lésion locale ; dans une troisième catégorie de cas, les symptômes locaux et généraux prédominent avec une égale intensité ; dans une quatrième, les deux se présentent sous une forme plus bénigne, et il peut même n'y avoir aucun symptôme de la lésion locale ; enfin, dans une cinquième, la maladie primitive est difficile à reconnaître à cause des complications. Ces différences sont dues en partie aux conditions spéciales de la constitution du malade, et en partie aux différences d'intensité ou peut-être de qualité que peut présenter le poison (page 96) (1).

De nombreuses variétés de fièvre typhoïde ont été décrites par les auteurs classiques. Parmi ces variétés, on doit mentionner : la fièvre *adynamique* ou *low nervous fever* (fièvre nerveuse subaiguë) dont les caractères dominants sont la pyrexie prolongée et une grande prostration ; la forme *ataxique*, quelquefois désignée sous le nom de fièvre cérébrale, dans laquelle le délire et l'état typhoïde sont bien développés ; la forme *abdominale*, dans laquelle les symptômes abdominaux sont plus marqués ; la forme *thoracique*, dans laquelle les complications thoraciques sont prédominantes ; et la forme *hémorrhagique*, caractérisée par des hémorrhagies des surfaces muqueuses et cutanées (Voyez p. 169). On peut ajouter la forme *intermittente* (*ague-like*) dans laquelle la maladie débute de la même manière que la fièvre intermittente (Voir page 155). Cette forme se rencontre surtout chez des personnes qui ont été exposées aux fièvres paludéennes et dans lesquelles on peut supposer que les poisons des deux maladies coexistent. Mais les variétés qui nécessitent une étude spéciale sont les suivantes :

1. La forme *avortive* est celle dans laquelle la fièvre ne suit pas son cours régulier, les lésions intestinales se terminant par résolution au lieu d'aller jusqu'à l'ulcération. La maladie commence comme une attaque de fièvre typhoïde ordinaire, et il peut y avoir dès le début une pyrexie considérable ; la température du soir vers le quatrième et le cinquième jour s'élevant à 40° ou 40°4 (Voir p. 157). Il y a souvent une céphalalgie considérable et une insomnie complète ; la langue est chargée et rouge sur les bords ; les vomissements ne sont pas rares ; quelquefois, il y a de la diarrhée, mais plus communément de la constipation ; l'épistaxis se produit dans quelques cas ; et très-souvent, mais non toujours, quelques taches lenticulaires apparaissent vers le septième jour. Le

(1) Voir Murchison, 1870.

pouls n'est pas très-rapide (70-90), et quelquefois l'élévation de la
température est la seule preuve de l'existence de la fièvre. Vers le
huitième ou le dixième jour, les rémissions du matin deviennent
très-décidées, et tous les symptômes diminuent, et vers le milieu ou
la fin de la seconde semaine, la température du matin peut être
normale, celle du soir continuant à s'élever de plusieurs degrés
pendant trois ou quatre jours, ou même pendant une semaine, le
type de la fièvre étant alors distinctement intermittent. Mais parfois la fièvre se termine au bout d'une semaine, et Griesinger et
Bäumler ont observé des cas dans lesquels sa durée n'excéda pas
cinq jours. Il résulte de mon expérience personnelle que la pyrexie,
même dans ces cas très-courts, se termine graduellement (Voir
page 156); mais, d'après Griesinger et Bäumler, elle peut se terminer brusquement par une copieuse transpiration. Ces cas avortés
correspondent à la *forme muqueuse* ou fièvre muqueuse des auteurs
français, et, en Angleterre, elle est ordinairement désignée sous le
nom de *febricula*. Les seules preuves qu'il s'agit bien alors d'une
fièvre typhoïde sont fournies par la présence des taches lenticulaires
qu'on trouve quelquefois et par le fait que des cas typiques de cette
affection se rencontrent fréquemment dans la même maison.

2. La forme *insidieuse* ou *latente* est une autre variété importante
de fièvre typhoïde. Elle fut bien décrite en 1826 par Hervett (1), de
Londres, et elle a été étudiée avec le plus grand soin par Louis,
Chomel et beaucoup d'autres auteurs. Dans cette forme, tous les
symptômes sont bénins ; il peut n'y avoir que peu ou point d'accélération dans le pouls ; la prostration et l'augmentation de température peuvent être les seuls signes de pyrexie, et cependant la
fièvre a sa durée habituelle de trois ou quatre semaines, et la lésion intestinale suit son cours ordinaire. Dans quelques cas, les
principaux symptômes sont des frissons irréguliers, alternant avec
des chaleurs et des rougeurs, légère céphalalgie, perte d'appétit,
lassitude, et sommeil troublé. Il peut y avoir de la diarrhée ou de
la constipation. Dans d'autres cas, le malade se plaint principalement d'un catarrhe des bronches, et il croit avoir simplement
« pris un rhume ». Dans une troisième classe, les principaux
symptômes sont les nausées, les vomissements, la langue rouge,
et la maladie est considérée comme une « attaque bilieuse » ou
comme une « fièvre gastrique ». Dans chacune de ces variétés, le
malade peut supporter l'attaque entière et arriver à la guérison, et
alors, on parle souvent de sa maladie comme d'une *fièvre simple*

____

(1) Hervett, 1826.

continue. Mais très-souvent son état devient très-alarmant (1). Le délire maniaque aigu se déclare ainsi qu'une hémorrhagie profuse intestinale qui peut se terminer fatalement; ou plus communément, des symptômes de perforation se révèlent, et au bout de quelques heures ils produisent la mort (Observations XXV et XXVI). Avant l'apparition de ces symptômes alarmants, le malade n'inspire aucune crainte, et sa prostration est si légère qu'il peut continuer ses occupations ordinaires, ou, peu d'heures avant le moment fatal, venir à la consultation de quelque hôpital (Voir page 180). Les cas de ce genre ont été désignés par des auteurs allemands sous le nom de *typhus ambulatorius.* Dans ces cas on attribue à la marche la rupture du péritoine dénudé, ce qui forme la base des ulcérations intestinales (Voir page 179).

3. *Fièvre gastrique ou bilieuse.* — On croit encore communément que la *fièvre gastrique* est une fièvre idiopathique distincte de la fièvre typhoïde (2). Les ouvrages médicaux cependant ne contiennent aucun fait qui confirme cette opinion. Les fièvres gastriques et stomachiques décrites au siècle dernier par Ballonius, Heister et Burserius (3), étaient incontestablement des fièvres typhoïdes. Cheyne (4) et Craigie (5) furent les premiers à employer le terme de *fièvre gastrique,* en Angleterre, et leurs descriptions des symptômes et des lésions anatomiques montrent simplement que la maladie dont ils parlaient était aussi la fièvre typhoïde ; la même remarque s'applique à la fièvre gastrique, décrite par Anderson, de Glasgow (6). Ce que la plupart des praticiens modernes désignent sous le nom de *fièvre gastrique* est une fièvre continue bénigne accompagnée de symptômes d'irritation gastrique. Mais, autant que mon expérience le comporte, si nous exceptons quelques cas dans lesquels les symptômes fébriles sont symptomatiques d'un dérangement gastrique ou biliaire, sans causes spécifiques, l'affection qui est communément appelée *fièvre gastrique* est réellement la fièvre typhoïde sous une forme avortive ou latente avec vomissements ou autres symptômes gastriques. De nombreux faits attes-

(1) Une observation semblable est faite par Trousseau, qui remarque aussi que la fièvre peut continuer de douze à trente jours, sans que les symptômes soient suffisamment urgents pour obliger le malade à prendre le lit, les intestins étant réguliers ou constipés pendant toute la durée de la maladie (*Clin. Lect.* Trad. angl., II, 318).

(2) Le *Registrar-general* pour l'Écosse, dans sa division des fièvres continues, établit une distinction entre la gastrique et la typhoïde (Voir Stark, 1865).

(3) Burserius, 1785.

(4) Cheyne, 1833.

(5) Craigie, 1837.

(6) Anderson, 1861, p. 122.

tent la vérité de cette assertion. Des cas répondant à la description de la *fièvre gastrique* éclatent constamment dans la même
maison en même temps que des fièvres typhoïdes typiques ; des
taches rosées se présentent dans de nombreux cas ; il peut se faire
que la *fièvre gastrique* suive son cours ordinaire et soit suivie d'une
rechute de fièvre typhoïde bien caractérisée ; et enfin il n'est pas
rare de rencontrer des affections qui sont considérées pendant
deux ou trois semaines comme gastriques et qui passent ensuite à
l'état typhoïde et deviennent mortelles en présentant à l'autopsie
les lésions de la fièvre typhoïde. Dans ces sortes de cas, on dit
souvent qu'il s'agit d'une *fièvre gastrique devenue typhoïde*, mais
cette expression même est opposée à l'individualité de la *fièvre
gastrique*, car une maladie spécifique aiguë ne peut jamais se convertir en une autre.

4. La forme *aiguë* de la fièvre typhoïde est celle dans laquelle la
maladie commence brusquement et avec grande violence. En un
jour ou deux, et quelquefois dès le commencement, on remarque
un délire aigu, avec ou sans diarrhée. La congestion pulmonaire
se produit de bonne heure, s'étend souvent avec une grande rapidité, et la mort peut survenir dans le premier septénaire ou au
commencement du second avant même qu'il y ait d'ulcération
dans les intestins (1) (Voir les observations V et VI, et page 157).

5. *Fièvre rémittente infantile.* — Depuis très-longtemps on a reconnu que les enfants étaient très-sujets à une fièvre accompagnée
de désordres gastriques et intestinaux, à laquelle on a appliqué
les termes de *fièvre de vers*, fièvre hectique des enfants, fièvre
gastrique et fièvre rémittente des enfants. Abercrombie (2),
Wendt (3), Billard (4), Meissner (5), Évanson et Maunsell (6),
ont exactement décrit et ses symptômes et ses lésions anatomiques ; mais ils regardent cette fièvre comme symptomatique de la
lésion locale, et comme particulière aux enfants. On pensait si peu
que cette fièvre fût identique à la fièvre typhoïde des adultes que
Chomel, en 1834, écrivait ce qui suit sur cette affection : « Nous
ne craignons pas de nous tromper en disant que ce nombre va
continuellement en diminuant jusqu'à l'âge de dix ans, au-dessous
duquel il paraît que des enfants ne sont que très-rarement atteints

<hr>

(1) Voir aussi Trousseau, *Clin. med. Syd. soc. trans.*, II, 358.
(2) Abercrombie, 1820.
(3) Wendt, 1822.
(4) Billard, 1828.
(5) Meissner, 1838.
(6) Evanson et Maunsell, 1836.

de cette affection. » En 1836, M. Hutin (1) publia les détails d'une épidémie de fièvre typhoïde chez les enfants ; mais c'est à Rilliet (2), Taupin (3), Löschner (4), Stoeber (5) et aux travaux de West (6), que nous devons d'avoir établi l'identité de la fièvre rémittente des enfants et de la fièvre typhoïde des adultes. Il est reconnu maintenant que les enfants sont très-sujets à la fièvre typhoïde, car ils sont souvent atteints alors que d'autres membres de la famille ne le sont pas. Les symptômes et les complications sont jusqu'à un certain point modifiés par l'âge du malade, comme je l'ai déjà démontré et le type rémittent de la pyrexie est même plus marqué que chez les adultes. Il ne s'ensuit pas cependant que toutes les fièvres rémittentes des enfants soient de véritables exemples de fièvre typhoïde. Les enfants sont sujets à des accès de fièvre qui peuvent assumer une forme rémittente, et qui sont indépendants de tout poison spécifique, et simplement symptomatiques de quelque trouble gastro-intestinal. Mais avec un traitement approprié ces attaques peuvent disparaître en une semaine. Dans les contrées où la fièvre intermittente existe en permanence, les enfants aussi bien que les adultes peuvent avoir des fièvres rémittentes paludéennes. Quelques observateurs soutiennent même que beaucoup de cas de fièvre rémittente observés chez les enfants à Londres et dans d'autres localités où la fièvre intermittente est inconnue, sont paludéens et peuvent être guéris par la quinine La question ne peut être décidée que par l'autopsie, et les détails manquent à cet égard. Mais on doit mentionner que la véritable fièvre typhoïde avec les taches rosées prend souvent un caractère rémittent, spécialement chez les enfants, et que l'on obtient quelquefois des résultats par l'emploi de la quinine. Mon expérience me porte néanmoins à dire que la fièvre rémittente idiopathique des enfants est presque invariablement la fièvre typhoïde.

6. *Fièvre typhoïde chez les personnes âgées.* — Quand la fièvre typhoïde attaque des personnes ayant plus de cinquante ans, le début est ordinairement insidieux ; la faiblesse et les tremblements sont souvent les symptômes dominants ; le type de la fièvre est essentiellement adynamique. Les taches rosées, le délire aigu et la diarrhée pressante sont rarement observés. La pyrexie est habi-

(1) Hutin, 1836.
(2) Rilliet, 1840.
(3) Taupin, 1839.
(4) Löschner, 1846.
(5) Stoeber, 1847.
(6) Voir C.-H. Jones, *Brit. med. Journ.*, 1858, et 25 janvier 1862 ; Wilks, *ibid.*, 25 juin.

tuellement prolongée, mais la température, même dans des cas
mortels, est rarement aussi élevée que chez des personnes plus
jeunes, et plus souvent tombe au-dessous de la normale ; pendant
la convalescence le collapsus n'est pas rare.

CHAPITRE X

DIAGNOSTIC DE LA FIÈVRE TYPHOIDE

Pendant la première semaine de la maladie, il peut être impossible de former un diagnostic positif ; mais on peut néanmoins
soupçonner la fièvre typhoïde s'il y a pyrexie, exacerbations vespérales devenant chaque soir plus intenses, et spécialement si ces
symptômes sont accompagnés de diarrhée, d'engorgement splénique ou d'épistaxis.

Lorsqu'après une semaine de symptômes fébriles, des taches
rosées lenticulaires apparaissent par poussées successives ainsi
qu'elles ont été décrites (page 112), le diagnostic de la fièvre
typhoïde est certain quels que soient les autres symptômes. Deux
ou trois taches caractéristiques suffisent. Même s'il n'y a pas de
taches, ou si celles qui existent ne sont pas caractéristiques, on
peut diagnostiquer positivement la fièvre typhoïde si la pyrexie à
forme rémittente a duré plus d'une semaine et est accompagnée
de diarrhée, de selles jaunâtres, de tympanite et de douleurs abdominales, d'engorgement splénique ou d'épistaxis.

Si l'éruption et les symptômes abdominaux manquent, le diagnostic de la fièvre typhoïde peut être obtenu par une sorte d'exclusion, après avoir soigneusement comparé les symptômes à ceux
des autres maladies avec lesquelles la fièvre typhoïde peut le plus
facilement être confondue ; dans la pratique, cette règle sera utilement appliquée.

Une fièvre qui, dans nos contrées (les régions paludéennes ex-
ceptées) persiste au delà de sept jours et qui n'est accompagnée ni
d'éruption cutanée, ni des symptômes indiquant une lésion locale
de la tête, de la poitrine ou d'ailleurs, est selon toute probabilité
une fièvre typhoïde, même quand il n'y a aucun symptôme de
lésion intestinale. Les tubercules latents sont pour ainsi dire la
seule maladie qui puisse induire en erreur (p. 211).

Les maladies qui peuvent le plus facilement être confondues avec la fièvre typhoïde sont les suivantes :

1. *Typhus.* — Le diagnostic du typhus et de la fièvre typhoïde est rarement très-difficile. Il faut se rappeler cependant que l'état typhoïde (1) peut être aussi développé dans la fièvre typhoïde que dans le typhus et que la présence de la diarrhée ne suffit pas pour distinguer la première maladie de la dernière. Le typhus peut être compliqué de diarrhée, ou il peut y avoir constipation dans la fièvre typhoïde (p. 128). Les éruptions sont les principaux caractères distinctifs des deux maladies. Quand on les rencontre, le diagnostic ne présente aucune difficulté (p. 115) et, quoique malheureusement l'éruption de la fièvre typhoïde soit souvent absente, celle du typhus l'est rarement ; de sorte que le seul fait de l'absence d'éruption jusqu'au cinquième et sixième jour serait en elle-même en faveur du typhus. Le typhus se distingue aussi par un début plus rapide (p. 153), par un caractère moins rémittent de pyrexie (p. 119), par sa plus courte durée (p. 156), se terminant plutôt par crises que graduellement. Quand la diarrhée coexiste avec de la tympanite et de la sensibilité abdominale, et que les selles sont jaunes d'ocre, on peut en conclure qu'il s'agit de la fièvre typhoïde et cette opinion sera affermie par la présence de l'épistaxis ou de l'hémorrhagie intestinale. La rougeur circonscrite que l'on remarque si souvent sur les joues creusées par la fièvre typhoïde offre un contraste frappant avec l'expression abattue, le teint noirâtre et les conjonctives injectées qui sont le propre du typhus. On est aidé aussi dans le diagnostic par l'état de

(1) Voici comment l'auteur décrit l'état typhoïde dans la partie de son ouvrage consacrée au typhus :

« L'état typhoïde, également désigné sous le nom de *période putride*, est caractérisé par une extrême prostration, un trouble profond de l'intelligence, du subdelirium, de la stupeur et un état plus ou moins inconscient qui peut dégénérer en coma ; il n'est pas rare d'observer des évacuations involontaires, des tremblements et des soubresauts. Les dents sont recouvertes d'un enduit, la langue est sèche, brune, encroûtée ; le pouls petit, rapide et mou.

L'état typhoïde n'appartient pas exclusivement au typhus. On le rencontre dans plusieurs autres fièvres idiopathiques, empoisonnements du sang ou inflammations locales. Ces affections ressemblent au typhus parce qu'elles présentent une série de symptômes dont cette maladie est le type. La fièvre typhoïde, la fièvre intermittente paludéenne, le choléra, la fièvre jaune, l'urémie résultant d'une lésion rénale, la pneumonie et la phthisie aiguë peuvent présenter l'état typhoïde ou putride, quoique dans un certain nombre de cas et surtout lorsqu'il n'existe pas de lésion locale, il est difficile de distinguer l'état typhoïde qui résulte d'une maladie, de celui qui résulte d'une autre maladie, il ne s'ensuit pas que toutes les fièvres continues aient une origine identique et que le typhus existe partout où l'on rencontre l'état typhoïde. Le véritable typhus a des symptômes spéciaux qui ne permettent pas de le confondre avec les maladies qui présentent l'état typhoïde. » (*Trad.*)

la langue (p. 124), et de la pupille (p. 149) et par les circonstances dans lesquelles la maladie a pris naissance.

2. *Fièvre relapse.* — Des cas de fièvre typhoïde suivis d'une rechute sont parfois désignés sous le nom de fièvre relapse (*relapsing fever*). Les histoires cliniques de la fièvre typhoïde et de la fièvre relapse sont cependant si différentes, qu'il est impossible à un médecin un peu expérimenté de les prendre l'une pour l'autre.

3. *Fièvre rémittente.* — Le diagnostic entre la fièvre typhoïde et la fièvre rémittente est très-difficile dans des pays où les deux affections peuvent exister simultanément. La pyrexie de la fièvre typhoïde est essentiellement rémittente (p. 119 et 154), et des cas offrant tout d'abord un type intermittent se sont présentés dans ma propre clientèle, et ont été notés par Trousseau (1) et d'autres observateurs (2) spécialement dans les pays qui engendrent les fièvres paludéennes (p. 154). De plus les vomissements et la diarrhée peuvent se rencontrer dans les deux maladies ; la dilatation de la rate, les symptômes cérébraux et l'état typhoïde sont communs à toutes les deux. L'éruption est peut-être la seule marque distinctive à laquelle on puisse se fier pour la fièvre typhoïde, et dans tous les cas de fièvre rémittente compliquée de symptômes abdominaux, on doit y apporter la plus scrupuleuse attention. La ressemblance si grande entre la fièvre typhoïde et la fièvre rémittente explique ce fait, qu'il n'y a que très-peu d'années que l'on a reconnu que la première maladie existait dans l'Inde (p. 27).

4. *Scarlatine.* — Des cas de fièvre typhoïde dans lesquels les taches lenticulaires sont précédées d'une éruption rouge, uniforme (p. 117) sont quelquefois pris pour de la scarlatine, surtout s'il existe en même temps une angine. Mais l'erreur est facile à éviter. Généralement, la gorge n'est pas malade, mais seulement sèche ; la langue et la gorge ne présentent pas les mêmes apparences que dans la scarlatine, et l'éruption n'apparaît pas avant le quatrième ou le cinquième jour de la maladie. L'élévation graduelle de la température dans la fièvre typhoïde est aussi très-différente de l'invasion brusque de la scarlatine.

5. *Variole.* — Plus d'une fois j'ai vu une copieuse éruption de taches lenticulaires prises pour la variole. Mais les taches ne sont jamais dures, rugueuses ou acuminées ; elles ne paraissent pas avant le septième jour de la maladie, et ne se montrent pas sur

____

(1) Trousseau, 1861, p. 171 ; et *Syd. Soc. trans.*, II, 304.
(2) Bartlett, 1856, p. 134.

la figure ; elles ne sont pas précédées des douleurs lombaires qui accompagnent l'invasion de la petite vérole.

6. *Pyohémie.* — Elle peut très-bien simuler la fièvre typhoïde (1), quoique l'absence de taches lenticulaires, la teinte ictérique, les frissons, les sueurs profuses et les circonstances dans lesquelles elle paraît, suffisent ordinairement pour l'en distinguer.

De nombreux cas de fièvre puerpérale présentent les symptômes ordinaires de la fièvre typhoïde, tels sont la pyrexie accompagnée de l'état typhoïde, la distension de l'abdomen et la diarrhéo ; si l'on considère que les taches lenticulaires peuvent être absentes dans la fièvre typhoïde et les frissons dans la fièvre puerpérale, il est évident qu'il est quelquefois impossible de diagnostiquer les deux affections. De plus, la difficulté peut être augmentée par cette circonstance que la fièvre typhoïde, dans l'état puerpéral, est quelquefois accompagnée de pyohémie. D'après mon expérience, les variations de la température sont beaucoup plus grandes même dans ces cas de pyohémie qui simulent le plus la fièvre typhoïde.

7. L'*influenza*, surtout quand elle est épidémique, peut, j'ai des raisons pour le croire, simuler parfaitement la fièvre typhoïde. Dans les deux maladies, il y a de la fièvre, une grande prostration, des transpirations et assez souvent de l'insomnie, du délire et l'état typhoïde. La bronchite catarrhale, la pleuro-pneumonie, la surdité et l'écoulement par les oreilles, si communs dans l'influenza, sont loin d'être inconnus dans la fièvre typhoïde, et l'épistaxis, la langue rouge, sèche et même brillante, la diarrhée peuvent être observés dans l'influenza (2). Il y a quelques années, j'ai été consulté pour une épidémie qui avait éclaté dans une maison de campagne, et il était difficile de se prononcer entre la fièvre typhoïde et l'influenza. Une famille entière composée du père, de la mère et de six enfants, fut gravement atteinte en quelques jours ainsi qu'une domestique. Sur les neuf malades, huit avaient de la pyrexie, et chez plusieurs il existait de la transpiration, une grande prostration et une tendance au délire. Dans huit des cas, l'attaque commença par une bronchite aiguë, dans trois cas il y eut une pleuro-pneumonie aiguë et dans cinq une douleur dans les oreilles avec surdité et une otorrhée plus ou moins abondante ; dans un cas, ces derniers symptômes étaient les seuls. Dans aucun il n'y avait d'éruption, mais, dans trois, il y avait de l'épistaxis ; dans

(1) Voir un cas observé par l'auteur, *Med. Times and. Gaz.*, 19 mars 1864. J'ai aussi connu plusieurs cas de pyohémie due à la carie de l'os temporal, et suivant un cours tout à fait semblable à la fièvre typhoïde.

(2) Consulter les *Annales of Influenza*, publiées par la *Syd. Society*. London, 1852.

deux la langue était rouge et sèche, l'abdomen distendu et il existait une diarrhée avec selles jaune d'ocre ; dans un cas on observa une légère hémorrhagie intestinale. Tous guérirent, plusieurs au bout d'une semaine, et dans aucun la maladie n'eut une durée prolongée comme dans la fièvre typhoïde.

8. *Tuberculose*. — Les manifestations variées de la tuberculose constituent les maladies les plus difficiles à distinguer de la fièvre typhoïde.

a. Méningite tuberculeuse. — Beaucoup d'auteurs ont indiqué des règles pour distinguer cette maladie de la fièvre typhoïde (1) ; mais, en présence du malade, toutes ces règles sont parfois insuffisantes. La pyrexie avec rémissions, la céphalalgie, le délire, les vomissements, les taches cérébrales (2) et même une paralysie partielle, l'inégalité des pupilles, la tête tombant de côté et d'autre, et le cri hydrocéphalique (3) peuvent se présenter dans les deux maladies. Les taches rosées sont le plus souvent absentes dans la fièvre typhoïde au moment où le diagnostic est le plus difficile.

Dans des cas où il se présente quelque difficulté, on pourra s'appuyer sur ces points de distinction : dans la méningite, les vomissements au début sont habituellement plus urgents ; la langue est rarement sèche et brune comme dans la plùpart des cas de fièvre accompagnés de graves symptômes cérébraux ; la température ne suit pas le cours ordinairement observé dans la fièvre typhoïde ; elle peut tomber subitement, et pendant plusieurs jours elle peut être normale, tandis que les autres symptômes s'aggravent et, vers la fin, la température peut tomber tandis que le pouls s'élève. Il y a ordinairement de la constipation, ou, s'il y a de la diarrhée, les selles ne présentent pas la couleur jaune d'ocre qu'on observe dans la fièvre typhoïde ; l'abdomen est contracté et non douloureux au lieu d'être distendu et tympanitique ; la dilatation de la rate,

---

(1) West, 1858, 5ᵉ éd., 1865, p. 91 ; Trousseau, *Lect. clin.*, éd. angl., vol. I, p. 468.

(2) Elles sont produites en frottant doucement la peau avec un crayon ou avec l'ongle. La partie touchée devient rapidement d'un rouge brillant, et cette couleur persiste pendant dix ou quinze minutes. Trousseau avait grande confiance dans ces taches pour aider au diagnostic de la méningite ; mais dans ces cas de fièvre typhoïde, dans lesquels il peut s'élever quelque difficulté dans le diagnostic, ces symptômes peuvent se produire aussi promptement que dans la méningite.

(3) Voir un cas observé par M. H. Roger. Un enfant âgé de 23 mois avait de la pyrexie, une céphalalgie aiguë, des cris hydrocéphaliques, des taches méningeales, du strabisme, des vomissements persistants, et de la constipation. Les lésions de la fièvre typhoïde furent trouvées dans les intestins, mais le cerveau et ses membranes étaient sains. (*Lancet*, 7 novembre 1868, p. 601.)

l'hémorrhagie intestinale et l'épistaxis, souvent observés dans la fièvre typhoïde, ne se rencontrent pas dans la méningite ; la céphalalgie est plus intense dans la méningite, elle persiste après que le délire paraît et est souvent accompagnée de photophobie, ce qu'on n'observe pas dans la fièvre typhoïde. Dans la méningite, le malade laisse aller sa tête de côté et d'autre, et les enfants poussent de temps en temps le cri hydrocéphalique ; la paralysie partielle et l'irrégularité de la respiration indiquent la méningite plutôt que la fièvre typhoïde, et enfin, dans la méningite, le malade est plus irritable et offre une plus grande résistance à tout examen. Une autre marque distinctive a été récemment découverte par Cöhnheim, qui, à l'aide de l'ophthalmoscope, a trouvé d'imperceptibles tubercules dans la choroïde dans un grand nombre de cas d'affections tuberculeuses aiguës (1). La présence de plusieurs cas de fièvre dans la même maison porterait à faire supposer l'existence de la fièvre typhoïde, tandis que, si d'autres enfants dans la même famille étaient morts de tubercules, on serait plutôt porté à diagnostiquer une affection tuberculeuse.

b. Péritonite tuberculeuse. — J'ai vu plusieurs cas de péritonite tuberculeuse, qui ressemblaient d'abord de très-près à la fièvre typhoïde. Les principaux symptômes de cette affection étant la fièvre, les transpirations, les vomissements, les douleurs abdominales, la diarrhée, une grande prostration et une grande maigreur, rougeur hectique sur les joues, les râles bronchitiques, le délire, etc., permettent en effet la confusion. Dans de nombrenx cas cependant l'abdomen est contracté (2) et la température, après un certain temps, tombe au-dessous de la normale.

c. La *tuberculose aiguë des poumons* peut être prise pour la fièvre typhoïde. La pyrexie à type rémittent, la transpiration, la grande maigreur et la prostration musculaire, les rougeurs circonscrites sur les joues, la sécheresse de la langue, le délire, la stupeur, la dyspnée et les râles bronchiques sont des phénomènes qui peuvent être communs aux deux affections. L'induration pulmonaire peut se produire dans la fièvre typhoïde, et, dans certains cas, les signes physiques sont tels, qu'il est impossible d'établir une distinction entre les deux maladies. La diarrhée peut manquer dans la fièvre typhoïde, et elle peut se montrer même avec des selles jaune d'ocre dans la phthisie aiguë, lorsqu'il y a des ulcérations tuberculeuses dans les intestins, quoique l'abdomen soit habi-

(1) Lettre de Zuelzer, de Berlin. Voir aussi Wells, *Path. Trans.*, XIX, 359.
(2) D'un autre côté, Hudson remarque qu'il a ordinairement trouvé l'abdomen distendu dans la péritonite tuberculeuse. (*Hudson*, 1867, p. 162.)

tuellement contracté au lieu d'être distendu et tympanitique comme dans la fièvre typhoïde. La présence des taches rosées (1) caractéristiques et la dilatation de la rate seraient des preuves évidentes de la fièvre typhoïde, mais leur absence ne prouverait pas le contraire. Dans tous les cas douteux, les maladies qui semblent exister dans la famille à l'état héréditaire, et les circonstances dans lesquelles l'affection s'est déclarée devraient être soigneusement étudiées, et il serait bon de déterminer par l'ophthalmoscope la présence ou l'absence de tubercules dans la choroïde (p. 211). On ne doit pas perdre de vue que la phthisie aiguë peut être une suite de la fièvre typhoïde.

d. Tubercules latents. — Il arrive quelquefois que des tubercules existent dans différentes parties du corps sans que le plus sérieux examen des poumons et des autres organes puisse pendant bien des semaines en faire découvrir le siége. Dans ces circonstances le malade maigrit, perd ses forces, a de la pyrexie avec des exacerbations vespérales, et, en l'absence de tout indice de lésion locale, on croit qu'il souffre d'une fièvre lente (*low fever.*) J'ai vu plusieurs cas de cette sorte, et, j'en ai vu un en consultation avec sir W. Jenner, dans lequel l'idée de la fièvre typhoïde a été repoussée pendant longtemps à cause de la durée des symptômes fébriles qui se prolongeaient depuis plus d'un mois. Ce malade mourut d'une phthisie pulmonaire.

OBSERVATION XLIII. *Fièvre typhoïde simulant une tuberculose aiguë.* — Marie-Anne B..., âgée de 25 ans, admise au *Middlesex Hospital* le 11 octobre et morte le 17 octobre 1870. Elle était tout enfant quand sa mère succomba très-jeune à la suite d'une phthisie pulmonaire. L'histoire de cette malade faisait supposer l'existence d'une phthisie pulmonaire chronique. Elle n'avait jamais été forte, et pendant bien des années avait souffert de rhumes, qui pendant un an avaient été bien plus graves, et accompagnés d'amaigrissement et de sueurs nocturnes. Les personnes qui l'accompagnaient disaient que, douze jours avant son admission, la malade avait eu de la fièvre, que son rhume s'était aggravé; et qu'il était survenu une expectoration purulente, des transpirations profuses, un rapide amaigrissement et une grande prostration. Une fois à l'hôpital, elle présentait exactement l'aspect d'une personne dans un état avancé de phthisie. Elle était extrêmement maigre, et avait sur les joues une rougeur circonscrite qui disparaissait quelquefois. Le pouls variait de 100 à 140, et la température

(1) Des taches ressemblant quelque peu à celles de la fièvre typhoïde ont été observées dans la phthisie aiguë par Waller, de Prague, Barthez et Rilliet (*Jenner,* 1853, p. 465), et E.-L. Fox (*Brit. med. Journ.,* 13 décembre 1862). Je les ai cherchées dans un grand nombre de cas, mais dans un seul j'ai trouvé quelque chose leur ressemblant. (Observation LXXXVI.)

de 38°,5 à 39°,5. Pendant son sommeil elle avait des transpirations tellement abondantes que l'épiderme des mains en était ramolli. Respiration, 40; grande dyspnée; expectoration d'une grande quantité de pus crémeux; voix voilée; râles humides sur toute la surface des poumons. Langue sèche et rouge; abdomen dépressible, pas de diarrhée. La peau du tronc est couverte de vésicules miliaires, mais il n'existe pas d'autre éruption. Délire permanent et insomnie. Le traitement consista en stimulants, quinine, acides minéraux, et hydrate de chloral pour procurer le sommeil. On n'obtint aucune amélioration.

Le 15 *octobre* plus de deux litres de sang liquide passèrent par les intestins, puis la malade déclina rapidement et mourut le 17 *octobre*. À l'exception de l'hémorrhagie intestinale qui eut lieu deux jours avant la mort, tous les symptômes indiquaient plutôt la phthisie que la fièvre typhoïde.

Autopsie. — Pas de tubercules nulle part. On trouve de nombreuses ulcérations typhoïdes à la partie inférieure de l'iléon dont les bords, formés de lâches franges de membrane muqueuse, sont exempts de tout dépôt morbide. Poumons très-congestionnés et œdémateux. Commencement de pneumonie lobulaire dans les lobes inférieurs des deux poumons. A l'entrée du larynx, plusieurs petits ulcères, le plus grand formant une excavation profonde au bas de l'épiglotte, et étant la source apparente du pus expectoré pendant la vie.

OBSERVATION XLIV. *Tuberculose aiguë avec éruption et autres symptômes simulant ceux de la fièvre typhoïde.* — Walter P.., âgé de 17 ans, mourut au *London Fever Hospital* le 26 *juillet* 1869, le quarante-troisième jour d'une attaque de fièvre, pour laquelle il avait été admis à l'hôpital le 16 *juin*. Voici les symptômes observés: pouls variant de 84 à 96; peau chaude; langue sèche, rouge à son extrémité et aux bords; diarrhée au début; dilatation de la rate; insomnie et délire; râles bronchiques dans la poitrine. Pas de céphalalgie intense, de cris, d'inégalité des pupilles, ni de paralysie. Mais, depuis le quatrième jour jusqu'à la mort, il y eut des poussées successives de taches circulaires, rougeâtres, disparaissant sous la pression, et très-semblables à celles de la fièvre typhoïde. Elles en différaient cependant parce qu'elles apparaissaient plus tôt et duraient bien plus longtemps. Cependant le cas fut considéré, jusqu'à la mort, comme une fièvre typhoïde. Dans la nuit du 25 *juillet*, le malade devint subitement plus mal, présentant les symptômes d'une congestion pulmonaire, et mourut au bout de deux ou trois heures.

Autopsie. — Aucun signe d'ulcération dans l'iléon. Poumons, foie, rate, reins, et péritoine parsemés de tubercules miliaires. Rate pesant 580 grammes. Les glandes mésentériques et quelques-unes des glandes solitaires de l'iléon sont tuméfiées par un dépôt tuberculeux. La tête n'a pas été examinée.

9. *Manie.* — Quand le délire aigu se manifeste dès le commen-

cement de la fièvre typhoïde, ou dans un cas dont les premiers symptômes ont été bénins, la maladie est quelquefois prise pour un dérangement des facultés mentales. J'ai vu faire cette méprise dans plusieurs cas (page 143), mais la présence de la pyrexie et quelques-uns des autres symptômes de la fièvre typhoïde enlèvent toute difficulté réelle dans le diagnostic (1).

10. *Pneumonie.* — Lorsqu'elle est accompagnée de symptômes typhoïdes, on peut quelquefois la confondre avec la fièvre typhoïde comme avec le typhus. Chez les enfants, la pneumonie est souvent accompagnée de grands troubles sympathiques de l'estomac et des intestins, ce qui en rend le diagnostic plus obscur (2), tandis que, chez les adultes, la pneumonie est parfois compliquée de dysenterie (3). D'un autre côté, la fièvre typhoïde peut être compliquée de pneumonie. Quand la pneumonie apparaît tard dans la maladie, le diagnostic est en général facile; mais, lorsque la pneumonie éclate dans la première semaine ou les dix premiers jours, ce qui est du reste assez rare, il peut être difficile de décider si elle est primitive ou secondaire.

11. *Gastro-entérite.* — Sous ce terme, on peut comprendre tous les roubles gastriques ou intestinaux accompagnés de fièvre, mais dans lesquels la pyrexie joue le rôle secondaire au lieu du rôle principal. Les symptômes entériques de la fièvre peuvent être confondus avec ceux d'un poison irritant (pages 65 et 80), ou avec ceux de l'entérite, de la colite, de la typhlite, ou de l'irritation gastrique; ou bien chacune de ces conditions peut être prise pour la fièvre typhoïde. Il m'est arrivé plusieurs fois de voir des malades envoyés à l'Hôpital des fiévreux avec une typhlite parce qu'on supposait qu'ils avaient la fièvre typhoïde. Chez les adultes on distingue ordinairement sans difficulté la fièvre typhoïde de ces affecctions locales, par l'échelle particulière de la température, par l'éruption, le plus grand degré de prostration musculaire, la céphalalgie, les symptômes cérébraux, l'épistaxis, la dilatation de

---

(1) L'expérience des médecins aliénistes fournirait, je m'en suis assuré, un grand nombre de cas de ce genre. J'ai tout lieu de croire que le thermomètre donnerait alors de précieux renseignements au diagnostic. C'est ce qui a été vérifié dans le service de mon ami, le Dr Bourdon, à l'hôpital de la Charité. Un malade y avait été admis en proie à un délire violent considéré comme symptomatique d'une fièvre typhoïde à forme ataxique encore dans le premier septénaire. Cependant, en présence des signes négatifs fournis par le thermomètre, le chef de service et l'interne conçurent des doutes, qui se changèrent bientôt en certitude. Ils reconnurent qu'ils avaient affaire à un accès de manie aiguë, début de la paralysie générale. Le malade fut transporté à l'asile Sainte-Anne (H. G. M.).

(2) West, 1848, 5e éd. 1865, p. 338; Barthez et Rilliet, 1853, II, 699.

(3) Bristowe, *Trans. Path. Soc.*, VIII, 66.

la rate, et par les caractères des selles (page 128) (1). Chez les enfants au-dessous de 5 ans, chez lesquels les troubles généraux et le délire peuvent plutôt résulter de causes locales, le diagnostic peut être plus difficile (2); mais, même dans ces cas, la dilatation de la rate ferait pencher pour la fièvre, et la présence des taches rosées trancherait la question.

12. *Attaque bilieuse.* — Une des erreurs les plus communes dans le diagnostic est de prendre les premiers symptômes de la fièvre typhoïde pour ceux d'une attaque bilieuse ordinaire, il en résulte qu'on fait souvent beaucoup de mal en employant mal à propos les purgatifs. Cette erreur serait évitée si l'on avait recours au thermomètre dans tous les cas où il existe des doutes.

13. La *trichinose* fait naître une série de symptômes ressemblant beaucoup à ceux de la fièvre typhoïde, tels que la pyrexie avec vomissements et diarrhée suivis de symptômes typhoïdes. C'est ce qui a fait croire que quelques-unes des épidémies considérées comme typhoïdes n'étaient en réalité que des épidémies de trichinose (3). Cette dernière maladie se distingue cependant par de vives douleurs musculaires, l'œdème des paupières et quelquefois du corps entier, l'absence de taches rosées, la dilatation de la rate et l'épistaxis.

CHAPITRE XI

PRONOSTIC ET MORTALITÉ

A. — STATISTIQUE DE LA MORTALITÉ.

Le tableau suivant donne la statistique de la mortalité pour les cas de fièvre typhoïde admis pendant trente-trois ans à l'Hôpital des fiévreux de Londres.

(1) Nous renvoyons le lecteur au Tableau dans lequel Louis met en regard les symptômes de 17 cas de fièvre typhoïde avec 23 d'entérite. (*Louis*, 1841, II, 409.)

(2) Voir Barthez et Rilliet, 1853, II, 699.

(3) Voir un Mémoire du professeur Liebermeister, *Deutsch. Archiv*, 1867, III, 223.

TABLEAU VIII.

ANNÉES.	ADMISSIONS.	MORTS.	MORTALITÉ p. 100.	ANNÉES.	ADMISSIONS.	MORTS.	MORTALITÉ p. 100.
1848	152	41	26.97	1860	95	27	28.42
1849	138	26	18.84	1861	161	32	19.87
1850	137	24	17.51	1862	220	30	13.63
1851	234	30	12.82	1863	174	25	14.36
1852	140	25	17.85	1864	253	52	20.55
1853	212	59	27.83	1865	523	103	19.69
1854	228	42	18.42	1866	582	101	17.35
1855	217	28	12.90	1867	380	53	13.94
1856	149	23	15.43	1868	459	72	15.68
1857	214	30	14.02	1869	369	58	15.71
1858	180	26	14.44	1870	595	93	15.63
1859	176	34	19.31				
TOTAL.....................					5,988	1,034	17.26
En déduisant 1 malade mort avant d'arriver à l'hôpital, et 47 qui moururent en vingt-quatre heures...............................					5,940	986	16.59
En déduisant 55 cas qui moururent en quarante-huit heures...............................					5,885	931	15.82

On voit que sur 5,988 malades, 1,034 sont morts, ce qui constitue une mortalité de 17.27 p. 100 ou de 1 sur 5.79; mais en déduisant les malades qui étaient moribonds au moment de l'admission, la mortalité tombe à 15.82 p. 100, ou à 1 sur 6.32. La mortalité, en fait, est à peu près la même que celle du typhus. En comparant ces résultats avec ceux que l'on a observés ailleurs, il sera nécessaire de considérer trois points :

1° Chaque malade admis avec la fièvre typhoïde et mourant à l'hôpital a été enregistré comme mort de fièvre typhoïde, bien que la mort ait pu provenir de quelque suite, même plusieurs mois après la guérison de la première attaque ;

2° De nombreux cas avortés, qui guérirent tous, ont été enregistrés comme appartenant à la fièvre simple continue (*febricula*), et non à la fièvre typhoïde ;

3° Un grand nombre de cas légers n'ont jamais été soignés à l'hôpital.

La proportion de la mort due à la fièvre typhoïde dans les différents hôpitaux varie par les mêmes circonstances que celles du typhus, et varie considérablement, comme on peut en juger d'après le tableau suivant :

TABLEAU IX.

HOPITAUX.	CAS.	MORTS.	MORTALITÉ p. 100.
Paris, Chomel (1)......................	147	47	22
Strasbourg, Forget (2)................	190	44	23.15
Paris, 1854 (3)......................	4,611	1,002	21.73
King College Hospital, 18 ans, Todd (4).	131	27	20.61
Guy's Hospital, 1861-70 (5)...........	280	54	19.28
Saint-Thomas's hospital, Peacock (6)..	74	14	18.92
Glasgow Royal Infirmary, 1847-53 et			18.37
1857-59 (7).......................	1,290	237	16.71
Provinces de France, 1841-46 (8)......	9,974	1,667	16.62
Neuf hôpitaux en Allemagne (9).......	7,963	1,324	
Saint-Bartholomew's Hospital, 1860-67			
et 1869 (10)......................	464	73	15.73
Aberdeen Royal Infirmary, 1865-69 (11).	138	20	14.49
Edinburg Royal Infirmary, 1860-70 (12)..	880	110	12.5
City of Glasgow Fever Hospital, 1865-			
70 (13)...........................	304	35	11.51
Cork Fever Hospital (14).............	148	17	11.48
Dundee Royal Infirmary, 1857-70 (15)..	457	52	11.37
TOTAL...............	27,051	4,723	17.45

B. — CIRCONSTANCES POUVANT INFLUENCER LA MORTALITÉ

1. *Age.* — L'influence de l'âge sur la mortalité de la fièvre typhoïde est indiquée dans les tableaux XI et XII. Le tableau X

(1) Chomel, 1834.
(2) Forget, 1841, p. 440.
(3) Davenne, 1854.
(4) *Brit. and Fev. med. chir. Rev.*, octobre 1860, p. 352.
(5) Rapports.
(6) Peacock, 1856 (n. 1).
(7) M. Ghie, 1855, p. 161 (et Rapports).
(8) De Claubry, 1849, p. 31.
(9) Zuelzer, 1869, p. 24.
(10) Rapports.
(11) *Ibid.*
(12) Lettre du surintendant.
(13) Rapports.
(14) *Ibid.*
(15) *Ibid.*

montre l'âge moyen des cas admis à l'Hôpital des fiévreux de Londres pendant dix ans (1848-1857).

TABLEAU X.

CAS.	NOMBRE.	AGE MOYEN.
Total des admissions dans lesquelles l'âge est connu..............................	1,772	21,35
Cas de guérison........................	1,444	20,7
Cas de mort.................	328	23,54

Le tableau XI donne la mortalité pour chaque période quinquennale de la vie pour tous les cas admis pendant vingt-trois ans.

TABLEAU XI.

AGE.	HOMMES.			FEMMES.			TOTAL.		
	ADMISSIONS.	MORTS.	MORTALITÉ p. 100.	ADMISSIONS.	MORTS.	MORTALITÉ p. 100.	ADMISSIONS.	MORTS.	MORTALITÉ p. 100.
Au-dessous de 5 ans.	24	3	12.50	34	4	11.75	58	7	12.06
De 5 à 9 ans....	331	37	11.17	227	26	11.45	558	63	11.28
10 à 14	629	70	11.12	545	81	14.86	1,174	151	12.86
15 à 19	744	95	12.76	844	151	17.89	1,588	246	15.48
20 à 24	545	127	23.30	619	111	17.93	1,164	238	20.36
25 à 29	297	51	17.17	303	72	23.76	600	123	20.50
30 à 34	156	51	32.69	141	25	17.73	297	76	25.59
35 à 39	96	25	26.04	105	28	26.66	201	53	26.36
40 à 44	64	18	28.12	60	15	25.10	124	33	26.61
45 à 49	27	9	33.33	37	5	13.51	64	14	21.87
50 à 54	13	3	23.17	23	5	21.73	36	8	22.22
55 à 59	12	6	50.00	8	3	37.50	20	9	45.00
60 à 64	12	6	50.00	8	3	37.50	20	9	45.00
65 à 69	3	1	33.33	2	1	50.00	5	2	40.00
70 à 74	»	»	»	»	»	»	»	»	«
75 à 79	2	1	50.00	»	»	»	2	1	50.00
Age douteux.........	46	1	2.17	31	»	»	77	1	1.29
Total comprenant les cas douteux......	3,001	504	16.79	2,987	530	17.74	5,988	1,034	17.26

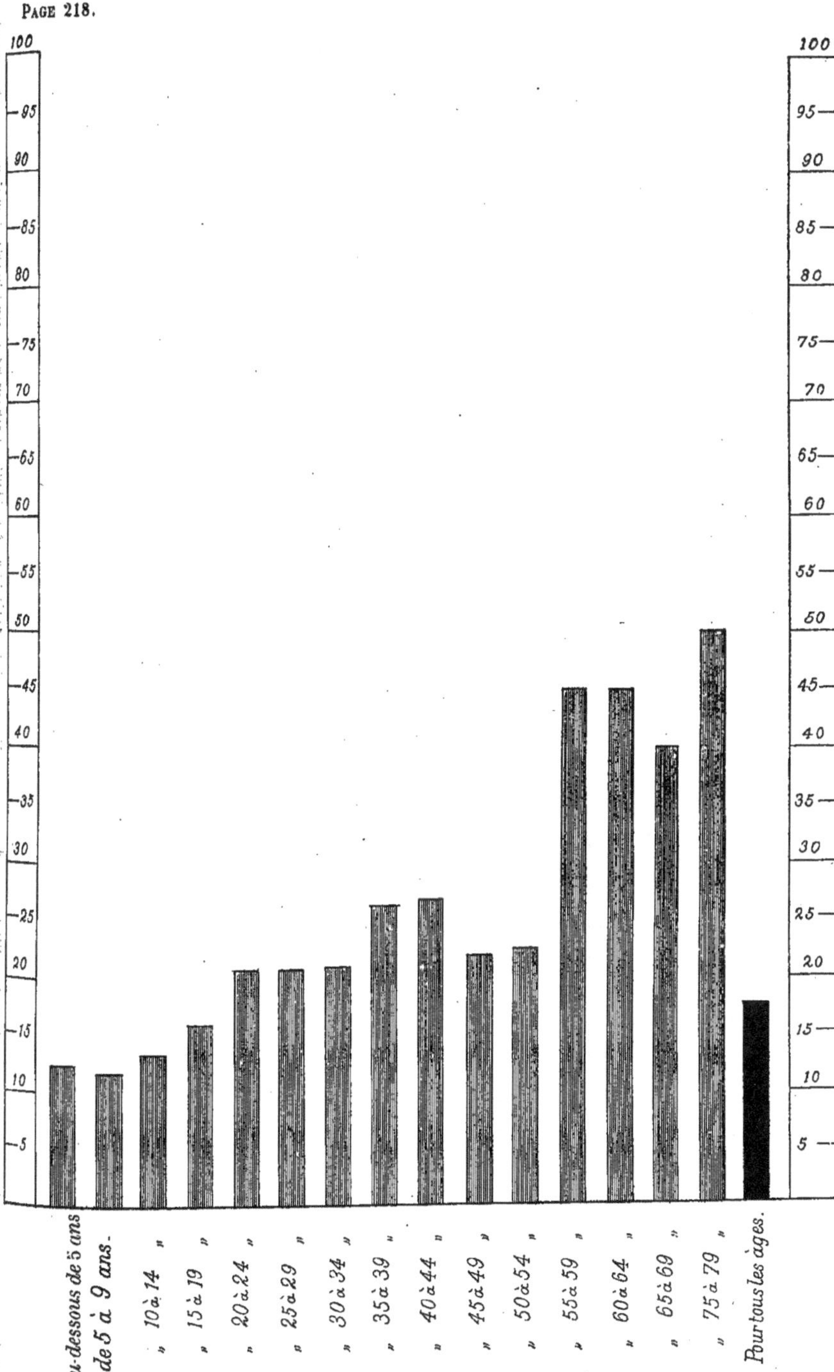

DIAGRAMME IV. — Variations dans la mortalité d'après les âges dans 5911 cas de fièvre typhoïde admis à l'Hôpital des fiévreux de Londres.

De ces tableaux il ressort que la mortalité dans la fièvre typhoïde ne subit pas autant l'influence de l'âge que dans le typhus. Il y a dans la fièvre typhoïde une plus grande uniformité de la mortalité aux différentes périodes de la vie que dans le typhus. La mortalité augmente avec l'âge dans une moins grande étendue que dans le typhus, et la faible mortalité observée dans l'enfance dans le typhus ne se rencontre pas dans la fièvre typhoïde. Ce contraste entre les deux maladies est bien établi dans la comparaison suivante des cas admis à l'Hôpital des fiévreux de Londres.

TABLEAU XII.

	TYPHUS.			FIÈVRE TYPHOÏDE.		
	NOMBRE DES CAS.	MORTS.	MORTALITÉ p. 100.	NOMBRE DES CAS.	MORTS.	MORTALITÉ p. 100.
Au-dessous de 10 ans....	1,221	40	3.27	616	70	11.86
De 10 à 14 ans........	1,812	30	1.65	1,174	151	12.86
15 à 19	2,348	93	3.96	1,588	246	15.48
20 à 29	3,257	402	12.34	1,764	361	20.46
30 à 39	2,346	531	22.63	498	129	25.90
40 à 49	2,010	723	35.97	188	47	25.00
Au-dessus de 50.........	1,499	855	57.03	88	29	34.94

D'après ce tableau on voit que, jusqu'à 40 ans, la fièvre typhoïde entraîne une mortalité beaucoup plus considérable que le typhus. Cette dernière affection présente cependant une mortalité générale plus élevée, ce qui peut s'expliquer par ce fait que dans le typhus la proportion des malades dépassant 40 ans est plus considérable et que, au-dessus de cet âge, la mortalité du typhus est plus élevée que celle de la fièvre typhoïde.

Louis déclare qu'il n'a perdu que 6 de ses malades au-dessous de 17 ans, et que, pendant dix années de pratique hospitalière, il n'a connu qu'un cas de mort au-dessous de 20 ans (1). Mais il est probable que peu de malades très-jeunes étaient admis à l'Hôtel-Dieu. Barthez et Rilliet affirment que sur 111 enfants atteints de fièvre typhoïde, 29 ont succombé (2). Sur 2,282 cas au-dessous de 15 ans dans les provinces de France, 256 ou 11.22 p. 100 ont été mortels;

(1) Louis, 1841, II, 354.
(2) Barthez et Rilliet, 1853.

tandis que sur 7,692 cas au-dessus de 15 ans, 1,411 ou 18.34 p. 100 ont été funestes (1). Dans Paris, en 1854, sur 264 cas au-dessous de 15 ans, il y eut 68 décès (26.15 p. 100); sur, 4,275 cas entre 15 et 20 ans, il y en eut 911 (21.31 p. 100); et dans 76 cas au-dessus de 50 ans il y en eut 23 (30.26 p. 100) (2).

2. *Sexe*. — Le tableau XIII montre que la mortalité de la fièvre typhoïde à l'Hôpital des fiévreux de Londres a été d'environ 1 p. 100 plus élevée chez les femmes que chez les hommes, résultat contraire à celui observé dans le typhus. L'excès de la mortalité chez les femmes n'est pas due à la grossesse pendant le cours de la fièvre, car la différence fut encore bien plus marquée entre l'âge de 5 à 15 ans que dans la période d'activité sexuelle (15 à 45), et dans trois lustres de cette période, il y eut un excès de mortalité chez les hommes. Après l'âge de 40 ans, la mortalité chez les hommes fut bien plus considérable que chez les femmes.

TABLEAU XIII.

AGE.	HOMMES.			FEMMES.		
	Nombre de cas.	Morts.	Mortalité p. 100.	Nombre de cas.	Morts.	Mortalité p. 100.
De 5 à 14..	960	107	11.14	772	107	13.86
15 à 39..	1,838	349	18.98	2,012	387	19.89
40 et au-dessus.	133	44	33.08	138	22	23.18

La plupart des statistiques publiées sur la fièvre typhoïde montrent un léger excès dans la mortalité chez la femme. Sur 1,687 cas observés dans les provinces de France, 227 ou 13.4 p. 100 furent funestes; tandis que sur 2,307 malades femmes, il y eut 336 décès ou 14.5 p. 100 (3). Les statistiques données par Forget (4) et Chomel (5), quoique sur une plus petite échelle, font voir aussi que la mortalité est plus grande chez la femme; et, selon

(1) De Claubry, 1849, p. 31.
(2) Davenne, 1854. Voir aussi Zuelzer, 1869, p. 52.
(3) De Claubry, 1841, p. 31.
(4) Forget, 1849, p. 403.
(5) Chomel, 1834, p. 357.

Friedrich (1) et Friedleben (2), la mortalité est plus grande chez les filles que chez les garçons. D'un autre côté, Griesinger a noté un léger excès de mortalité chez les hommes (hommes, 17.7 p. 100; femmes, 17 p. 100) (3) ; tandis que dans l'Infirmerie royale de Glasgow, pendant une période de treize ans (1857-1869), la mortalité des hommes a considérablement dépassé celle des femmes (hommes 556 cas, 102 morts, 18.34 pour 100; femmes 378 cas, 58 morts, 15.34 p. 100 (4).

3. *Mois et saisons.* — Le tableau XIV montre la mortalité, selon les mois et les saisons, des cas admis à l'hôpital des fiévreux de Londres pendant vingt-trois ans (1848-70).

TABLEAU XIV.

MOIS ET SAISONS.	ADMISSIONS.	MORTS.	MORTALITÉ p. 100.
Janvier	433	81	18.70
Février	306	48	15.68
Mars	318	59	18.55
Avril	209	41	19.58
Mai	232	39	16.81
Juin	335	55	16.41
Juillet	434	79	18.20
Août	721	134	18.58
Septembre	803	129	16.06
Octobre	839	135	16.09
Novembre	819	146	17.82
Décembre	539	88	16.32
Printemps	759	139	16.99
Eté	1,490	268	17.98
Automne	2,461	410	16.66
Hiver	1,278	217	16.90
Totaux	5,988	1,034	17.26

De ce tableau il résulte que la mortalité a été un peu moindre en automne, bien que la maladie prédominât. Le résultat cependant est loin d'être uniforme dans toutes les années, et février fut le mois qui présenta en 1870 la plus petite mortalité. Chomel (5),

(1) Friedrich, 1856.
(2) *Brit. and for. med. chir. Rev.*, juillet 1858, p. 161.
(3) Griesinger, 1864, p. 251.
(4) Rapports d'hôpitaux. Mais dans la *City of Glasgow Fever Hospital*, la mortalité a été plus grande chez les femmes.
(5) Chomel, 1834.

Forget (1) et Bartlett (2) ont essayé de montrer que la mortalité
en France et en Amérique est dans les mois froids de l'année
presque le double de ce qu'elle est dans la saison chaude; mais
cette opinion n'est établie que sur un nombre de cas limité. Sur
3,364 cas admis à l'Hôpital des fiévreux de Londres pendant les
mois chauds (de mai à octobre), la mortalité fut de 16.97 p. 100,
tandis que sur 2,624 cas admis pendant le reste de l'année, la proportion de la mortalité était de 17.64 p. 100.

En considérant plusieurs années différentes, la mortalité dans
la fièvre typhoïde a été beaucoup plus uniforme que dans le
typhus. Ainsi, tandis que dans le typhus la mortalité était pendant
une année de 8.82 p. 100, et dans une autre de 60 p. 100 dans la
fièvre typhoïde, elle n'a jamais été une année au-dessous de 12.82
p. 100, ou au-dessus de 28.42 p. 100.

4. *Positions sociales.* — En divisant les malades de l'Hôpital des
fiévreux de Londres en trois classes, à savoir : 1° les malades payants;
2° les malades libres et ceux qui n'avaient pas reçu des secours de
la paroisse jusqu'à leur maladie, et 3° les pauvres de la paroisse,
la mortalité de la fièvre typhoïde dans chaque classe pendant quatorze ans (1848-61) fut divisée comme il suit :

TABLEAU XV.

	NOMBRE des cas.	MORTS.	MORTALITÉ p. 100	MORTALITÉ p. 100 dans le typhus.
Première classe.........	281	47	16.72	14.89
Deuxième classe........	1,454	273	18.77	18.58
Troisième classe........	85	13	15.29	27.64

La proportion de la mortalité n'a pas été plus grande parmi les
pauvres que parmi ceux qui appartiennent à des classes plus
élevées de la société; la fièvre typhoïde est probablement plus fatale dans les classes supérieures que parmi les plus pauvres.
Chomel (3) et Forget (4) regardent tous les deux la faiblesse résul-

(1) Forget, 1841, p. 410.
(2) Bartlett, 1856, p. 125.
(3) Chomel, 1834.
(4) Forget, 1841, p. 404.

tant de la pauvreté comme une circonstance favorable en ce qui concerne le pronostic. La fièvre typhoïde est aussi fréquente et aussi fatale chez les riches que chez les pauvres ; le typhus est non-seulement plus fréquent, mais plus souvent mortel chez les pauvres.

5. *Résidence récente dans une localité infectée.* — Sur 1,787 malades atteints de la fièvre typhoïde et qui avaient résidé à Londres plus de six mois avant leur admission à l'Hôpital des fiévreux de Londres il en mourut 279, ou 15.61 p. 100. Sur 191 malades qui avaient résidé à Londres moins de six mois, il en mourut 37, ou 19.37 p. 100. La différence n'a pas été attribuée à la différence de l'âge. Dans les services de Louis et Chomel, sur 68 malades qui avaient résidé à Paris moins de six mois il en mourut 27, ou 39.7 p. 100; et sur 151 malades qui avaient résidé plus longtemps, il en mourut 46, ou 30.46 p. 100 (1). Autant que ces chiffres le peuvent, ils indiquent que la récente résidence dans une localité infectée augmente les chances de mortalité dans la fièvre typhoïde.

6. *Lieu de naissance et race.* — Parmi les malades admis à l'Hôpital des fiévreux de Londres, pendant vingt ans (1848-67), la mortalité selon le lieu de naissance fut divisée ainsi qu'il suit :

TABLEAU XVI.

	NOMBRE DES CAS.	MORTS.	MORTALITÉ p. 100.
Anglais................	3,597	591	16.42
Irlandais..............	225	18	8.00
Écossais...............	24	4	16.66
Étrangers..............	41	6	14.63

La petite mortalité chez les Irlandais est remarquable.

7. *Intensité du poison et constitution familiale.* — La fièvre typhoïde occasionne la mort de plusieurs membres de la même famille, tandis que beaucoup de membres d'autres familles guérissent. Cette circonstance paraît due en partie à la constitution *familiale*, car il arrive parfois que plusieurs membres d'une même famille

(1) Louis, 1841, II, p. 357; Chomel, 1834, p. 358.

meurent de la même maladie à des endroits différents, et à de
longs intervalles. Mais cette explication n'est pas suffisante, car
la remarque s'applique aussi à des membres de différentes familles habitant la même maison, et on trouve souvent que la mortalité est beaucoup plus grande dans un village que dans un autre
situé à quelques milles de distance. De telles observations indiquent plutôt des différences dans l'intensité du poison (Voy. pages
96, 163).

8. *Débilité.* — Qu'elle résulte de maladies antérieures ou
de toute autre cause, elle ne produit pas le même effet défavorable dans la fièvre typhoïde que dans le typhus. Au contraire, il
résulte des observations de presque tous les écrivains pour lesquels elle a été un sujet d'étude, que les forts et les robustes suc-
combent plus promptement que les faibles (1). Le pronostic cependant est mauvais pour les personnes qui sont très-grasses, ou
qui ont un grand développement musculaire, dont les habitudes
s'écartent de la tempérance, ou qui sont sujettes à la goutte, ou
aux maladies des reins.

C. — PRÉSENCE DE CERTAINS SYMPTOMES ET COMPLICATIONS

A quelques exceptions près, les règles qui nous servent à établir le pronostic sont les mêmes dans la fièvre typhoïde et dans
le typhus. Celles que nous posons ici s'appliquent plus particulièrement à la fièvre typhoïde.

1. Le mode d'invasion ne doit pas influencer le pronostic. La
maladie peut commencer d'une manière grave, et cependant, en
suivant son cours, devenir bénigne, et plus souvent aussi, on observe le contraire. Il ne faut jamais perdre de vue que la fièvre
typhoïde est souvent latente, et que les cas les plus bénins peuvent se terminer subitement par la mort (p. 202).

2. Dans tous les cas, la gravité du pronostic est en rapport avec
les rémissions de la température. Une température de 40° indique un cas grave, et cependant on a observé des guérisons
après une température de près de 42°. Une élévation subite ou une
graduation irrégulière de la température est toujours défavorable,
et, d'un autre côté, une chute subite et considérable de la température peut être due au collapsus résultant d'une hémorrhagie intestinale ou de toute autre cause (Voy. pages 120, 130).

3. La chute du pouls est une indication moins favorable que

***

(1) Chomel, 1834; Forget, 1841, p. 404; Barrallier, 1861, p. 282.

dans le typhus, et sa fréquence peut varier beaucoup avant la fin de la fièvre (p. 122).

4. Les transpirations peuvent se produire à une période quelconque de la fièvre et ne sont pas nécessairement critiques ou favorables (p. 121).

5. L'abondance de l'éruption n'est pas en rapport avec la gravité de l'affection comme dans le typhus, et beaucoup de malades meurent sans qu'il y ait eu d'éruption (p. 115).

6. Les vomissements ne sont pas défavorables lorsqu'ils surviennent de bonne heure; mais, quand ils se produisent après le quatorzième jour, on peut les considérer comme les premiers symptômes de la péritonite (p. 125).

7. La gravité de la diarrhée est en rapport avec son abondance et sa durée (p. 127).

8. La sensibilité abdominale et un grand météorisme sont des symptômes défavorables (p. 126).

9. Une copieuse hémorrhagie intestinale indique souvent un collapsus fatal ou est suivie de perforation. Une légère hémorrhagie ajoute peu au danger, mais peut devenir subitement profuse (p. 130).

10. Quand la péritonite survient, le cas est presque désespéré; mais dans certains cas, rares il est vrai, on a vu la guérison se produire après que le malade a présenté tous les symptômes de la perforation (p. 177).

11. Les tremblements musculaires intenses et prolongés, surtout quand l'esprit est lucide, indiquent une profonde et rapide ulcération des intestins.

12. Un collapsus subit est plus souvent le résultat d'une perforation ou d'une copieuse hémorrhagie intestinale, bien qu'il n'y ait pas de sensibilité abdominale ; il est ordinairement mortel.

13. Quand le coma et la congestion pulmonaire surviennent pendant la première semaine, le malade meurt souvent avant le quatorzième jour (p. 165).

14. L'épistaxis est dans la plupart des cas de courte durée, mais, si elle est considérable, elle peut devenir mortelle (p. 151).

15. La grossesse est une complication moins sérieuse qu'on ne l'a cru généralement; mais le plus souvent la mère avorte ou fait une fausse couche (p. 194).

16. Une rémission temporaire pendant la seconde ou la troisième semaine, suivie d'un retour de la fièvre et d'une aggravation des autres symptômes, se termine souvent fatalement. Louis et Chomel font la même remarque (1).

(1) Louis, 1841, II, 349; Chomel, 1834.

17. Même après que la convalescence paraît être complétement établie, on ne doit pas bannir toute crainte. Il peut survenir une rechute, et les ulcères intestinaux, au lieu de se cicatriser, peuvent donner lieu à une diarrhée, à une hémorrhagie ou à une perforation.

D. — MODE DE TERMINAISON FATALE.

Comme dans le typhus, la mort peut survenir par asthénie ou par coma, ou par une combinaison de ces états. Le coma résultant d'une aération insuffisante du sang ou de la non-élimination des produits urinaires, cause généralement la mort à la fin du second septénaire ou au commencement du troisième. Mais la mort survient par pure asthénie ou anémie bien plus fréquemment que dans le typhus, et n'a lieu dans ce cas que vers le troisième ou le quatrième septénaire ou même plus tard. Elle est ordinairement précédée de graves symptômes intestinaux. La mort par collapsus subit, quand les premiers symptômes n'ont pas indiqué le danger, est également fréquente dans la fièvre typhoïde. Quoique ce résultat soit souvent dû à l'hémorrhagie ou à la perforation, je l'ai vu se produire pendant la troisième semaine, indépendamment de l'une ou l'autre de ces causes, et des faits analogues ont été notés par d'autres observateurs (1).

[La mort subite n'est pas un mode de *terminaison fatale* rare de la fièvre typhoïde. M. Tambareau (Thèse de Paris, 1877) a montré qu'elle avait eu lieu 13 fois sur 218 décès de dothiénenthérie comptés à l'hôpital du Gros-Caillou. Avant lui, dans une étude très-remarquable par le talent d'exposition et d'originalité des recherches et de la théorie proposée pour expliquer le fait, M. Dieulafoy avait réuni en moins d'une année 14 cas (Thèse de Paris, 1869), ce qui ressort des observations dans lesquelles ce genre de mort a été noté, c'est la réserve que l'éventualité d'un pareil accident doit imposer au pronostic. C'est le plus souvent dans le cours du troisième septénaire qu'il est survenu. J'emprunte à un travail tout récent encore de M. Dieulafoy les chiffres suivants (*Gaz. hebdom.*, 18 mai 1877): sur 34 observations la mort subite est ainsi répartie :

2 au 17e jour.		5 — 21e jour.
2 — 18 —		2 — 23 —
4 — 19 —		2 — 24 —
6 — 20 —		

Sur 57 cas, elle est arrivée 49 fois *soudainement*, sans que rien pût

(1) Lancet, 1867, II, pages 540, 600.

la faire prévoir et, à deux ou trois exceptions près, au déclin de maladie dont la forme avait été bénigne, et au moment où tous les symptômes concouraient à faire croire à l'établissement de la convalescence ; quelquefois à la suite de visites ou de conversations qui n'auraient, en apparence, causé aucune émotion au malade, d'un changement de position dans le lit, quelquefois aussi sans être même précédé d'aucune de ces circonstances insignifiantes.

Les explications n'ont pas fait défaut. Le ramollissement du cœur signalé par Stokes, l'embolie dans l'artère pulmonaire, succédant à la formation de caillots dans les veines favorisée par la lenteur et la faiblesse de la circulation, la dégénérescence graisseuse ou vitreuse (Zeuker) du cœur, l'anémie centrale qui en devait résulter ont paru à d'éminents médecins rendre compte de la brusque cessation de la vie. Mais, d'une part, les investigations les plus minutieuses faites par les observateurs les plus habiles ont démontré l'intégrité histologique des organes mis en cause, et, d'autre part, au contraire, ce n'est pas par la mort subite qu'ont succombé beaucoup de malades chez lesquels l'autopsie a démontré, prononcées au plus haut degré, les altérations du myocarde ci-dessus indiquées.

Dans sa thèse (1859), M. Dieulafoy a mis en avant, avec un art d'exposition très-séduisant, une hypothèse fort ingénieuse fondée sur des expériences physiologiques de Paul Bert de Lyon, de Bernaud, etc., et sur l'observation de faits cliniques, d'où il résulte qu'à l'excitation des viscères abdominaux, de la surface muqueuse de l'intestin entre autres, on peut, par voie réflexe, produire la syncope, l'anémie soudaine du cerveau, et la mort, et il trouve le point de départ de cette excitation réflexe dans les plaques de Geyer plus ou moins lésées. A cette théorie, il a été objecté que la période à laquelle survenait la mort subite était celle où le travail de cicatrisation des plaques ulcérées était commencée et souvent même, fort avancé, et qu'il était bien étonnant que la susceptibilité à l'excitation attendît ce moment-là pour se produire. M. Tambareau, tout en admettant le mécanisme, a placé dans l'estomac le point de départ de l'excitation. Soit ; mais, dirai-je avec M. Dieulafoy, pourquoi l'estomac plutôt que l'intestin? et d'ailleurs l'objection précédente s'adresse aussi bien à l'un qu'à l'autre de ces deux organes.

M. Huchard, à la suite d'une discussion savante et approfondie des faits fournis par la physiologie et la clinique (*Et. critique sur la pathogénie de la mort subite dans la fièvre typhoïde*, Union méd. 1877), propose comme explication non pas seulement la syncope, quelle qu'en soit d'ailleurs la cause excitante, mais l'association de la syncope dépendant de lésions ou de simple parésie du cœur avec l'ischémie cérébrale, celle-ci résulte des altérations que le sang subit dans la dothiénenthérie, lesquelles produisent à leur tour des altérations de nutrition de la substance du cerveau. Mais, syncope, ischémie du cerveau déjà altéré, affaiblissement du stimulant nerveux qui devient insuffisant à ranimer l'artère du cœur, tel est le cercle vicieux dans lequel surviennent et se développent les accidents qui aboutissent à la mort subite. Les conclusions qui annoncent si fréquemment la crise mortelle dont le début n'est séparé de la fin que par un intervalle de quelques secondes indiquent assez l'intervention de l'anémie soudainement portée à l'état aigu. Mais on a toujours à se demander pourquoi survient cette crise fatale à l'époque de la réparation plutôt qu'à tout autre.

Je ferai encore une observation. On trouve chez les sujets morts du typhus des altérations de nutrition absolument identiques à celles qu'on constate chez ceux qui ont succombé à la fièvre typhoïde, et cependant la mort soudaine à la suite du typhus n'est signalée par aucun observateur. Hildenbrand parle bien de morts rapides par apoplexie nerveuse, et d'autres, comme Griesinger, de morts inattendues, encore même au moment de la convalescence, mais aucun ne décrit ces morts comme ayant la soudaineté de celles qui nous occupent. N'y a-t-il pas dans cette comparaison de quoi engager l'esprit à rechercher dans les lésions spécifiques de la fièvre typhoïde la porte d'entrée à la mort subite?

La question n'est donc pas encore résolue. H. G. M.]

CHAPITRE XII

LÉSIONS ANATOMIQUES

Il y a peu de maladies dans lesquelles les lésions anatomiques aient été étudiées avec plus de soin que dans la fièvre typhoïde. Mes propres observations confirment pour la plupart celles qui sont décrites dans les ouvrages classiques de Louis, Chomel, Rokitansky, Jenner et Hoffmann (1).

La fièvre typhoïde diffère du typhus et des fièvres relapses par

---

(1) Louis, 1841 ; Chomel, 1834 ; Rokitansky, *Path. anat. Syd. Soc. trans.*, II, 68 ; Jenner, 1849 ; Hoffmann, 1869.

la présence invariable de lésions spécifiques qui sont souvent associées à quelques autres d'un caractère accidentel ou moins constant.

A. — GÉNÉRALITÉS.

1. La *rigidité cadavérique* est plus marquée et de plus longue durée que dans le typhus. Sur 10 cas dans lesquels j'ai noté cette circonstance trente-six heures après la mort, la rigidité cadavérique existait dans tous sauf un seul.

2. *Maigreur*. — A cause de la durée prolongée de la maladie, la maigreur est souvent extrême dans la fièvre typhoïde.

3. *Putréfaction*. — Le cadavre est exposé à une putréfaction moins rapide que dans le typhus, excepté dans les cas où l'état typhoïde a existé quelques jours avant la mort.

B. — TÉGUMENTS ET MUSCLES.

1. *Décoloration*. — La décoloration livide des téguments est moins commune que dans le typhus, et s'étend rarement sur les côtés du tronc si le corps a été couché sur le dos. La face est rarement livide, excepté quand il y a eu des complications pulmonaires. La décoloration des téguments le long des veines sous-cutanées est aussi rarement observée. La coloration verdâtre des téguments couvrant l'abdomen dans les quarante-huit heures qui suivent la mort est aussi plus rare que dans le typhus. Louis et Jenner ne l'ont notée que dans 6 cas sur 46.

2. *Éruption*. — Les taches rosées lenticulaires ne sont jamais observées sur le cadavre, bien qu'elles puissent avoir été présentes en grand nombre immédiatement avant la mort (p. 112).

3. Les *sudamina* ne sont pas rares. Jenner les a notées dans 4 cas sur 23 (voir p. 118).

4. *Muscles*. — Les altérations des muscles volontaires qu'on observe dans le typhus se rencontrent aussi dans la fièvre typhoïde. De même que dans le typhus, j'ai parfois observé des hémorrhagies et des pseudo-abcès dans la substance des muscles, conséquence de la rupture de leurs fibres altérées. Zenker a trouvé dans 11 cas du sang extravasé dans la substance des muscles, et Hoffmann dans 11 cas sur 250. Les siéges principaux de ces extravasations sont les muscles droits et transverses de l'abdomen, les psoas, et les muscles pectoraux.

C. — ORGANES DE LA DIGESTION.

1. *Pharynx et Œsophage*. — On trouve le pharynx sain dans

beaucoup de cas (dans 38 sur 46 par Louis, et dans 7 sur 15 par Jenner), mais assez souvent on y trouve les signes d'une inflammation récente, et quelquefois des ulcérations très-distinctes. Louis a trouvé des ulcérations récentes dans 6 cas sur 46 (1) et Jenner dans 5 sur 15. Ces ulcérations sont principalement situées au bas du pharynx. Elles ont une forme ronde, ovale ou irrégulière, et leur diamètre varie de 2 millimètres à près de 2 centimètres. Ils sont ordinairement très-superficiels, mais parfois leur base est formée par la couche musculaire. Leurs bords ne sont pas épais et la membrane muqueuse environnante est normale ou légèrement injectée. Dans des cas où il n'y a pas d'ulcération on trouve parfois la membrane muqueuse plus injectée qu'à l'état normal, ou couverte d'une fausse membrane diphthéritique, ou bien le tissu sous-muqueux est infiltré de serum ou de pus.

L'œsophage est sain dans la plupart des cas; mais parfois on y trouve des ulcérations analogues à celles que l'on rencontre dans le pharynx (dans 7 des 46 cas de Louis; dans 1 des 15 de Jenner). Ces ulcérations sont habituellement plus larges et plus nombreuses à l'extrémité inférieure ou cardiaque. Elles peuvent n'être que de simples excoriations, et elles peuvent pénétrer jusqu'à la couche musculaire; mais on ne les a jamais vues se terminer par la perforation. Les ulcères du pharynx ou de l'œsophage n'existent jamais quand la mort arrive avant la troisième semaine de la maladie. Bien qu'on ne les trouve pas après la mort dans le typhus ou dans les autres maladies aiguës, il ne faut pas les confondre avec les lésions spécifiques de la fièvre typhoïde, car elles ne constituent qu'une lésion secondaire. Rien ne prouve que ces ulcérations soient précédés d'aucun dépôt morbide, comme cela se passe dans les intestins, bien qu'on l'ait souvent affirmé. Chomel s'exprime ainsi : « Toutes les ulcérations dont nous avons parlé jusqu'ici succèdent à une altération des follicules : dans celles dont nous nous occupons maintenant, cette altération n'a point été constatée; on n'a jamais rien observé dans ces parties d'analogue aux plaques gauffrées ou aux follicules isolés engorgés de l'intestin (2). » Louis s'exprime pour ainsi dire dans les mêmes termes (3).

2. L'*estomac* est sain dans la plupart des cas. Les altérations morbides qu'il présente quelquefois sont l'augmentation de vascularité, le ramollissement, la *mammillation*, et des ulcères su-

(1) Louis, 1841, I, 135.
(2) Chomel, 1834, p. 192.
(3) Louis, 1841, I, 136.

perficiels. Ces lésions cependant sont loin d'être constantes, et on les observe presque aussi fréquemment après la mort dans d'autres maladies. Louis a dit il y a longtemps qu'il n'y avait pas plus de motifs pour désigner la fièvre typhoïde sous le nom de *gastro-entérite*, que la pneumonie sous celui de *gastro-péripneumonie*.

L'augmentation de vascularité a été notée par Jenner dans 5 cas sur 15; mais, dans 6 cas, la membrane était pâle. Chomel a trouvé toute la membrane muqueuse de l'estomac pâle dans quelques cas.

Le ramollissement de la membrane muqueuse a été noté par Louis dans 16 cas sur 46; par Chomel, dans 14 sur 42; et par Jenner, dans 5 sur 15. Ce ramollissement est dans la plupart des cas confiné dans le grand cul-de-sac, mais il est parfois général. Il arrive aussi que la membrane est amincie aussi bien que ramollie. Dans 2 cas, Chomel a trouvé la membrane entièrement détruite; il n'en restait que quelques fragments qui furent promptement enlevés par un lavage; dans un troisième cas, le ramollissement a porté sur toute l'épaisseur de l'organe dans un espace un peu plus petit qu'une pièce de cinq francs, de sorte que la plus légère pression provoquait la déchirure. Ce ramollissement de la muqueuse de l'estomac n'est probablement que le résultat de la digestion *post mortem*. Chomel a prouvé qu'il n'y avait aucune relation entre ce ramollissement et la présence des symptômes gastriques pendant la vie.

La mammillation de la membrane muqueuse a été observée par Louis dans 13 cas sur 46, et par Jenner dans 6 sur 8.

L'ulcération est extrêmement rare. Je ne l'ai pas rencontrée une seule fois dans plus de 40 cas, dans lesquels j'ai examiné l'estomac. Chomel ne l'a pas rencontrée davantage dans 42 cas examinés par lui. Jenner ne l'a trouvée qu'une fois dans 20 cas, et Louis, 4 fois dans 46. Les ulcérations ne sont pas limitées à une partie quelconque de l'estomac. Il peut y en avoir plus de 20, mais elles sont toujours petites, variant de la grosseur d'une tête d'épingle à 2 ou 3 millimètres de diamètre. Elles sont aussi tout à fait superficielles et ne sont précédées d'aucun dépôt dans la membrane muqueuse. Ces petites ulcérations superficielles de l'estomac ne sont pas rares après la mort dans différentes maladies, spécialement celles du cœur ou du foie, et G. Budd les attribue à « l'emploi excessif de stimulants, donnés dans l'espoir de remédier à la faiblesse dans les derniers jours de la vie (1). »

3. Le *duodenum* est sain dans la plupart des cas. Sa membrane muqueuse présente quelquefois une vascularité anormale, ou bien

(1) Budd, *Dis. of stomach*, 1855, p. 153.

ses follicules muqueux sont dilatés; mais Louis a démontré que ces conditions se rencontrent également après la mort dans d'autres maladies aiguës. Dans 2 cas sur 22, Louis a trouvé une ou deux petites ulcérations superficielles tout près du pylore, semblables à celles que l'on rencontre dans l'estomac. Il n'y avait d'ulcération dans aucun des 15 cas examinés par Jenner, ni dans les 40 autopsies que j'ai faites moi-même.

4. Le *jejunum* et l'*iléon* ne contiennent pas ordinairement beaucoup de gaz. Au contraire, la partie inférieure de l'iléon est le plus souvent aplatie et vide. La tympanite est due, pendant la vie, à la présence de gaz dans le côlon, excepté dans les cas où il y a péritonite et où les intestius peuvent être uniformément distendus; à part les cas de perforation, Louis n'a trouvé une légère tympanite de l'intestin grêle que dans 14 cas sur 39. Les matières fécales sont liquides et d'une couleur ocre ou orangée; elles contiennent souvent des eschares d'un brun jaunâtre, détachées des membranes muqueuses, de grandes quantités de phosphate ammoniaco-magnésien, et parfois de petits caillots sanguins. On peut trouver une quantité considérable de mucus intestinal dans la partie supérieure de l'intestin grêle. Louis dit que des vers (ascarides lombricoïdes) se rencontrent souvent dans les selles des personnes malades de la fièvre typhoïde, et, à l'autopsie, il les a souvent trouvés dans l'intestin grêle. J'ai fréquemment vu des malades vomir des vers ronds ou plats pendant l'attaque, et l'observation est intéressante eu égard à quelques-uns des noms primitivement donnés à la fièvre typhoïde (voir pages 2 et 4).

Dans 3 cas sur 46, Louis a trouvé une portion de l'intestin grêle invaginée dans la partie inférieure sur une étendue de 40 à 50 centimètres. Ces invaginations ne sont accompagnées d'aucun signe d'inflammation, et se produisent dans l'agonie de nombreuses maladies dans lesquelles il y a beaucoup de torpeur du système cérébro-spinal. Je les ai rencontrées dans plusieurs cas de fièvre typhoïde (voir l'observation VII, p. 108).

La couleur de la membrane muqueuse varie. La vascularité n'est pas nécessairement augmentée. Louis l'a observée avec sa couleur naturelle ou simplement teintée de bile dans 17 cas sur 46, et Jenner dans 11 cas sur 17. Dans un tiers des cas de Louis la membrane muqueuse était plus rouge. Cette rougeur peut être uniforme ou par plaques et est presque toujours plus marquée vers l'extrémité inférieure. Quand la mort ne vient qu'après le troisième ou le quatrième septénaire de la maladie, la membrane muqueuse présente souvent un aspect grisâtre ou d'une couleur ardoisée. Chomel dans 7 cas sur 42 a trouvé la membrane muqueuse de l'intestin grêle infiltrée de sang liquide sur un espace variant de 8 centimètres à près d'un mètre. La membrane était très-épaisse et présentait un aspect luisant gélatineux, et d'une couleur rose ou rouge foncé. Quand on la comprimait, il s'en échappait un liquide sanguinolent et la membrane reprenait son épaisseur naturelle. Dans la plupart des cas, il y avait eu hémorrhagie intestinale pendant la vie, ou bien l'on avait trouvé du sang après la mort. J'ai observé ce phénomène dans plusieurs cas.

Quant à la consistance, Louis a trouvé la membrane muqueuse ramollie dans 33 cas sur 42 ; Chomel n'a noté cette condition que dans 5 cas sur 42, et Jenner dans 3 sur 15. De même que, dans le ramollissement de l'estomac, il s'agit probablement d'une altération *post mortem*, bien que Louis fût porté à croire que dans certains cas il considérât le ramollissement comme inflammatoire quand il venait s'y joindre la rougeur et l'épaisseur.

Aucune de ces lésions n'est constante dans la fièvre typhoïde ni ne lui est particulière. Nous allons maintenant décrire les lésions spécifiques qui sont invariablement présentes et qui consistent en une altération des glandes agminées et isolées de l'iléon.

Ces lésions présentent des aspects divers selon la durée de la maladie. On peut leur considérer quatre périodes, bien que la maladie soit souvent arrêtée à la fin de la première. Les périodes sont :

1° La période de dilatation des glandes intestinales,

2° La période de ramollissement et d'ulcération ;

3° La période de l'*ulcération typhoïde vraie ;*

4° La période de cicatrisation.

Deux ou plus de ces périodes peuvent se rencontrer souvent sur le même sujet ; car les progrès morbides aussi bien que les progrès de réparation commencent toujours à l'extrémité de l'iléon dans la partie la plus rapprochée du cœcum, et continuent en montant.

a. *Première période.* — Elle consiste dans la dilatation des glandes agminées et isolées. Rokitansky prétend que la dilatation des glandes est précédée « d'une période de congestion » ; et Trousseau dit que la dilatation ne commence pas avant le quatrième ou le cinquième jour de la maladie (1), tandis que Louis et Chomel maintiennent qu'elle ne commence pas avant le septième ou le huitième jour. Mais rien ne prouve que la dilatation des glandes soit précédée d'une augmentation de vascularité, tandis qu'il y a des faits qui prouvent qu'elle commence avec la maladie et continue à progresser jusqu'au neuvième jour environ. Dans

(1) Trousseau, 1861, p. 139.

aucun cas, quand la mort est survenue à une époque peu avancée
de la maladie, il n'y a eu augmentation de vascularité sans dilatation des glandes ; et, à la vérité, cette dernière altération n'a
jamais manqué. Dans un cas, que j'ai eu dans mon service, et
dans lequel la mort a eu lieu le sixième jour, une grande dilata-

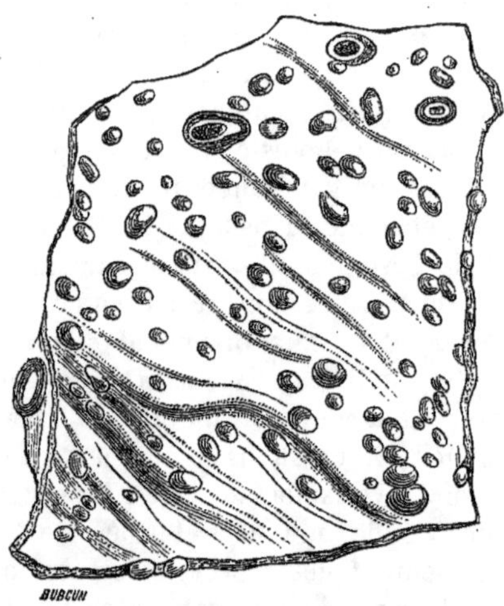

Fig. 4. — Partie inférieure de l'iléon, dans un cas de fièvre typhoïde, qui devint
mortel à la fin du second jour.

tion s'était déjà manifestée. Un dépôt considérable avait eu
lieu également dans cinq cas enregistrés par Bretonneau (1),
Forget (2), Bristowe (3) et Hoffmann (4). Tous les cinq furent
mortels le sixième jour. Dans l'observation XVI (page 159), où
la mort survint à la fin du second jour, il y eut aussi une dilatation considérable des glandes isolées, ainsi qu'on le voit dans
la figure 4. Enfin, dans les cas qui furent observés à Clapham
en 1829 (voir page 69), une dilatation considérable existait déjà
à la fin du premier jour. De plus, dans les cas qui deviennent
mortels dans une période plus avancée, on ne trouve pas que,
dans les glandes agminées, il y ait, même aux dernières limites
de la maladie, une augmentation de vascularité sans dilatation ;
tandis que, au contraire, il n'est pas rare de rencontrer une légère
dilatation sans aucune augmentation de vascularité. Dans tous les

(1) Bretonneau, 1829, p. 70.
(2) Forget, 1841, p. 119.
(3) Lancet, 28 avril 1860 ; et *Path. Soc.*, 7 janvier 1862.
(4) Hoffmann, 1869, p. 38.

cas, une simple augmentation de la vascularité des glandes agminées et isolées sans aucune dilatation ne justifie pas l'opinion
qu'un malade est mort de la fièvre typhoïde, quelle que courte qu'ait été la durée de la maladie.

On a rarement l'occasion d'examiner les intestins avant le huitième
ou le dixième jour de la maladie.
On trouve alors les plaques de Peyer
durcies et élevées d'un où deux
millimètres au-dessus de la surface
de l'intestin (fig. 5). La membrane qui les couvre est d'une couleur gris rosé ou pourpre et est
souvent ramollie, tandis que l'intervalle des plaques malades peut
avoir sa couleur naturelle ou peut
présenter tous les degrés de vascularité jusqu'à l'injection la plus
intense. Le péritoine correspondant
aux plaques est ordinairement très-
injecté et d'un rouge brillant ou
d'un pourpre pâle. Deux variétés
de lésions des plaques ont été décrites depuis Louis par beaucoup
d'auteurs français. Ce sont les *plaques molles* et les *plaques dures* de
Louis, ou les *plaques réticulées* et
les *plaques gauffrées* de Chomel.
Dans les premières, la dilatation
est comparativement légère, la consistance est molle, et la membrane
muqueuse couvrant la plaque est
plus ou moins rouge et a un aspect
rugueux ou granuleux. Dans les
dernières, la plaque est plus sail-
lante, plus épaisse et plus dure, et
la membrane muqueuse superposée
est plus pâle et présente un aspect
moins rugueux et plus uniforme.
Louis croyait que les plaques dures
étaient moins communes que les

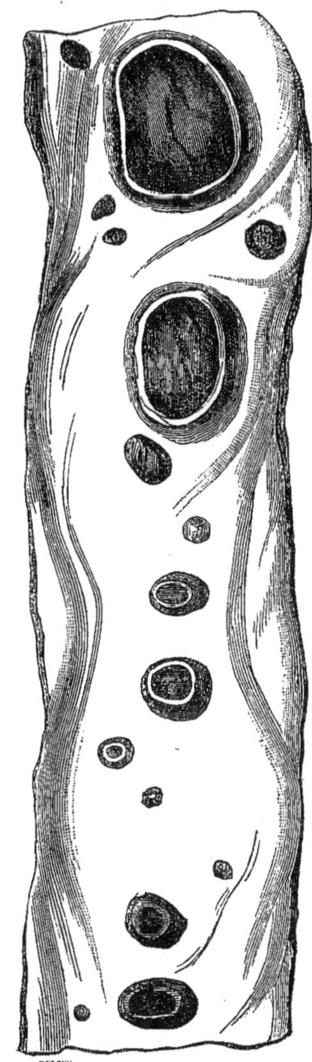

Fig. 5. — Portion de l'iléon dans un cas de fièvre typhoïde, mortel le 10e jour ; on voit que les glandes agminées et solitaires sont dilatées, mais non encore ulcérées.

plaques molles. Il ne les trouva que dans 13 cas sur 46 mortels, et, de ce qu'elles furent plus communes dans des cas mortels avant le quinzième jour, il conclut qu'elles constituaient une plus dangereuse forme de la maladie. On peut douter de l'exactitude de cette opinion. A une époque avancée de la maladie, après que les matières morbides se sont détachées en eschares, il est impossible de dire laquelle des deux formes de la lésion a existé en premier lieu. D'après mes propres observations, je suis porté à croire que, dans les cas mortels, les plaques dures constituent la forme la plus commune chez les adultes. Mais, en somme, les différences entre les deux formes ne sont que de simples différences de degré ; le processus morbide est le même dans les deux cas. On peut observer des gradations entre elles, et elles coexistent constamment dans le même intestin (1). Les glandes isolées de la partie inférieure

(1) T.-J. Maclagan pense qu'il doit y avoir une raison pour expliquer le processus morbide et les formes distinctes qu'on rencontre chez le même individu ; il a tâché de montrer que les *plaques molles* sont toujours dues à une seconde inoculation du poison rejeté par une *plaque dure* ; ou, en d'autres termes, que les *plaques dures* sont les premières lésions et les *plaques molles* les secondes, et qu'une *plaque molle* ne peut jamais être trouvée antérieure à l'eschare produite par une *plaque dure*. Il croit que ces secondes lésions ont une marche plus rapide que les premières (de sorte que, à la fin de la troisième semaine, il est impossible de distinguer entre les deux) et qu'elles sont la cause principale de l'hémorrhagie, de la perforation et des rechutes. A ce point de vue, il est nécessaire, dans son opinion, d'expliquer pourquoi la lésoin est toujours si étendue au bas de l'iléon (la valvule iléo-cœcale, comme un sphincter détenant le poison des lésions premières, et favorisant ainsi la seconde inoculation), pourquoi on ne trouve pas les plaques saines de Peyer au-dessous de celles qui sont malades et pourquoi la fréquence des hémorrhagies, des perforations et des rechutes est en rapport direct avec l'état constipé des intestins, la rétention du poison rejeté par les lésions premières favorisant la naissance de celles qui sont secondaires, mais plus dangereuses (Voir T.-J. Maclagan, 1871 et 1873).

A ces observations, je ferai les remarques suivantes :

1° Un examen minutieux des *plaques dures et des plaques molles* montre que les premières sont simplement une forme plus grave d'inflammation des glandes que les dernières. Dans le même intestin, on peut voir les deux formes passer de l'une à l'autre par des gradations insensibles.

2° Quand la mort arrive avant l'ulcération ou les eschares, on peut voir les *plaques molles* disséminées parmi les *plaques dures*, ou même, comme Louis l'a montré depuis longtemps, sans aucune *plaque dure*.

3° Après l'ulcération, la plus haute lésion des intestins n'est pas toujours, comme dans le cas examiné par Maclagan, une *plaque dure*, mais, d'après nos observations, c'est plus souvent une *plaque molle*, la maladie, en fait, devenant moins intense en montant davantage.

4° La concentration de la lésion immédiatement au-dessus de la valvule se remarque, dès le début de la maladie, avant l'ulcération ou les eschares, et n'est pas le résultat d'une seconde inoculation.

5° La lésion n'est pas seulement plus abondante, mais plus avancée dans la partie inférieure de l'iléon. J'ai vu fréquemment une grande ulcération à la valvule, et les *plaques molles* n'être pas encore ulcérées à quelques pieds au-dessous d'elle. La raison pour laquelle on ne trouve pas les plaques de Peyer saines au-dessous de celles

de l'iléon sont souvent affectées de la même manière que celles des plaques de Peyer. Louis les a trouvées atteintes dans 12 cas sur 46 ; et, d'après mes observations, la proportion des cas dans lesquels elles sont impliquées est même plus grande. Elles peuvent avoir la grosseur d'un grain de chènevis ou d'un pois et même plus, et leur couleur pâle, leur surface aplatie leur donnent assez souvent un aspect presque semblable aux pustules de la variole. Les glandes isolées attaquées sont généralement limitées à 25 centimètres au bas de l'iléon, mais elles peuvent s'étendre plus haut. Dans des cas exceptionnels, que j'ai rencontrés deux fois, les glandes isolées sont atteintes, tandis que les plaques de Peyer sont intactes. Cruveilhier a désigné cette variété sous le nom de *forme pustuleuse*.

La façon précise dont les glandes sont atteintes est un point qui présente quelque intérêt, et sur lequel des opinions différentes ont été exprimées. Boehm, dans son admirable description de ces glandes (1), dit que, dans la fièvre typhoïde, la matière morbide est déposée dans le tissu sous-muqueux qui entoure les glandules, et cette appréciation a été communément adoptée (2). D'un autre côté, John Goodsir, après des recherches minutieuses, conclut que les produits morbides sont déposés d'abord dans l'intérieur des petites glandes, qui deviennent très-distendues et finissent par se rompre en répandant leur contenu dans le tissu sous-muqueux (3). Les observations de Goodsir se rapprochent davantage de la vérité, mais des procédés de recherches plus modernes ont prouvé que les glandules ne sont pas, comme le croyaient plusieurs physiologistes de cette époque, des vésicules closes, qui déversent périodiquement leur contenu dans l'intestin, mais qu'elles sont en réalité de petites glandes lymphatiques. Chaque glandule est composée d'un réseau de fibres délicates, renfermant dans ses mailles des corpus-

qui sont atteintes, c'est que la lésion avance de bas en haut, et non de haut en bas.

6° Dans les deux tiers des cas de fièvre typhoïde les glandes du côlon restent saines. Cette exemption, selon Maclagan, est due à la dilution ou à la neutralisation du poison par la sécrétion acide du côlon, mais l'explication n'est pas satisfaisante. On peut ajouter que, d'après mon expérience, les glandes du côlon ont été aussi fréquemment affectées dans des cas de mort prématurée que dans des cas où elle survenait plus tard dans la maladie.

7° Quoique l'hémorrhagie et la perforation puissent se produire dans des cas où il y a eu constipation, elles sont bien plus communes quand il y a eu diarrhée. (Voir page 129.)

8° Dans les rechutes qui sont fatales, on peut trouver les lésions nouvelles plus haut dans les intestins que celles de la première attaque. (Voir pages 554 et 576 du livre.)

(1) *De Gland. Intestin.* Berol., 1835.

(2) Voir pour exemple, J. Harley, 1866, p. 575.

(3) Goodsir, 1842.

cules de lymphe (1). Dans la fièvre typhoïde, la structure propre
de la glande devient plus développée par une prolifération de ses
éléments cellulaires, et, en suivant leur cours, les tissus voisins
qui l'entourent se trouvent atteints jusqu'à ce qu'enfin la plaque
entière soit convertie en une masse continue de tissus glanduleux
altérés. C'est ce qui a lieu dans les *plaques dures*. Dans les *plaques
molles*, le processus morbide s'arrête : les glandules se dilatent,
mais pas assez pour se confondre entre elles.

La dilatation des glandes intestinales ne conduit pas nécessairement à l'ulcération. Les produits morbides, auxquels la dilatation
est due, peuvent être réabsorbés (2), absorption commençant vers
le dixième ou douzième jour de la maladie, et étant complète à la
fin du troisième septénaire. C'est ce qui arrive probablement dans
ces cas dont on a déjà parlé, et dans lesquels la maladie est
bénigne et de courte durée (voir pages 156 et 201), la convalescence commençant vers le milieu ou la fin de la seconde
semaine. Selon Aitken, on est plutôt débarrassé de la matière des
glandes par la rupture ordinaire des vésicules closes qui déversent
leur contenu dans l'intestin ; mais, d'après ce qui a déjà été dit, il
s'ensuit que cette opinion est basée sur une fausse notion de la
structure normale des glandes. De plus, la fonction des glandes est
d'absorber, non de sécréter ou d'éliminer.

b. *Deuxième période.* — L'ulcération des plaques de Peyer peut
commencer au bout de deux jours. La membrane muqueuse
s'amollit, et une ou plusieurs abrasions superficielles paraissent à
la surface de la plaque malade ; elles s'étendent et se réunissent en
une large ulcération qui atteint les différentes enveloppes de l'intestin, et détermine même la perforation complète. C'est ce qui
arrive dans le cas des *plaques molles*. Dans le cas des plaques dures,
la totalité de la matière morbide dans le tissu sous-muqueux, aussi
bien que dans la membrane muqueuse superposée, se détache en
forme d'eschare, laissant derrière elle une surface ulcérée. D'après
mes observations, c'est le processus le plus fréquent. La plaque
tout entière peut s'ulcérer en une seule fois ou par parties successives. Il arrive quelquefois que l'eschare semble s'étendre dans
toute l'épaisseur des enveloppes intestinales, de manière à produire la perforation. Quand la mort survient entre le douzième et
le vingt et unième jour, on peut voir les eschares à peine atta-

---

(1) *Stricker's Man. of histology, Syd. Soc.* Ed., 1870, p. 567.
(2) Voir, à ce sujet, Chomel, 1834, obs. 14 et 15 ; Louis, 1841, I, 181 ; Barthez et
Rilliet, 1853, II, 667 ; Lyons, 1861, p. 243 ; Trousseau, 1861, p. 139 ; Aitken,
Pract. of med., 2e éd., 1863, p. 396.

chées aux ulcérations intestinales, ainsi que cela est représenté

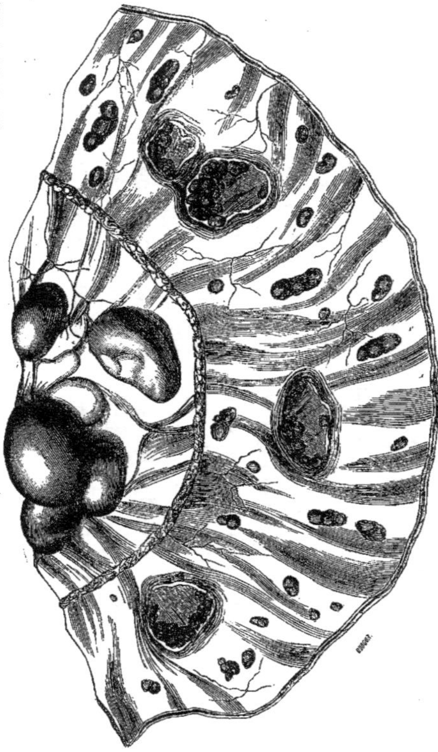

Fig. 6. — Portion de l'iléon dans un cas de fièvre typhoïde, mortal le 11ᵉ jour ; on voit les eschares partiellement détachées. Le processus morbide est plus avancé dans les glandes agminées que dans les glandes isolées. Les glandes mésentériques sont très-développées.

dans la figure ci-jointe (fig. 6). Ces eschares présentent habituel-

lement une couleur brun jaunâtre parce qu'elles sont saturées de
bile ; parfois elles ont un aspect foncé, spongieux, fongueux, à
cause du sang qui s'est infiltré.

Il est important de déterminer à quelle période l'ulcération
commence. Dans les cas mortels, il est probable que c'est vers le
neuvième ou le dixième jour ; mais, à cet égard, il y a des différences considérables selon l'intensité du processus morbide qui
est, sans aucun doute, plus intense dans les cas mortels pendant
les quatorze premiers jours de la maladie que dans ceux qui suivent. Louis, Chomel, Forget et Hoffmann rapportent chacun un cas
dans lequel la mort arriva le huitième jour ; mais, dans aucun,
l'ulcération n'avait commencé, quoique, dans le cas de Forget, les
glandes agminées soient décrites comme sur le point de s'ulcérer (1). Il y a plusieurs cas, dans lesquels on a trouvé l'ulcération dès le neuvième ou le dixième jour (2), mais elle peut commencer plus tôt ou plus tard. Dans l'observation LIX, elle a commencé le septième jour ; Louis mentionne deux cas dans lesquels
elle a commencé le huitième jour, et dans un des cas de Forget
elle était très-étendue le neuvième jour. On a rapporté des observations (p. 567) dans lesquelles l'ulcération avait produit la perforation
dès le huitième ou le neuvième jour. Stoll relate un cas où des
eschares étendues s'étaient formées dans l'iléon dès le septième
jour (3), et Boudet a publié des détails minutieux sur un cas où la
mort est survenue au bout de cinq jours et demi, et dans lequel on
trouva des ulcérations profondes dans l'intestin avec des eschares
partiellement détachées (4). On peut croire que, dans des cas plus
rares, l'ulcération peut commencer dès le premier ou le second
jour (voir p. 69). D'un autre côté, sur 4 malades observés par
Chomel et chez lesquels on ne put trouver d'ulcérations, 2 moururent le huitième, 1 le onzième et 1 le douzième jour. Louis et
Hoffmann rapportent chacun un cas dans lequel l'ulcération n'avait
pas commencé le douzième jour, et j'en ai observé un semblable
dans ma pratique. L'ulcération commence toujours dans les
glandes les plus rapprochées du cœcum. On les trouve souvent
très-ulcérées, bien que l'ulcération puisse n'avoir pas débuté dans
les glandes plus élevées (5).

(1) Forget, 1841, p. 122.
(2) Louis, 1841, II, 60 ; Hoffmann, 1869, p. 39.
(3) Forget, 1841, p. 116.
(4) Boudet, 1846.
(5) Chomel rapporte un cas, mortel le dixième jour, dans lequel l'ulcération
commença dans les plaques les plus éloignées du cœcum, mais c'est une circonstance tout à fait exceptionnelle. (*Chomel*, 1834, obs. 4.)

c. *Troisième période*. — La période de « *l'ulcération typhoïde* » est celle qui survient entre le commencement de l'ulcération et le commencement de la cicatrisation. Il est impossible de fixer ses limites, parce qu'elles varient selon les malades et selon la nature des ulcérations. On peut trouver, dès le quatorzième ou le quinzième jour, des eschares détachées des ulcérations les plus rapprochées du cœcum; mais, dans les ulcérations situées au-dessus, on les trouve adhérentes jusqu'à la troisième semaine et même plus tard. Les caractères suivants peuvent permettre de distinguer ces lésions des autres ulcérations de l'intestin.

1. Elles ont leur siége au tiers inférieur de l'intestin grêle, et elles augmentent en nombre et en grosseur en approchant de la valvule iléo-cœcale.

2. Elles varient en diamètre jusqu'à 2 ou 3 centimètres. Près du cœcum, on rencontre souvent un certain nombre d'ulcérations assez rapprochées pour former une masse ulcérée occupant une étendue de plusieurs centimètres.

3. Leur forme est elliptique, circulaire ou irrégulière. Elliptique, quand elles correspondent à une plaque de Peyer entière ; circulaire, quand elles correspondent à une glande isolée, et irrégulière, quand elles correspondent à une portion d'une plaque de Peyer, ou quand plusieurs ulcérations sont réunies et n'en forment qu'une.

4. Les ulcérations elliptiques sont toujours du côté opposé à l'insertion du mésentère. Elles ne forment pas une zone circulaire entourant l'intestin (comme on peut l'observer dans l'ulcère tuberculeux), mais leur long diamètre correspond à son axe longitudinal. On peut cependant rencontrer des ulcérations allongées et transversales résultant de la réunion de plusieurs ulcérations ayant leur origine dans les glandes isolées, spécialement dans le gros intestin.

5. Leur bord est formé par une frange bien limitée de membrane muqueuse détachée du tissu sous-muqueux, ayant une ligne ou plus de largeur et d'une couleur pourpre ou gris ardoisé. On l'aperçoit mieux quand l'intestin est plongé dans l'eau. Après la séparation des eschares, il n'y a ni épaisissement, ni induration du bord comme dans l'ulcère tuberculeux.

6. Leur base est formée par une couche de tissu sous-muqueux, par l'enveloppe musculaire ou par le péritoine. Il n'y a pas de dépôt de tissu morbide à la base de l'ulcération, quoique quelquefois on puisse voir des fragments d'eschares jaunes adhérents à la base et aux bords (fig. 6).

d. *Quatrième période*. — La cicatrisation de l'ulcération typhoïde se fait de la manière suivante : la surface de l'ulcération se couvre d'une délicate couche brillante de granulations étalées entre l'enveloppe musculaire et la frange détachée de membrane muqueuse. La dernière devient, de la circonférence vers le centre, adhérente au nouveau tissu situé au-dessous, et un revêtement épithélial se forme graduellement sur l'ulcération. Ce revêtement ne peut pas tout d'abord, comme une muqueuse ordinaire, se mouvoir sur la couche sous-jacente, mais après un certain laps de temps il devient mobile, et d'après Rokitansky, il se recouvre même de villosités ; mais il est évident que la structure de la glande qui a été détruite ne peut être régénérée. La cicatrice qui en résulte a les caractères suivants : elle est légèrement déprimée, plus ferme, moins vasculaire et plus unie que la membrane muqueuse environnante ; quand on les place entre l'œil et la lumière, les intestins paraissent plus minces à cet endroit ; le point déprimé excède rarement deux ou trois lignes, mais il peut atteindre 1 centimètre de diamètre ; il n'est jamais entouré de plis et ne produit jamais aucune diminution dans le calibre de l'intestin. Selon Chomel (1), toute trace d'ulcération disparaît après un temps assez court ; mais Barrallier (2) mentionne un cas dans lequel les ulcérations cicatrisées étaient parfaitement distinctes au bout de quatre ou cinq ans, et Rokitanski (3) fait remarquer qu'il a découvert des cicatrices répondant à la description d'une attaque de fièvre typhoïde observée trente ans auparavant.

La période de la séparation des eschares et le commencement de la cicatrisation varie ; mais généralement, la période réparatrice ne commence pas quelquefois avant la quatrième semaine de la maladie. Le temps nécessaire pour la cicatrisation de chaque ulcération est probablement d'une quinzaine de jours. Dans un cas où la fièvre primitive avait duré trois semaines, mais où la mort était arrivée par suite de complications vers le quarantième jour, j'ai trouvé tous les ulcères de l'iléon cicatrisés. La cicatrisation commence dans les ulcérations les plus rapprochées du cœcum et continue en montant, de telle sorte que lorsque la mort survient le quatrième ou le cinquième septenaire de la fièvre, l'intestin peut paraître à première vue plus lésé au-dessus du cœcum. Ainsi que je l'ai déjà dit, lorsque la mort arrive pendant une rechute, les cicatrices de la première attaque peuvent être trouvées coexistant

(1) Chomel, 1834, p. 128.
(2) Barrallier, 1861, p. 105.
(3) *Op. cit.*, II, 73.

avec le dépôt morbide nouveau et les récentes ulcérations de la rechute (Voir page 189). Mais les progrès de la cicatrisation sont parfois retardés, même pendant plusieurs semaines après la fin de la fièvre primitive. Les ulcérations deviennent chroniques, ou, comme le disent plusieurs pathologistes, *atoniques*.

Toutes les ulcérations trouvées après le quatrième septenaire de la maladie sans être en voie de cicatrisation peuvent être regardées comme atoniques. Ces ulcérations chroniques peuvent causer une

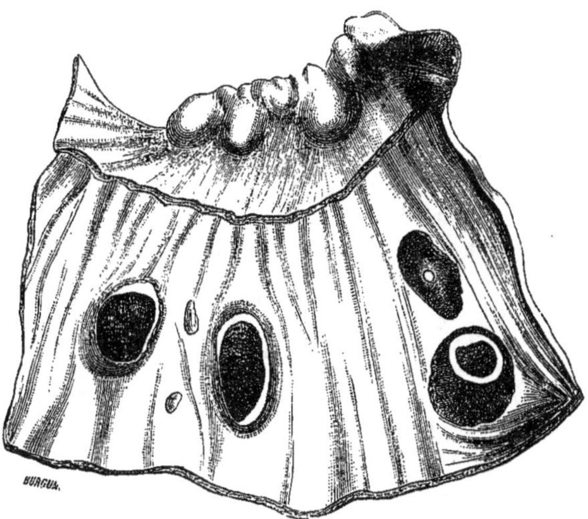

Fig. 7. — Perforation de la grosseur d'un trou d'épingle dans l'iléon d'une petite fille de dix ans, qui mourut le dix-huitième jour d'une attaque de fièvre typhoïde. On voit la perforation à droite au centre de l'ulcère.

diarrhée grave et peuvent même déterminer la perforation (Voir page 179).

Perforation. — L'ulcération de la fièvre typhoïde s'étend fréquemment à travers les deux couches de la tunique musculaire, et parfois même le péritoine est perforé. La perforation peut se produire de trois manières :

1. Elle peut être due à la désorganisation moléculaire ou à une extension du progrès de l'ulcération. L'ouverture est alors toujours petite et arrondie, juste assez grande pour recevoir une épingle ou un fil. On peut voir une ou deux petites perforations de cette nature à la base d'une ulcération (*fig.* 7). C'est à mon avis, ce qui a lieu le plus souvent ; je l'ai observé dans 15 cas sur 29 dans lesquels j'ai recueilli des notes.

2. Une portion considérable du péritoine peut se mortifier et la perforation peut résulter de la chute partielle ou complète de l'eschare (*fig.* 8). Ce fait fut noté sur 10 de nos 29 cas. La perforation peut dans ce cas présenter des dimensions considérables, et il y en a souvent plusieurs. Dans plusieurs cas, j'ai observé qu'en ouvrant l'intestin, des eschares correspondantes à plusieurs plaques entières de Peyer, et comprenant le péritoine, se détachaient

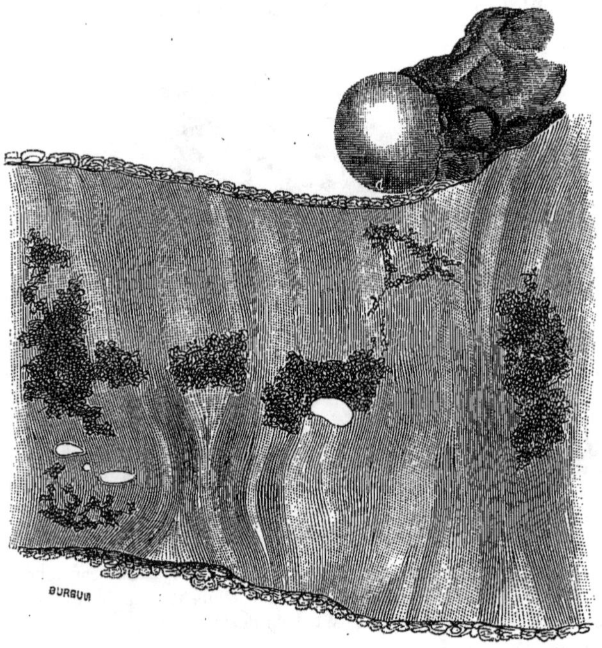

Fig. 8. — Perforation demi-lunaire formée par la chute partielle d'une eschare du péritoine. — *a.* Glande mésentérique dilatée. *b.* Portion blanche du péritoine. L'ouverture est vue de la partie inférieure. *c.* Flocons de lymphe (Voir l'observation LXV du livre, p. 571).

en laissant de larges ouvertures ovales. Lyons mentionne un cas analogue (1).

3. La perforation peut résulter de la rupture du péritoine dénudé (4 cas sur 29). Quelques observateurs ont peine à croire ce fait; mais l'aspect linéaire et allongé de l'ouverture ne peut être attribué à une autre cause et ne peut admettre d'autre explication. Bristowe pense que la perforation, dans la plupart des cas est due

(1) Lyons, 1861, p. 245.

à une lacération (1). Ce mode de perforation peut expliquer cette circonstance que la perforation est commune dans les cas latents où les malades n'ont pas été suffisamment prostrés pour être maintenus au lit (*fig.* 9). Dans la majorité des cas, la perforation siége dans l'iléon ; plus rarement on la trouve dans l'appendice vermiforme (observation XXIX), ou dans le côlon (observations

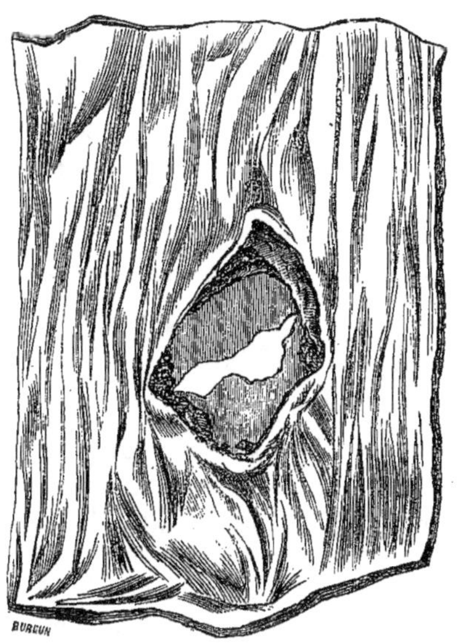

Fig. 9. — Perforation produite par la rupture du péritoine dénudé.

XXXI et XXXII). Dans 10 cas rapportés par Louis, l'ouverture siégeait à 35 centimètres au bas de l'iléon. Sur 39 cas dans lesquels j'ai noté le siége de la perforation, elle siégeait 34 fois dans l'iléon, une fois dans l'appendice vermiforme et 4 fois dans le côlon. Morin a fait, dans son Mémoire, le tableau de 64 cas puisés à des sources différentes, présentant des résultats différents. Sur les 64 cas, la perforation siégeait, 2 fois dans le jejunum ; 36 fois dans l'iléon ; 12 fois dans l'appendice vermiforme et 14 fois dans le côlon (2). Sur mes 34 cas où la perforation siégeait dans l'iléon, dans 27 elle était à 24 centimètres de la valvule iléo cœcale ; dans 6 elle était entre 24 et 48 centimètres au-dessus de la valvule ; et dans 1 elle était à 60 centimètres au-dessus de la valvule.

(1) Bristowe, 1860, p. 113.
(2) Morin, 1869, p. 37. La grande proportion des perforations de l'appendice vermiforme fait qu'on peut se demander si elles appartenaient toutes à des cas de fièvre typhoïde.

Je n'ai jamais rencontré une perforation située plus haut ; mais Bartlett mentionne un cas où elle siégeait à 88 centimètres (1) et Bristowe, un autre où elle était à 1ᵐ,44 au-dessus de la valvule, et Morin cite deux cas de fièvre typhoïde, un d'après Lebert, dans lequel la perforation fut trouvée dans le jéjunum. La perforation a été également rencontrée au sommet d'un diverticulum de l'iléon (2). Sur mes 4 cas de perforation du côlon, l'ouverture fut notée une fois dans le cœcum, une fois à la jonction du côlon ascendant et transverse, et une fois à la courbure sigmoïde ; tandis que, dans le quatrième, il y avait une perforation dans le cœcum et 2 dans la courbure sigmoïde. Sur les 14 cas de perforation du côlon réunis par Morin, dans 2 cas elle était située dans le cœcum ; dans 7, dans le côlon ascendant ; dans 1, dans le côlon transverse, et dans 4 dans la courbure sigmoïde (3).

Quant au nombre des perforations, il n'y en avait qu'une dans 28 de nos cas, 2 dans 5 et 3 dans 4 cas. Parfois, elles sont plus nombreuses, et Hoffmann a rapporté un cas dans lequel il y en avait plus de 25 (4).

Quand la perforation est étendue, on peut trouver plusieurs litres de matières fécales et même des vers intestinaux dans la cavité du péritoine ; mais plus communément, le contenu des intestins ne peut se répandre en grande quantité dans le péritoine, à cause des adhérences environnantes, et la péritonite a de la tendance à être circonscrite. Quand la perforation est petite, elle est quelquefois aussi obturée par la lymphe, comme s'il était survenu une guérison spontanée. Des abcès circonscrits du péritoine résultent parfois de la perforation ; ils peuvent produire l'ulcération ou la mortification du péritoine pariétal, ou même s'ouvrir extérieurement dans une autre portion du canal intestinal, et après l'écoulement de la matière purulente, la guérison peut avoir lieu (Voir page 183). Dans de rares cas peut-être, des abcès de cette espèce se sont ouverts dans la vésicule biliaire ou dans la vessie (5).

(1) Bartlett, 1856, p. 79.
(2) Bristowe, 1860, p. 113.
(3) Pour d'autres exemples de perforation dans le côlon, voir *Path. trans.*, IX, 199, et XIII, 65.
(4) Hoffmann, 1869, p. 121.
(5) Dans la *Path. trans.* (vol. XIII, p. 65), j'ai rapporté un cas où un abcès semblable s'est ouvert dans la courbure sigmoïde, et un second cas (vol. XIX, p. 226), où il s'est ouvert dans le cœcum. Dans l'observation XXXII (p. 191), on peut aisément concevoir que l'abcès a pu s'ouvrir dans la vésicule biliaire. Enfin, on m'a communiqué le cas d'un individu âgé de soixante ans, chez lequel une attaque de *fièvre typhoïde* avec diarrhée légère, hémorrhagie intestinale, et *plusieurs pous-*

L'*étendue* de la lésion intestinale dans la fièvre typhoïde varie beaucoup dans les différents cas. Le nombre des plaques de Peyer affectées peut varier de deux ou trois à trente ou quarante. A la partie supérieure, dans les cas ordinaires la transition entre les pla_ques malades et les plaques saines est presque brusque ; et en continuant vers le bas, après la première plaque malade toutes sont ordinairement atteintes ; mais le processus morbide est toujours d'autant plus intense que l'on descend davantage. Un grand nombre de lésions se trouvent souvent à la partie inférieure de l'iléon, se terminant brusquement à la valvule. Il n'y a pas de rapport entre l'étendue des lésions des glandes intestinales et la gravité des symptômes cérébraux ou abdominaux (Voir page 128) ; mais, quand il y a une diarrhée excessive, il y a ordinairement des signes d'une inflammation étendue sur la membrane muqueuse ou d'ulcération des glandes.

Les lésions intestinales sont les mêmes chez les enfants que chez les adultes. Cependant, les dépôts étendus dans le tissu sous-muqueux et suivis de nombreuses eschares, est moins commun chez les enfants. Les glandes isolées aussi ont chez eux une tendance à être attaquées, et l'ulcération étendue ou la perforation sont, dit-on, comparativement rares (Voir page 179).

Les signes morbides présentés par les glandes isolées et agminées de l'iléon sont constants dans la fièvre typhoïde et lui sont particuliers. Ils ne se rencontrent ni dans le typhus ni dans aucune autre maladie. « Il faut, dit Louis, en parlant de l'ulcération intestinale, non-seulement la considérer comme propre à l'affection typhoïde, mais comme en formant le caractère anatomique, ainsi que les tubercules forment celui de la phthisie (1). » Mais il ne faut pas négliger l'étude des lésions extraordinaires et qui sont moins caractéristiques de la fièvre typhoïde.

1. Chez les jeunes enfants, les plaques de Peyer sont naturellement plus distinctes que chez les adultes ; mais cette condition ne ressemble nullement à celles qu'on observe dans la fièvre typhoïde.

2. La lésion que les pathologistes français ont comparée à une barbe rasée est maintenant bien connue comme n'étant pas un signe caractéristique de la fièvre typhoïde ; on sait, en effet, qu'on peut la rencontrer après la mort dans beaucoup de maladies, et

---

sées *d'éruption,* fut suivie d'une perte de matières fécales et d'un petit fragment osseux qui sortirent par l'urèthre. Le malade guérit ; mais on peut se demander avec quelque raison si ce n'en était pas un de typhlite plutôt que de fièvre typhoïde.

(1) Louis, 1841, I, 199.

qu'elle est même compatible avec une parfaite santé. Cette circonstance a été notée, il y a quarante ans, par Chomel (1), et beaucoup d'autres observateurs ont insisté depuis sur ce point (2). La lésion en question est simplement le résultat d'un dépôt pigmentaire.

3. Les glandes isolées et agminées de l'iléon peuvent être le siége de dépôts tuberculeux et d'ulcérations ; mais je suis surpris que des pathologistes expérimentés comme J. Harley (3), et H. Kennedy (4) ne puissent distinguer l'ulcère tuberculeux avec sa base et ses bords indurés de l'ulcération de la fièvre typhoïde que nous avons décrite.

4. Les états morbides qu'on peut le plus facilement confondre avec les lésions de la fièvre typhoïde sont ceux que l'on rencontre quelquefois chez des individus morts du choléra, de la variole, de la scarlatine, de l'érysipèle et de pyohémie. Dans ces affections les glandes isolées et agminées sont parfois légèrement épaissies et saillantes. La tuméfaction est cependant toujours légère, et ne traverse pas les périodes successives observées dans la fièvre typhoïde ; elle se termine très-rarement par l'ulcération (5) et n'est pas accompagnée de la tuméfaction des glandes mésentériques (6). Ces lésions ne sont pas celles qui se produisent au début de la fièvre typhoïde, car on ne les trouve pas plus avancées quand la mort ne survient que le vingtième ou le trentième jour de la maladie. De plus, elles ne se rencontrent que très-exceptionnellement dans les maladies en question, tandis que les lésions spécifiques que nous avons décrites ne manquent jamais dans la fièvre typhoïde. On peut, en même temps, supposer la possibilité de la coexistence de la fièvre typhoïde avec les maladies qui viennent d'être mentionnées (Voir page 197). De telles combinaisons ne justifient pas la doctrine que la transition de la fièvre scarlatine à la fièvre typhoïde n'est qu'un résultat pathologique naturel, ou que les lésions de la fièvre typhoïde peuvent se rencontrer dans toutes les autres maladies aiguës. La production récente de cette doctrine me paraît être un pas rétrograde dans la pathologie.

5. *Gros intestin.* — Le côlon est dans la plupart des cas plus ou moins distendu par des gaz et quelquefois à un tel point qu'il déplace les autres viscères. Louis mentionne un cas dans lequel

(1) Chomel, 1834, p. 149.
(2) Jenner, 1853, p. 287 ; Jacquot, 1858, p. 252 ; Barrallier, 1861.
(3) J. Harley, 1873.
(4) H. Kennedy, 1873.
(5) Anderson, 1861, p. 115.
(6) Rokitansky, *Path. anat. syd. Soc. trans.*, II, 89.

le foie se trouvait transporté si haut que la matité hépatique fut prise pendant la vie pour une pneumonie. La membrane muqueuse du côlon présente les mêmes variétés, quant à la couleur et à la consistance que celles qui furent observées dans l'intestin grêle. Ces apparences anormales sont communes dans beaucoup d'autres maladies autres que la fièvre typhoïde.

Les glandes isolées du côlon sont dilatées ou ulcérées comme celles de l'iléon, dans un tiers des cas mortels. Il en fut ainsi dans 14 cas sur 46 observés par Louis ; dans 7 sur 20 observés par Jenner, et dans 184 sur 539 observés ou réunis par Hoffmann, et provenant de différentes sources allemandes. Règle générale, la maladie est limitée au cœcum et au côlon ascendant ; mais elle peut atteindre jusqu'à la courbure sigmoïde. Les ulcérations sont généralement petites et arrondies, mais elles mesurent quelquefois 3 centimètres de longueur, et alors leur long diamètre est transverse, correspondant aux plis de l'intestin. Dans des cas exceptionnels, la maladie est plus étendue dans le gros intestin que dans l'intestin grêle, et Hoffmann a rapporté un cas dans lequel elle était bornée au gros intestin (1).

Les lésions de la dysenterie coexistent parfois avec celles de la fièvre typhoïde (Voir page 175).

6. Les *glandes mésentériques* sont invariablement dilatées (2), mais leur aspect varie selon la période de la maladie à laquelle a lieu la mort. Elles commencent à se tuméfier dès le début de la fièvre (Voir page 284), et vont en augmentant de volume en même temps que les glandes intestinales, jusqu'au douzième ou quatorzième jour environ. A cette époque, elles sont quelquefois aussi grosses ou même plus grosses qu'un œuf de pigeon ; leur consistance est généralement assez ferme, quelquefois légèrement molle ; leur couleur est d'un rouge clair ou pourpre. Aussitôt que la matière morbide commence à se détacher des glandes intestinales, les glandes mésentériques diminuent généralement et se ramollissent ; mais on les trouve considérablement plus volumineux que dans l'état naturel, jusqu'au trentième jour ou même plus tard. Quand la mort n'arrive qu'après la sixième semaine elles sont souvent extrêmement petites, ridées, dures et très-pâles ou d'une couleur grise ou bleuâtre. Cependant, dans certains cas, lorsque la mort est due à une rechute de la maladie primitive, on peut encore trouver une certaine quantité de glandes tuméfiées jus-

(1) Hoffmann, 1869, p. 85.
(2) De là la désignation « *Febris mesenterica* », donnée à la maladie par beaucoup d'auteurs.

qu'au huitième ou douzième septenaire à partir du commencement de la maladie (Voir page 163).

La structure intime de ces glandes dilatées ressemble à celle des glandes de l'intestin que nous allons décrire. Dans quelques cas, quand on examine la section d'une de ces glandes vers le douzième ou le quatorzième jour, on peut observer de petites masses circonscrites de matière opaque, jaune pâle et friable. Au bout de quelque temps, ces masses se ramollissent et leurs bords se transforment en un liquide ressemblant à du pus ; en sectionnant alors la glande, on peut voir une quantité de petites gouttelettes d'un liquide puriforme ayant chacune un petit noyau central jaune. Dans des cas rares, une glande entière peut se transformer en un amas de matières puriformes aussi gros qu'une noix, au centre duquel se détachent des eschares libres et volumineuses. Ces pseudo-abcès sont habituellement formés dans une des glandes de la partie inférieure de l'iléon, et on peut les rencontrer jusque dans le sixième ou le huitième septenaire de la maladie. Il arrive qu'ils ne sont séparés de la cavité abdominale que par une mince couche de péritoine, et que leur contenu s'échappant dans le péritoine, détermine une péritonite générale (1) (Voir p. 176); mais plus communément ils se dessèchent et se transforment en matière fromagineuse ou calcaire.

Ces altérations morbides sont ordinairement plus marquées dans les glandes correspondantes aux portions les plus malades de l'intestin ou de la partie inférieure de l'iléon. A partir de ce point, les glandes diminuent de grosseur au fur et à mesure que l'on monte davantage. Les glandes mésocoliques sont aussi dilatées dans les cas où la membrane muqueuse du côlon est atteinte. Toutefois, le développement des glandes mésentériques n'est pas simplement le résultat de l'irritation intestinale, mais doit être regardé comme une première lésion anatomique semblable à celle des glandes intestinales. Sur 46 cas de Louis, il y en eut 10 dans lesquels des glandes mésentériques attaquées correspondaient à des portions parfaitement saines de l'intestin ; et chez un autre individu qui mourut le huitième jour de la maladie, les glandes du mésocôlon étaient dilatées et amollies, quoique la membrane muqueuse du côlon fût parfaitement saine. De plus, ainsi que nous l'avons dit plus haut, il est probable que les glandes mésentériques se dilatent aussitôt que celles de l'intestin (Obs. XVI, p. 159).

(1) Voir Louis, 1841, I, 240; Jenner, 1849 ; Rokitansky, *Path. anat. syd. Soc. trans.*, II, 78.

Les glandes de la scssure du foie, les glandes gastriques, œso-
phagiennes, lombaires et inguinales, sont parfois trouvées dilatées ; mais ces dilatations sont ordinairement dues à l'irritation
des ulcères de l'estomac ou de l'œsophage, à l'érysipèle ou aux
pustules qui couvrent la surface des jambes (1).

7. La *rate* est presque toujours hypertrophiée quand la mort arrive
avant le trentième jour. Sur 35 cas dans lesquels la mort survint
avant cette date, j'ai trouvé la rate augmentée de volume dans
tous, sauf un seul ; son poids normal étant de 135 grammes, la
moyenne des 30 cas était de 365 grammes, le poids le plus élevé
était de 600 grammes. D'un autre côté, dans 15 cas où la mort
n'arriva qu'après le trentième jour, le poids moyen de la rate
n'était que de 157 grammes. Dans 11 cas où la mort survint avant
le trente-cinquième jour, Jenner trouva que le poids moyen de la
rate était de 300 grammes, le plus faible était de 180 grammes et
le plus fort de 420. Louis a trouvé la rate dilatée au moins dans
36 cas sur 46, et dans 17, elle avait trois, quatre ou cinq fois la
grosseur normale ; la plupart des cas dans lesquels elle n'était pas
dilatée furent mortels après le trentième jour. Sur 17 cas mortels
dans les quatre premières semaines et examinés par Hoffmann, la
rate était augmentée de volume dans 95. La dilatation est ordinairement plus grande chez des personnes ayant moins de trente ans ;
cette différence, d'après l'âge, peut être attribuée à ce que l'organe est plus tuméfié dans la fièvre typhoïde que dans le typhus.

La consistance de la rate est d'abord ferme, mais dans les périodes plus avancées de la maladie, elle l'est ordinairement moins.
Louis trouva la rate amollie dans 34 cas sur 46, et dans 7 elle
était réduite à une masse de « putrilage ». Elle était positivement
ramollie dans 4 cas sur 14 examinés par Jenner, et dans 23 sur
52 que j'ai disséqués moi-même. Selon Rokitansky, la dilatation
en même temps que le ramollissement de la rate peuvent amener
une rupture spontanée.

Le plus souvent la coloration est d'abord d'un rouge foncé,
mais, dans les périodes avancées, elle devient plus pâle.

On voit quelquefois des infarctus dans la rate. Je les ai notés
2 fois sur 61 cas, et Hoffmann les a trouvés 9 fois sur 250 cas
à Bâle. Ils sont sujets à s'amollir et à se transformer en un
liquide puriforme et peuvent alors déterminer une péritonite
(Voir p. 175). On a pensé à tort qu'ils étaient constitués par
une matière semblable à celle qui est déposée dans les glandes
intestinales ; mais, ils ressemblent exactement à ce qu'on ap-

(1) Voir Louis, 1841, I, 254.

pelle les « masses emboliques » rencontrées dans le typhus, la fièvre relapse et autres maladies.

8. *Foie et vésicule biliaire.* — Le foie est ordinairement hypé-
rémique. Il en fut ainsi dans 8 cas sur 46 examinés par Louis,
dans 2 sur 15 disséqués par Jenner et dans 3 sur 12 que j'ai notés
moi-même ; mais, dans la plupart des cas, sa couleur est normale,
ou bien d'une pâleur inaccoutumée. L'organe était plus mou qu'à
l'état normal dans 32 cas sur 73 examinés par Louis, par Jenner
et par moi-même. Ce ramollissement est souvent associé à un
empatement qui ne permet pas de distinguer les lignes de démar-
cation des lobules, tandis que le microscope montre que les cellules sécrétantes sont remplies de pigment et de granulations hui-
leuses ou bien qu'elles commencent un travail de désagrégation.
On peut observer une semblable disposition microscopique dans
de nombreux cas, même lorsque l'organe n'est pas absolument
ramolli. Dans les périodes avancées de la maladie, Hoffmann a
trouvé beaucoup de cellules hépatiques très-dilatées et contenant
plusieurs *nuclei*. Frerichs a vu des cas dans lesquels le foie était
complétement atrophié et il remarque qu'assez souvent il contient de la leucine, de la tyrosine et d'autres produits de la
désorganisation des tissus (1). Louis et Frerichs rapportent chacun un cas où le foie contenait un certain nombre de dépôts pyo-
hémiques circonscrits (2), et un cas d'abcès hépatique aigu dans
la fièvre typhoïde est aussi indiqué par Hudson (3). J'ai noté dans
un cas, que le foie contenait une substance opaque jaune, de la
grosseur d'un œuf de pigeon et due apparemment à un embo-
lisme (4). L'emphysème du foie joint à l'emphysème du tissu sous-
cutané aréolaire a été observé par J.-F. Meigs de Philadelphie (5)
(Voir p. 169).

La membrane muqueuse de la vésicule biliaire est très-sujette
à s'enflammer dans la fièvre typhoïde, sans produire aucun symptôme apparent pendant la vie. Des cas remarquables ont été
rapportés par Andral (6), Louis (7), Budd (8), Rokitansky (9),
Frerichs (10), etc. L'inflammation affecte différentes formes. Quel-

(1) *Dis of liver, syd. Soc. trans.,* I, 215.
(2) Louis, 1841, I, 118 ; Frerichs, *Op. cit.,* I, 172.
(3) Hudson, 1867, p. 96.
(4) *Trans. path. loc.,* XV, p. 132. Voir aussi Budd, *Dis of liver,* 3ᵉ éd., p. 169.
(5) Lancet, 7 décembre 1872.
(6) *Clin. méd.,* 4ᵉ éd., II, 549.
(7) Louis, 1841, I, 281.
(8) *Dis. of liver,* 3ᵉ éd., pages 195, 207.
(9) *Path. anat. syd. Soc. trans.,* II, 160.
(10) *Op. cit.,* II, 454.

quefois elle est catarrhale, et on trouve que la vésicule contient
du pus, ainsi que cela arriva dans trois cas rapportés par Louis,
et dans plusieurs cas que j'ai observés dans ma clientèle. D'autres
fois, selon Rokitansky, elle est diphthéritique, et la vésicule et les
conduits biliaires sont garnis d'une couche tubuleuse d'exsudation, qui peut les obstruer et causer la dilatation des plus petits
conduits. Troisièmement, elle peut prendre une forme ulcéreuse;
des cas dans lesquels la membrane muqueuse a été trouvée ulcérée ont été rapportés par Andral, Jenner (1) et Trousseau (2); et
on en a déjà cité dans lesquels l'ulcération s'était terminée par
la perforation et la péritonite, c'est-à-dire par la mort (Voir
p. 175). Rien ne prouve d'une façon évidente que ces états
morbides de la vésicule soient dus à un dépôt morbide, comme
celui des glandes intestinales. Ainsi que Frerichs l'a prouvé, on
rencontre ces symptômes dans d'autres fièvres que la fièvre typhoïde.

Dans une grande proportion des cas, dans lesquels la maladie
a duré trois ou quatre semaines, la bile est claire, liquide, presque
incolore et d'un poids spécifique très-bas (1010-1016 au lieu de
1026-1030). Ces caractères ont été notés par beaucoup d'observateurs; mais je les ai rarement rencontrés dans le typhus, et je
puis même dire que je ne les y ai jamais vus. Selon Martin Solon,
les matières contenues dans la vessie, quand elles présentent
les apparences qui viennent d'être décrites, ont une réaction
acide.

9. Le *pancréas* est ordinairement sain; mais parfois, il est d'une
couleur rosée ou livide à cause de l'hypérémie ou de la perte de
sa consistance.

10. *Péritoine.* — D'après les remarques qui ont déjà été faites, il
est évident que la péritonite est loin d'être une lésion rare dans
la fièvre typhoïde (Voir p. 175).

D. — ORGANES DE LA CIRCULATION ET SANG.

I. Le *péricarde* est ordinairement sain. Parfois il contient quelques grammes de liquide séreux. Mais sur 84 cas notés par Louis,
par Jenner et par moi-même, dans un seul (Louis) le liquide était
d'une couleur sanguinolente et dans un seul (Jenner) il contenait
des fragments de lymphe, indice d'une récente lésion du péricarde.

(1) Jenner, 1849.
(2) Trousseau, 1861, p. 203.

2. *Cœur*. — Le ramollissement du tissu musculaire du cœur, semblable à celui qu'on observe dans le typhus, est très-commun. Rokitansky nous dit que, quoique le cœur puisse être mou et pâle, « il est exempt de ce ramollissement décrit par Stokes comme appartenant au typhus d'Irlande »; mais il est maintenant reconnu que cette opinion est erronée quoique le ramollissement complet soit certainement moins fréquent que dans le typhus. Louis a trouvé un ramollissement marqué, en même temps qu'un amincissement des parois, dans 15 cas sur 47. Jenner a trouvé le cœur ramolli dans 6 cas sur 11; et Chomel a noté un ramollissement marqué dans 7 cas sur 30. Comme dans le typhus, le ramollissement peut s'étendre sur tout le cœur, ou peut être limité au ventricule gauche. Zenker a montré que le ramollissement est dû à des altérations analogues à celles qu'il a observées dans 103 cas sur 159, une dégénérescence cireuse ou granuleuse du tissu musculaire du cœur.

3. L'*endocarde* présente une coloration rouge foncé, mais plus rarement que dans le typhus. Jenner a noté ce fait, dans 3 cas sur 16, et dans tous la coloration était légère. Selon Hoffmann, l'endocarde est souvent opaque et épaissi, par suite de la dégénérescence graisseuse de son épithélium, et dans plusieurs cas, cet auteur a trouvé une lésion récente de l'endocarde avec des végétations siégeant sur les valvules aortiques ou mitrales.

4. *Vaisseaux*. — Hoffmann a fait l'importante observation que les petites artères du cerveau, des reins et d'autres organes sont souvent le siége d'une dégénérescence graisseuse avancée.

5. *Sang*. — L'état foncé, liquide du sang se rencontre plus rarement que dans le typhus, mais les coagulations fermes et blanchâtres sont plus communes. Louis a trouvé des coagulations blanchâtres dans le cœur, dans plus de la moitié de ses cas. Sur 14 cas, Jenner a trouvé le sang liquide dans 3, et dans 10 il était coagulé en pâles grumeaux fibrineux. Dans 6 cas sur 9 notés par moi-même, le sang contenait dans le côté droit du cœur des grumeaux pâles fibrineux; dans 1, il ressemblait à de la gelée de groseilles, et dans 2 il était foncé et liquide. D'un autre côté, Chomel a trouvé le sang noir et liquide dans 15 cas sur 30, et dans 6 seulement il contenait des grumeaux fibrineux. Il y a une étroite relation entre la condition du sang et les symptômes observés pendant la vie. Quand la mort a été précédée pendant quelques jours de l'état typhoïde, le sang est habituellement foncé et liquide; dans d'autres cas, quand, par exemple, la mort est due à la perforation ou à la pneumonie, il contient souvent des coagulations fibrineuses.

Lehmann dit que pendant la première semaine de la fièvre typhoïde, le sang présente les caractères de la pléthore, les globules
et les parties solides du sérum, spécialement l'albumine, étant
augmentés ; mais que, à partir du neuvième jour, les globules et les
parties solides du sérum diminuent avec une rapidité proportionnée à l'intensité de l'affection intestinale (1). Virchow prétend
que le nombre des globules blancs est toujours augmenté, tandis
que la fibrine est diminuée. Il attribue l'augmentation des globules
blancs au développement des glandes mésentériques et des glandes
de Peyer (2). Virchow et d'autres observateurs ont également découvert dans le sang de la fièvre typhoïde et dans celui d'autres
maladies typhoïdes de petits corps d'un noir rougeâtre, plus
petits que les globules rouges, qu'ils regardent comme des globules rouges en voie de décomposition (3). Les observations de
Virchow ont été confirmées par Hoffmann qui a trouvé un grand
nombre des globules blancs et des granulations colorées dans le
sang, spécialement dans celui de la veine porte.

E. — ORGANES DE LA RESPIRATION.

1. Louis a trouvé l'*épiglotte* présentant les signes d'une récente
inflammation dans 10 cas sur 46. Elle était œdémateuse, congestionnée, ulcérée ou couverte de fausses membranes. Dans tous ces
cas, la mort arriva à une période avancée de la maladie.

2. *Larynx et trachée.* — Nous avons déjà fait connaître (p. 167)
les nombreuses formes d'inflammation auxquelles le larynx est
sujet dans le cours de la fièvre typhoïde. Il est seulement nécessaire d'ajouter quelques mots concernant la façon dans laquelle
on trouve la membrane muqueuse ulcérée. Cette lésion paraît être
plus ou moins fréquente selon les endroits. Je ne l'ai rencontrée
que dans 3 ou 4 cas. Louis ne l'a vue que 3 fois sur 96 cas ; Chomel dans 1 sur 42 et Jenner dans 1 sur 42 examinés après la
mort. D'autre part, Griesinger a trouvé l'ulcère laryngé dans
31 autopsies sur 118 (4), et Rokitansky remarque « que le typhus
secondaire pharyngeal existe beaucoup plus rarement que le typhus
secondaire laryngeal (5) » bien que Louis et Jenner aient trouvé
que les ulcères du pharynx et de l'œsophage fussent bien plus

(1) *Phys. Chim. Day's trans.*, II, 266.
(2) *Cellular Path. Chance's trans.*, p. 167.
(3) *Idem*, p. 225.
(4) Griesinger, 1864, p. 211.
(5) *Op. cit.*, II, 79.

communs que ceux du larynx (Voir p. 231). Les ulcères du
larynx sont ordinairement situés près de la jonction postérieure des cordes vocales. Ils sont quelquefois superficiels ; d'autres
fois ils se divisent en eschares et sont assez profonds pour détruire
les cartilages situés au-dessous, ou pour perforer le larynx, permet-
tant à l'air de s'échapper dans le tissu cellulaire (Voir p. 169).
Ils existent rarement avant le quinzième jour de la maladie ; de
même que les ulcères du pharynx et de l'œsophage (Voir p. 231),
rien ne prouve qu'ils soient dus à l'élimination de matières morbides (matière typhique) déposée dans le tissu sous-muqueux. Si
l'on songe à la remarquable tendance à l'ulcération présentée par le
pharynx, l'œsophage, l'estomac et la vessie dans les périodes avancées de la fièvre typhoïde, il n'est pas surprenant que l'inflammation
du larynx puisse parfois conduire au même résultat. Trousseau dit
que les ulcères du larynx sont plus communs chez des personnes
ayant observé une diète trop rigoureuse, et il cite les expériences
de Chossat pour prouver que l'ulcération est un des effets de l'inanition. De plus, on trouve parfois l'ulcération du larynx dans le
typhus. Trousseau dit en propres termes : « Ces lésions s'expliquent sans qu'il soit besoin d'invoquer une localisation spéciale
de la maladie, analogue à celle qui se fait du côté de l'intestin (1). »

3. Les *bronches* sont souvent remplies de mucosités spumeuses,
tandis que leur membrane muqueuse est très-congestionnée. Mais
ces lésions sont positivement moins communes que dans le typhus.

4. Les *poumons* sont parfois trouvés sains spécialement quand
la mort arrive subitement par péritonite ; mais, dans la plupart
des cas, ils présentent l'un ou l'autre des états morbides qu'on
trouve également dans le typhus : la congestion hypostatique
et l'œdème.

La congestion hypostatique est moins commune que dans le
typhus. Jenner ne l'a pas observée une seule fois sur 15 cas ;
cependant, je l'ai notée dans 7 cas sur 19, et dans 4 de ces 7 cas
l'hépatisation était si intense que les parties des poumons s'en-
fonçaient entièrement. Dans les 7 cas, l'état typhoïde avait été
bien marqué avant la mort. Louis a noté aussi la congestion hypostatique dans 19 cas sur 46. Il la désigne sous les noms de
« splénisation ou carnification », termes qui sont donnés maintenant à deux lésions entièrement différentes ; mais il décrit minutieusement ses caractères et les points qui peuvent la faire distin-

(1) Trousseau, 1861, p. 203.

guer de la vraie pneumonie. Ainsi, elle était limitée aux portions les plus dépendantes des poumons ; la partie coupée n'était pas granuleuse, et laissait échapper, quand on la comprimait, une quantité de sérum rougeâtre sans aucune bulle d'air ; et non-seulement le tissu condensé s'enfonçait dans l'eau, mais il était plus résistant que dans l'état normal.

L'œdème des poumons s'observe parfois et, d'après mes observations, il est plus commun dans les lobes supérieurs.

La pneumonie vraie est beaucoup plus commune que dans le typhus. Elle existait dans 8 cas sur 19 que j'ai notés, dans 17 sur 46 observés par Louis et dans 12 sur 15 examinés par Jenner. Sur 250 autopsies, Hoffmann a trouvé 18 pneumonies lobaires et 38 pneumonies lobulaires. Dans plusieurs cas, j'ai vu les plaques circonscrites de la pneumonie lobulaire se convertir en petits abcès ou se terminer par la gangrène. Des apparences semblables peuvent être quelquefois produites par des infarctus hémorrhagiques des poumons résultant d'embolismes des branches de l'artère pulmonaire. Je n'ai jamais rien vu qui puisse justifier l'appellation de *pneumonie typhoïde*. Il a été dit que l'exsudat rejeté par les poumons présente quelquefois la même structure histologique que la matière déposée dans les intestins ; mais les dépôts intestinaux eux-mêmes ne présentent aucune particularité de structure qui permette de les reconnaître.

On rencontre parfois dans les poumons des tubercules récents dans des cas prolongés de fièvre typhoïde (Voir p. 167).

5. La *plèvre* présente plus souvent que dans le typhus des signes d'inflammation. Des adhérences récentes ou des épanchements de lymphe existaient dans 6 cas sur 19 examinés par moi, et dans 6 cas sur 15 notés par Jenner ; mais seulement dans 2 sur 46 rapportés par Louis. Dans 19 cas sur 46, Louis a trouvé dans la plèvre une quantité plus ou moins grande de liquide séreux et rougeâtre. Dans la plupart de ces cas, il y avait une congestion hypostatique des poumons (Voir p. 167).

6. Les *glandes bronchiques* sont parfois dilatées quand les poumons sont enflammés, ainsi qu'il arrive souvent dans la pneumonie ordinaire.

F. — SYSTÈME NERVEUX.

1. Les *membranes du cerveau* sont moins fréquemment congestionnées que dans le typhus. Sir W. Jenner a trouvé la dure mère normale dans 15 cas sur 15 ; la pie-mère était congestionnée dans 5 cas ; mais dans 4 de ces 5 cas, la congestion était restreinte aux

plus grands vaisseaux. Louis a trouvé une augmentation de vascularité dans presque la moitié de 46 cas ; mais dans 11 seulement, la congestion était considérable. Il n'y a pas de rapport
entre la gravité des symptômes cérébraux pendant la vie et la
vascularité des membranes cérébrales constatés après la mort.
Je n'ai jamais vu d'hémorrhagie dans la cavité de l'arachnoïde
dans la fièvre typhoïde ; Louis n'en fait pas mention, et elle n'existait dans aucun des 19 cas examinés par Jenner. Chomel cependant l'a observée dans un cas (1), et Griesinger et Buhl dans 8 autopsies sur 418 (2).

Il est assez rare que les membranes puissent être enlevées du
cerveau avec une plus grande facilité ; Jenner a cependant noté
cette disposition dans un seul cas sur 9.

2. *Liquides intra-crâniens.* — L'épanchement d'un liquide séreux
à la base du cerveau, dans les ventricules latéraux et au-dessous
de l'arachnoïde se rencontre très-fréquemment ainsi que dans le
typhus. Louis et Jenner ont rencontré une plus ou moins grande
quantité de sérosité sous-arachnoïdienne dans 37 cas sur 61, mais
dans 5 de ces cas seulement elle était considérable. Le liquide
répandu dans les différents endroits mentionnés est *incolore* et
transparent et n'est pas plus un signe d'inflammation que dans le
typhus. Ce n'est que dans des cas très-rares que l'on rencontre
des signes de véritable méningite, et ils sont en général accompagnés d'autres signes de pyohémie, de lésion de l'os temporal ou
de dépôt tuberculeux. Deux cas de méningite sont rapportés par
Louis (Obs. XVII et XXV). Dans l'un, le liquide de l'arachnoïde
était trouble et contenait quelques flocons albumineux, mais la
vascularité des membranes n'était pas augmentée ; dans l'autre,
une fausse membrane récente fut trouvée sur la surface viscérale
de la dure-mère, mais il y avait de la pyohémie dans ce cas, et
les symptômes de la méningite ne se manifestèrent pas avant le
commencement de la convalescence. D'autres cas de méningite
ont été observés par Griesinger, Buhl et Hoffmann (Voy. p. 170).

3. *Le cerveau et le cervelet* sont ordinairement dans l'état normal. On trouve assez souvent une augmentation de vascularité
de la substance corticale (Louis l'a rencontrée 17 fois sur 46 cas),
ou de la portion médullaire, que Louis et Jenner ont constatée
9 fois sur 61 cas. Sur 46 cas, Louis a trouvé dans 7 l'induration
du cerveau, et dans 7 aussi le ramollissement ; mais ces lésions
occupaient uniformément le cerveau sur toute son étendue et on

____

(1) Chomel, 1834, observation 18.
(2) Griesinger, 1864, p. 224.

ne pouvait établir aucun rapport entre elles et la gravité des symptômes cérébraux pendant la vie.

Il a été clairement démontré par Louis et Chomel que les lésions
morbides trouvées dans le cerveau et ses membranes dans la fièvre
typhoïde se rencontraient également très-fréquemment après la
mort causée par d'autres maladies aiguës, spécialement la pneumonie, et qu'il n'existait aucune relation entre elle et l'intensité des
symptômes cérébraux. Mes observations particulières s'accordent
parfaitement avec l'opinion de ces auteurs.

4. L'*épine dorsale* a été examinée par Louis dans 6 cas, et ne présentait rien d'anormal.

5. Les *ganglions sympathiques* contiennent souvent, selon Virchow, une quantité peu ordinaire de pigment dans l'intérieur des
cellules ganglionnaires (1).

G. — VOIES URINAIRES.

1. Les reins sont souvent congestionnés ; dans plusieurs cas, j'ai
trouvé une hyperhémie si intense que les organes présentaient une
couleur chocolat foncé. D'autres fois les reins sont pâles et augmentés de volume et les conduits urinaires sont remplis d'épithélium granuleux. Ces lésions sont plus rares que dans le typhus.
Sur 42 cas, Louis a trouvé 17 fois les reins hyperhémiques et dans
5 cas extraordinairement pâles ; la première condition était plus
commune dans les cas qui devenaient mortels entre le huitième
et le quinzième jour; dans tous les cas où les reins étaient pâles,
la maladie avait duré beaucoup plus longtemps. Hoffmann a noté
des infarctus des reins dans 10 cas sur 250. Je ne les ai notées
que dans 2 cas (2).

2. *Vessie*. — La membrane muqueuse de la vessie est normale
ou légèrement congestionnée. Dans un cas, Louis a trouvé une
petite ulcération à l'entrée de l'urèthre. On trouve parfois de l'inflammation diphthéritique et des ecchymoses de la vessie.

NATURE DE LA LÉSION DES GLANDES INTESTINALES
ET MÉSENTÉRIQUES.

Tandis que beaucoup d'auteurs français et quelques anglais ont
regardé à tort l'affection intestinale comme un exanthème, et l'ont

(1) *Cellular Path. Eng. Ed.*, p. 257.
2) Un de ces cas est rapporté dans les *Path. trans.*, XV, 145.

comparée à l'éruption de la variole, les pathologistes de l'école de Vienne ont enseigné depuis de nombreuses années que le dépôt morbide (Typhus-masse) existant dans les glandes intestinales et ailleurs, était une sécrétion albumineuse, qui, comme le tubercule ou le cancer, dépendait d'une condition morbide du sang, et subissait un développement particulier. Une *cellule typhique* spécifique fut décrite et représentée par Gruby, Vogel, J. H. Bennett et autres auteurs.

On a prétendu que le dépôt de cette *matière typhique* n'était pas restreinte aux glandes intestinales et mésentériques, mais qu'elle existait dans la rate, la vessie, l'estomac, l'œsophage, le larynx, les poumons, etc. Mais, comme on l'a déjà dit, rien ne prouve que les lésions trouvées dans ces organes soient dues au dépôt d'une matière ressemblant à celle que l'on rencontre dans les glandes intestinales. De plus, la matière morbide trouvée dans les glandes intestinales et mésentériques n'a aucune structure spécifique. L'examen au microscope prouve clairement que la dilatation de glandes intestinales et mésentériques est due à une prolifération des globules de lymphe qui constituent

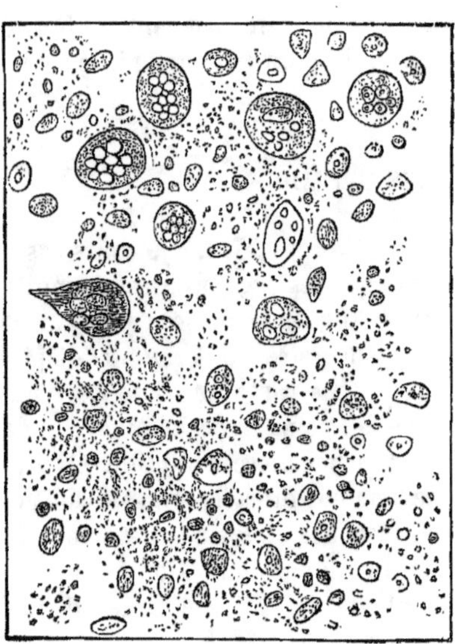

Fig. 10. — Globules d'une des glandes solitaires de l'iléon dans un cas de fièvre typhoïde, 400 grossissements.

l'élément naturel cellulaire du tissu glanduleux. La plupart des globules de lymphe sont plus volumineux qu'à l'état normal et sont remplis d'une matière granuleuse. On peut en voir beaucoup ayant 0,0166 millimètres de diamètre, et contenant un, deux, trois ou plus de noyaux arrondis (Voir *fig.* 22).

Telles sont les apparences que présente la maladie dans ses premières périodes ; quand les glandes s'amollissent, les cellules commencent à se décomposer, et il s'y mêle une grande quantité de matière granuleuse et huileuse.

Les lésions décrites comme affectant la rate sont dues en partie à des différences dans la quantité de sang contenu et en partie à des changements dans les éléments glanduleux, semblables à ceux qui se produisent dans les glandes intestinales et mésentériques. Les corps malpighiens sont dilatés, et la pulpe splénique contient, outre des cellules de lymphe ordinaire, beaucoup d'autres cellules d'une plus grande dimension, et renfermant plusieurs noyaux. On les trouve en plus grand nombre pendant la première quinzaine ou les trois premières semaines de la maladie, alors que l'organe est encore ferme ; quand la rate devient molle, les petits globules de lymphe sont plus nombreux et sont mélangés d'une grande quantité de matière granuleuse, et en même temps, on trouve souvent dans les cellules et dans le tissu trabéculaire des granulations pigmentées d'un brun jaunâtre.

Il est à remarquer que les siéges des lésions essentielles dans la fièvre typhoïde, appartiennent tous au système lymphatique. Il est inutile aujourd'hui d'insister sur ce rapport en ce qui concerne la rate. Kölliker a été un des premiers à indiquer la ressemblance extrême qui existe entre les plaques de Peyer et les glandes lymphatiques, et il a montré de plus que leur période de plus grande activité correspondait à celle de l'absorption intestinale (1). Brucke est arrivé à injecter les glandes de Peyer par les vaisseaux chylifères (2). Mais Virchow a longuement insisté sur ce point que les glandes isolées et agminées n'ont rien de commun avec les glandes qui versent leur sécrétion dans le canal intestinal, et qu'une plaque de Peyer n'est qu'une glande lymphatique répandue dans les enveloppes des intestins (3). Parmi les anatomistes et les physiologistes, cette opinion, quant à la nature des glandes isolées et agminées de l'intestin, est maintenant généralement acceptée ; mais il est surprenant de voir combien de médecins expérimentés ont ignoré cette particularité en discutant les lésions intestinales de la fièvre typhoïde. On croit communément que ces glandes sont lésées parce qu'elles éliminent de l'organisme le poison de la fièvre de même que l'on dit que les reins sont susceptibles d'être atteints en éliminant le poison de la fièvre scarlatine. Quelques auteurs pensent aussi que les propriétés si dangereuses de la fièvre typhoïde sont dues à cet écoulement par les glandes du poison dans l'intestin. Mais ces opinions sont cependant opposées aux fonctions normales des glandes en question, car il est difficile d'ima-

(1) *Man. of hum. Histology, Syd. Soc. trans.*, II, 106.
(2) Carpenter's, *Princip. of hum. Phys.*, 5ᵉ éd., 119.
(3) Cellular, *Path. Eng. trans.*, p. 192.

giner comment ces glandes pourraient déverser un poison, du sang
dans l'intestin, alors que leur fonction propre est d'absorber de
l'intestin pour répandre dans le sang. Il est vrai que la substance
des glandes peut, par ulcération ou eschares, être jetée dans l'intestin ; mais, tandis que leur destruction doit peu favoriser les
fonctions d'expulsion qu'on leur attribue, elle est incompatible
avec la persistance d'une propriété toxique d'un caractère spécifique comme celui de la petite vérole, et il est remarquable que les
cas qui ne vont pas jusqu'à l'ulcération ou aux eschares, mais où
la totalité du poison supposé est absorbée par le sang, sont toujours les plus courts et les plus bénins.

Mais si la dilatation des glandes intestinales n'est pas due aux
efforts de l'expulsion, à quoi devrons-nous l'attribuer? Un examen
minutieux des glandes dilatées prouve qu'elles sont dans un état
d'inflammation, et cette inflammation paraît être due à l'irritation
de quelque poison absorbé venant de l'intestin, n'étant constitué ni
par de la bile corrompue, ni par des sécrétions intestinales que quelques auteurs imaginent être la cause des lésions de l'iléon, mais
bien le poison actuel de la fièvre, qui est fréquemment, sinon toujours (1), absorbé par l'estomac, et pour lequel on peut dire que
les glandes agminées et isolées ont une affinité élective. L'inflammation de ces glandes est analogue à celle qui se rencontre dans
les autres glandes lymphatiques et qui est produite par l'absorption des poisons de la syphilis, de la pyohémie et du tubercule. Il
est probable que plus les fonctions normales des glandes sont
activement remplies, plus elles absorberont le poison, et c'est à
cause de cela que la fièvre typhoïde est plus commune chez les
personnes ayant moins de 30 ans. Les glandes mésentériques et
intestinales se dilatent dès le commencement de la maladie, et
c'est par elles que le système devient infecté; en même temps,
l'inflammation peut s'étendre de ces glandes à la membrane muqueuse et déterminer ainsi le catarrhe intestinal et la diarrhée.
La fièvre qui est augmentée par l'absorption du poison dans le
système, a une tendance à diminuer vers le milieu ou la fin du
second septénaire; alors l'inflammation des glandes intestinales et
mésentériques ainsi que celles de la rate entrent en voie d'amélioration; mais, quand l'inflammation va jusqu'à la gangrène, l'ulcération ou le ramollissement, la fièvre reste stationnaire ou augmente.

L'anatomie pathologique de la fièvre typhoïde peut être résumée
ainsi qu'il suit :

(1) L'absorption n'a cependant pas toujours lieu par l'estomac puisque le fœtus
dans l'utérus peut être attaqué.

1. Les glandes agminées ou isolées de l'iléon, les glandes
mésentériques et probablement la rate, sont invariablement atteintes.

2. Beaucoup d'autres lésions secondaires sont constatées, mais
elles ne sont pas constantes ou essentielles. Les principales sont :
la péritonite, les décompositions granuleuses ou autres du foie,
des reins, du cœur et des muscles volontaires ; les ulcérations des
différentes surfaces muqueuses, la pneumonie, la congestion bron-
chique et hypostatique des poumons et une augmentation de
liquide intra-crânien. Il n'y a aucun signe d'inflammation du cerveau ou de ses membranes qui puisse expliquer les symptômes
cérébraux observés pendant la vie.

3. Il n'y a aucune *exsudation typhique* spécifique, et rien ne prouve
que les lésions secondaires soient dues au dépôt d'une matière
semblable à celle que l'on trouve dans les glandes intestinales et
mésentériques.

4. La dilatation des glandes intestinales et mésentériques n'est
pas due à des efforts d'élimination, mais à l'inflammation qui est
probablement déterminée par l'absorption d'un poison dans l'intestin.

CHAPITRE XIII

TRAITEMENT

A. — TRAITEMENT PROPHYLACTIQUE.

Comme dans le typhus, la prophylaxie de la fièvre typhoïde comprend les mesures destinées à prévenir l'origine aussi bien que la
propagation du poison.

1. — Mesures propres à prévenir la genèse du poison de la fièvre typhoïde.

Au lieu de détruire annuellement des milliers de personnes, la
fièvre typhoïde serait une maladie rare, si nous pouvions empêcher les produits de la fermentation fécale d'entrer dans nos maisons et de corrompre notre eau potable. Les principaux moyens
que l'on pourrait employer sont les suivants :

I. Les citernes et les réservoirs dans chaque habitation devraient être scrupuleusement nettoyés de temps en temps, et on devrait apporter le plus grand soin à ce que le conduit de la citerne ne passât pas dans un égout et ne devînt ainsi un moyen de propagation.

Quand l'eau potable provient de fontaines ou de cours d'eau, il ne doit y avoir ni égout, ni cloaque, ni autre source d'infection dans le voisinage, afin que les matières organiques ne puissent filtrer à travers le sol dans l'eau. Les compagnies des eaux devraient être légalement responsables lorsqu'elles fourniraient comme eau potable de l'eau corrompue à sa source ou dans son parcours par des matières organiques. De quelque source qu'elle provienne, c'est une bonne précaution de filtrer l'eau destinée à la boisson et les personnes qui voyagent feraient bien de se pourvoir d'un filtre portatif. L'eau potable devrait être analysée de temps en temps afin de s'assurer qu'elle ne contient aucune matière organique en décomposition. Il suffit pour cela de mettre dans un verre d'eau une ou deux gouttes de liqueur de Condy (1) qui lui donnera une couleur rouge très-pâle. Si au bout d'une demiheure la couleur rouge a disparu ou si elle a tourné au jaune l'eau est mauvaise et ne peut pas être bue avec sécurité. Mais si la couleur rouge se conserve, elle ne renferme aucune impureté organique. Quand on ne peut se procurer un filtre, c'est une bonne chose d'ajouter à toute eau potable douteuse une ou deux gouttes de liqueur de Condy.

II. On doit s'attacher à maintenir en bon état tous les égouts des maisons. Il faut qu'ils n'aient ni fuite, ni obstruction, et il faut que les lieux d'aisance, les plombs et tous autres conduits qui pourraient s'y déverser soient convenablement bouchés. On doit se rappeler aussi que malgré la perfection du bouchage, il peut encore s'échapper des exhalaisons des égouts, si la quantité d'eau n'est pas suffisante ou si le conduit placé sous la fermeture n'est pas convenablement ventilé. Les déversoirs des bains, des bassins, des lavoirs doivent par conséquent être isolés de l'égout principal, et être très-bien fermés; les conduits de tous les cabinets d'aisance, avant d'entrer dans le conduit principal, devraient être ventilés et désinfectés (2). Quand il s'échappe des mauvaises odeurs des plombs ou des égouts, on devrait employer des désinfectants chimiques,

----

(1) La liqueur de Condy, très-employée en Angleterre à cause de ses propriétés désinfectantes, est une solution de permanganate de potasse. (Trad.)

(2) Différentes méthodes pour y parvenir sont décrites dans un utile petit livre intitulé : *Healthy houses*, par W. Eassie, C.-E. Londres, 1872.

ventiler convenablement la maison jusqu'à ce que la cause des miasmes ait été trouvée et qu'on y ait remédié ; mais il ne faut pas oublier que le poison de la fièvre typhoïde, quoique souvent accompagné de mauvaises odeurs, peut être par lui-même inodore. C'est une bonne précaution de nettoyer une ou deux fois par semaine tous les conduits des maisons et les plombs, en y faisant couler en abondance de l'eau contenant quelque désinfectant. Aucun dépôt d'immondices ne devrait être toléré à l'intérieur des habitations.

III. Lorsque les conduits ou les égouts d'une maison sont mis en contact avec l'air pour procéder à leur nettoyage ou à leur réparation, il faut employer des désinfectants, et surveiller la ventilation. Les habitants feraient bien de s'absenter pendant le temps que dureraient ces opérations. Pour avoir négligé ces précautions, la fièvre typhoïde a souvent éclaté et sévi avec intensité.

IV. Les meilleurs agents chimiques capables de combattre la fermentation fécale sont : l'acide phénique, la couperose ou sulfate de fer, la liqueur de Burnett (solution de chlorure de zinc) et le chlorure de plomb. L'acide phénique liquide doit être mélangé d'eau dans la proportion de 1 à 40, ou doit être mêlé avec du sable ou de la sciure de bois. On doit employer la couperose dans la proportion de 60 grammes pour 2 litres d'eau.

La liqueur de Condy est aussi un bon désinfectant. Elle agit en dégageant une grande quantité d'oxygène qui se combine avec les produits de la décomposition et les détruit, mais ce n'est pas un antiseptique ; et la même remarque s'applique au chlore et au charbon de bois qui absorbent les produits volatiles de la décomposition.

V. Les mesures préventives que l'on vient de citer, et d'autres qui s'imposeraient selon les circonstances, sont spécialement recommandées pendant l'automne et les saisons chaudes, et dans le cas où les dangers indiqués seraient courus par des personnes ayant moins de trente ans.

2. — Mesures pour prévenir la propagation du poison de la fièvre typhoïde.

I. Quand la fièvre typhoïde est communiquée par des malades aux personnes saines, les évacuations alvines sont les principaux, sinon les seuls moyens de propagation. Ces excréments devraient par conséquent, aussitôt qu'ils sortent du corps, être désinfectés par une des substances chimiques déjà mentionnées. L'acide phénique me semble la meilleure (une partie pour 40 d'eau), à cause de ses propriétés antifermentescibles. Les matières doivent être désinfectées avant d'être versées dans les lieux d'aisance, et elles ne devraient jamais être jetées dans des endroits où elles peuvent se trouver en communication avec des sources d'eau potable.

II. Tous les objets de literie ou le linge de corps souillés par les excréments du malade devraient être plongés dans une solution d'acide phénique (120 grammes liquides pour 4 litres environ), ou bien on devrait, soit les faire bouillir, soit les placer dans un four désinfectant ou les faire sécher au feu ou au soleil, avant de les laver.

III. La chambre des malades devrait être parfaitement ventilée, et on devrait y laisser évaporer des liquides contenant de la liqueur de Condy ou du chlore, afin que les exhalaisons fétides pussent être décomposées ou absorbées.

IV. Tout en prenant ces précautions il ne faut pas négliger la recherche de la cause qui a occasionné le premier cas de fièvre typhoïde dans la maison ; car, si cette cause persiste, elle devient évidemment une source plus féconde de nouveaux cas que le poison émanant de la personne infectée tout d'abord. Les causes que nous avons mentionnées dans le chapitre consacré à l'étiologie, doivent être recherchées et combattues. En attendant qu'elles soient découvertes, les habitants âgés de moins de trente ans doivent quitter la maison infectée.

B. — TRAITEMENT CURATIF.

Il n'y en a pas plus de spécifique pour la fièvre typhoïde que pour le typhus.

Les remarques de Baglivi sur la *fièvre mésentérique*, remontant à deux siècles, sont encore bonnes à consulter aujourd'hui : « *Sed quod præ cæteris animadverto, in nullo morborum genere, tantâ opus est patientiâ, expectatione, cunctationeque, ad bene et feliciter medendum, tanquam ad bene curandum febres mesentericas* (1). »

Mais bien qu'on puisse faire beaucoup de mal par la méthode *nimia diligentia medici*, par les saignées d'un côté, ou l'abus des stimulants d'un autre, on ne doit pas penser que l'expectation constitue le meilleur traitement. Quoique nous ne puissions pas *gnérir* la maladie, nous devons la *traiter;* et l'expérience augmentant, le scepticisme doit faire place à cette croyance que beaucoup

_____

(1) Baglivi, 1696, éd. 1704, p. 51.

d'existences sont sauvées par l'intervention médicale, si elle a lieu dans un temps et d'une façon convenables. Si l'on peut prolonger la vie du malade pendant un certain temps, on a d'autant plus de chances de voir disparaître sa maladie. Il est donc toujours important de déterminer la durée précise de l'attaque, et d'étudier les complications qui peuvent amener la mort, afin de pouvoir les combattre.

1. — Naturaliser le poison et améliorer l'état du sang.

1. De même que dans le typhus les *acides minéraux* sont utiles dans le traitement de la fièvre typhoïde. Il est bon cependant de répéter que nous ignorons de quelle façon précise ils agissent, et qu'ils ne sont pas spécifiques pour la fièvre typhoïde comme on pourrait le croire d'après les assertions sans cesse répétées dans les journaux de médecine depuis quelques années. Je n'ai pas observé qu'ils augmentent la gravité des symptômes abdominaux, et, contre la diarrhée, l'acide sulfurique étendu d'eau ou aromatique est un des meilleurs astringents que nous puissions employer.

2. *Antiseptiques.* — La créosote, l'acide phénique, l'acide sulfureux et ses sels, l'iode et le chlore, ont été tour à tour recommandés dans le traitement de la fièvre typhoïde, et ce qui peut les faire recommander, c'est qu'on espère qu'ils combattent directement le poison dans le canal intestinal.

Je les ai essayés dans un nombre considérable de cas, mais sans obtenir d'autre résultat marqué que la diminution de la tympanite et de la diarrhée.

J'ai donné de l'acide phénique à doses répétées de 2 gouttes avec de l'éther chlorhydrique et du sirop dans de l'eau de menthe. Sur 9 cas traités de cette façon, 2 moururent, 2 eurent une rechute. M. Pécholier de Montpellier a essayé dans 60 cas de la créosote par l'estomac et en lavements, et est arrivé à cette conclusion que, quand le traitement a été commencé de bonne heure, le médicament diminue l'intensité et abrége la durée de la fièvre (1).

Les sulfites, fortement recommandés par Poli, de Milan, dans le traitement des maladies zymotiques en général, ont été reconnus par quelques observateurs comme utiles dans la fièvre typhoïde (2). Un gramme de sulfite de soude ou 4 à 8 grammes d'acide sulfureux largement étendus d'eau peuvent être donnés toutes

(1) *Gaz. hebdom.*, 1869, p. 200 ; et *Med. Times and. Gaz.*, 1869, I, 362.
(2) J.-F. Nicholls, *Trans. St.-And. Med. Grad. Assoc.*, vol. I ; R.-S. Cross, *Lancet*, 1868 ; P.-W. jones, *Lancet*, 1869, I, 45, 126.

les quatre heures. Mon expérience personnelle ne me permet pas de dire que ce traitement ait diminué l'intensité ou la durée de la fièvre ; au contraire, dans quelques cas, il m'a semblé qu'il provoquait de la diarrhée.

En 1859, M. Magonty, de Paris, publia un ouvrage annonçant une méthode spécifique pour le traitement de la fièvre typhoïde; elle consistait à administrer de l'iode et de l'iodure de potassium tant par l'estomac qu'en lavements dans le but de détruire la putridité du contenu intestinal (1). Le traitement iodé a dernièrement été remis en vigueur par Willebrand (2) et Liebermeister (3). Willebrand dissout 30 centigrammes d'iode et 60 d'iodure de potassium dans 4 grammes d'eau et donne 3 ou 4 gouttes de cette solution dans un verre d'eau toutes les deux heures. Il croit que par ce traitement, la durée de la fièvre peut être diminuée. Il y a plusieurs années, j'ai essayé le traitement de Magonty dans plusieurs cas, sans en retirer aucun avantage apparent, et un des malades mourut d'hémorrhagie intestinale.

De tous les remèdes appartenant à cette classe, le chlore pur me paraît être plus utile. Grandement recommandé il y a bien des années par le professeur Schönlein, de Berlin (4), il a été depuis employé avec avantage par beaucoup de médecins (5), et j'ai à différentes reprises trouvé qu'il exerçait une heureuse influence sur les symptômes abdominaux. Vingt gouttes de *liqueur chlorurée* peuvent être ajoutées à chaque dose de la *mixture d'acide chlorhydrique* ou bien on peut ordonner un mélange ainsi composé :

Prendre 30 centigrammes de chlorate de potasse et 40 gouttes d'acide chlorhydrique ; mettre les deux dans une bouteille, et boucher fortement. Au bout de cinq minutes, ajouter graduellement 100 grammes d'eau, agiter après chaque addition d'eau, ajouter ensuite 6 grammes d'acide chlorhydrique étendu et 6 grammes de chloroforme. Dose : une ou deux cuillerées à bouche dans de l'eau.

2. — Favoriser l'élimination non-seulement du poison de la fièvre, mais encore des produits de la métamorphose.

1. *Renouvellement de l'air*. — C'est une des conditions les plus importantes pour le traitement. Le malade doit être enlevé, lorsque cela est possible, de la localité infectée et placée dans une pièce

(1) Magonty, 1859.
(2) Willebrand, 1865.
(3) Niemeyer, *Text-Bock pract. Med. Amer. trans.*, II, 596.
(4) *Ed. Med. Journ.*, sept. 1862, p. 227.
(5) Niemeyer, *op. cit.*, II. 598 ; Yeo, *Med. Times and Gaz.*, 1868, I, 117.

spacieuse et aérée dont les tapis, rideaux et autres meubles non indispensables ont été enlevés. La température de l'appartement doit avoir une moyenne de 14° centigrades. Il faut éviter autant que possible de placer le malade dans un courant d'air, mais cet inconvénient est cependant moins redoutable que celui de le laisser enfermé dans un air vicié.

2. *Dissolvants.* — Ils doivent être employés largement. L'absorption d'une grande quantité d'eau favorise la sécrétion urinaire et favorise l'élimination des produits de la métamorphose. Les malades sont souvent capricieux dans le choix de leurs tisanes et le médecin doit les satisfaire dans la mesure du possible. Les tisanes de toute espèce, la limonade, l'eau de Seltz, le thé froid sans sucre ni lait seront tour à tour essayés, mais le malade se dégoûte de tout excepté de l'eau pure. Tout en encourageant le patient à boire fréquemment il ne faut pas cependant lui permettre de se détendre l'estomac par des liquides.

3. *Diurétiques.* — Il n'est pas nécessaire d'insister sur l'importance d'activer les fonctions des reins afin de favoriser l'élimination des produits de la désintégration des tissus ; on administrera à cet effet des préparations de digitale.

Tous les médicaments qui augmentent l'élimination de l'urée sans augmenter la métamorphose destructive des tissus méritent d'être essayés. On peut placer dans cette catégorie le thé et le café, mais il ne convient pas d'employer, à cause de l'état des intestins, le nitrate, le bitartrate et l'acétate de potasse.

4. *Sels.* — Il était autrefois d'usage d'administrer des sels, principalement le chlorure de sodium, dans le traitement des fièvres, parce qu'on supposait que les symptômes fébriles étaient dus à une déperdition des éléments salins du sang. Les bons effets qu'on a pu retirer de cette pratique ne peuvent évidemment s'expliquer que parce que les sels sont antiseptiques et favorisent l'élimination. Bischoff, Boussingault et Knopp ont démontré que le chlorure de sodium a pour effet d'augmenter légèrement la quantité d'urée. Il faut également avoir présent à l'esprit que la quantité de sel pris avec les aliments est considérablement diminuée pendant le cours de la fièvre. Les observations de Wundt démontrent que l'absence total du sel dans les aliments diminue l'excrétion urinaire et ne tarde pas à rendre les urines albumineuses. C'est pour ces différentes raisons que j'ai ajouté une quantité notable de sel au thé de bœuf que je donne à mes malades et cette pratique m'a donné de bons résultats.

5. Les *diaphorétiques* sont quelquefois utiles pour modérer la

pyrexie dans la première période de l'attaque, mais on doit se rappeler que les transpirations se produisent souvent naturellement sans apporter beaucoup d'amélioration (p. 121).

6. *Émétique.* — De temps immémorial, l'émétique a été recommandé dans le traitement de la fièvre typhoïde, et est encore le remède favori de beaucoup de praticiens. James Jackson, d'Amérique, en comparant les nombreux cas qu'il a traités avec et sans émétique, a tâché de prouver qu'il réduit la durée aussi bien que la gravité et par suite la mortalité de la maladie. Ces remarques méritent d'être prises en considération (1). J'ai maintes fois observé que l'emploi de l'émétique donné pendant la première semaine dans des cas qui paraissaient graves, était suivi d'un avortement de l'attaque, mais on peut toujours me faire cette objection, que des cas graves au début peuvent avorter spontanément sans vomitif (page 201). L'émétique administré dans les dix premiers jours soulage souvent de la céphalalgie et des symptômes gastriques. Les vomitifs ne doivent jamais être donnés après le douzième jour, car le péritoine étant mis à nu par les ulcérations intestinales, l'effort pourrait amener la perforation.

7. *Laxatifs.* — Il est d'usage en Angleterre d'éviter les laxatifs dans le traitement de la fièvre typhoïde, et l'avis exprimé par Todd dans les paroles suivantes a été généralement adopté : « Restreignez la diarrhée et l'hémorrhagie dans la fièvre typhoïde, et quand vous aurez suffisamment resserré les intestins, maintenez-les dans cet état. Les malades peuvent rester de quatre à six jours et même plus longtemps sans éprouver d'inconvénient de cette constipation (2). » D'un autre côté, beaucoup de médecins, y compris Andral, Bretonneau, Louis et Trousseau, ont recommandé le fréquent emploi des laxatifs. Le traitement qui a été longtemps en vogue à Paris, sous le nom de *méthode de Larroque,* consistait dans l'emploi d'un émétique antimonial, suivi de fréquentes doses de calomel, d'huile de ricin, de Sedlitz, de lavements laxatifs et de cataplasmes sur l'abdomen. La diarrhée, le météorisme et la sensibilité abdominale n'étaient par regardés comme des contre-indications, mais quand la diarrhée était excessive, le traitement était suspendu pendant vingt-quatre heures. L'emploi de cette médicamentation était fondée sur cette croyance que les symptômes typhoïdes de la fièvre étaient dus à la rétention de matières en décomposition dans les intestins (3). Andral parla favorablement de ce traitement,

(1) *Letters to a young physician.* Boston, 1855, p. 326.
(2) Todd, 1860, p. 180.
(3) Larroque, 1835.

et Louis, dans la seconde édition de son ouvrage, a donné une analyse de 38 cas dans lesquels il en a fait l'essai, et il est arrivé à cette conclusion, qu'il était supérieur à toutes les autres méthodes pour toutes les formes de la maladie. Plus récemment, les laxatifs dans la fièvre typhoïde ont été recommandés en Angleterre par W. T. Gairdner (1), G. Johnson (2) (3) et T. J. Maclagan, et le calomel a été longtemps le remède favori de beaucoup de praticiens en Allemagne. Mon expérience dans plusieurs milliers de cas m'a conduit à conclure que les symptômos cérébraux de la fièvre typhoïde ne sont pas dus à l'absorption des substances putrides de l'intestin, et que la diarrhée ne doit pas être provoquée comme moyen d'élimination. La diarrhée la plus urgente coexiste souvent avec une grande tympanite et les symptômes cérébraux les plus graves, et elle expose aux hémorrhagies et à la perforation. En somme le danger est en proportion directe avec la gravité et la durée de la diarrhée (4) et dans des cas qui se sont heureusement terminés j'ai très-souvent vu les symptômes les plus alarmants provoqués par une diarrhée grave, se manifestant soit spontanément soit après une forte purgation. Les observations de Parker tendent à montrer également que la quantité d'urée excrétée par les reins dans la fièvre typhoïde n'est pas modifiée par la diarrhée. D'un autre côté, dans la plupart des cas les plus bénins de fièvre typhoïde, il n'y a jamais de diarrhée à aucune époque; son absence est en elle-même un indice favorable. Il ne s'ensuit pas cependant qu'il ne faille pas intervenir quand il y a constipation. Lorsque ce symptôme se manifeste au début de l'attaque, il est bon de commencer le traitement par une petite dose d'huile de ricin ou de rhubarbe dans de l'eau de menthe. De cette façon on peut réussir à expulser une partie du poison qui a été ingéré, mais qui n'a pas encore été absorbé. D'après Wunderlich, Pfeuffer et Niemeyer (5), une ou deux doses de 25 centigrammes de calomel données dans la première semaine avant qu'il y ait beaucoup de diarrhée, rendent souvent la maladie plus bénigne et plus courte, et dans quelques cas paraissent l'arrêter immédiatement. Quand les intestins sont constipés dans une période plus avancée, j'ai l'habitude de prescrire tous les deux ou trois jours une ou deux cuillerées à café d'huile de ricin ou un lavement simple. Mais quand la constipa-

(1) Gairdner, 1862 (2), p. 202.
(2) *Brit. Med. Journ.*, 1867, I, 279.
(3) Maclagan, 1871.
(4) Même les cas rapportés par Louis montrent que la maladie était plus grave quand il y avait une plus grande diarrhée.
(5) *Text Book of pract. Med. American trans.*, 1869, II, 595.

tion suit une grave diarrhée, la meilleure chose, je crois, est de s'abstenir d'intervenir pendant quatre ou cinq jours, et de prescrire alors un lavement simple ou une cuillerée à café d'huile de ricin si le malade éprouve quelque malaise abdominal. Dans toutes les circonstances, le jalap, la coloquinte, et tous les purgatifs violents doivent, comme Baglivi l'a remarqué il y a longtemps, *être évités comme la peste.*

3. — Réduire la température et diminuer la fréquence de l'action cardiaque.

1. La *saignée* a été longtemps adoptée pour arriver à ces résultats, mais on peut lui faire les mêmes objections que pour le typhus. Il est bon de se rappeler aussi que, quoique la température tombe à la suite de copieuses hémorrhagies intestinales, elle ne tarde pas à s'élever de nouveau.

L'historique des fièvres continues prouve que la saignée a été bien plus pratiquée dans la fièvre typhoïde que dans le typhus. Au commencement de notre siècle, ce moyen a reçu un nouveau stimulant par la promulgation des doctrines de Broussais, qui, croyant que la fièvre n'était qu'un symptôme d'inflammation locale, recommandait la saignée à toute période de la maladie. Louis, Chomel, et beaucoup d'autres auteurs, quoique repoussant les doctrines de Broussais, pratiquaient la saignée dans la première période ; et le traitement de Bouillaud consistait en émissions sanguines copieuses et répétées, avec application de sangsues et de ventouses dans les intervalles. Par exemple, un des malades de Bouillaud ayant une fièvre typhoïde compliquée de pneumonie fut saigné copieusement six fois au bras, eut trois fois des ventouses, et 60 sangsues sur la poitrine et l'abdomen. Avec ce traitement (émissions sanguines coup sur coup), il fut déclaré que la mortalité était beaucoup moindre dans le service de Bouillaud que dans les services de Louis et Chomel qui saignaient plus modérément (1). Quoique dans la discussion qui suivit l'exposé de cette méthode, il fût prouvé que les succès de Bouillaud étaient fondés sur des statistiques erronées ; le traitement de ce médecin est encore en vogue sur plusieurs points du continent, et nous savons qu'un certain nombre d'existences humaines lui sont encore sacrifiées. Le traitement de Bouillaud n'a jamais été en faveur en Angleterre ; mais quand la maladie débute par de graves symptômes abdominaux,

(1) Bouillaud, 1836, p. 388.

l'application de quelques sangsues sur l'abdomen ou autour de l'anus peut quelquefois soulager la douleur et modérer la diarrhée.

2. *Traitement par l'eau froide.* — Currie a employé les douches d'eau froide dans toutes les formes de fièvre continue. Mais il considérait la diarrhée grave comme une contre-indication. En 1846, Stallard a traité un grand nombre de cas de fièvre typhoïde par l'application de compresses froides (cold pack). Le malade était enveloppé dans un drap mouillé par-dessus lequel on plaçait une couverture. Au bout de dix ou quinze minutes, il était mis dans une couverture chauffée au feu et enveloppé de plusieurs couvertures. Il commençait bientôt à transpirer, et tombait dans un sommeil calme duquel il s'éveillait sans aucune souffrance, dégagé de sa céphalalgie, et grandement rafraîchi. Un des effets de ce traitement était de produire la constipation (1). En Allemagne le traitement ordinaire de la fièvre typhoïde consiste maintenant dans l'application externe du froid.

Quand le traitement par l'eau froide n'est pas appliqué, il est utile d'éponger le corps deux ou trois fois par jour avec de l'eau tiède contenant un quart de vinaigre ou un peu de liqueur de Condy. Cette méthode procure souvent un grand soulagement au malade et le porte au sommeil (2).

---

(1) *Brit. and for. med. chir. Rev.* Janvier 1847, p. 269.

(2) L'application du froid au traitement de la fièvre typhoïde est élevée par quelques cliniciens à la hauteur d'une médication spécifique. Pour Brand (de Stettin), toute la pathogénie des accidents et des troubles de nutrition qui font la gravité de la maladie dérivent de l'hyperthermie. S'opposer au développement d'une chaleur anormale, c'est prévenir toutes les causes du danger, aussi prescrit-il les bains froids (20°) dès le début à la première indication d'une température qui dépasse la normale (de 38° à 39°), et veut-il que ces bains soient renouvelés aussi souvent que l'abaissement de la température obtenu par le bain fait place à une nouvelle élévation thermométrique. En moyenne c'est environ toutes les trois heures que le bain froid doit être administré, la durée en sera de dix minutes à peu près. Si l'abaissement thermique persiste plus longtemps, l'intervalle pourra être plus long, et cette médication sera continuée jusqu'à la défervescence, c'est-à-dire jusqu'à ce que la température soit réduite au chiffre de l'état de santé. *Au point de vue de sa théorie*, Brand insiste avec grande raison sur la nécessité d'instituer le traitement dès le début, avant que l'hyperthermie ait amené des dégénérescences de tissus ; c'est probablement parce que ce précepte n'a pas été observé qu'il a à accuser une mortalité de 4,6 p. 100, sur 335, et même de 15 sur 124 malades traités à l'hôpital de Stettin. Ce dernier chiffre ne s'éloigne guère de celui de la mortalité moyenne des hôpitaux de Paris.

M. Glénard (de Lyon) qui a suivi la pratique de Brand pendant la durée de sa captivité à Stettin, et exposé avec autant de talent que de conviction les doctrines du médecin allemand, a publié 52 observations dont quelques-unes se rapportent à des cas très-graves, toutes suivies de guérison. L'auteur n'hésite pas à attribuer cet heureux résultat à l'emploi de la méthode de Brand, appliqué dès le début. Ce qui frappe à la lecture de ce remarquable travail, c'est l'heureuse audace avec laquelle l'auteur brave des complications, telles que les congestions pulmonaires, les hémorrhagies intestinales, et même la syncope, sans penser à interrompre le traitement ; c'est encore la rapide disparition des phénomènes ataxiques, et

3. *Quinine*. — Donnée en doses de 50, 65 centigrammes ou
1 gramme, elle a la même propriété de diminuer la pyrexie dans
la fièvre typhoïde que dans le typhus, et elle est utile lorsque, la
maladie étant arrivée à sa période critique, la température s'élève
au lieu de s'abaisser. Les récentes observations de Wachsmuth (1)
et Liebermeister (2) paraissent démontrer que sous son influence
les rémissions dans quelques cas deviennent plus décidées, les
exacerbations moins graves, mais rien ne prouve d'une façon évidente que son emploi diminue la durée de l'attaque. Dans les
cas où la maladie prend un caractère rémittent décidé, de petites
doses de quinine peuvent être données avec avantage, et j'ai eu long
temps l'habitude d'ajouter 5 ou 10 centigrammes de quinine à chaque dose de la mixture acide.

Barthez et Rilliet parlent favorablement des effets de la quinine
dans la fièvre typhoïde des enfants, qui est si souvent rémittente (3).

OBSERVATION XLV. *Fièvre typhoïde. Bons effets de la quinine à la
période critique.* — Miss J..., âgée de 20 ans, commença à être malade

enfin la courte durée de la convalescence. Les nombres extrêmes de bains
donnés ont été de 14 à plus de 200 avant la défervescence.

Les bains froids développent l'appétit; mais il faut bien se garder d'un trop
grand empressement à satisfaire aux demandes des malades, si instantes qu'elles
soient, le moindre excès alimentaire exagère la température et retarde la défervescence. Le cognac et autres stimulants peuvent être administrés avec avantage
dans les cas d'adynamie prononcée.

On a proposé aussi les bains tièdes, et les bains tièdes graduellement refroidis.
Ceux-ci paraissent être plus fatigants que les bains froids d'*emblée*. Les malades
y doivent être maintenus un temps beaucoup plus long pour obtenir un même
abaissement de température.

Les discussions ont été nombreuses et longues sur le mode d'action des bains
froids. Opèrent-ils par une réfrigération immédiate ? ou la réfrigération est-elle le
résultat de l'action du bain sur le système cutané et le système nerveux ? J'incli-
nerais plutôt à cette seconde explication. On a pu amener la réfrigération par
d'autres moyens que les bains, l'administration du salicylate de soude, par
exemple, sans modifier en rien la marche et la gravité de la maladie.

Et à propos de salicylate de soude, qu'il me soit permis de rappeler un cas très-
intéressant publié par le docteur Murchison (*Transaction of the clinical Society*,X).
Il s'agit d'un malade chez lequel l'administration du salicylate fut suivie d'abaissement considérable de la température, mais en même temps de délire violent, de
très-grande diminution de la sécrétion urinaire, et d'albuminurie ; avec la suppression du médicament tous ces symptômes disparurent, la température atteignit de
nouveau un chiffre exagéré, et finalement le malade guérit.

On ne doit pas mettre au compte de la méthode de Brand les cas à issue malheureuse dans lesquels les bains froids n'ont été employés qu'à une époque très-
avancée. Dans ces conditions, j'ai plus d'une fois observé à la suite de bain froid la
production d'un collapsus mortel, qui n'aurait peut-être pas succédé à l'emploi du
bain tiède.   H. G. M.

(1) *Archiv der Heilkunde*, 1863, IV, 69.
(2) *Deutsch Archiv of Klin. Med.*, 1867, III, 23.
(3) Barthez et Rilliet, 1853, II, 724.

de la fièvre typhoïde, le 11 janvier 1872. Elle fut soignée par le Dʳ Bishop,
de Paris, avec lequel je me suis fréquemment trouvé en consultation. Elle
avait des taches roses et de la diarrhée, et, pendant la première période
de sa maladie, elle était très-nerveuse, et dormait mal. A la fin du second septénaire, elle était bien plus mal. La température du matin s'élevait à 105°, le pouls à 128; pendant le jour, elle disait continuellement
qu'elle allait mourir; pendant la nuit, elle avait beaucoup de délire; la
diarrhée persistait.

Le 19° *jour*, la malade semblait être dans un danger extrême; pouls,
132; respirations 48; temper. 39°,8; langue sèche; râles humides dans les
deux poumons; délire constant; trace d'albumine dans l'urine. A trois
heures du matin, le 20° jour, l'état étant le même, on commença à administrer de la quinine, d'abord par doses de 25, de 30, puis de 35 centigrammes,
toutes les trois heures. En treize heures et demie il y en eut 275 centigrammes d'ingérés. A cinq heures et demie du soir, la malade eut une syncope
et fut sans pouls pendant quelques minutes; mais elle revint bientôt sous
l'influence de l'eau-de-vie. On suspendit la quinine. A sept heures du soir,
pouls 112; respirations 40; temp. 38°,5; et à dix heures et demie du soir,
pouls 108; respirations 38; temp. 38°.

A deux heures et demie du matin, le 21ᵉ *jour*, la température n'excédait pas 38°; mais à quatre heures du matin, elle s'était élevée à 38°,8,
et la malade était dans un état de profonde stupeur duquel on ne pouvait
la sortir; le pouls 120, et très-faible; respirations 48; évacuations involontaires. On crut qu'elle se mourait. 50 centigrammes de quinine furent
donnés, et un vésicatoire appliqué sur le front. A huit heures du matin,
elle donna quelques signes de connaissance; et à midi le pouls était à 108;
respirations 40; température 37°,8; à trois heures de l'après-midi,
température 37°,6 et à dix heures du soir, pouls 108; respirations 38;
temp. 37°,4; esprit beaucoup plus lucide, pas d'albumine dans l'urine; la
langue est nettoyée. Elle eut ensuite plusieurs accès de fièvre, mais aucun
très-grave, et le 28° jour, à l'exception de quelque faiblesse d'esprit et
de quelques absences, elle était tout à fait convalescente.

4. *Sédatifs cardiaques.* — La digitale, l'aconit et la vératrine ont
la propriété incontestable de diminuer la fréquence du pouls et, à
un degré moindre, l'élévation de la température dans la fièvre
typhoïde et les autres fièvres continues. La vératrine est largement
employée dans ce but en Amérique et les effets qu'elle détermine
sont des plus prononcés; on reproche à ce médicament de produire
des défaillances et des nausées. L'aconit est trop négligé en Angleterre dans le traitement des pyrexies, particulièrement de celles qui
dépendent d'une inflammation locale. Mais la digitale est le médicament de cette classe que j'ai le plus employé et auquel j'accorde
la plus grande confiance dans le traitement des fièvres idiopathiques. Tandis qu'il augmente la force des contractions cardiaques,

il diminue la fréquence du pouls, abaisse la température, augmente la sécrétion urinaire et semble souvent avoir une action salutaire sur les symptômes généraux. Wunderlich (1), Ferber (2) et d'autres observateurs (3) ont fortement conseillé l'emploi de la digitale dans le traitement de la fièvre typhoïde ; ils lui attribuent non-seulement la propriété de diminuer le pouls et la température, mais encore celle de calmer le délire et d'atténuer la gravité des autres symptômes. On peut employer 15 ou 20 gouttes de la teinture ou 50 ou 100 grammes de l'infusion dans les vingt-quatre heures.

L'ergot et la belladone, qui possèdent des propriétés constrictives sur les artères, pourraient diminuer les congestions locales, si fréquentes dans les fièvres continues. Harley affirme que la belladone réduit le pouls, humecte la langue et améliore l'état général. L'antimoine réduit également la fréquence du pouls dans la pyrexie, et il a été très en usage autrefois dans le typhus et les autres fièvres continues. Il n'est presque plus employé aujourd'hui.

5. *Mesures d'hygiène.* — Il faut encore mentionner certaines mesures hygiéniques qui peuvent maintenir le malade dans un certain état de fraîcheur. C'est ainsi qu'on emploiera avantageusement des matelas de crin, ou des matelas à air ou à eau et qu'on maintiendra dans l'appartement une température fraîche et peu élevée.

4. — Soutenir la puissance vitale par une nourriture appropriée et des stimulants ; avoir soin, en agissant ainsi, d'éviter la congestion, et d'augmenter le travail déjà surchargé des organes glandulaires.

1. *Régime.* — Il faut nourrir le malade, même lorsqu'il n'a aucun désir de prendre des aliments ; parce qu'il est lui-même incapable de connaître ce qui lui convient. Mais, comme les propriétés digestives sont altérées, il faut apporter un certain discernement dans le choix et l'administration des aliments. Après le quatrième jour de la fièvre la nourriture doit être donnée à intervalles réguliers, toutes les deux ou trois heures. Si le malade reste longtemps dans un état de stupeur, il faut l'en retirer pour lui faire prendre des aliments et des stimulants ; mais s'il sommeille, il ne faut pas le réveiller pour manger, quoique l'heure habituelle soit arrivée. La tendance qui existe actuellement en Angleterre n'est

(1) *Arch. d. Heilk.*, III, 1862, 97 ; et Wunderlich, 1871, p. 325.
(2) Ferber, 1864.
(3) Thomas, *Arch. d. Heilk.* 1865, VI, 329 ; Nankel, *Arch. d. Heilk.* avril 1869.

pas de laisser les fiévreux mourir d'inanition, mais plutôt de les surcharger de nourriture, il faut éviter de tomber dans cet excès.

Lorsque le malade serre les mâchoires et refuse absolument toute nourriture, il faut essayer de le soutenir soit en injectant des aliments liquides dans l'estomac à l'aide d'un tube passé dans les narines, soit par des lavements nutritifs.

Les aliments doivent être à la fois nutritifs et digestibles et peuvent se composer d'articles variés tels que lait, œufs, pain, potages, vin et bouillons de viandes, etc. Il est probable que dans toutes les fièvres les aliments farineux ne peuvent être digérés à cause de la diminution des sécrétions pancréatiques et salivaires. Je pense avec Gairdner que le lait est le meilleur aliment qu'on puisse donner aux fiévreux et je l'emploie depuis plusieurs années de préférence au thé de bœuf.

Le thé de bœuf paraît quelquefois augmenter la diarrhée, et peut alors être avantageusement épaissi en y ajoutant un peu de gélatine ou d'arrow-root.

2. *Stimulants alcooliques.* — La plupart des médecins du siècle dernier ont recommandé les stimulants alcooliques dans les traitements des fièvres continues, et quelques-uns les ont employés à très-haute dose. Mais pendant le règne de la saignée, c'est-à-dire pendant le premier quart de ce siècle, ils ont été proscrits ou peu employés. Ce n'est que pendant ces dernières années, grâce aux enseignements d'Alison, Graves, Stokes et Todd, qu'ils ont constitué une partie importante du traitement.

Dans mon opinion il y a eu pendant ces dernières années une tendance à abuser des stimulants alcooliques, la simple existence de la pyrexie étant souvent considérée comme une indication pour leur emploi; on a vu souvent donner à des malades de 500 à 1000 grammes d'eau-de-vie par vingt-quatre heures.

Cette pratique est basée sur cette idée que l'alcool est un aliment qui peut soutenir les forces et s'opposer à l'émaciation. Les opinions diffèrent beaucoup sur la question de savoir si l'alcool doit être considéré comme un aliment ou un stimulant médicinal. Les uns prétendent que l'alcool subit des transformations chimiques dans le système, qu'il contribue à la nutrition et à la conservation de la chaleur animale; qu'il nourrit directement et préserve les tissus nerveux, et que, dans les maladies aiguës, il peut remplacer les autres aliments. D'autres prétendent que l'alcool n'est pas transformé dans l'organisme, qu'il est éliminé avec les sécrétions sans avoir subi aucun changement et que, par conséquent, il n'agit pas comme aliment, mais comme médicament. Il serait inopportun d'entrer ici dans une discussion sur ce point. Mon opinion, basée sur une longue expérience, est que l'alcool agit plutôt comme un médicament que comme un aliment, et qu'il présente plus d'analogie avec l'opium et la quinine qu'avec le lait et le thé de bœuf.

Il y a quatorze ans j'ai employé l'alcool sur une grande échelle dans le traitement de la fièvre typhoïde et, comparant les résultats obtenus alors avec ceux de ma pratique actuelle, j'ai acquis la conviction que le cognac n'empêchait pas l'émaciation et la perte des forces musculaires ; la prostration survenait aussi rapidement, et l'émaciation était aussi considérable dans les cas où l'eau-de-vie avait été employée. Des observations plus récentes ont mis en doute ce fait : à savoir, que l'alcool possède la propriété d'empêcher la désintégration des tissus azotés, mais on ne saurait douter que cet agent augmente la force du cœur, active la circulation capillaire et peut aussi, dans beaucoup de cas, faire disparaître le délire occasionné par un trouble de la nutrition cérébrale.

Ainsi que Stokes l'a dit depuis longtemps, les pulsations radiales et les battements du cœur doivent nous guider dans l'administration de l'alcool dans les fièvres. Lorsqu'ils baissent, l'alcool est notre meilleur remède ; lorsqu'ils se maintiennent, l'alcool est inutile et peut même être nuisible. On doit néanmoins se souvenir que, de même que les autres médicaments, l'alcool employé à haute dose est un poison. Il trouble la nutrition, arrête les sécrétions, diminue la quantité d'urine, empêche l'élimination de l'urée et de l'acide carbonique ; il a également l'inconvénient de produire un coma qu'on ne distingue pas d'avec celui de la maladie elle-même, et qui, ajouté à celui de la maladie, augmente considérablement les risques.

Quoique considérant le traitement systématique des fièvres par de grandes quantités d'alcool comme dangereux, je suis loin de proscrire d'une façon absolue l'usage de ce stimulant. Mon expérience me permet de poser les règles suivantes pour l'emploi de l'alcool dans le traitement des fièvres.

A. Les malades au-dessous de trente ans se trouvent généralement mieux sans alcool.

B. Les malades adonnés à l'usage ordinaire de l'alcool doivent en prendre plus tôt et en plus grande quantité.

C. La plupart des malades au-dessus de quarante ans sont améliorés par l'alcool donné au commencement du deuxième septénaire de la maladie ou plus tôt.

D. La principale indication pour l'emploi de l'alcool est fournie par le pouls et l'état du cœur. Un pouls lent, mou, compressible, ondulant, irrégulier ou intermittent, demande de l'alcool. Lorsque les stimulants accélèrent le pouls, ils sont contre-indiqués ; lorsqu'ils se ralentissent, ils peuvent être employés utilement.

E. Une peau sèche est une contre-indication, une transpiration profuse sans amélioration des symptômes généraux est une indication pour l'alcool. Cet agent est également indiqué lorsque les extrémités sont froides et surtout lorsque la température du tronc est élevée.

H. Une langue sèche et brune est une indication pour les stimulants alcooliques, lorsque, par leur emploi, la langue se nettoie et devient humide, on doit les continuer.

I. Le délire n'indique pas toujours l'emploi de l'alcool. Tout dépend de l'état du pouls ; si le délire augmente sous l'influence de l'alcool, il est probablement nuisible ; si le malade devient tranquille, on doit en continuer l'emploi.

K. Règle générale : l'alcool est contre-indiqué lorsqu'il existe une céphalalgie intense, un délire aigu et bruyant, une peau sèche, une coloration rouge des téguments, une injection des yeux et pas de troubles de la circulation. Si l'on emploie l'alcool dans ces circonstances, on ne doit l'administrer que dans les paroxysmes du délire.

L. La prédominance de l'état typhoïde (stupeur, tremblements, subdélirium, soubresauts, évacuations involontaires, etc.) demande de l'alcool.

M. Lorsque l'urine est rare, d'une gravité spécifique faible, contenant peu d'urée et beaucoup d'albumine, l'alcool est contre-indiqué.

N. Règle générale, la présence des complications est une indication pour les stimulants.

Les vins de Porto, de Sherry, l'eau-de-vie, le genièvre sont les stimulants alcooliques les plus employés. Le vin rouge convient parfaitement lorsqu'on n'a besoin que d'un stimulus léger. Quoique quelques praticiens préfèrent le vin aux spiritueux, je ne vois pas de raison qui explique cette préférence. L'eau-de-vie doit être diluée dans de l'eau ou dans du lait, mais lorsque la prostration est extrême et que la peau est froide, il faut donner de l'eau-de-vie chaude ou du punch. Les stimulants doivent être administrés à petites doses et fréquemment répétées. Dans les cas urgents la dose doit être répétée toutes les heures, et la quantité administrée doit être plus considérable le soir et le matin que vers le milieu de la journée parce que c'est généralement vers les premières heures du jour que les forces vitales sont le plus déprimées. Plusieurs ma-

lades ont succombé pour avoir été négligés à ce moment de la
journée.

Il est impossible de donner des instructions précises sur la quantité de vin ou de liqueur nécessaire dans chaque cas. Il est très-rarement nécessaire de donner plus de 120 grammes d'eau-de-vie par
vingt-quatre heures. Aussitôt que les symptômes qui ont nécessité
l'emploi de l'alcool diminuent, la quantité du médicament doit
diminuer progressivement.

3. *Stimulants médicinaux*. — Lorsque la prostration est extrême,
on peut combiner les stimulants médicinaux aux stimulants alcooliques. Les plus employés sont le carbonate d'ammoniaque, les
éthers, le camphre et le musc. Parmi ceux-ci le carbonate d'ammoniaque est le plus employé et est souvent prescrit pendant toute
la durée de la maladie. Quoique les propriétés stimulantes de cet
agent ne soient pas contestables, son emploi ne m'a pas donné
des résultats favorables et son indication me paraît douteuse. Je
puis en outre confirmer les assertions émises par les docteurs Kennedy, Joseph Bell et Lyons qui ont dit que ce médicament employé
à doses répétées peut irriter l'intestin et déterminer de la diarrhée.
C'est pour cette raison que je préfère l'éther à la dose dc 20 à
30 gouttes qu'on peut ajouter à là potion acide. On peut encore
avantageusement ajouter à ces agents le quinquina et la quinine.

Le musc et le camphre peuvent également rendre des services.

Dans des cas de prostration extrême, Quelzer a obtenu de bons
résultats en injectant 30 ou 40 gouttes d'éther sulfurique sous la
peau.

4. *Soutenir les forces*. — On doit prendre également des mesures
afin d'empêcher la déperdition des forces musculaires et ner-
veuses. Aussitôt que la maladie est déclarée, le malade doit être
placé au lit et au repos; tout exercice du corps ou de l'esprit étant
de nature à l'épuiser. Les patients qui au début luttent énergique-
ment contre la maladie sont ensuite en proie à une grande prostration. Il faut, éxcepté dans les cas extrêmes, éviter l'emploi de la
force pour contenir le malade ; les efforts qu'il fait pour reprendre
la liberté de ses membres lorsque ceux-ci sont maintenus par une
camisole, ne font qu'augmenter la débilité musculaire et les souffrances morales. La fermeté jointe à la douceur donnent de meilleurs résultats que la force physique. Dans des cas rares il est
néanmoins nécessaire de contenir le malade pour l'empêcher de
quitter le lit; on emploiera alors des draps roulés qu'on atta-
chera de chaque côté du lit en les faisant passer sur le corps et les
extrémités.

5. — Soulager les symptômes inquiétants.

Beaucoup des symptômes de la fièvre typhoïde, tels que la céphalalgie, l'absence de sommeil et le délire, l'assoupissement et la stupeur, les convulsions, le hoquet, l'albuminurie, etc., doivent être combattus de la même manière que dans les autres affections fébriles, avec cette reserve que les purgatifs énergiques doivent toujours être évités. Certains symptômes cependant, particuliers à la fièvre typhoïde, réclament aussi un traitement spécial. Voici les plus importants de ces symptômes.

1. *Diarrhée* (1). — Il est ordinairement nécessaire d'avoir recours aux astringents lorsqu'il y a plus de deux selles dans les vingt-quatre heures.

Les formes les plus bénignes de la diarrhée sont habituellement arrêtées par un lavement d'amidon, contenant de 10 à 20 gouttes de laudanum, ou par l'addition temporaire de 2 ou 3 gouttes de laudanum à la mixture acide ordinaire. On peut encore employer avec avantage de l'acide sulfurique, qui est plus astringent que les autres acides minéraux.

Lorsque ces médicaments ne réussissent pas ou lorsque l'estomac ne peut pas supporter les acides, on peut employer le sous-nitrate de bismuth véhiculé dans une potion mucilagineuse, l'eau de chaux, le charbon végétal (une cuillerée à café toutes les quatre heures) qui est particulièrement utile quand il y a beaucoup de tympanite en même temps que de la diarrhée, les mélanges de poudre de Dover, de calomel et de carbonate de chaux, l'acétate de plomb. Ce dernier a été longtemps un remède favori à l'Hôpital des fiévreux. On peut le donner en solution à la dose de 10 à 15 centigrammes toutes les quatre ou six heures, avec ou sans l'addition d'un centigramme d'acétate de morphine. Les végétaux astringents ordinaires sont moins efficaces que les médicaments que je viens mentionner.

Lorsque, pour une cause ou pour une autre, les narcotiques même à faibles doses sont contre-indiqués, on doit employer l'acétate de plomb, le bismuth et le charbon de bois ; on peut encore administrer la teinture de cachou à la dose de 3 grammes, toutes les trois ou quatre heures.

Dans tous les cas de fièvre typhoïde où il y a de la diarrhée, de la sensibilité abdominale ou de la tympanite, on pourra employer

(1) On trouvera à la fin du volume un formulaire contenant les principales formules employées par l'auteur dans le traitement de la fièvre typhoïde (trad.).

avec avantage des fomentations sur l'abdomen et des cataplasmes recouverts de taffetas gommé ou de gutta-percha. On peut aussi appliquer par intervalles des linges imbibés de térébenthine ou d'un liniment camphré.

Il peut être utile de connaître les autres méthodes de traitement qui ont été conseillées contre la diarrhée.

Huss recommande fortement de petites doses d'ipécacuanha combiné avec de l'acide phosphorique ou sulfurique, des fomentations sur l'abdomen et, si besoin est, des lavements amidonnés et laudanisés (1). Il y a quelques années, Fouquier, de Paris, préconisa l'alun dissous dans de la gomme. Il en donnait d'abord 1^{gr},20 par jour, et augmentait la dose jusqu'à 4 grammes (2). On peut aussi employer l'alun sous forme de « petit-lait d'alun », qui se prépare en mêlant 4 grammes d'alun à 2 litres de lait bouillant, puis en le passant ; on peut en donner 60 grammes après chaque évacuation de l'intestin.

Le nitrate d'argent administré par l'estomac ou le rectum a été recommandé par beaucoup de praticiens (3). Mais on comprend difficilement comment le médicament puisse être efficace par le rectum, puisque l'iléon est le siége principal de la maladie. Dans des diarrhées graves, après le quatorzième jour, Joseph Bell a employé avec avantage le nitrate d'argent à la dose de 5 à 15 centigrammes en pilules et pris toutes les six ou huit heures (4).

Le sulfate de cuivre est un remède préconisé par quelques médecins ; 1 centigramme environ peut être donné en pilule avec une égale quantité d'opium, ou en potion avec de l'acide sulfurique, de la quinine et quelques gouttes de laudanum. A prendre toutes les quatre ou six heures.

Le sulfate de cuivre et le nitrate d'argent me paraissent être les remèdes les plus efficaces pour la diarrhée due aux « ulcères atoniques » après que la fièvre primitive a cessé.

Le traitement de Trousseau consistait à donner d'abord des doses laxatives de sulfate de soude ou des poudres de Sedlitz qu'il croyait devoir arrêter la diarrhée en altérant les sécrétions et considérait comme particulièrement utiles lorsqu'il existait du météorisme en même temps que de la diarrhée. Si ce traitement ne réussissait pas, il ordonnait un mélange de craie, de chaux et de sous-nitrate de bismuth à prendre de 3 à 8 fois en vingt-quatre

(1) Huss, 1855.
(2) *Brit. and for. med. Rev.* 1836, I, 568.
(3) Yates, 1853 ; Boudin, *Journ. des conn. méd. prat.*, mai 1839.
(4) Bell, 1860, VIII, 385.

heures. Si ces remèdes échouaient, il avait recours à des pilules contenant environ 5 milligrammes de nitrate d'argent (1).

Enfin G. Johnson prétend qu'il ne faut pas traiter la diarrhée, lorsqu'elle existe seule ; quand elle est compliquée de météorisme, il administre une cuillerée à bouche d'huile de ricin ou un lavement laxatif.(2).

2. *Hémorrhagie intestinale.* — Pendant les dix premiers jours de la maladie elle est ordinairement légère, et peut être promptement arrêtée par l'acétate de plomb et la morphine et les lavements amidonnés et opiacés déjà recommandés pour la diarrhée. Quand elle coexiste avec d'autres hémorrhagies, de fortes doses de perchlorure ou de pernitrate de fer seront utilement administrées. Mais quand l'hémorrhagie profuse des intestins se produit seule dans une période avancée de la maladie, le malade est en grand danger et mon expérience est complétement opposée à l'avis récemment émis par W. Gull, « qu'il vaut mieux laisser l'hémorrhagie se guérir d'elle-même » (3). Les remèdes sur lesquels on peut compter le plus sont l'acide tannique, la térébenthine, le ratanhia, l'opium et le seigle ergoté.

J'ai constaté depuis peu que le seigle ergoté était un styptique des plus efficaces, même dans les hémorrhagies les plus profuses. J.-B. Russell (de Glasgow) donne la teinture de seigle ergoté à la dose de 4 grammes toutes les heures, et l'a toujours vue réussir (4). Le seigle ergoté possède aussi cet avantage qu'on peut l'administrer par la méthode sous-cutanée. 15 à 25 centigrammes d'ergotine dissous dans 10 gouttes d'eau distillée peuvent être injectés sous la peau. Avec ces remèdes internes, on doit prescrire un repos parfait ; une vessie contenant quelques morceaux de glace doit être appliquée sur le côté droit de l'abdomen, et on peut faire sucer de la glace au malade. Les stimulants doivent être administrés selon l'état du pouls.

3. *Vomsisements.* — Quand ils surviennent pendant les dix premiers jours de la maladie, ils sont souvent arrêtés par un émétique. Si les vomitifs ne réussissent pas, ou s'ils sont contre-indiqués, ainsi qu'il arrive toujours après le dixième jour (p. 646), on peut employer un sinapisme ou une application de térébenthine à l'épigastre en même temps que l'on place de la glace dans la bouche. Si les vomissements continuent, ce qui est rare, le traitement acide doit être suspendu, et l'eau de chaux ou le bismuth et l'a-

(1) Trousseau, 1861, p. 182.
(2) *Brit. Med. Journ.*, 1867, I, 279.
(3) *Lancet*, 29 juin 1872.
(4) *Glasgow Med. Journ.*, mai 1869.

cide cyanhydrique devront le remplacer. J'ai souvent observé qu'un mélange à parties égales d'eau de chaux et de lait constituait un excellent remède dans ces cas. Le médecin ne doit pas oublier que les vomissements survenant après le quatorzième jour sont souvent le premier symptôme de la péritonite.

4. La tympanite est quelquefois si intense qu'elle arrête la respiration et cause de grandes souffrances au malade, en même temps que la distension intestinale augmente les risques de perforation. Des applications de térébenthine en fomentations constamment appliquées sur l'abdomen sont efficaces dans ce cas, mais on peut avoir recours à d'autres mesures. Les gaz sont principalement dans le côlon, et les lavements sont par conséquent les remèdes les plus efficaces. Les meilleurs lavements sont ceux qui contiennent de l'acide phénique.

Lorsqu'avec la tympanite il y a une constipation prolongée, on peut donner une ou deux cuillerées à café d'huile de ricin dans de l'eau de menthe poivrée ; mais plus communément il y a diarrhée, et alors les remèdes les plus appropriés sont : la térébenthine (p. 286) (1), le charbon, l'acétate de plomb, ou un des remèdes antiseptiques dont il a déjà été question (page 281). D'après le professeur Péter, des petits fragments de glace répandus sur une épaisse couche de farine de graine de lin sont très-efficaces pour combattre la distension tympanitique (2). Si ces mesures ne réussissent pas, les gaz peuvent être retirés en grande quantité par un long tube introduit dans le côlon. Il ne faut pas oublier en traitant la tympanite, qu'elle est souvent un symptôme de la péritonite ; que dans l'état typhoïde elle peut être un signe de faiblesse, et que les stimulants sont alors nécessaires (Voy. aussi page 277).

5. *Sensibilité abdominale.* — Elle est souvent soulagée par des fomentations continuelles ou des cataplasmes sur l'abdomen ; et quand ces moyens ne réussissent pas, on peut ajouter au cataplasme une cuillerée à dessert de laudanum, ou pratiquer des applications de térébenthine sur l'abdomen. Quand la douleur est aiguë, on peut donner des opiacés par l'estomac ou par le rectum ;

(1) Wood recommande la térébenthine dans tous les cas de fièvre typhoïde où il y a tympanite et une langue sèche. Dans certains cas, où la langue, après avoir été nettoyée, devient sèche, rouge et unie (symptôme qui, selon lui, indique un grand danger, et dans tous les cas une cicatrisation lente des ulcères intestinaux et une convalescence prolongée), il regarde la térébenthine presque comme un spécifique. Il la donne en dose de 5 à 20 gouttes toutes les heures ou toutes les deux heures (*Pract. of Med.*, 2ᵉ éd., 1849, I, 328).

(2) *Brit. Med. Journ.*, 1869, II, 450.

ou si le malade est jeune et robuste, et s'il est dans la première période de la fièvre, on peut appliquer de deux à six sangsues sur la région iliaque droite ou autour de l'anus, et l'on obtient souvent un soulagement immédiat et très- grand.

6. *Epistaxis.* — Elle est ordinairement légère et ne réclame aucun traitement ; mais quand elle est profuse, il faut l'arrêter sans délai. On doit donner toutes les heures de l'acide galli-que et de la térébenthine ou de la teinture de seigle ergoté ; on pourra également injecter de l'ergotine sous la peau, ainsi que cela a été recommandé pour l'hémorrhagie intestinale. En même temps, une vessie contenant de la glace sera appliquée sur le front et le nez, tandis qu'une solution d'alun ou de tannin ou une infusion de ma-tico ou de ratanhia sera injectée dans les narines. Si ces mesures ne réussissent pas, les fosses nasales doivent être tamponnées.

6. — Éviter et combattre les complications.

La plupart des complications de la fièvre typhoïde demandent le même traitement que les autres complications des fièvres con-tinues. Il faut toujours s'abstenir de tout remède capable d'irriter les intestins.

Parmi les complications spéciales à la fièvre typhoïde, la plus importante est la péritonite.

1. *Péritonite.* — Quoique les causes de la péritonite ne puissent pas toujours être déterminées avec certitude, elle est due dans la grande majorité des cas à la perforation de l'intestin. Les cas qui paraissent les plus graves permettent cependant de con-server quelque espoir. L'opium est le seul remède que l'on doive employer dans les cas de ce genre ; mais, pour qu'il soit utile, il faut l'employer immédiatement et sans crainte. Pour un adulte, on peut d'abord administrer 10 centigrammes d'opium solide en une seule dose, puis des petites doses de 5 centigrammes toutes les deux ou trois heures jusqu'à ce qu'on ait obtenu une légère stupeur. Quand l'estomac est irritable, l'injection sous-cutanée de morphine est préférable à l'opium pris par la bouche. Les doses varieront avec l'âge et les autres conditions du malade, mais la quantité d'opium supportée est souvent extraordinaire ; on a vu prendre en trois jours 3 grammes, et s'en trouver bien. L'opium doit être donné seul et non combiné avec le calomel qui provoque l'ar-rivée de la bile dans l'intestin, et excite ainsi l'action péristaltique. Le but n'est pas de produire l'absorption de la lymphe (même si le mercure avait le pouvoir de le faire), mais de paralyser les mouve-

ments des intestins de façon à empêcher leur contenu de s'échapper dans le péritoine, et de favoriser la formation d'adhérences. Beaucoup d'auteurs ont recommandé l'application de sangsues sur l'abdomen lorsque survient la péritonite, mais l'extrême prostration et la circonstance que la mort est souvent due à l'asthénie, condamne un tel moyen. La douleur et la tension de l'abdomen seront aussi adoucies par des fomentations chaudes, des cataplasmes de son et des applications de térébenthine; mais un moyen plus certain de réduire l'inflammation est de couvrir le ventre d'une vessie pleine de glace ou d'un cataplasme glacé tel qu'il a été indiqué au traitement de la tympanite. En même temps, le malade devra être tenu dans un état de repos absolu, et ne quittera le lit sous aucun prétexte; la nourriture devra être liquide et donnée en petites quantités à la fois de manière à ce que l'estomac puisse l'absorber. Une cuillerée à bouche de lait ou d'eau et d'eau-de-vie glacée peut être donnée toutes les heures ou toutes les demi-heures. La grande quantité d'aliments qu'on donne quelquefois ne peut manquer, selon moi, d'être nuisible. Joseph Bell a traité avec succès plusieurs cas par l'opium et une diète absolue; pendant les deux ou trois premiers jours, il ne permettait en fait de nourriture qu'une cuillerée à bouche d'eau ou d'eau panée tous les quarts d'heure (1). Si le malade va bien, nous devons nous garder d'intervenir dans la constipation produite par l'opium; on a vu que dans certains cas l'administration maladroite d'une purgation semblait rompre les adhérences et produire une nouvelle et fatale attaque de péritonite. Quand les symptômes de perforation sont suivis d'une grande distension abdominale, E. Friedrich (2) et d'autres (3) ont recommandé de retirer les gaz intestinaux par une ponction.

Malgré les précautions que nous avons recommandées, la péritonite se termine en général par la mort; il importe donc de tout faire pour l'éviter. En se rappelant que la rupture du péritoine dénudé est un des moyens par lesquels la perforation a lieu, il est de la première importance d'empêcher tout mouvement qui pourrait favoriser une telle lacération. L'attention sur ce point est particulièrement nécessaire dans les cas bénins dans lesquels le malade peut se lever sans aide et dans lesquels la perforation peut facilement se produire (Voir page 260). C'est une bonne habitude de ne pas permettre au malade de se lever pour aller à la chaise de nuit, après le quatorzième jour de la maladie, jusqu'à ce que la

(1) Bell, 1860, VIII, 386.
(2) *Prag. Vierteljahrs f. prakt. Heilk.*, 1868, II.
(3) Stein, *Deutsch. Arch. f. Klin. Med.*, 1869, VI, 454.

convalescence soit franchement établie, et pas même à ce moment,
si on a quelque raison de croire que les ulcères sont devenus atones
au lieu de se cicatriser. Dans les périodes avancées de la maladie, le médecin ne devrait palper l'abdomen qu'avec les plus
grands ménagements ; et, pendant le cours de la maladie, toute
forte purgation et toute nourriture solide doivent être évitées.

2. Contre la *laryngite*, un petit vésicatoire peut être appliqué à
droite ou à gauche au-dessous des angles de la mâchoire, tandis
que tout le cou sera enveloppé dans un cataplasme. On pourra
avoir recours aussi à toutes les mesures recommandées pour l'œ-
dème aigu de la glotte. Si ces mesures ne donnent pas de résultat
satisfaisant, et si la suffocation paraît imminente, on pourra faire
l'opération de la trachéotomie, sans perdre un instant, et il
pourra être satisfaisant de savoir que, dans un très-grand nombre de cas, elle a parfaitement réussi (1).

Traitement de la convalescence. — Les convalescents de la fièvre
typhoïde réclament plus de soins et d'attention que ceux des autres fièvres continues. Pendant que les ulcères intestinaux se cica-
trisent, il est évident que des purgatifs et une nourriture mal appropriée pourraient produire de graves accidents. Pour que les
selles soient régulières, on donnera tous les deux jours des laxatifs
si c'est nécessaire ; mais un mois après la cessation de la pyrexie,
de petites doses d'huile de ricin et un lavement simple sont les
seuls moyens auxquels on doive avoir recours pour obtenir ce résultat. Malgré les exigences de l'appétit du malade, la nourriture
doit tout d'abord être restreinte à certains aliments tels que du
lait, des œufs, des farineux, des gâteaux légers, du thé de bœuf, du
thé de poulet, ou de la gelée de pied de veau. On ne devrait permettre la viande que huit jours au moins après la fin de la pyrexie,
et pas même alors s'il y a quelques signes de trouble intestinal ;
avant de donner de la viande, il est même bon de donner pendant
un ou deux jours à titre d'essai un morceau de sole bouillie, d'é-
perlan ou de merlan. Les boissons fermentées ne devraient pas
être données avant la viande, car elles exposent au dérangement
intestinal. Quand la convalescence est lente, la quinine, les acides

(1) Pachmayr a réuni 46 cas dans lesquels la trachéotomie a été pratiquée pour
la *perichondritis laryngea* dans la fièvre typhoïde. Sur les 46, 26 moururent :
6 pendant l'opération, 6 au bout de quelques heures, et les autres entre le troisième et le quatrième jour. Les causes de la mort étaient : l'asphyxie, 13 ; l'hémorrhagie, 3 ; la pyohémie, 3 ; la pneumonie, 3 ; la gangrène des poumons, 3 ; et
la péricardite, 1. (*Verhandl. der phys. med. Gesellschaft in Würzburg*, 1868, Bd. I.)
Pour des cas de succès, voir aussi Trousseau, 1861, p. 97, et *Schmidt Jahrb*,
vol. CXIX, p. 331 ; vol. CXXXIV, p. 114 : vol. CXXXV, p. 241 ; vol. CXXXVII,
p. 263.

minéraux, le fer, l'huile de foie de morue, le changement d'air sont indiqués.

Lorsque la diarrhée persiste pendant la convalescence, on doit ordonner de la façon qui a déjà été prescrite (pages 281, 284) l'acétate de plomb, le sulfate de cuivre, ou le nitrate d'argenl, et le malade doit être maintenu au lit. En même temps, il est bon de se rappeler cette remarque de Trousseau que, lorsqu'il y a une grande maigreur, spécialement dans des cas qui ont été traités par un système trop affaiblissant, les vomissements et la diarrhée peuvent avoir purement un caractère nerveux, et être guéris rapidement par une nourriture solide. La possibilité de la perforation, de l'hémorrhagie ou d'une rechute quand la convalescence paraît progresser favorablement, doit toujours être prévue, et, dans tous les cas, il est important de continuer à prendre la température une fois chaque soir, au moins pendant deux semaines après le commencement de la convalescence.

CHAPITRE XIV

DES DISTINCTIONS SPÉCIFIQUES DU TYPHUS ET DE LA FIÈVRE TYPHOÏDE

Je me propose de considérer dans ce chapitre les principaux arguments en faveur de la distinction spécifique du typhus et de la fièvre typhoïde, dérivés en premier lieu de leurs symptômes et de leurs apparences *post mortem*, et, en second lieu, de leur étiologie.

A. — SYMPTOMES ET APPARENCES *post mortem*.

En comparant l'histoire clinique et les lésions anatomiques des deux maladies, un observateur impartial ne peut manquer d'admettre que les cas typiques présentent un contraste frappant. D'un côté, nous avons une fièvre d'un type plus ou moins rémittent avec une lésion anatomique définie, caractérisée par des taches rosées lenticulaires apparaissant par poussées successives, par de la diarrhée, de la sensibilité abdominale, des hémorrhagies intestinales et nasales, la dilatation des pupilles, et une durée en moyenne de trois

(1) Trousseau, 1861, p. 188.

à quatre semaines : d'un autre côté, nous avons une fièvre d'un
caractère plus continu, sans lésion anatomique définie, caractérisée par une éruption semblable à celle de la rougeole et dont les
taches sont souvent converties en pétéchies, par une odeur particulière, et par une grande tendance à la stupeur, à la contraction
des pupilles, et dont la durée moyenne, sauf complications, excède
rarement quatorze jours (1). Mais quoique les histoires cliniques
des deux maladies soient dans la plupart des cas tout à fait différentes, il est certain que beaucoup de symptômes sont communs à
toutes deux, et que tels symptômes qui caractérisent l'une sont
quelquefois absents, tandis que parfois ils se rencontrent dans l'autre. Ainsi, par exemple, le typhus peut être compliqué de diarrhée
ou d'hémorrhagies, alors que les intestins peuvent être constipés
dans la fièvre typhoïde, et la pyrexie et l'état typhoïde sont communs aux deux maladies. De plus, même dans ces sortes de cas,
si l'une ou l'autre des éruptions existe, on peut porter avec certitude un diagnostic sur l'état des intestins. Si au milieu des circonstances dont il s'agit, il n'y a pas d'éruption, le diagnostic peut
être difficile. Mais, comme Louis l'a observé il y a longtemps, la
difficulté n'est pas plus grande que dans beaucoup d'autres maladies qui passent généralement pour être plus aisément distinguées (2) ; il est très-rare de rencontrer dans la pratique des cas
dans lesquels on ne puisse faire un diagnostic correct. La difficulté
s'élève bien plus souvent pour diagnostiquer la fièvre typhoïde
d'avec d'autres maladies universellement reconnues pour en être
très-distinctes (Voir pages 207 et 210).

D'après mes propres observations et d'après une étude attentive
des observations réunies par d'autres médecins, je crois que les
deux propositions suivantes pourront être utiles.

I. *Quand les taches roses lenticulaires décrites à la page 112 apparaissent par poussées successives dans le cours de la fièvre continue, les
lésions abdominales de la fièvre typhoïde sont invariablement présentes.*

II. *Quand l'éruption du typhus se montre dans le cours de la fièvre continue, les lésions abdominales de la fièvre typhoïde sont absentes.*

Pour ajouter aux preuves en faveur de ces deux propositions
auxquelles j'ai déjà fait allusion (pages 25, 233), on peut dire que,
pendant vingt-trois ans, plus de mille autopsies de malades
morts de fièvre ont été faites à l'Hôpital des fiévreux sans qu'une
seule exception ait été notée.

Des assertions opposées ont été émises parfois, mais le petit

(1) Voyez plus loin la définition du typhus.
(2) Louis, 1841, II, 324.

nombre des cas qui sont en leur faveur montre que les exceptions sont très-rares, et, dans mon opinion, la plupart, sinon tous, sont sujets à l'une ou à l'autre des objections suivantes.

1. Aucune signification définie n'a été attachée aux noms employés pour désigner les éruptions; et on a fondé des arguments sur les noms donnés à l'éruption par différents observateurs, au lieu de les fonder sur les caractères de l'éruption dans chaque cas. Sans aucun doute il y a eu beaucoup de confusion dans les discussions, puisque différents observateurs employaient le même nom pour désigner des éruptions différentes. Ainsi, un auteur qui soutient l'identité du typhus et de la fièvre typhoïde, parle des taches rosées caractéristiques de la fièvre typhoïde comme se convertissant en pétéchies (dans un cas où les intestins étaient sains); un second argumente comme si tous les cas de fièvre continue avec *des taches* étaient le typhus, et comme si la fièvre typhoïde n'avait pas d'éruption particulière; un troisième applique le terme *taches rosées* à la plus légère éruption de typhus; un quatrième emploie le terme *pétéchies roses*, et un troisième rapporte un cas caractéristique de *fièvre typhoïde (sic)* avec une *éruption en forme de mûres (mulberry rash)*. Ce manque de précision dans la nomenclature indique, pour quelques-uns des cas, comment il se fait que la fièvre typhoïde et le typhus ont été désignés comme ayant une origine commune. Par exemple, d'un cas qui fut rapporté il y a des années dans un des journaux de médecine, on pensa pouvoir conclure que le typhus et la fièvre typhoïde tiraient leur origine d'un même poison. La démonstration se bornait simplement à ceci. Le médecin qui rapporta le cas soignait un membre d'une famille ayant une fièvre avec des poussées successives de *taches rosées*, et il fut informé par un autre praticien qu'un second membre de la même famille avait en même temps la fièvre avec une *éruption de mûres* (1). Quels que soient les détails de ce cas, la preuve manquait entièrement pour établir la conclusion que l'on en tirait. Si le médecin en question s'était reporté au numéro du journal précédant seulement d'une quinzaine celui dans lequel le cas était rapporté, il aurait trouvé le récit d'un cas de *fièvre typhoïde* avec des *symptômes marqués*, l'un d'eux présentant *une très-distincte éruption de mûres*. Un autre médecin se refuse à ce qu'il y ait aucune différence entre les taches rosées lenticulaires de la fièvre typhoïde et l'éruption du typhus, et cependant, afin de prouver que les deux fièvres sont les mêmes, il rapporte deux cas dans lesquels une *éruption du typhus* fut observée pendant la vie, et les lésions

(1) *Lancet*, 6 février 1858.

anatomiques de la *fièvre typhoïde* furent découvertes après la mort; mais à moins qu'une signification bien définie ne soit attachée au terme *éruption typhique*, comme distincte de l'éruption de la fièvre typhoïde, il est inutile de discuter la question. Ainsi que l'a dit Jacquot en parlant du seul chirurgien français de l'armée de Crimée qui soutenait que les lésions de la dothiénentérite se rencontraient dans le typhus : « comme il confesse qu'il ne peut distinguer un typhus d'une fièvre typhoïde, son assertion n'a dès lors plus rien d'étrange (1). »

2. Les taches du typhus d'un rouge plus clair ont été prises pour l'éruption de la fièvre typhoïde. Les taches du typhus, dès leur apparition, sont souvent légèrement élevées au-dessus de la surface et disparaissent à la pression, et il peut être difficile à première vue de les distinguer des *taches rosées lenticulaires*. Mais si ces taches sont examinées pendant vingt-quatre ou quarante-huit heures, elles deviennent plus foncées, ne disparaissent plus par la pression, et sont habituellement de plusieurs couleu rs .

Ces variations caractérisent l'éruption du typhus, et sont incompatibles avec celle de la fièvre typhoïde (Voy. p. 112). Il n'est dès lors pas surprenant que les lésions de la fièvre typhoïde aient été absentes dans un cas rapporté par Kennedy, de Dublin, à la Société medico-chirurgicale de Londres; cas dans lequel plusieurs des taches que l'on pensait être caractéristiques de la fièvre typhoïde, ne purent être distinguées des vraies pétéchies à la fin du quatrième jour de leur apparition (2). Il est probable que la plupart des cas, dans lesquels on a dit que les taches rosées coexistaient avec des pétéchies ou avec une éruption de *mûres*, admettaient une explication analogue. Il est à remarquer que Huss, à l'ouvrag e duquel on a si souvent recours pour prouver l'identité du typhus et de la fièvre typhoïde et qui parle de la fréquente coexisten ce de *taches rosées lenticulaires* avec l'éruption pétéchiale du typhu s, ne fait pas allusion aux taches roses qui précèdent, qui sont converties en pétéchies du typhus, et qui peuvent d'abord être légèrement élevées et disparaître par la pression. Les *taches lenticulaires* de Huss (symptômes de l'*éruption typhoïde* de cet auteur) comprenaient toutes les taches qui se montraient pendant le cours de la fièvre, et qui n'étaient ni pétéchies ni sudamina (3). Il faut avoir ce

(1) Jacquot, 1858, p. 256.
(2) « A la fin du quatrième jour qui suivit leur première apparition, il m'était impossible d'en distinguer quelques-unes des véritables pétéchies. Celles-ci étaient bien plus grandes, plus foncées et plus irrégulières que les autres. » *Med. Times and Gaz.*, 17 mars 1862, et *Lancet*, 24 mars 1860.
(3) Huss, 1855, p. 86.

fait présent à l'esprit en étudiant son ouvrage. Il arrive quelquefois dans le typhus que des taches, disparaissant par la pression, coexistent avec des pétéchies, mais le point important est celui-ci : quand quelques-unes de ces taches cessent de disparaître par la pression ou se convertissent en pétéchies, l'éruption n'est pas celle de la fièvre typhoïde, et les intestins sont trouvés sains après la mort.

3. Les pétéchies ont été souvent regardées comme l'éruption caractéristique du typhus. On les trouve dans beaucoup d'autres maladies, tandis que, ainsi que cela a déjà été établi, l'éruption du typhus ne peut jamais devenir pétéchiale. Les pétéchies ne constituent par conséquent pas l'éruption caractéristique du typhus ; et le fait de les avoir rencontrées dans certains cas de fièvre dans lesquels les intestins ont présenté après la mort les lésions de la fièvre typhoïde, ne prouve nullement que le typhus et la fièvre typhoïde soient identiques.

4. D'autres conditions morbides des glandes de Peyer et des glandes isolées de l'intestin, telles que les lésions produites par les dépôts tuberculeux (barbe rasée des pathologistes français), ou la légère dilatation observée dans la fièvre scarlatine, la petite vérole et beaucoup d'autres maladies, et même leur état sain, ont été prises pour les lésions spécifiques de la fièvre typhoïde (Voy. p. 247). H. Kennedy, l'un des plus habiles antagonistes de la distinction spécifique du typhus et de la fièvre typhoïde, admet qu'il lui a quelquefois été impossible de distinguer les lésions de la fièvre typhoïde et les affections tuberculeuses des intestins, et demande si ces lésions ne pourraient pas être dues à la diathèse scrofuleuse (1).

Joseph Bell, de Glasgow, soutenait que les lésions anatomiques du typhus et de la fièvre typhoïde étaient identiques, et que, en fait, il n'existait pas de typhus sans les lésions intestinales de la fièvre typhoïde. Les opinions contraires de beaucoup d'observateurs distingués ont été combattues par cette assertion que les lésions étaient quelquefois si peu accusées, qu'il fallait recourir au microscope pour les découvrir (2). Les lésions de la fièvre typhoïde n'ont pas besoin d'instruments grossissants pour être découvertes à quelque période de la fièvre que survienne la mort, même tout à fait au début (3).

(1) Kennedy, 1860, p. 223 et 1873.
(2) Bell, 1860.
(3) J'ai employé le microscope pour examiner les intestins de plusieurs cas de typhus, mortel après le dixième jour ; mais je n'ai jamais rien découvert qui ressemblât le moins du monde aux lésions telles que je les ai vues dès le second ou le sixième jour de la fièvre typhoïde. (Voy. p. 235.) Barallier a aussi employé le microscope, et est arrivé à la même conclusion.

Si l'on considère les arguments énoncés dans ces quatre paragraphes, on verra qu'il est très-rare de rencontrer des cas qui contredisent l'exactitude des propositions émises au commencement de ce chapitre.

Je suis néanmoins prêt à admettre que, dans des cas très-rares, les éruptions du typhus et de la fièvre typhoïde peuvent coexister, et que si la mort survient dans ces circonstances, on trouvera les lésions de la fièvre typhoïde dans les intestins. Mais si ces cas rares servaient à prouver l'identité du typhus et de la fièvre typhoïde, la même argumentation nécessiterait cette conclusion que toutes les maladies aiguës spécifiques émanent d'un même poison ; et que la petite vérole, la scarlatine et la fièvre typhoïde sont des maladies identiques. On a déjà démontré dans cet ouvrage que le typhus et la scarlatine, la fièvre typhoïde et la scarlatine, la variole et le typhus coexistent parfois dans l'organisme humain (page 197). Les faits rapportés par Marsan (1) et par beaucoup d'autres observateurs prouvent surabondamment que des personnes peuvent être attaquées en même temps de la variole et de la scarlatine, et j'ai de plus collectionné de nombreux cas, démontrant l'existence temporaire dans l'organisme de deux des maladies que l'on croit provenir de différents poisons spécifiques (2). Si un poison peut produire un certain groupe de symptômes, et si un second poison peut engendrer un autre groupe, une combinaison des deux poisons peut faire naître un troisième groupe de symptômes, partageant les caractères des deux premiers, sans que l'on doive nécessairement conclure que les deux premiers groupes de symptômes sont simplement des manifestations différentes du même poison. Il y a quelques années j'ai publié l'observation de trois cas, dans lesquels les malades parurent souffrir simultanément du typhus et de la fièvre typhoïde, ayant été exposés aux poisons des deux maladies (3). Dans les cas suivants les malades ont contracté le typhus à l'Hôpital des fiévreux, pendant qu'ils avaient la fièvre typhoïde pour laquelle ils avaient été admis.

Observation XLVI. *Coexistence du typhus et de la fièvre typhoïde.* — Georges B..., âgé de 14 ans, admis à l'Hôpital des fiévreux, le 3 *juin* 1862. Il était malade depuis dix jours, et, au moment de son admission, il présentait tous les symptômes de la fièvre typhoïde. Pouls, 108. Langue humide et présentant des fissures ; ventre distendu et sensible au niveau du cœcum ; deux selles liquides. Plusieurs taches rosées lenticulaires bien

(1) *Med. chir. trans.*, vol. XXX.
(2) Murchison, 1859.
(3) *Ibid.*, p. 197.

marquées. Deux des sœurs de cet enfant avaient été admises environ une quinzaine auparavant avec la même fièvre qui avait suivi son cours habituel. Les deux avaient eu des taches rosées lenticulaires, et une était morte d'hémorrhagie intestinale. Le garçon fut placé dans une salle où il y avait beaucoup de typhiques.

Le 12 *juin*, de nouvelles taches lenticulaires furent observées; peau chaude et sèche, langue humide avec fissures; ventre sensible; intestins encore relâchés. Pouls 80. Intelligence nette. Légère céphalalgie.

Le 17 *juin* (*environ le 22e jour*). Langue rouge et sèche au centre; ventre sensible et tympanitique; une selle. Des taches lenticulaires encore distinctes, et le tronc couvert d'une éruption foncée comme celle du typhus. Pouls 90. Céphalalgie beaucoup plus intense.

18 *juin*. L'éruption s'est développée et est bien celle du typhus sans ue l'on puisse s'y méprendre; on peut distinguer en même temps quelques taches roses lenticulaires, circulaires, élevées, de la fièvre typhoïde, et qui avaient été au préalable entourées d'encre.

19 *juin*. Pouls 90. Pas de selles pendant deux jours. Expression stupide, ne comprend pas trop quand on lui parle.

20 *juin*. L'éruption est un peu moindre, mais est encore distincte. Plusieurs nouvelles taches lenticulaires. Le malade fut visité par M.-P. Stewart, qui put constater l'existence des deux éruptions. Intestins encore constipés.

21 *juin*. Une nouvelle tache lenticulaire; l'éruption persiste. Aucune tache lenticulaire nouvelle ne parut après cette date; mais l'éruption était encore visible le 26 *juin*.

Le malade sortit guéri de l'hôpital, le 8 *juillet*.

OBSERVATION XLVII. *Coexistence du typhus et fièvre typhoïde.* — Henry W..., agé de 25 ans, admis à l'Hôpital des fiévreux, le 10 *janvier* 1853, étant malade depuis le 6. Il venait de Croydon, à dix milles de Londres, où la fièvre typhoïde (mais non le typhus) sévissait depuis quelques mois. Un autre malade de la fièvre typhoïde fut admis en même temps; il venait de la même maison. Il y avait plusieurs cas de typhus dans les salles où étaient ces malades Les principaux symptômes d'Henry W... étaient des étourdissements, de la céphalalgie, des vomissements, rougeur de la face, sommeil troublé, perte d'appétit, pouls variable, des taches roses lenticulaires. Plusieurs de ces taches furent notées jusqu'au 2 *février* (28e jour).

Le 30 *janvier* (25e jour), le malade se plaignit de frissons irréguliers, alternant avec des rougeurs subites. La céphalalgie revint; et la langue qui, quelques jours auparavant, avait été claire et humide, devint chargée. Le pouls, qui depuis plusieurs jours n'avait jamais excédé 72, s'éleva à 86. Pendant les quelques jours qui suivirent, le malade se plaignit beaucoup de céphalalgie, de douleurs dans les membres, de soif et de diarrhée.

Le 4 *février*, le pouls était à 120, et le corps était couvert d'une éruption de typhus bien marquée. Il y eut dix selles. L'éruption continua très-copieuse pendant dix jours, et pendant tout ce temps il y eut de la diarrhée.

Le 5 *février*, il y eut une copieuse epistaxis. Parfois du délire, et, pendant cinq jours, le pouls resta à 132 sans aucune variation. Entre le 40e et le 41e jour, ou vers le 14e jour de l'attaque du typhus, le pouls tomba de 120 à 72, et, à partir de ce moment, le malade devint rapidement convalescent.

Dans le cas suivant, le malade parut avoir été exposé aux deux poisons du typhus et de la fièvre typhoïde avant d'entrer à l'hôpital.

OBSERVATION XLVIII. *Coexistence supposée du typhus et de la fièvre typhoïde.* — Norah H..., âgée de 16 ans, admise à l'Hôpital des fiévreux, en *décembre* 1857, le 8e *jour* d'une attaque de fièvre. Son corps était couvert d'une éruption typhique bien marquée, et la malade présentait tous les symptômes ordinaires du typhus, savoir : langue sèche et brune ; intestins constipés ; expression lourde, confuse ; pupilles petites et subdélirium.

Le 11e jour l'éruption typhique diminua, et fut suivie de taches lenticulaires rosées, qui sortirent par poussées successives pendant plus d'une semaine, et qui furent accompagnées des symptômes suivants : diarrhée, sensibilité abdominale, langue rouge et pupilles dilatées. Une quinzaine de jours avant l'admission de cette jeune fille, elle avait couché hors de chez elle, dans le même lit qu'une autre jeune fille qui avait la *fièvre*. Le père et le frère de cette seconde jeune fille furent admis à l'Hôpital des fiévreux avec le typhus bien caractérisé. D'un autre côté, il fut certain que la maison dans laquelle demeurait Norah H... avait un système d'égouts très-mauvais, et que les cabinets avaient été tellement négligés qu'ils étaient devenus infects.

Depuis la publication de ces faits, différents observateurs en ont également noté plusieurs autres aussi concluants. Dans l'un observé par Peacock (1) l'éruption du typhus apparut le vingt-troisième jour; trois le furent par T.-J. Maclagan (2); un par M. Ward (3); et un par J.-W. Miller (4). D'après ces observations, il est évident que la coexistence accidentelle des éruptions du typhus et de la fièvre typhoïde, ou même la découverte des lésions de la fièvre typhoïde dans un cas où une éruption de typhus a été observée pendant la vie n'est pas une preuve que les deux fièvres en question émanent d'un même poison. Ces circonstances sont de très-rares exceptions à la règle générale, et ne sont pas, en fait, plus communes que l'existence simultanée de la fièvre typhoïde et de la scarla-

(1) Peacock, 1862, p. 138.
(2) Maclagan, 1867.
(3) *Med. Press. and. Circ.*, 13 février 1867.
(4) Miller, 1868 ; voir aussi Kennedy, 1866.

tine ou de la scarlatine et de la variole. Depuis 1861, les typhiques ont été soignés à l'Hôpital des fiévreux de Londres dans des salles différentes des malades de la fièvre typhoïde ; pendant neuf années (1862-1870), 14,589 cas de typhus furent admis, et 3,555 cas de fièvre typhoïde ; dans deux cas seulement, et ils étaient encore très-douteux, on a soupçonné quelque peu l'existence simultanée des deux maladies. On ne peut donc pas dire que le typhus et la fièvre typhoïde se confondent constamment.

Les observations recueillies par Landouzy pendant l'épidémie de la prison de Reims en 1839-1840, et auxquelles on a eu si souvent recours pour prouver l'identité du typhus et de la fièvre typhoïde, doivent être rapprochées des cas que je vais citer. La fièvre attaqua 138 personnes dont 17 moururent. Elle ressemblait au typhus par sa contagiosité, sa courte durée, et était caractérisée dans la plupart des cas par la constipation, la congestion de la conjonctive, une grande stupeur, la présence prématurée du délire, une odeur de souris, et la présence de l'éruption du typhus. Elle attaqua aussi les personnes qui avaient eu antérieurement la fièvre typhoïde, mais épargna celles qui avaient souffert du typhus vingt-cinq ans auparavant. D'un autre côté, il est établi que, dans quelques-uns des cas, les taches rosées lenticulaires furent mélangées à l'éruption du typhus. Cette observation laisse le champ libre à cette objection, que Landouzy n'admettait pas que les taches du typhus disparussent jamais à la pression, et qu'il paraissait douter si les taches de cette nature, décrites par Stewart comme existant dans le typhus, n'étaient pas des taches rosées lenticulaires (1). On examina les intestins de 6 des 17 cas mortels, et l'on dit qu'ils présentaient les lésions de la fièvre typhoïde. Sur ces 6 cas, on n'en a noté que 2 dans lesquels il avait été observé que les lésions n'étaient pas aussi caractéristiques de la fièvre typhoïde, que Landouzy l'avait dit (2). Dans 1 des 2 cas, elles étaient si légères que les trois collègues et les élèves de Landouzy, après avoir ouvert l'intestin et l'avoir examiné soigneusement, s'écrièrent d'abord, que, à leur grande surprise, ils ne

____

(1) Landouzy, 1842, p. 325.

(2) Nous ne savons pas si Landouzy a pu expliquer ce cas ; les altérations qu'il signale ne sont pas suffisamment définies pour se rapporter à la définition de la fièvre typhoïde de Louis (*Brit. and. for. med. chir. Rev.*, juillet 1851). « Les apparences décrites par Landouzy sont parfaitement connues des observateurs allemands comme dépendant d'une condition catarrhale de la membrane muqueuse, ce qui peut se produire dans le typhus comme dans la pneumonie, aussi bien que dans toute maladie aiguë. Aucun observateur habile ne pourrait confondre cet état avec le dépôt typhoïde formé par les plaques de Peyer et au-dessous d'elles. » (*Flint*, 1852, p. 243.)

pouvaient découvrir aucune lésion (1). Mais en acceptant même les faits comme les a rapportés Landouzy, ils ne prouvent pas l'identité du typhus et de la fièvre typhoïde. Bartlett, dans la première édition de son ouvrage, a suggéré la pensée que les causes des deux poisons s'étaient trouvées réunies à Reims, et qu'il en était résulté une combinaison hybride des deux maladies (2). Il est généralement admis que les causes de la fièvre typhoïde existent constamment dans toute la France, et il a été prouvé que la fin de l'automne (époque à laquelle l'épidémie de Reims a commencé) est la saison la plus favorable au développement et à l'action de ces mêmes causes. D'un autre côté, il a été reconnu que les prisonniers avaient été exposés aux causes du typhus. L'origine de l'épidémie, en fait, fut attribuée à une trop grande agglomoration d'individus. Il est remarquable que Landouzy lui-même arrivait à cette conclusion que la fièvre à Reims n'était pas identique à la fièvre typhoïde ordinaire de France, quoique ses observations aient été si souvent citées pour appuyer une opinion opposée.

B. — ÉTIOLOGIE.

Des arguments encore plus concluants en faveur de la distinction spécifique du typhus et de la fièvre typhoïde dérivent de leur étiologie.

1. *Les deux fièvres n'ont aucune communauté d'origine.* — Une fièvre ne donne pas naissance à l'autre. Si le typhus et la fièvre typhoïde provenaient du même poison, on devrait journellement observer qu'une fièvre engendre ou propage l'autre, et que les deux fièvres sévissent en même temps dans la même famille ou dans la même maison. Mais les expériences faites ne nous permettent pas d'admettre rien de tout cela.

En 1849, sir W. Jenner montrait comme le résultat de recherches faites pendant trois années à l'Hôpital des fièvreux, que, lorsqu'une fièvre continue éclatait dans une famille ou dans une maison, tous les cas appartenaient au typhus, ou à la fièvre typhoïde, les deux fièvres n'existant jamais ensemble, et de là il concluait que leurs causes spécifiques devaient nécessairement être différentes (3).

Ma propre expérience est d'accord avec celle de W. Jenner. J'ai

(1) Landouzy, 1842, p. 316.
(2) Bartlett, 1842.
(3) Jenner, 1849 (1).

vu maintes et maintes fois de six à dix membres d'une même famille, dont l'âge variait de 2 à 60 ans et plus, être attaqués du
typhus, chacun présentant l'éruption caractéristique. Il en était de
même avec la fièvre typhoïde. Lorsqu'un cas de fièvre typhoïde se
déclare dans une famille, les cas seront des fièvres typhoïdes. Ni
l'âge, ni le sexe, ni le tempérament, ni aucune particularité indivi-
duelle n'ont affecté la forme de la fièvre le moins du monde. Pendant vingt-trois ans (de 1848 à 1870), 18,268 cas de typhus et 5,988
cas de fièvre typhoïde furent admis à l'Hôpital des fièvreux. Très-
fréquemment, plusieurs membres d'une famille ou des locataires
d'une même maison ont été admis en même temps, mais des cas
de typhus et de fièvre typhoïde ne provenaient jamais de la même
maison, à moins qu'il n'y eût un intervalle de bien des mois ou
même de plusieurs années. Il y eut cinq ou six exceptions qui méritent d'être notées comme indiquant la prudence nécessaire à
employer dans la recherche de ces cas. Un garçon âgé de 16 ans
fut admis le 19 septembre 1848 avec la fièvre typhoïde, et le 10 octobre, son père fut admis avec le typhus. Mais la mère de ce jeune
garçon était venue le voir à l'Hôpital des fièvreux et avait pu trans-
porter le poison du typhus à son mari. De plus, le père avait été
peu exposé à une contagion émanant de son fils, qui, étant un va-
gabond, et vivant en mésintelligence avec sa famille, *était loin de
la maison quand il tomba malade*. Voici les circonstances d'un autre
cas exceptionnel. En novembre et décembre 1851, quatre domestiques furent admises à l'hôpital, venant d'un hôtel dans Haymarket.
Elles avaient toutes la fièvre typhoïde, et dans le mois de janvier suivant, une domestique, venant de la même maison, fut admise avec
le typhus. Cette malade du typhus, cependant, était une de celles
qui avaient été admises l'année précédente avec la fièvre typhoïde.
Elle n'avait quitté l'hôpital que dix jours avant sa réadmission, et
sans aucun doute elle y avait contracté le typhus pendant sa convalescence. Dans les autres cas exceptionnels, les amis des malades qui étaient à l'hôpital avec la fièvre typhoïde avaient contracté
le typhus en venant les visiter.

Peacock et Wilks ont invariablement observé les mêmes faits
dans les hôpitaux de Saint-Thomas, du *Royal-Free* et de Guy (1).
A. P. Stewart m'a assuré que, pendant douze ans, il n'avait jamais
vu une seule exception à cette règle à l'hôpital de Middlesex.

Ces observations ne s'appliquent pas à Londres seulement
comme on l'avait allégué. En 1842 John Reid a observé que tous
les cas de fièvre typhoïde qui ont été disséqués dans l'Infirmerie

____

(1) Peacock, 1856 ; Wilks, 1855.

d'Édimbourg pendant trois années et demie, étaient venus de Lin-
lithgow, Anstruther, et autres endroits du Fifeshire, et pas un
d'Édimbourg même où le typhus avait été très-dominant. Ce même
professeur Goodsir demontra, après de nombreuses autopsies, que
tous les cas de fièvre qu'il avait eus dans son service à Anstruther
pendant cinq ans appartenaient à la fièvre typhoïde (1). En 1846-
1847, la fièvre typhoïde sévit d'un façon inusitée à Édimbourg;
mais il fut démontré par Waters (2) et par W. Robertson (3) que
les cas éclatèrent dans le voisinage d'Édimbourg ou dans les quartiers les plus sains de la nouvelle ville, où le typhus n'a pour ainsi
dire presque jamais été constaté. Les observations faites pendant
dix ans à Édimbourg par Gairdner ont été les mêmes. En 1860, il
écrivait ceci : « A Édimbourg, Begbie et moi avons probablement
vu ou avons été à même de bien connaître tous les cas de fièvre.
Par conséquent, lorsque je vous déclare, d'après mon expérience
de plus de dix années, qu'il ne s'est produit aucun cas bien marqué
de fièvre typhoïde dans un groupe de typhus, ou de typhus dans
un groupe de fièvre typhoïde, je suis fondé à dire que j'ai obtenu
d'une manière évidente la preuve que les deux affections sont réellement différentes, et ne sont pas de simples variétés de la même
maladie. L'été dernier, j'ai observé très-soigneusement pendant
plusieurs mois consécutifs l'ensemble des fièvres d'Édimbourg. Ce
n'était pas une saison d'épidémie ; mais j'ai recueilli environ trente
cas de typhus, et douze de fièvre typhoïde. Je suis entré dans les
plus minutieux détails sur cette dernière maladie, m'informant des
circonstances les plus minimes en apparence, visitant chacun des
endroits où était la fièvre, sauf un ou deux que je savais pertinem-
ment être des cas isolés. Il en est résulté qu'en aucun cas on ne
pouvait avoir le plus léger soupçon que le typhus eût amené autre
chose que le typhus, ou la fièvre typhoïde autre chose que la fièvre typhoïde (4). »

Les observations de A. P. Stewart à Glasgow pendant 1836, 1837
et 1838, ont été analogues. Il me dit qu'il avait vu plus de 3,000 cas
de fièvre pendant cette période ; mais pas un cas de typhus ou de
typhoïde ne se sont produits ensemble dans la même famille ou
dans la même maison. Plus récemment, J.-B. Russell a fait des
recherches dans les localités d'où l'on amenait à l'Infirmerie Royale
et à l'Hôpital de la Cité les malades atteints de fièvre typhoïde, et

(1) Reid, 1840 et 1842.
(2) Waters, 1847.
(3) Robertson, 1848.
(4) Gairdner, 1859 et 1860.

il déclare que le fait le plus digne de remarque était « l'absence de
fièvre typhoïde dans les quartiers qui sont les pricinpaux foyers
du typhus (1). »

Enfin une étude de trente-deux ans sur les fièvres d'Irlande a
prouvé à A. Hudson que le typhus et la fièvre typhoïde diffèrent entièrement l'une de l'autre, non pas seulement dans leur histoire
clinique et leur pathologie, mais aussi dans leur origine et leur
mode de propagation (2).

Tels sont les faits qui ont conduit à dire que le typhus et la fièvre
typhoïde diffèrent quant à leur mode d'origine. Quelques observations d'une nature opposée ont été réunies; mais, dans tous les
cas qui sont à ma connaissance, les observateurs des faits refusent
de reconnaître que pendant la vie on puisse distinguer la fièvre
typhoïde du typhus. Il est évident qu'un médecin, qui dit avoir vu
de nombreux cas de *typhus* et de *fièvre typhoïde* éclater ensemble
dans la même famille, soutient non-seulement que l'éruption
d'une des fièvres peut révéler les caractères de l'éruption de l'autre,
mais que les lésions anatomiques des deux fièvres sont identiques
et que, en fait, le typhus ne saurait exister sans présenter les lésions intestinales de la fièvre typhoïde (3). L'argument contre la
distinction spécifique des deux fièvres, basé sur ce point qu'on ne
peut pas les reconnaître à leurs symptômes pendant la vie, est parfaitement compréhensible; mais ce qui est difficile de comprendre,
c'est que les auteurs ayant cette opinion (ou plus encore, croyant
que les lésions anatomiques des deux fièvres sont identiques),
parlent de *fièvre typhoïde* comme distincte du *typhus*, quand ils
ont souvent vu des exemples de ces deux fièvres en même temps
dans une même famille. Sûrement, ils essayent de trop prouver.

A une seule exception près, rapportée par Huss, je ne connais
pas un seul exemple de fièvre éclatant dans une famille *dans lequel
il soit possible de dire que les intestins aient été trouvés sains chez un
malade et aient présenté les lésions anatomiques de la fièvre typhoïde
chez un autre.*

Des circonstances de cette nature ne devraient pas être rares si
les deux fièvres éclataient si souvent ensemble ainsi qu'on l'a dit.
De plus, des cas exceptionnels de la nature dont il s'agit ne prouvent pas que le typhus et la fièvre typhoïde émanent d'un même
poison, à moins qu'on ne puisse prouver qu'ils n'éclatent plus fréquemment que ne le font ordinairement, dans la même famille,

(1) Russell, 1867, p. 63.
(2) Hudson, 1867, p. 185.
(3) Bell, 1860.

d'autres maladies spécifiques qui sont universellement reconnues comme étant distinctes. J'ai vu plusieurs fois le typhus et la scarlatine, le typhus et la rougeole, le typhus et la petite vérole, ou la fièvre typhoïde et la scarlatine éclater ensemble dans la maison.

Il faudrait donner bien peu de valeur à une opinion basée sur de tels cas, et qui conclurait que le typhus, la scarlatine, la rougeole et la variole sont une seule et même maladie.

La coexistence du typhus et de la fièvre typhoïde dans une même maison peut se produire de différentes manières. Par exemple, des malades atteints de fièvre typhoïde traités dans un hôpital où il y a le typhus, peuvent importer le poison chez eux et être ainsi l'agent propagateur du typhus dans des endroits où jusque-là il n'y avait eu que des fièvres typhoïdes. Dans les grandes villes, où les deux fièvres sévissent si souvent en même temps, il est surprenant (même en supposant que les poisons soient distincts) que les deux maladies ne se rencontrent pas plus fréquemment ensemble dans la même maison.

2. *Une attaque d'une fièvre est une garantie contre une seconde attaque de la même fièvre, mais non de l'autre.* — Tandis qu'il est extrêmement rare qu'un même individu ait deux attaques de typhus, bien que les secondes attaques de fièvre typhoïde soient bien plus communes (Voir page 469), il y a de nombreux exemples de personnes contractant ces deux maladies dans de certaines conditions favorables. Il est maintes fois arrivé à l'Hôpital des fiévreux que des malades, après une convalescence de fièvre typhoïde, avaient contracté le typhus étant encore à l'hôpital, ou y avoir été réadmis huit ou dix jours après leur sortie. Dans des cas plus rares, une attaque de typhus a été suivie de fièvre typhoïde. J'ai des notes sur 23 malades qui ont contracté le typhus à un intervalle variant de quelques jours à trois ans après la fièvre typhoïde ; trois d'entre eux succombèrent. J'ai aussi des notes sur 7 malades qui ont contracté la fièvre typhoïde à un intervalle variant de quelques jours à sept ans après le typhus ; un d'entre eux a succombé. Dans des cas mortels de fièvre typhoïde succédant au typhus, on trouve à l'autopsie de récentes lésions abdominales de fièvre typhoïde ; mais quand l'ordre des fièvres est renversé, on ne trouve que les cicatrices d'anciens ulcères intestinaux.

Des observations analogues ont été faites ailleurs. Pendant l'été de 1859, 12 cas de fièvre typhoïde ont été admis à l'Infirmerie royale d'Édimbourg dans le service de W. T. Gairdner. Il y avait des cas de typhus dans la même salle. Après une convalescence distincte, 4 des 12 malades furent atteints par le typhus, et un en mourut. Les éruptions dans les deux fièvres étaient des plus caractéristiques (1). H. Werber et Henry Guéneau de Mussy m'ont chacun communiqué un cas dans lequel une attaque de fièvre typhoïde fut suivie de typhus : l'un eut lieu à Londres, l'autre à Dublin. 2 cas semblables ont été observés à Londres par Gull et Wilk (2); 2 par Davies (3) à Bristol; 4 par Hudson (4) à Dublin; 4 par Maclagan (5) à Dundee; un par Anderson (6) à Glasgow; 2 par Griesinger (7) à Zurich; un par Godelier (8) à Paris, et 4 cas sont mentionnés par Flint (9) et Bartlett (10), comme ayant eu lieu en Amérique. Beaucoup d'observations analogues ont été faites par Barrallier à Toulon (11) et par les officiers français de l'armée de Crimée (12). Baudens a communiqué à l'Académie de médecine les cas de deux chirurgien français qui moururent du typhus en Crimée, et dans les intestins desquels on trouva des cicatrices résultant d'une attaque de fièvre typhoïde qu'ils avaient eue quatre ou cinq ans auparavant (13). D'un autre côté, Corrigan rapporte le cas d'un malade en convalescence du typhus à Dublin qui fut atteint de fièvre typhoïde et mourut (14); un cas analogue est mentionné par Bartlett (15). Hudson relate le cas d'un individu qui fut attaqué de fièvre typhoïde après avoir eu la fièvre relapse et le typhus (16), et Jacquot parle de plusieurs cas dans lesquels les soldats qui avaient eu le typhus en Crimée, furent peu de temps après atteints de fièvre typhoïde en France (17).

Les observations suivantes démontrent la succession des deux maladies qui nous occupent (18).

OBSERVATION XLIX. *Fièvre typhoïde suivie d'une attaque mortelle de typhus près de trois mois après le commencement de la convalescence.* — Francis B...,

(1) Gairdner, 1860.
(2) *Med. Times and Gaz.*, 1864, II, 194.
(3) *Ibid.*, 1867, II, 427.
(4) Hudson, 1867, p. 44.
(5) Maclagan, 1867.
(6) Anderson, 1861, p. 116.
(7) *Med. Times and Gaz.*, 21 déc. 1861.
(8) Godelier, 1856, p. 887.
(9) Flint, 1852, p. 314, 342.
(10) Bartlett, 1856, p. 293.
(11) Barrallier, 1861, p. 105.
(12) Jacquot, 1858, p. 225.
(13) Barrallier, 1861, p. 105.
(14) Corrigan, 1853, p. 91.
(15) Bartlett, 1856, p. 294.
(16) Hudson, 1867, p. 44.
(17) Jacquot, 1858, p. 225.
(18) Voir aussi l'observation LXI, p. 555.

âgé de 34 ans, admis, à l'Hôpital des fiévreux, le 14 octobre 1854. Cet homme avait tous les symptômes d'une très-grave attaque de fièvre typhoïde. Les taches rosées lenticulaires étaient nombreuses et des plus caractéristiques, et sortaient par poussées successives. Le pouls variait entre 72 et 108. Il y avait une rougeur circonscrite sur les deux joues. La langue, d'abord rouge et brillante, devint sèche et brune. L'abdomen était gonflé et sensible; il y avait de la diarrhée et une hémorrhagie intestinale, un délire aigu, et beaucoup de soubresauts. Après un mois la convalescence commença, vers le 5 novembre; mais elle fut retardée par des eschares. Le 17 *novembre* il lui fut permis de manger librement de la viande et de boire une pinte de porter.

Le malade fut conservé à l'hôpital à cause de ses eschares, mais il marchait à grands pas vers la guérison, lorsque, vers le 29 *janvier* 1855, il perdit l'appétit, et ressentit un malaise général.

Le 3 *février*, une légère éruption de typhus parut sur la poitrine.

Le 4, cette éruption s'étendait sur le tronc et les bras, devenait plus foncée et ne disparaissait pas sous la pression. Il y avait une grande somnolence, mais pas de symptômes abdominaux.

Le 8 *février*, le pouls était à plus de 150; faible et irrégulier; respirations 36, avec beaucoup de dyspnée. A dix heures du matin le 11, ou environ le 14e jour de l'attaque du typhus, le malade mourut.

Autopsie. — Extrème maigreur. Eschares étendues sur le sacrum et les hanches, et sur la partie extérieure des deux chevilles. Des taches livides sur les genoux, simulant un commencement de gangrène. Une quantité considérable de sérosité sous-arachnoïdienne. 24 grammes de sérum à la base du crâne, et 2 grammes dans les ventricules latéraux. Les deux hémisphères étaient entièrement couverts d'une mince couche de sang coagulé, d'un rouge brillant; il y en avait dans la cavité arachnoïdienne. Dans la poitrine, hépatisation hypostatique avec pneumonie lobulaire des deux poumons, et pleurésie récente du côté gauche.

A 45 centimètres au-dessous de l'iléon, on voyait des traces distinctes d'anciens ulcères dans les plaques de Peyer, mais pas la plus petite lésion se rattachant à une maladie récente. Il n'y avait pas de dépôt dans les glandes isolées, et les plaques n'étaient ni élevées ni épaissies, mais la plupart d'entre elles contenaient deux ou plusieurs points ramollis, déprimés, d'environ 5 ou 3 millimètres de diamètre. Leurs bords n'étaient nulle part épaissis, et beaucoup d'entre eux étaient couverts d'une membrane muqueuse mobile. Quelques-unes des dépressions avaient les bords plus définis et la membrane qui les couvrait était adhérente. Il n'y avait aucune ride autour d'elles. Dans le gros intestin, on voyait quelques dépressions isolées d'une nature analogue. Aucune des glandes mésentériques n'était dilatée.

OBSERVATION L. *Fièvre typhoïde suivie d'une attaque de typhus cinq semaines après le commencement de la convalescence. Guérison.* — Jane R...., âgée de 20 ans, fut prise, le 27 septembre 1856, de céphalalgie, d'étourdissements et de frissons; le 6 *octobre*, elle fut admise à l'Hôpital des fiévreux. Voici les symptômes qui suivirent son admission. Taches rosées lenticulaires apparaissant par poussées successives; pouls variant de 108 à 120; diarrhée; parfois des vomissements; beaucoup de sensibilité de l'abdomen, et tympanite. Pas de délire, l'esprit reste lucide pendant toute l'attaque. Ces symptômes persistèrent jusqu'au 20 *octobre* environ (plus de trois semaines). A partir de cette date, la malade entra en convalescence. A la fin du mois elle put se relever, et, pendant quelques semaines, elle aida les gardes dans les soins à donner dans la salle, dans laquelle se trouvaient un grand nombre de typhiques.

Le 24 *novembre*, elle fut prise de douleurs dans la tête et dans les membres et perdit l'appétit.

Le 29 *novembre*, voici les symptômes qui furent observés : céphalalgie, peu de sommeil; poitrine et abdomen couverts d'une éruption de typhus bien distincte, rouge, tachetée. Langue très-chargée, intestins constipés.

Le 1er *décembre*, pouls 130; la malade murmure pendant le sommeil. Éruption plus foncée.

Le 3 *décembre*, pouls 126; pétéchies très-distinctes; apparence lourde et troublée; conjonctives injectées; parfois subdélirium. La malade continua dans cet état jusqu'au 8 *décembre* (15e jour); alors le pouls tomba à 86, la langue fut claire, et il s'établit une copieuse transpiration. A partir de ce moment, l'état s'améliora rapidement et le 1er *janvier* 1857, la malade sortit guérie.

OBSERVATION LI. *Typhus. Convalescence le 14e jour. Après un intervalle de trois semaines, fièvre typhoïde durant environ dix-neuf jours.* — Phœbé D..., âgée de 21 ans, fut admise à l'Hôpital des fiévreux, le 3 *juillet* 1857. Six autres membres de la même famille, le plus jeune âgé de 8 ans, et le plus vieux de 50, furent admis le même jour avec un typhus bien accusé; tous avaient l'éruption bien développée. Phœbé D... tomba malade cinq ou six jours avant son admission. Elle éprouvait de la céphalalgie, des douleurs dans les membres, un manque d'appétit, et des frissons.

Le 4 *juillet*, son pouls était à 108; elle avait été très-bruyante et avait eu le délire pendant la nuit; expression stupide; figure noirâtre; conjonctives injectées; copieuse éruption rouge de typhus, ne disparaissant pas par la pression; langue très-chargée, mais humide; les intestins sont évacués par un purgatif.

Le 7 *juillet*, pouls 108; langue sèche et brune; intestins très-constipés; éruption beaucoup plus foncée; et quelques-unes des taches converties en pétéchies. Encore beaucoup de délire.

Le 11 *juillet*, pouls 96. La malade se sent mieux et paraît mieux depuis hier; langue humide, éruption à peine visible.

Le 15 *juillet*, on lui ordonne de prendre de la nourriture et de la viande.

Le 20, elle put se lever, et à la fin du mois, elle avait presque retrouvé ses forces.

Le 3 *août*, la malade perdit l'appétit, et souffrit de la tête; au bout de deux ou trois jours, la diarrhée revint, les selles étant liquides et d'un jaune pâle.

Le 8 *août*, pouls 100. Légère céphalalgie, mauvais sommeil; langue humide; très-rouge à l'extrémité et sur les bords; très-blanche au centre; trois selles liquides.

Le 13 *août*, pouls 120; plusieurs taches rosées lenticulaires furent observées sur la poitrine et l'abdomen; tympanite et sensibilité de l'abdomen. Quatre selles liquides; pas de délire, intelligence nette. De nouvelles taches roses continuèrent à paraître jusqu'au 19.

Le 21, pouls 96; langue plus nettoyée : l'appétit commence à revenir; la diarrhée avait cessé. A partir de ce moment, la convalescence avance lentement, mais franchement.

3. *Les deux maladies sont différentes dans leurs propriétés contagieuses et dans leur mode de propagation* (Voy. page 52 et 61).

4. Les deux maladies diffèrent par la manière dont elles sévissent. Le typhus existe sous forme d'épidémie, la fièvre typhoïde est une maladie endémique, ou ses épidémies sont circonscrites (Voir page 32 et diagramme I).

On a dit que les deux fièvres sont identiques parce que des exemples de fièvre typhoïde se rencontrent parfois pendant des épidémies de typhus; mais il est de règle que la fièvre typhoïde existe quand il n'y a pas du tout de typhus (Voy. page 33). Même une recrudescence de fièvre typhoïde pendant une épidémie de typhus peut être attribuée à la coexistence des deux maladies à un degré inacoutumé (Voy. page 42). Pendant l'automne de 1858, la fièvre typhoïde et la fièvre scarlatine furent toutes deux épidémiques à Windsor (1); mais personne ne conclurait de cette circonstance que les deux maladies sont identiques.

De plus, on sait que les épidémies de typhus commencent toujours parmi les populations les plus pauvres et les plus agglomérées, et ne se rencontrent pas parmi les riches; tandis que la fièvre typhoïde attaque également le riche et le pauvre, et commence souvent dans les endroits les plus sains et les mieux ventilés.

5. L'augmentation de la fièvre typhoïde après une longue durée de chaleur ne s'observe pas pour le typhus (Voy. page 41).

6. Tandis que le poison du typhus paraît naître et se propager par suite d'une trop grande agglomération d'individus manquant de la ventilation nécessaire, celui de la fièvre typhoïde paraît se développer par suite de la fermentation des matières organiques, et surtout des matières fécales (Voy. page 97).

(1) Murchison, 1859.

CHAPITRE XV

DE LA FIÈVRE CONTINUE OU FÉBRICULE

§ 1. *Définition.* — Maladie sporadique, non contagieuse, résultant de l'exposition au soleil, de la fatigue, de l'ivresse, etc. Elle se manifeste par les symptômes suivants : pouls fréquent, plein et souvent résistant ; langue blanche, soif, constipation ; coloration foncée des urines ; pas d'éruption ; céphalalgie intense, quelquefois délire subaigu. La fièvre dure d'un à dix jours ; elle est accompagnée de transpirations profuses, d'éruptions herpétiques, etc. Elle est rarement mortelle, à moins qu'il n'existe des complications. Lorsque la mort arrive, il n'y a pas de lésions spécifiques.

§ 2. *Nomenclature.* — 1° Synonymes dérivant des caractères continus de la fièvre.

Συνοχος ? (auteurs grecs) ; Synocha vel synochus simplex (Rivière, 1623 ; Hoffmann, 1700 ; Juncher, 1736 ; Burserius, 1785) ; synocha (Sauvages, 1760 ; Linnœus, 1763 ; Cullen, 1769) ; la fièvre synoque (Davasse 1847) ; synoshische (auteurs allemands) ; febris continua simplex (Lieutaud, 1766) ; simple continued fever, fièvre simple continue (auteurs modernes) ;

2° *De son caractère supposé inflammatoire ou ardent.* — Συνεχης φλεγματωδες ? (auteurs grecs) ; febris sanguinea ? (Avicenne) ; synocha sanguinea (Sennertus, 1641) ; febris acuta sanguinea (Hoffmann, 1700) ; acute continual fever (Langrish, 1735) ; simple inflammatory fever (Huxham, 1739 ; Fordyce, 1791 ; febris acuta simplex (Stork, 1741) ; synocha plethorica et ephemera plethorica (Sauvages, 1763) ; febris continens inflammatoria simplex (Selle, 1770) ; febris acuta (Ploucquet, 1791) ; Entzündungsfieber et Entzündleche fieber (Reil, 1794) ; fièvre angioténique (Pinel, 1798) ; fièvre angioténique pure et simple (Bouillaud, 1826) ; febbre inflammatoria (auteurs italiens) ; fièvre inflammatoire (auteurs français).

Καυσος (Hippocrate) ; Causus sive febris ardens (Galien, Willis, 1659 ; Boerhaave, 1738) ; Synochus causonides (Forestus, 1591 ; Mangetus, 1695) ; la calentura ? (Piquer, 1751) ; Causos (Vogel, 1764) ; enecia cauma (Mason Good, 1817) ; ardent fever (Burnett, 1812 ; Ranald Martin, 1841 ; Copland, 1844) ; ardent continual fever (Morehead, 1856).

3° *De l'absence de symptômes putrides ou typhoïdes.* — Synochus imputris? (Galien); febris continua non putrida (Lemmius, 1563; Boerhaave, 1738; Quarin, 1781); synocha sine putredine (Sennertus, 1644); senocha non putris (Bellini, 1732).

4° *De sa durée.* — Febres septimanaria (Platerius, 1656; Spengel, 1814); ephemera plurium dierum (Sennertus, 1644; Juncker, 1736); synocha septimo die soluta (Hoffmann, 1700).

Febris ephemera (Rivière, 1623; Sennertus, 1644; Sauvages 1760; diary fever (Strother, 1728); Ephemera simplex; Boerhaave, 1738); febris diara (Juncker, 1736; Linnœus, 1763); fièvre éphémère (Davasse, 1847); febricula (divers; Jenner, 1849) (pour la febricula de Manningham, voyez p. 423). Das entägige fieber (auteurs allemands); effimero (auteurs italiens); efemera (auteurs espagnols).

5° *De ses causes.* — Ephemera a frigore et Ephemera a calore (Sauvages, 1760); Sun fever (Scriven, 1867).

§ 3. *Historique.* — *Étiologie.* — La fièvre simple continue a été signalée par un grand nombre d'auteurs depuis Hippocrate jusqu'à nos jours. C'est ainsi que Rivière décrit plusieurs variétés d'une fièvre simple qui se développe à la suite de causes non spécifiques. En parlant de l'une d'elles, la fièvre éphémère, il dit : « Ephemera plerumque generatur a causis externis : intra viginti quatuor horas plerumque solet terminari. » De celle-ci il distingue la fièvre synoque simple (synochus simplex) qui reconnaît les mêmes causes et présente les mêmes symptômes, mais dont la durée varie de quatre à sept jours. Sennertus établit également une distinction entre la *fièvre éphémère* et la *fièvre éphémère plurium dierum*. En Angleterre Strother a décrit une fièvre quotidienne (diary fever) qu'il distinguait de la fièvre à taches (spotled fever) ou typhus et de la fièvre lente (slow fever) ou fièvre typhoïde. « La fièvre quotidienne, dit-il, résulte d'excès de boissons, d'une exposition au soleil ou d'un refroidissement ; elle ne demande que des soins de peu d'importance et ne dure pas plus de trois ou quatre jours. »

Contrairement aux affections fébriles que nous avons décrites dans cet ouvrage, la fièvre simple continue est indépendante de tout poison spécifique et n'est par conséquent pas contagieuse. Ses causes ordinaires sont : l'exposition à une grande chaleur ou au froid, l'ivresse, les désordres gastriques, les troubles dans les fonctions excrétoires et les fatigues mentales et physiques. Un grand nombre de cas désignés sous le nom de febricula ou de fièvre simple ne sont en réalité que des cas peu graves de typhus, de fièvre typhoïde, de fièvre relapse ou d'affection catarrhale accompagnée de symptômes fébriles.

Il arrive quelquefois que les poisons du typhus ou de la fièvre typhoïde donnent naissance à des symptômes si bénins, si peu définis et d'une durée tellement courte qu'il est impossible de faire un diagnostic précis si d'autres cas plus accusés ne se sont pas rencontrés dans la même maison ou à la même époque (Voy. p. 156). C'est ce qui fait que le terme de *fièvre simple* est devenu un refuge pour toutes les phlegmasies d'un caractère incertain. Cette circonstance jointe à ce fait que la fièvre simple n'est caractérisée par aucune éruption ni lésion anatomique spéciale et qu'elle est rarement fatale dans nos contrées (à moins de complications exceptionnelles) a conduit quelques observateurs à douter de l'existence propre de la fièvre simple comme maladie distincte des autres fièvres que nous avons déjà décrites. C'est ainsi que le Dʳ Tiveedie, dans ses *Lumleian lectures* (1), exprime l'opinion que tous les cas de *febricula* n'étaient autre chose que des cas bénins de typhus ou de fièvre relapse, et qu'il n'était pas nécessaire de consacrer un terme spécial à leur dénomination. Mais, d'aprèsce que nous avons exposé, il est facile de voir que la reconnaissance des fièvres continues n'est pas une innovation, et j'ai pu me convaincre moi-même que ces maladies, indépendantes de tout poison spécifique, se rencontraient parfois dans nos contrées et que, dans certaines parties du monde où le typhus et la fièvre relapse sont inconnus, la fièvre simple continue est une affection commune. Les observations que j'ai recueillies dans l'Inde m'ont prouvé que la fièvre commune continue, la fièvre ardente et la fièvre solaire (sun fever) des tropiques ne sont autre chose que des formes graves de la fébricule ou fièvre simple continue de nos pays. On trouvera d'autres preuves concernant l'existence de la fièvre simple continue dans l'excellente monographie de Davasse (2) qui, de même que Rivière et Sennertus, établit une distinction entre la *fièvre éphémère* et la fièvre synoque, distinction basée principalement sur la durée de la maladie. On en trouvera également dans les leçons de sir W. Jenner (3), de Lyons (4) et dans plusieurs traités des maladies tropicales, particulièrement dans ceux de Morehead (5) et de sir Ranald Martin (6).

La fièvre simple continue est une affection sporadique et ne se

(1) Leçons professées au Collége royal des médecins de Londres à la suite d'une fondation du Dʳ Lumly.   (*Note du traducteur.*)

(2) Davasse, 1847.

(3) Jenner, 1850, XXIII, 312, et 1853, p. 417.

(4) Lyons, 1861, p. 53.

(5) *Clinical researches on diseases in India*, 2ᵉ éd. 1860, p. 162.

(6) *Influences of tropical climates*, 1856, p. 204.

présente pas avec le caractère épidémique dans les climats tempérés. Ingrassias, de Palerme, a cependant décrit une épidémie de fièvre simple qui sévit en Sicile en 1557. La maladie était caractérisée par un frisson initial, par des chaleurs, de la céphalalgie, de la congestion de la face, un pouls dur, plein et fréquent. Les symptômes persistaient pendant quatre jours et la maladie, quoique très-alarmante, n'était pas mortelle. La saignée est le seul remède qui lui fut opposé. Une épidémie semblable, quoique plus grave, fut observée par Hoyer, à Mulhouse, vers la fin de l'été de 1700 (1). Ces épidémies ressemblent beaucoup à la fièvre ardente continue des tropiques, et il est possible qu'elles reconnaissent des causes analogues. Dans l'Inde la fièvre ardente se présente souvent avec le caractère épidémique pendant les saisons chaudes et sèches.

Le nombre des cas de fièvre simple continue admis à l'Hôpital des fiévreux de Londres, depuis 1847, est indiqué dans le tableau XVII (page 684).

Sur 2,232 cas admis à cet hôpital pendant 23 ans, il y avait 1,025 hommes et 1,207 femmes.

Les jeunes personnes et les adultes paraissent plus disposés à contracter la fièvre simple continue que les personnes avancées en âge. L'âge moyen des 845 malades admis à l'hôpital des fiévreux pendant une période de dix années (1848-1857), n'était que de 22 ans 82. Ce chiffre est de 4 années plus bas que l'âge moyen de la population entière. Sur le nombre total des malades, 789, c'est-à-dire plus de 93 pour 100 avaient moins de 45 ans. Dans les tropiques, ce sont les personnes jeunes et robustes et celles qui sont nouvellement arrivées des pays tempérés qui sont les plus exposées à contracter la fièvre ardente.

§ 4. *Symptômes. Variétés.* — La fièvre simple continue présente plusieurs variétés selon sa durée et les circonstances au milieu desquelles elle apparaît. Voici l'histoire clinique de ces principales variétés.

1° Le malade est presque subitement pris de frissons suivis d'un pouls rapide (100 à 120) et plein ; la face est congestionnée, la peau sèche et chaude ; langue blanche et recouverte d'un enduit ; soif ardente et perte de l'appétit ; constipation ; urines rares et très-colorées ; maux de tête, agitation et insomnie ; quelquefois de la lourdeur et une sensation douloureuse dans les membres. Ces symptômes peuvent se terminer subitement après douze, vingt-

____

(1) Ozanam, 1835, vol. 2, p. 6.

quatre ou trente-six heures par une transpiration profuse, la maladie ressemble alors à un paroxysme de fièvre intermittente; elle est alors désignée sous le nom très-approprié de fièvre éphémère.

2° Mais il arrive quelquefois que la pyrexie se prolonge au delà de sept jours. Elle peut persister pendant quatre et sept et même dix jours et augmenter d'intensité avec sa durée. Le pouls atteint 120 ou plus; il est plein et quelquefois dur et rebondissant. La soif et la chaleur de la peau sont très-prononcées; la céphalalgie est plus intense que dans le typhus et la fièvre typhoïde; elle est quelquefois pénétrante, lancinante et accompagnée de délire. Cette variété correspond à la *synoque* ou *fièvre inflammatoire* des auteurs et à la *fièvre synoque* de Davasse. C'est sa durée qui la distingue de la fièvre éphémère; mais il existe plusieurs degrés entre ces deux formes de pyrexie.

La crise ne se termine pas toujours par la transpiration dans les fièvres éphémère et synoque. La cessation de la fièvre est parfois accompagnée d'hémorrhagies copieuses du nez, du rectum ou de l'utérus, par des vomissements, de la diarrhée ou par un abondant dépôt de lithates dans l'urine. Dans un grand nombre de cas j'ai observé une éruption herpétique sur les lèvres et le nez vers la fin de la fièvre. Cette éruption est du reste si fréquente que plusieurs praticiens désignent la maladie sous le nom de *fièvre herpétique.* Il n'y a pas d'éruption caractéristique dans aucune des formes de la fièvre simple continue; dans un petit nombre de cas, Davasse a observé des taches bleuâtres, non saillantes et ne disparaissant pas par la pression. Ce sont les taches bleuâtres des auteurs français (Voy. p. 118), taches que nous avons déjà décrites, qu'on rencontre parfois dans la fièvre typhoïde et autres maladies et qui ne constituent pas, par conséquent, un caractère spécifique.

3° *La fièvre ardente continue* des tropiques est simplement une forme plus accusée de la synoque de nos pays. Voici les principaux caractères de cette fièvre, tels que je les ai observés parmi les troupes européennes à Calcutta en 1853 et à Burmah en 1854. La maladie sévissait principalement sur les jeunes soldats récemment arrivés d'Europe. Elle se montrait avec plus d'intensité pendant les mois chauds et secs (avril et mai), alors que le thermomètre variait de 35 à 37° et n'était jamais au-dessous de 30°. Dans beaucoup de cas, les symptômes se manifestaient immédiatement après une exposition directe aux rayons du soleil. La maladie était annoncée par des frissons, quelquefois par des nausées et des vo-

missements. Le pouls s'élevait ensuite à 100 ou 120; il était plein
et résistant. Voici les autres symptômes : peau sèche et brûlante;
face congestionnée, vertiges; céphalalgie intense; bourdonnements
d'oreilles; photophobie, *muscæ volitantes ;* agitation et insomnie;
langue recouverte d'un enduit épais et jaunâtre; lèvres desséchées; soif intense; constipation; urines rares, foncées, d'un poids
spécifique élevé et déposant de nombreux cristaux d'acide lithique.
On observait quelquefois, vers le quatrième ou le cinquième jour,
un délire aigu, suivi d'un état inconscient, de la contraction des
pupilles et parfois d'un coma complet. La mort survenait par le
coma entre le sixième ou le neuvième jour de la maladie. La
guérison s'annonçait par une transpiration profuse, suivie d'une
chute rapide du pouls, d'une augmentation de la sécrétion urinaire
et d'un abondant dépôt de lithates (1).

4° La question de savoir s'il existe une autre variété de fièvre
simple continue, présentant des symptômes plus asthéniques et
une durée plus prolongée, reste encore à l'étude. Dans ces cas
le malade perd l'appétit et les forces; le pouls atteint de 90 à 120
et est plutôt faible; la langue est légèrement chargée; les intestins sont constipés; il existe une céphalalgie plus ou moins prononcée et le sommeil est agité. Ces symptômes peuvent persister
pendant deux ou trois septénaires sans varier beaucoup, à l'exception pourtant de la faiblesse qui ne fait qu'augmenter. Dans deux
ou trois cas j'ai vu des attaques de ce genre se montrer à la suite
d'une grande fatigue mentale ou physique (2). Cette variété pourrait
être désignée sous le nom de *fièvre simple asthénique.* Il faut savoir que
les cas de ce genre ne sont jamais mortels et que la fièvre typhoïde
présente souvent des symptômes très-semblables à ceux qui viennent d'être décrits (Vo. p. 156, 203 et 206).

§ 5. *Complications.* — Lorsqu'une complication locale survient
pendant le cours d'une fièvre simple continue, la pyrexie est habituellement regardée comme symptomatique de la lésion locale.
Il existe cependant des cas où la fièvre est hors de proportion avec
l'affection locale; dans d'autres cas les symptômes généraux
cessent subitement à la suite d'une transpiration profuse' vers le
septième jour. Le diagnostic est alors incertain, et on peut se demander si l'affection locale n'est pas une complication de la pyrexie générale. De tels exemples, dit W. Jenner, sont de nature à

(1) Voyez Murchison, *On the climate and diseases of Burmah, Edinb. Med. Journ.,*
janvier et avril 1855. — Voyez aussi Morehead, *Op. cit.,* 165, et R. Martin, *Op.
cit.,* p. 204.
(2) Voyez Hudson, 1867, p. 262.

faire douter le médecin de l'efficacité des médicaments dans le traitement des maladies aiguës.

§ 6. *Diagnostic*. — D'après ce qu'on vient de dire, il est évident que le diagnostic de la fièvre simple continue est quelquefois impossible, quoiqu'elle diffère de la fièvre typhoïde et du typhus par sa courte durée et l'absence d'éruption ; il n'en est pas moins vrai que les attaques avortées de ces deux dernières affections peuvent ne pas présenter d'éruption et ne durer que quelques jours. Une éruption herpétique survenant sur la face vers le quatrième ou le cinquième jour d'une attaque de fièvre pourrait, en l'absence d'une pneumonie, faire supposer une fièvre continue; mais ce symptôme n'est pas incompatible avec le typhus. Le diagnostic peut quelquefois être facilité par l'intensité des symptômes fébriles qui sont habituellement plus accusés au début que dans le typhus et la fièvre typhoïde. Sous ce rapport la fièvre simple ressemble plus au premier paroxysme de la fièvre relapse dont elle se distingue, cependant par l'absence de douleurs musculaires et arthritiques, d'ictère et de tuméfaction de la rate et du foie, ainsi que par son apparition dans des lieux où ne sévit pas la fièvre relapse. Les difficultés de diagnostic entre la fièvre simple et les inflammations locales ont été exposées dans le paragraphe précédent relatif aux complications.

§ 7. *Pronostic et mortalité*. — Dans nos pays la fièvre simple continue est rarement sinon jamais mortelle, lorsqu'il n'existe pas de complications. Le grand nombre de décès enregistrés chaque semaine sous cette rubrique dans le *Registrar general* doivent être attribués à des cas de fièvre typhoïde avec symptômes abdominaux latents. La fièvre ardente des tropiques est cependant une affection grave et souvent mortelle.

§ 8. *Lésions anatomiques*. — La fièvre simple n'a pas de lésion spécifique. Dans les cas de fièvre ardente dont j'ai fait l'autopsie dans l'Inde il y avait une grande congestion de tous les organes internes, particulièrement des poumons, du foie et de la rate. Les cavités droites du cœur étaient pleines de sang coagulé. Les sinus cérébraux et la pie-mère étaient également très-vasculaires et l'on constatait parfois une augmentation dans la quantité du liquide intra-crânien.

§ 9. *Traitement*. — La fièvre simple continue de nos contrées ne demande pas de traitement spécial. Un purgatif, des diaphorétiques salins et des diurétiques ainsi que quelques mesures pour combattre la céphalalgie, constituent le traitement nécessaire.

Une intervention plus active est nécessaire pour la fièvre ardente des tropiques. Tous les auteurs qui ont écrit sur les maladies de l'Inde recommandent les saignées et les sangsues au commencement de l'attaque, les applications continuelles d'eau froide sur le cuir chevelu rasé, les purgatifs et les diaphorétiques (1). Je suis enclin à croire, d'après mes observations, que la vie est souvent sacrifiée lorsqu'on adopte un traitement moins énergique.

Pour la forme asthénique de la fièvre simple les meilleurs remèdes sont la quinine, les acides minéraux, le vin et une alimentation tonique.

CHAPITRE XVI

DE LA MORTALITÉ DES FIÈVRES CONTINUES
DANS DIFFÉRENTS ENDROITS

La mortalité de chacune des fièvres continues a été examinée dans les chapitres précédents. Mais dans les bulletins officiels de beaucoup d'hôpitaux, on n'établit aucune distinction entre les différentes fièvres, et par conséquent quelques remarques sont nécessaires sur le chiffre de la mortalité des quatre fièvres prises collectivement.

(1) Morehead, *Op. cit.*, p. 166. — Martin, *Op. cit.*, p. 208.

TABLEAU :

TABLEAU XVII (1).

ANNÉES.	TYPHUS.	FIÈVRE RELAPSE.	TYPHOÏDE.	FEBRICULA.	TOTAL.	MORTS.	MORTALITÉ p. 100.
1848.......	786	13	152	16	967	166	17,16
1849.......	154	30	138	79	401	65	16,24
1850.......	130	32	137	62	361	50	14,85
1851.......	68	256	234	56	614	43	7,00
1852.......	204	88	140	129	561	50	8,91
1853.......	407	16	212	152	787	149	18,93
1854.......	337	5	228	144	714	110	15,41
1855.......	342	1	217	62	622	110	17,68
1856.......	1,062	»	149	89	1,300	230	17,69
1857.......	274	»	214	72	560	99	17,67
1858.......	15	»	180	44	239	35	14,64
1859.......	48	»	176	36	260	50	19,23
1860.......	25	»	95	33	153	37	24,18
1861.......	87	»	161	49	297	47	15,82
1862.......	1,827	»	220	95	2,142	399	18,62
1863.......	1,309	»	174	46	1,529	237	15,17
1864.......	2,493	»	256	109	2,855	491	17,19
1865.......	1,950	»	523	172	2,645	498	18,82
1866.......	1,760	»	582	286	2,628	443	16,85
1867.......	1,396	»	380	222	1,998	326	16,31
1868.......	1,964	3	459	132	2,558	370	14,46
1869.......	4,259	768	369	53	2,449	330	13,47
1870.......	631	903	595	94	2,223	217	9,76
Totaux...	18,528	2,115	5,988	2,232	28,863	4,547	15,75
Déduisant 11 malades morts avant d'arriver à l'hôpital, et 357 qui moururent dans les vingt-quatre heures........................					28,495	4,179	14,66
Déduisant en plus 431 qui moururent dans les quarante-huit heures........................					28,064	3,748	13,35

Le tableau qui précède montre la moyenne de la mortalité de tous les cas de fièvres continues admises à l'Hôpital des fiévreux de Londres pendant 23 ans.

De ce tableau, il résulte que, sur 28,863 cas, 4,547 furent mortels ou que la mortalité fut de 15,75 p. 100, soit 1 pour 6,34. Déduisant les morts ou les moribonds au moment de l'admission; la mortalité était de 13,35 p. 100, ou 1 pour 7,48.

(1) Les nombres donnés dans ce tableau résultent de ceux qui sont contenus dans le tableau VIII, p. 216, et des cas de *fièvre simple*.

La mortalité des fièvres continues de quatorze autres hôpitaux
a été dans les porportions suivantes (1) :

TABLEAU XVIII.

HÔPITAUX.	NOMBRE de cas.	MORTS.	MORTALITÉ p. 100.
Hôpital des fiévreux de Cork, 1817-1869	92,230	3,732	4,04
Hôpital des fiévreux de Dublin, Cork street, 1804-1868	190,681	13,421	7,03
Infirmerie royale de Dundee, 1839-1870	16,504	1,315	7,96
Infirmerie royale de Bristol, 1840-1857	1,890	179	9,47
Infirmerie royale d'Aberdeen, 1840-1869	11,784	1,166	9,89
Hôpital St-Thomas, Londres, 1852-1857	1,107	110	10,00
Hôpital Seraphim, Stockholm, 1840-1851	3,186	339	10,60
Hôpital St-Georges, Londres, 1851-1856	911	103	11,30
Hôpital des fiévreux, Newcastle, 1848-1857	1,481	171	11,54
Infirmerie royale, Edimbourg, 1840-1867	22,586	2,622	11,61
Hôpital des fiévreux, Glasgow, 1840-1869	5,785	703	12,15
Infirmerie royale, Glasgow, 1840-1869	33,420	4,250	12,71
Hôpital général, Nottingham, 1843-1851	845	108	12,78
Hôpital de King's College, cas de Todd (1), 1340-1858	328	60	18,29

(1) *Brit. and Fev. Med. Chir. Rev.*, octobre 1860, p. 331.

L'excès de la mortalité à l'Hôpital des fiévreux de Londres était
dû en partie à ce qu'une grande quantité des malades étaient les
vieillards et les infirmes des *Workhouses* métropolitains. L'effet remarquable de l'âge sur l'augmentation de la mortalité du typhus
a été indiquée dans mon ouvrage sur le typhus. La principale explication cependant doit se trouver dans cette circonstance que
24,516 cas sur les 28,863 (ou 84,94 p. 100) admis à l'Hôpital des
fiévreux étaient des cas de typhus ou de fièvre typhoïde. La fièvre
simple continue étant rarement mortelle et la mortalité de la

(1) Ces résultats ont été obtenus par les rapports qui ont été publiés, ou par
quelques médecins des hôpitaux en question.

fièvre relapse excédant rarement 1 pour 25 ou 50, tandis que la mortalité du typhus est près de 1 pour 5, et celle de la fièvre typhoïde presque aussi grande, il est évident que la mortalité des fièvres continues prise en général doit s'élever en proportion de la prépondérance du typhus et de la fièvre typhoïde. Par exemple, en 1851, alors que la moitié des cas admis à l'Hôpital des fiévreux de Londres appartenait à la fièvre relapse ou à la febricula, la mortalité totale des fièvres continues ne dépassa pas 7 p. 100, ou fut moindre que celle de n'importe quel hôpital parmi ceux que l'on a mentionnés, et cela pendant une série de nombreuses années. De plus, tandis que la mortalité totale des fièvres à l'infirmerie de Glasgow est au-dessous de celle de l'Hôpital des fiévreux de Londres, celle du typhus et de la fièvre typhoïde est à peu près égale, et celle de la fièvre relapse est trois fois plus grande. La grande différence est principalement due à la plus grande proportion de fièvre relapse figurant sur les listes de l'infirmerie de Glasgow.

Enfin, dans l'année 1843, quand la fièvre en Écosse était principalement relapse, la mortalité totale des fièvres dans l'infirmerie d'Édimbourg n'excéda pas 6,85 p. 100, tandis qu'à l'infirmerie de Glasgow elle n'était que de 4,5 p. 100, et à l'infirmerie d'Aberdeen 3,75 p. 100.

Il est évident qu'en comparant la mortalité des *fièvres* à des époques et à des endroits différents afin de juger la valeur des différents systèmes de traitement, il est absolument nécessaire de faire entrer en ligne de compte non-seulement l'âge et les autres circonstances dans lesquelles se trouvent les malades (1), mais aussi les espèces de fièvre qui dominaient. S'il n'en est pas ainsi, la comparaison est de peu de valeur. Il est aussi nécessaire de calculer sur des nombres importants. 12 cas de typhus dont on obtient la guérison peuvent paraître un succès remarquable, mais si sur 8 autres cas il en meurt 5, la mortalité totale est de 20 p. 100. Quand on prend des nombres plus considérables, on est frappé de l'égalité qui existe dans la mortalité de chacune des fièvres continues dans des endroits différents.

En Irlande, où la fièvre a toujours sévi avec intensité, la mortalité a été remarquablement faible comparée à celle d'autres pays. Cette circonstance a été notée en 1838, par Cowan, de Glasgow (2). Il s'était appuyé en grande partie sur mon Essai, sur l'étiologie et la mortalité des fièvres (3) ; et un exemple frappant

(1) J.-B. Russell, 1866.
(2) Cowan, 1838, p. 21.
(3) Murchison, 1858, n° 1.

du fait est fourni par les statistiques de l'Hôpital des fiévreux de
Cork et de celui de Dublin (Tableau XVIII). De plus, le chiffre de la
mortalité des fièvres en Irlande varie moins dans différentes années qu'en Angleterre et en Écosse. Ainsi, pendant que, dans les
hôpitaux de la Grande-Bretagne, la mortalité n'était, dans de certaines années, que de 4 p. 100, et dans d'autres de plus de 20
p. 100, la mortalité, depuis 1817, n'a dans aucune année atteint
10 p. 100 à l'Hôpital des fiévreux de Dublin, et à l'Hôpital des fiévreux de Cork, dans une année seulement, elle a dépassé 6 p. 100.
Cette petite mortalité des fièvres continues dans les hôpitaux d'Irlande est probablement due à une plus grande quantité de fièvres
relapses et de fièvres simples, que dans les hôpitaux de la Grande-
Bretagne, car il est évident que le typhus seul est souvent aussi
fatal en Irlande que dans les autres parties du Royaume-Uni. Il a
déjà été prouvé que la fièvre relapse est la principale fièvre que les
Irlandais aient à différentes époques importée en Angleterre, tandis
que dans les épidémies mélangées de typhus et de fièvre relapse,
la proportion des cas de relapse a été bien plus grande en Irlande
qu'en Écosse ou en Angleterre. H. Kennedy remarque que c'est
une erreur de croire que le typhus est la fièvre la plus commune
en Irlande. Il ajoute : « D'après mes propres observations, j'ai
parfois vu que les cas de typhus constituent un tiers de ceux de
l'hôpital. Dans l'épidémie de 1847-1848, les cas de typhus étaient
très-rares et ne se présentaient pas plus d'une fois sur quinze cas
de fièvre. La maladie observée alors était principalement la fièvre
relapse, du moins c'est ce qui se passait à Dublin (1). La fièvre relapse, cependant, n'est pas une maladie constamment dominante
en Irlande. Il y a dix ans, j'ai fait une enquête qui m'a prouvé
qu'elle était aussi rare dans ce pays que dans le reste du royaume,
et la dernière épidémie de fièvre relapse dans les îles Britanniques
a à peine frappé l'Irlande et n'en provenait pas. Il en résulte que,
dans les intervalles de grandes épidémies, la petite mortalité des
fièvres en Irlande, est probablement due à une prépondérance de
la fièvre simple continue, et non de la fièvre relapse. C'est vraiment ce qui ressort des rapports de l'Hôpital des fiévreux de
Cork qui est le seul établissement irlandais qui ait distingué dans
ses Rapports les différentes fièvres continues (2). Pendant 9 ans
(1861-1869), 8,305 cas de fièvre continue furent admis dans cet

(1) Kennedy, 1860, p. 217.
(2) Que les différentes fièvres continues soient regardées comme des espèces ou
des variétés, on doit regretter que les rapports de la plupart des hôpitaux irlandais ne donnent aucune information concernant le nombre de chaque forme admis
annuellement.

hôpital ; sur ce nombre il y avait 4,534 cas de synoque ou fièvre simple, 3,623 de typhus et 148 de fièvre typhoïde. Parmi les cas de fièvre simple, 29 seulement furent mortels. Il serait bon de savoir pourquoi les cas de fièvre simple continue, qui sont les exceptions dans les hôpitaux d'Angleterre, sont la règle dans ceux d'Irlande. Beaucoup d'entre eux sont sans doute des cas de typhus ou de fièvre typhoïde avortés (Voy. p. 136), tandis qu'il y a des raisons de croire que d'autres sont une modification de la fièvre relapse. Dans des épidémies de fièvre relapse, il a été remarqué que deux de ses traits les plus caractéristiques, la rechute et l'ictère, diminuaient en même temps que l'épidémie déclinait, jusqu'à ce que la maladie parût devenir ce que, dans d'autres circonstances, on aurait regardé comme une fièvre simple continue. Steele, dans son Rapport sur l'épidémie de Glasgow en 1847, écrit ceci : « Vers la fin de 1847, et au commencement de 1848, la rechute ordinairement considérée comme le trait pathognomonique de la maladie, était fréquemment absente, et la première attaque se prolongeait indéfiniment ; mais les cas conservaient encore les autres symptômes caractéristiques de la maladie à cette période particulière. Comme l'année avançait et que le nombre de malades diminuait, les rechutes devinrent moins fréquentes, et finirent par être une exception plutôt qu'une règle ; et la maladie, à la fin, affectait une forme bénigne de synoque, dont les caractères ont continué jusqu'à présent (1). » David Smith a fait une observation analogue à Glasgow en 1843 (2) ; Seaton Reid, dans son rapport sur l'épidémie de 1847 à Belfast, distinguait entre la *Relapsing Synocha* et la synoque ou la fébricule. De la première, 1,014 cas ont été soignés par lui, et des dernières, 1,238 cas dont 23 furent mortels. La dernière avait une durée de sept ou huit jours et ressemblait au premier accès de la fièvre relapse, mais elle n'était jamais suivie d'une rechute (3). Enfin, Purefoy, écrivant sur la fièvre relapse en Irlande en 1853, disait ceci : « La maladie continue encore dans le pays et est la même en principe, mais est modifiée par le temps et par une variété de circonstances qui l'accompagnent. » Parmi les modifications, il est établi que les rechutes sont incertaines et irrégulières (4).

(1) Steele, 1849.
(2) Smith, 1844 (2).
(3) *Irish Report, bib.*, 1848, VIII, 303.
(4) Purefoy, 1853.

CHAPITRE XVII

DE L'ISOLEMENT DES FIÉVREUX ET DE LEUR DISTRIBUTION DANS LES DIFFÉRENTES SALLES D'UN HOPITAL GÉNÉRAL

L'important sujet qui doit être discuté dans ce chapitre est un de ceux sur lesquels il y a de grandes divergences d'opinion. D'un côté on croit « qu'il vaudrait mieux n'avoir pas du tout d'hôpitaux que de mélanger des malades ayant le typhus, la petite vérole et la fièvre scarlatine avec des malades ayant d'autres maladies ; » tandis que, d'un autre côté, des réformateurs sanitaires influents ont déclaré que tous les cas de maladies contagieuses devraient être distribués dans les salles des hôpitaux généraux, et que des hôpitaux pour la fièvre et des salles de fiévreux étaient à la fois « un crime contre l'humanité et une honte pour le siècle dans lequel nous vivons. »

L'établissement d'hôpitaux pour la fièvre en Angleterre date du commencement de ce siècle. En 1802, John Clark (de Newcastle) a réuni les différentes opinions des médecins éminents du jour, tels que : Matthew Baillie, Heberden, Saunders, Lettsom, Willan, Fevriar (de Manchester), Haygarth (de Chester), Falconer (de Bath), Beddoes (de Bristol), Gregory, Hamilton, Rutherfurd (d'Édimbourg), etc., qui étaient tous partisans du système qui consiste à créer des salles spéciales de fiévreux, au lieu de mélanger les malades atteints de fièvre avec ceux ayant d'autres maladies générales (1). Par exemple, Fevriar disait : «Avant l'établissement des salles de fiévreux, quand un malade était atteint d'une fièvre contagieuse à l'infirmerie de Manchester, la maladie pouvait s'étendre au point de nécessiter la sortie de tous les autres malades. Depuis que des salles spéciales ont été ouvertes, quoique de mauvaises fièvres aient été accidentellement introduites, cependant, en changeant le malade de place dès la première attaque, on a toujours évité que la maladie se propageât (2).»

La circonstance que la plupart des gardes-malades et autres personnes attachées aux hôpitaux spéciaux pour les fièvres, contractaient la maladie, produisit, au bout d'un certain nombre d'années, une réaction en faveur du système consistant à mélanger

(1) Clark, 1802 ; voir aussi *Haygarth*, 1801 ; et *Strauger*, 1802.
(2) Fevriar, 1810, vol. III.

les malades. En 1842, Graham (d'Édimbourg) correspondait sur ce sujet avec beaucoup de médecins d'hôpitaux de Londres et d'ailleurs, tels que Bright, Williams, Latham, etc. Leurs opinions étaient unanimement hostiles à la séparation des salles de fièvre et favorables au mélange de tous les malades, fiévreux et autres, pourvu que ce fût dans une petite proportion (1). Ce dernier arrangement a été depuis préconisé par sir R. Christison (2) et J. H. Bennett (3) et, pour des saisons sans épidémies, par Bristowe et Holmes (4).

En 1860, j'ai publié au nom du comité de l'Hôpital des fiévreux de Londres une circulaire que j'ai envoyée à 64 hôpitaux du Royaume-Uni, dans le but de m'enquérir de la manière dont on traitait les malades atteints de fièvre ; 40 ont répondu, savoir : 11 de Londres ; 20 des provinces d'Angleterre ; 4 d'Écosse, et 5 d'Irlande. Sur les hôpitaux de Londres, 8 admettaient un très-petit nombre de cas de fièvre parmi les autres malades, tandis que 3 : l'hôpital de *University college*, les infirmeries de Londres et de Marylebone n'admettaient aucun cas de fièvre. Sur 20 hôpitaux des provinces d'Angleterre, 9 refusaient d'admettre les fiévreux ; 6 les admettaient dans des salles séparées, et 5 seulement les mélangeaient à d'autres malades. Il y avait aussi au moins 6 hôpitaux pour le traitement spécial des fièvres dans les provinces d'Angleterre. Dans chacun des 4 hôpitaux écossais (Édimbourg, Glasgow, Aberdeen et Dundee), il y avait des salles séparées pour la fièvre (5). A Édimbourg seulement, on permettait deux lits de fiévreux dans hacune des salles de clinique (de 19 lits) pour l'instruction des étudiants. Sur les 5 hôpitaux irlandais, 1 était spécial aux cas de fièvre ; dans 3 il y avait des salles séparées, et dans 1 seulement les malades étaient mélangés sans distinction de maladies. De plus, dans la plupart des grandes villes d'Irlande, il y avait un hôpital spécial pour le traitement des maladies contagieuses. Excepté à Londres, la coutume était, et est encore, d'isoler les cas de fièvre contagieuse. L'habitude différente adoptée à Londres est due en partie au désir de fournir aux étudiants l'occasion d'étudier des cas de fièvre, et en partie à ce qu'une grande proportion des cas de fièvre admis à l'Hôpital des fiévreux de Londres appartiennent à la fièvre typhoïde qui ne se propage jamais dans les salles comme le typhus (Voy. page 56). Mais même dans les hô-

(1) Graham, 1842.
(2) Christison, 1859.
(3) *Clinical Lect.*, 2ᵉ éd., p. 878.
(4) Sixième Rapport *of Med. Off. of Privy Council*.
(5) Depuis 1860, un hôpital spécial pour la fièvre a été construit à Glasgow.

pitaux de Londres, il est universellement admis qu'il est à craindre
de voir le vrai typhus se propager, s'il y en a plus d'un cas sur 5
ou 6 malades ; par conséquent, en pratique il est reconnu nécessaire d'avoir un hôpital spécial pour la fièvre, à cause des temps
d'épidémies pendant lesquels le nombre de malades peut devenir
énorme. Tous ceux qui ont apporté quelque attention à ce sujet
admettent que, même dans les saisons où la maladie n'est pas
épidémique, les malades atteints de typhus ne devraient pas être
traités dans leurs maisons à cause de l'agglomération qui cau
sera inévitablement la propagation de la fièvre, et il est clair qu'ils
doivent être transportés ou dans des hôpitaux spéciaux, ou être
dispersés parmi les autres malades d'un hôpital général. Le dernier plan me paraît sujet à controverse à cause des circonstances
suivantes :

*I. Il y a de nombreux exemples du typhus se propageant dans
des salles générales malgré les précautions les plus minutieuses, et alors
que la proportion n'était pas plus de 1 sur 6, et même alors qu'il n'y
avait qu'un cas unique.*

Quand j'étais élève de la clinique d'Édimbourg, en 1849, trois
typhiques admis dans les salles de clinique contenant 38 lits communiquèrent la maladie à 7 des autres malades dont 2 au moins
moururent. Stewart dit que « pendant l'hiver de 1837-38, un cas
isolé de typhus dans une des salles de médecine de l'infirmerie de
Glascow communiqua la maladie à la plupart des malades de cette
salle, et que plusieurs moururent (1). » Peacock dit que quand il
était étudiant à Édimbourg, « les directeurs de l'hôpital se décidèrent
à distribuer les malades dans les différentes salles, espérant que le
poison pourrait ainsi, en étant divisé, perdre sa puissance d'inoculation. Comme expérience, quatre malades ayant la fièvre typhoïde
furent placés dans différentes parties de chaque salle, qui contenaient ordinairement 30 lits, et 4 lits furent enlevés de la salle de
sorte que chaque malade ayant la fièvre occupait l'espace réservé
à deux malades ordinaires, et leurs lits furent placés dans les
piliers entre deux fenêtres, qui furent laissées constamment ouvertes. Malgré ces précautions, la fièvre atteignit les malades des lits
voisins, et dans l'espace d'un mois, il n'y eut pas moins de douze
cas d'infection. Le mal ne s'arrêta pas là ; car une malade qui avait
été dans un lit situé à côté d'un fiévreux, sortit de l'hôpital, fut
prise de la fièvre après être rentrée chez elle, et répandit la
maladie dans une cour populaire de Leith, jusque-là exempte de

____

(1) Stewart, 1840, p. 297.

MURCHISON.   21

fièvre. » Peacock ajoute qu'il a vu le typhus se propager dans plusieurs autres hôpitaux dans lesquels les malades étaient mélangés, bien que l'espace affecté à chacun fût des plus vastes (1). Écrivant en 1838 sur l'hôpital Saint-Barthelemy, West déclara que sur 60 cas de typhus, 14 étaient morts, et il ajouta : « Depuis l'été dernier 11 personnes qui avaient l'habitude de fréquenter l'hôpital ont été attaquées par la fièvre qui a fait 3 victimes parmi eux ; 16 gardes-malades et 21 malades admis pour d'autres affections ont pareillement souffert de la maladie et 10 d'entre eux sont morts, et je ne doute pas que des cas analogues aient échappé à ma connaissance.

Des soixante cas sur lesquels mes observations portent spécialement, dix-sept avaient été observés sur des personnes ayant soigné les malades, ou ayant au moins vécu dans la même maison. Sur les 17, 9 avaient été admis à l'hôpital pour d'autres affections, et pendant leur séjour avaient été atteints par la fièvre.

A la fin, la maladie s'étendant d'un lit à l'autre, on trouva nécessaire de fermer une des salles de femmes (2). De nouveau en 1864, 19 personnes dont 5 gardes contractèrent le typhus dans les salles de l'hôpital Saint-Barthelemy. Sur les 19, 5 malades et 3 gardes moururent (3). A l'hopital *King's college* un seul malade admis avec le typhus communiqua la maladie aux deux malades situés à côté de lui, et ce fut le commencement d'une épidémie dans la salle. Le 10 décembre 1861, avant que le typhus fût épidémique à Londres, un seul typhique fut admis à cet hôpital, communiqua la maladie à son voisin et à une garde de la salle et une fois encore, en 1863, deux gardes furent les victimes du typhus contracté dans les salles. Cependant cet hôpital est bien connu pour être un modèle de bonne ventilation (4). A l'hôpital *Guy* il y eut une grande épidémie de typhus vers la fin de 1862 ; dans une salle contenant 50 malades, un ou deux cas de typhus furent admis, et la maladie se répandit rapidement ; 7 malades contractèrent la fièvre dans cette salle, et 5 succombèrent. Cependant, dans cette même salle, il y avait 1,998 pieds cubes pour chaque malade, une bonne ventilation, et les lits de ceux qui avaient la fièvre, avaient une fenêtre de chaque côté (5). Dans le vieil hôpital Saint-Thomas à London Bridge, la propagation du typhus parmi les malades s'observait fréquemment et, en 1865, à l'hôpital temporaire dans les

(1) Peacock, 1856 (1), p. 162.
(2) West, 1838, p. 144.
(3) E.-L. Fox, 1866.
(4) Anstie, 1865, I, 632.
(5) Habershon, 1862.

jardins de Surrey 3 gardes et un malade contractèrent cette maladie (1). A l'hôpital de Charing Cross un cas de typhus fut admis le
28 octobre 1862 et dans l'espace de quelques semaines 7 cas prirent
naissance dans la même salle. Plusieurs furent mortels (2) et, en
1864, 5 malades, qui avaient contracté le typhus dans cet hôpital,
furent amenés à l'hôpital des fiévreux. A Westminster le typhus
s'est plusieurs fois répandu et une fois, dans l'été de 1865, sur 13 typhiques qui étaient à l'hôpital, 8 l'avaient contracté (3) dans l'établissement. Pendant l'année de 1867, 18 cas de typhus étaient en
traitement dans l'hôpital de Middlesex, un des hôpitaux les mieux
ventilés de la métropole; 5 de ces 18 malades avaient pris la maladie
à l'hôpital, une garde et 4 malades; 3 des 4 malades succombèrent (4).
Pendant l'année 1860-61, quand le typhus n'était pas épidémique l'hôpital des fiévreux de Londres se trouvait dans les conditions ordinaires
d'un hôpital général, avec quelques légers cas de typhus, et parfaitement ventilé. Le 23 août 1860, une garde fut prise du typhus. Il n'y
avait que deux cas de typhus à cette époque à l'hôpital, l'un admis le
6 août et l'autre le 16, et, avant la première date, aucun malade
n'avait été admis avec le typhus depuis le 30 juin. En mars 1861,
une autre garde fut atteinte, et il n'y avait encore que deux cas de
typhus à l'hôpital à ce moment, et 6 cas seulement avaient été
admis dans les 5 mois précédents. Dans l'automne de 1863, un cas
de typhus « ayant été introduit à l'infirmerie de North Staffordshire,
la maladie se répandit rapidement ; 2 des gardes furent attaquées
et une mourut ; plusieurs des malades ordinaires furent aussi atteints,
et, pour ajouter au désastre, certains malades quittèrent l'établissement affolés par la peur, et portèrent le poison et le mal dans des
familles résidant dans le voisinage (5). A l'infirmerie royale de Bristol,
48 cas de typhus étaient en traitement pendant l'hiver de 1864-65;
2 cas étant placés dans chaque salle avec un contingent de 1,035 à
1,057 pieds cubes par malade. Sur ce nombre, 12 moururent ;
sur les 48, 17, (dont 5 cas mortels) avaient contracté la maladie à l'hôpital (6). Il ne serait pas difficile d'ajouter de nombreux
exemples semblables à ceux que nous venons de mentionner (7) ;
mais ceux-ci suffisent pour prouver que, quand quelques cas de
typhus sont traités dans les mêmes salles avec d'autres malades, la

(1) *Lancet*, 1865, I, 145.
(2) *Idem*, 1863, I, 36.
(3) *Idem*, 1865, I, 632.
(4) *Statistical Report*.
(5) *Med. Times and Gaz.*, 1864, I, 569.
(6) E.-L. Fox, 1866.
(7) Voir, pour exemple, E.-L. Fox, 1866.

maladie peut se propager malgré l'espace et l'excellente ventilation, et que ces cas ne sont pas *rares et peu nombreux,* comme on l'a dit.

II. Les deux objections faites ordinairement contre les salles et les hôpitaux spéciaux pour la fièvre, sont que, par la concentration du poison, la mortalité parmi les malades eux-mêmes, et le danger de voir se répandre la maladie augmentent ; elles sont contredites par des faits.

Prenons, par exemple, l'hôpital des fiévreux de Londres. On a déjà montré que le chiffre de la mortalité pour chaque espèce de fièvre continue n'a pas été plus grand qu'on ne l'a observé dans les hôpitaux généraux de Londres (page 221, et que pendant 23 années (1848-1870) 17,980 (18,263-288) cas de typhus furent admis à l'hôpital des fiévreux et communiquèrent la maladie à 288 personnes, savoir : 217 gardes et médecins (dont 44 moururent), et 71 malades (dont 16 moururent). En d'autres termes, une personne a contracté la fièvre sur 62 admises, et une personne est morte sur 300 personnes admises ; une garde a contracté le typhus sur 83 gardes admis, et une seule est morte sur 408 ; tandis qu'un seul malade a contracté la maladie est sur 253 cas admis, et il n'y a eu qu'une mort sur 1,123 admissions. Eu égard à ces résultats, on doit mentionner deux circonstances : la première, c'est qne les gardes de l'hôpital des fiévreux ont été constamment changées pendant ces années et que pendant la récente épidémie, on a engagé 70 gardes nouvelles dans une année. On peut dire qu'en moyenne, le service entier des gardes est changé tous les ans. Si les mêmes gardes étaient restées après avoir essuyé une attaque de fièvre, il y en aurait eu comparativement très-peu dont la santé aurait été atteinte. En second lieu, jusqu'en 1861, on ne classait pas du tout les malades à l'hôpital des fiévreux. Les cas de typhus étaient traités dans les mêmes salles que les cas de fièvre typhoïde, de scarlatine et autres maladies. Les salles étaient, en fait, comme celles d'un hôpital général, mais avec une grande prépondérance de cas de typhus, et quoique après 1861 les typhiques fussent isolés, la classification fut souvent interrompue à cause de la trop grande agglomération de malades à l'hôpital. On peut imaginer comparativement ce qui serait advenu si l'on avait distribué dans les autres hôpitaux généraux de la capitale les 17,980 malades admis à l'hôpital des fiévreux

Pendant les six premiers mois de 1862, 1,107 cas de vrai typhus furent soignés à l'hôpital des fiévreux ; il en mourut 232, ou 20, 95 p. 100. Dans la même période, 243 cas le typhus furent soignés dans 6 des hôpitaux généraux de da capitale mentionnés dans le tableau suivant ; il en mourut 80 ou 23, 32 p. 100. Les 1080 (1,107-27) cas admis à l'hôpital des fiévreux communiquèrent la maladie à 27 personnes dont 8 moururent. En d'autres termes, une seule personne prit la fièvre sur 40 admises, et il n'en mourut qu'une sur 135. Mais les 272 cas admis dans les six hôpitaux généraux communiquèrent la maladie à 71 personnes dont 21 moururent : c'est-à-dire qu'une personne sur 3,8 prit la fièvre. Que serait-il arrivé s'il n'y avait pas eu d'hôpital pour la fièvre, et si les 1,080 cas qui y ont été admis avaient été répartis parmi les hôpitaux généraux en plus des quelques centaines qui y étaient déjà en traitement? Cependant au milieu de l'épidémie, la suppression de l'hôpital des fiévreux fut demandée !

TABLEAU XIX (1).

HÔPITAUX.	NOMBRE. des admissions du typhus.	CAS CONTRACTÉS à l'hôpital.	TOTAL.	MORTS.
Saint-Mary's, 1er janvier au 30 juin 1862...	16	1	17	3
St-Bartholomew's — — ...	89	23	112	30
Saint-Thoma's — — ...	92	12	104	16
Guy's — — ...	40	21	61	21
Middlesex, 1er janvier au 30 septembre....	25	5	31	8
German, 1er décemb. 1862 au 1er fév. 1862.	10	8	18	2
Totaux...............	272	72	343	80

Le tableau XX montre une comparaison analogue entre les résultats observés dans 5 des hôpitaux généraux de Londres et à l'hôpital des fiévreux dans une période de quatre ans, 1862-1865.

(1) Je dois les chiffres de ce tableau et du suivant aux docteurs Broadbent, de *Saint-Mary's Hospital*, Edwards, de *Saint-Bartholomew's*, Wilke et Steele, de *Guy's*, Bristow et Hilks, de *Saint-Thoma's*, G. Johnson, de *King's-College*, et H. Weber du *German-Hospital*. Pour la plupart, les cas de typhus prirent naissance parmi les gardes et les autres malades dans les salles desquels on avait admis des cas de typhus; mais dans les six cas du *Middlesex-Hospital*, un seulement provient d'une salle dans laquelle il y avait des cas de typhus ; de plus, il n'y avait jamais eu rien de semblable à l'hôpital en fait de typhus, jusqu'à l'admission de certains cas au commencement de 1862.

TABLEAU XX.

HÔPITAUX.	MALADES admis avec le typhus.		CAS DE TYPHUS contractés A L'HÔPITAL.				NOMBRE TOTAL des cas en traitement.		
			MALADES		GARDES et MÉDECINS.				
	Nombres.	Morts.	Nombres.	Morts.	Nombres.	Morts.	Nombres.	Morts.	Mortalité p. 100.
Hôpital Guy's...	95	10	8	5	18	8	121	23	18,10
— St-Thomas .	154	21	4	2	19	2	177	25	14,12
— Allemand. .	59	17	1	»	1	»	61	17	27,86
— King's College.........	90	22	11	5	12	4	113	31	27,43
Hôpital de Londres.........	9	5	»	»	6	2	15	7	46,66
TOTAUX...	407	75	24	12	56	16	487	103	21,15
Hôpital des fiévreux........	7,498	1,413	30	3	81	20	7,609	1,413	18,57

Il ressort de ce tableau qu'une personne a contracté le typhus pour chaque groupe de 5 typhiques admis dans les hôpitaux généraux, mais qu'un cas de contagion seulement a été observé pour 67 admis à l'hôpital des fiévreux; et qu'une personne est morte du typhus sur 14 admises dans les hôpitaux généraux, et seulement une sur 326 admises dans l'hôpital des fiévreux. Cette différence aurait été plus grande si les dispositions prises dans ce dernier établissement avaient été plus perfectionnées (Voir page 324). La question se résout d'elle-même. Étant donné un certain nombre de cas de typhus à traiter, où ce traitement pourrait-il être appliqué avec plus d'avantage pour les malades et moins de danger pour les médecins ou les gardes? D'après ce qui a été établi, je crois juste d'en tirer cette conséquence : que, en adoptant l'isolement, pourvu qu'il y ait une ample ventilation, les malades peuvent être traités avec un égal avantage pour eux-mêmes, et avec beaucoup moins de danger pour les médecins et les gardes, en proportion du nombre des cas traités. Que les médecins et les gardes courent un plus grand danger dans un hôpital spécial que dans les hôpitaux généraux, cela ne fait aucun doute ; mais ce danger est dû non pas nécessairement à la concentration du poison, mais à ce que les foyers de contagion sont plus nombreux. Si 2,000 pieds cubes d'espace sont alloués à chaque malade (1), et s'il y a une ventilation parfaite, il n'y a pas une plus grande concentration du poison dans un hôpital spécial pour la fièvre que dans des salles générales où il y a quelques cas de fièvre disséminés.

III. Les maladies pour lesquelles les malades sont admis dans les hôpitaux généraux les prédisposent à contracter le typhus s'ils sont exposés à la contagion, et à l'avoir d'une façon grave et même mortelle.

Dans l'épidémie de typhus qui eut lieu à l'hôpital Guy vers la fin de 1861, 7 malades contractèrent la maladie dans une salle et 5 en moururent. Parmi ceux-ci, deux qui avaient le diabète moururent le troisième jour de la fièvre, un troisième qui avait une maladie de l'épine dorsale mourut aussi le troisième jour, et les deux autres, le cinquième jour. En 1869, 4 malades qui avaient contracté le typhus à l'Hôpital de Londres furent transférés à l'Hôpital des fiévreux; 3 d'entre eux moururent : un qui avait souffert d'une maladie du foie et des reins, un second d'une néphrite aiguë, et un troisième d'hémiplégie. Beaucoup de faits analogues ont passé sous mes yeux, et du reste, les maladies des reins, dont souffrent une grande partie des malades admis dans les hôpitaux généraux, sont bien connues pour être une des plus formidables complications du typhus. Il me paraît inexcusable d'exposer les malades admis dans un hôpital général au danger possible de contracter une maladie aussi sérieuse que le typhus.

IV. La ventilation qui est universellement reconnue nécessaire pour empêcher le typhus de se propager dans une salle générale, est dangereuse pour les malades ayant d'autres maladies, telles que les néphrites, les rhumatismes aigus, les bronchites, etc. (2).

V. Dans un hôpital spécial ou dans des salles spéciales à la fièvre, il sera toujours possible d'obtenir des médecins et des employés protégés par une attaque antérieure de typhus, ou d'un âge auquel il est rarement mortel, ce qui serait impossible à trouver pour les hôpitaux généraux.

Quand cela est possible, aucune garde ne devrait être prise pour soigner les typhiques si elle a plus de trente ans (au-dessous de cet âge la mortalité est faible) ou si elle n'a pas passé elle-même par une

____

(1) C'est ce qui est alloué à chaque malade à l'Hopital des fiévreux de Londres.
(2) Murchison, 1864.

attaque de la maladie. Si cette règle avait été généralement observée à l'hôpital des fiévreux, les résultats comparés à ceux des hôpitaux généraux auraient été encore plus favorables qu'ils ne l'ont été.

Mon expérience m'a conduit aux conclusions suivantes en ce qui
concerne la distribution des fiévreux.

1. Les cas de fièvre typhoïde peuvent être distribués impunément dans les salles d'un hôpital général.

2. Les cas de typhus et de fièvre relapse ne devraient jamais être
traités dans une salle avec d'autres malades ; même dans la proportion de un sur six, il y a danger de voir ces maladies se répandre.

3. Il n'y a aucune preuve que dans un hôpital spécial bien ventilé,
la mortalité dans les fièvres continues soit plus grande que dans un
hôpital général.

4. Selon la proportion du nombre de cas de typhus le danger de
voir la maladie se répandre est beaucoup moins grand en isolant
les malades qu'en les mélangeant.

5. Les hôpitaux spéciaux pour la fièvre sont absolument nécessaires dans toutes les grandes villes sujettes aux épidémies de typhus, et ils devraient être pourvus de rapides moyens d'extension
en construisant des bâtiments temporaires en bois ou en fer pour
le cas où une épidémie viendrait à éclater.

6. Dans tous les hôpitaux généraux, on devrait, quand cela est
possible, prendre des dispositions particulières pour le traitement
des fièvres contagieuses. Autrement, beaucoup de maladies aiguës
non contagieuses sont exclues en pratique. Mais les cas contagieux ne devraient pas être disséminés dans les salles générales ; ils
devraient être isolés dans des salles séparées (1) ou mieux encore
dans un bâtiment distinct.

7. Dans chaque hôpital pour la fièvre, le typhus, la fièvre relapse,
la fièvre typhoïde et la scarlatine devraient être traités dans des
salles séparées ; mais il n'y a aucune objection à faire pour traiter
dans les mêmes salles que la fièvre typhoïde les nombreux cas de
maladies aiguës non contagieuses envoyés constamment par erreur
dans les hôpitaux destinés spécialement au traitement des fièvres.

(1) L'expérience de l'hôpital des fiévreux de Londres a prouvé que si les cas de
typhus ont été rigoureusement isolés dans des salles distinctes, la maladie s'est
rarement étendue aux malades des autres salles ; au *Bath United Hospital*, 12 cas
de typhus furent admis, en 1864, en deux mois. *Ils furent uniformément placés
dans des salles séparées des autres malades généraux, et il n'y a pas eu un seul
exemple que la maladie se fût propagée parmi eux. (Med. Times and Gaz.,* 1865,
I, 291.) D'un autre côté, il ne serait pas difficile de réunir des cas dans lesquels
le typhus s'est propagé des salles spéciales dans un hôpital général ; mais dans tous
ceux que j'ai connus, l'isolement n'était pas complet, et dans beaucoup il manquait
d'espace ou de ventilation dans les salles de fiévreux.

APPENDICE

TYPHUS (1)

I. — DÉFINITION.

Le typhus est une maladie engendrée par l'agglomération d'êtres humains dans un milieu insuffisamment ventilé, se présentant sous une forme épidémique dans des périodes de famine ou de misère générale et transmissible par contagion. Les symptômes sont : invasion plus ou moins brusque marquée par des frissons d'intensité variable, pouls fréquent et compressible; langue chargée et plus tard sèche et brune ; constipation dans la plupart des cas ; peau chaude et sèche; éruption rubéoloïde apparaissant entre le quatrième et le septième jour; les taches n'apparaissant jamais par séries successives, sont d'abord peu saillantes et disparaissant par la pression, mais persistant après le second jour et se transformant souvent en véritables pétéchies; dès le début grande prostration, coloration exagérée des téguments, injection des conjonctives, insomnie et hébétude suivies à la fin de la première semaine de délire quefquefois aigu et bruyant, mais le plus souvent incomplet et incohérent; tendance à la stupeur et au coma, tremblements, soubresauts, évacuations involontaires, contraction des pupilles. La maladie dure de dix à vingt et un jour, le plus souvent quatorze. A l'autopsie pas de lésions spécifiques, mais hypérémie de tous les organes internes, ramollissement du cœur et des muscles volontaires, congestion hypostatique des poumons, atrophie du cerveau et œdème de la pie-mère.

(1) Il est si souvent fait allusion au typhus dans le courant de cet ouvrage que nous avons pensé être utile à nos lecteurs en reproduisant, à titre d'appendice, quelques notions générales sur cette affection. Les trois chapitres dont nous donnons ainsi la traduction, sont également extraits du grand ouvrage du docteur Murchison sur les fièvres continues (*Trad.*).

II. — NOMENCLATURE. — SYNONYMIE.

Le typhus a été décrit sous des noms différents. Voici les plus importants :

1° *Typhus*. — Typhus (Sauvages, 1760; Cullen, 1769) ; Enecia typhus (Mason Good, 1817) ; Typhus et True typhus (auteurs anglais modernes).

2° *Dénominations déduites des caractères contagieux*. —Λοιμός pro parte (auteurs grecs), Febris pestilens (Galien? Celse? Frascator, 1546; Salius Diversus, 1584; Riverius, 1623; Willis, 1569; Sydenham, 1668) ; morbus contagiosus (Frascator, 1546), Parish infection (Rapports sur la mortalité de l'Angleterre, 1600-1700) ; Infectious fever (Lind, 1763) ; Pestilential fever (Grant, 1755; Stocker, 1826) ; Der Ansteckende Typhus (J. V. Hildenbrand, 1810); typhus contagieux (J. C. Gasc, 1811) ; Contagious fever (Bateman, 1818) ; Tifo contagioso (Rossi, 1819) ; contagious typhus (auteurs anglais).

3° *Epidémie*. — Febris epidemica (J. Burserius, 1625); Epidemical epidemic fever (Royers, 1734), Febbre epidemica (Rasori, 1813), Epidemic fever pro parte (auteurs anglais).

4° *Eruption cutanée*. — Morbus pulicaris (Cardanus, 1545); Febris pestilens quam Cuticulas vel Puncticula vocant (Frascator, 1546; Forestus, 1591) ; Tabardiglio et puntos (De Torres, 1574) ; Febris purpurea epidemica (Theræus, 1578 ; Coyttarus, 1578) ; La pourpre (anciens auteurs français, P. a Castro, 1584) ; Fleckfieber (anciens écrivains allemands, Pa Castro 1594) ; Febris petechialis (N. Massa, 1556; Sennertus, 1641 ; Selle, 1770 ; Burserius, 1785) ; Febris maligna pulicaris seu puncticularis (Pelt. a Castro, 1584) ; Pipercoorn (anciens auteurs danois, Forestus, 1591) ; Febris peticularis (Roboretus, 1592); Morbus puncticularis (Donkers ; 1686), Febris petechialis vera (F. Hoffmann, 1700) ; Spotted fever (Strother, 1729 ; Short, 1749) ; Febbre petecchiale (Rasori, 1809) ; Morbo petecchiale (Acerbi, 1811, Palloni, 1819) ; Das Fleckenfieber (Reuss, 1814) ; Typhus exanthematicus und das exanthematische nervenfieber (auteurs allemands) ; Typho-rubeoloid (Roupell, 1831) ; Petechial fever (Peebles, 1835) ; Petechial typhus (différents auteurs).

5° *Symptômes cérébraux*. — Febris maligna cum sopore (Riverius, 1623); Fever of the spirits (Quincy, 1721) ; Typhus comatosus (Sauvages, 1760) ; Brain fever, pro parte (différents auteurs).

6° *Tendance à la prostration*. — Febris asthenica (différents auteurs); Febris atacta, pro parte (Selle, 1770) ; Fièvre ataxique, fièvre adynamique, pro parte (Pinel, 1798) ; adynamic fever (Stoker, 1826 ; Burne, 1828).

7° *Caractères putrides.* — Febris putrida et maligna, Synochus putris, et S. cum putredine (anciens auteurs) ; Febris maligna pestilens (Riverius, 1623 ; Sennertus, 1641 ; Willis, 1659) ; Febris Cacoethes (Bellini, 1683); Malignant fever (Langrish, 1735 ; Fordyce, 1791) ; febris continua putrida (Boerhaave, 1738 ; Wintringham, 1752) ; Putrid malignant fever (Huxham, 1739) ; Febris exanthematica, maligna, venenosa et perniciosa (J. F. Bianchini, 1750) ; Febris maligna (Le Roy, 1771) ; Putrid continual fever (Macbride, 1772) ; Febris continens putrida (Selle, 1770) ; Febris lenta nervosa maligna (Burserius, 1785) ; Das faulfieber (Hecker, 1809) ; Febbre putrida (auteurs italiens) ; Fièvres putrides et malignes, pro parte (auteurs français) ; Typhoïd fever with putro-adynamic caracter (Copland, 1836).

8° *Fréquence dans les camps et les armées.* — Pestis bellica et typhus bellicus (différents auteurs) ; morbus castrensis vel morbus Hungaricus, pro parte (Sennertus et autres écrivains anciens) ; morbus qui ex castris in Bavariam penetravit (Rhumelius, 1625) ; febris castrensis (Willis, 1659 ; Haller, 1742); febris militaris (Petri, 1665) ; febris castrensis petechialis epidemica (Brandhorst, 1746, voyez Haller, 1758) ; typhus castrensis (Sauvages, 1760) ; camp fever (Grant, 1775) ; die griegspest (Hufeland et Reuss, 1814 ; typhus des camps et des armées (Louis, 1829).

9 *Fréquence dans les prisons.* — Febris contagiosa in carceribus genita (Huxham, 1742) ; Jayl fever (Pringle, 1750 ; Herysham, 1782 ; John Howard, 1784) ; typhus carcerum (Sauvages, 1760) ; febris carceraria (Burserius, 1785) ; Jail distemper (J. C. Smith, 1795) ; maladie des prisons (auteurs français).

10° *Fréquence dans les hôpitaux.* — Malignant fever of the hospital (Pringle, 1752) ; febris nosocomialis (Burserius, 1785) ; fièvre des hôpitaux (écrivains français).

11° *Fréquence sur les navires.* — Febris pestilentialis nautica (Huxham, 1752) ; ship fever (Lind, 1763 ; Grant, 1775) : febris nautica (Burserius, 1785) ; infectious ship fever (Blanc, 1787).

12° *Mode d'origine.* — Ochlotic fever (οχλος, foule ; Laycock, 1861).

13° *Autres synonymes.* — Irish ague (ancienne désignation irlandaise) ; morbus mucosus (Rœderer et Wagler, 1762) ; catarrhal typhus (auteurs irlandais) ; febris inirritativa (Dauvin, 1800).

Le terme *typhus* introduit par Sauvages, adopté par Cullen et sanctionné par l'usage général, n'est pas très-approprié. Le mot τύφος signifie littéralement *fumée*, mais il a été employé par Hippocrate pour désigner un état confus de l'intelligence avec tendance à la stupeur (Stupor attonitus). Pris dans ce dernier sens il exprime un symptôme proéminent de la maladie. Cependant le mot πυρετος τυψωδης ou *febris typhodes* tel qu'il était employé par Galien, Prosper Alpinus (1611), Rechalcus (1638), Juncker, 1718), etc., avait une application plus générale et ne désignait aucune fièvre spécifique. Voici la définition de Juncker : « Typhodes dicitur, quando inflammatio erysipelacea, vel hepatis, vel ventriculi, vel uteri, febrem provocat, quæ anxiis, frigidis et inutilibus sudoribus conjuncta est, derivatur a τυψος, seu res inanis fumo similis. » Avant Sauvages le typhus était connu sous le nom de fièvre pestilentielle ou fièvre putride ou par quelque autre dérivé soit de l'éruption soit du lieu où la maladie apparaissait (fièvre des camps, des prisons, des hôpitaux, des navires).

III. — HISTORIQUE (1).

Le typhus était connu dès la plus haute antiquité. C'est peut-être une des affections dont il est souvent question dans les livres sacrés sous le nom de *pestilence* et qui, comme le typhus d'aujourd'hui, reconnaissait pour cause l'agglomération et la famine.

Le typhus ne correspond à aucune des divisions des fièvres d'Hippocrate, mais quelques-uns des cas cités par cet auteur dans son livre des épidémies lui ressemblent beaucoup.

Pendant les quinze premiers siècles de l'ère chrétienne un grand nombre d'épidémies de fièvres continues se montrèrent sur différents points de l'Europe à la suite de l'agglomération et de la famine, mais les descriptions des auteurs grecs, latins et arabes sont insuffisantes pour qu'on puisse aujourd'hui admettre l'identité de ces fièvres avec le typhus. Dans quelques cas il s'agissait de la peste orientale, mais dans d'autres il était probablement

---

(1) Cet historique n'a pas la prétention d'être complet. Pour faire l'histoire complète du typhus il faudrait retracer l'histoire de l'Europe pendant ces trois derniers siècles. Ceci n'est donc qu'un essai imparfait qui a pour but de fournir quelques détails concernant les plus célèbres épidémies de typhus, de rechercher la nature exacte de la maladie dans chaque cas, de faire ressortir les circonstances au milieu desquelles l'épidémie est apparue et les méthodes de traitement qui ont été adoptées aux différentes époques. Le lecteur qui désirerait avoir de plus grands détails sur l'histoire du typhus devra consulter les ouvrages énumérés à la Bibliographie et particulièrement les suivants : Webster, 1800; Vilalba, 1803; Palloni, 1804 et 1809; Hildenbrand, 1811; Wawruch, 1812; Rasori, 1813; Acerbi, 1822; Schnurrer, 1823 ; Ochs, 1830 ; Ozanam, 1835; Gaultier de Claubry, 1838; West, 1840; Hecker, 1844; Ritchie, 1835; Starck, 1865; Zuelzer, 1869.

question du typhus. Ces deux affections furent longtemps confondues sous les noms de Λοιμός, *pestis* et *febris pestilens* qui leur étaient indistinctement appliqués. La peste d'Athènes, qui prit naissance pendant un siége et lorsque la cité souffrait de la famine et de l'encombrement, se rattache probablement au typhus ; elle était contagieuse et ceux qui soignaient les malades étaient particulièrement atteints. Le savant commentateur d'Hippocrate, le Dr Adams, croit qu'il s'agissait de la peste à bubons (1) ; mais il n'est pas fait mention de bubons dans l'histoire de Thucydide et la description de cet auteur correspond plutôt avec l'épidémie de typhus qui prit naissance à une époque moins ancienne pendant le siége de Saragosse. On trouve dans les ouvrages de Live, Tacite et autres auteurs romains de fréquentes allusions aux pestes qui ont ravagé Rome ; la description des symptômes n'est pas parvenue jusqu'à nous, mais nous savons que la peste se montrait habituellement aux époques de famine et que, dans une circonstance, Galien dut s'enfuir de Rome à cause des caractères contagieux de la maladie (2).

En 1489, 17,000 hommes des armées de Ferdinand qui assiégaient Grenade furent détruits par une fièvre que les Espagnols désignaient sous le nom de *Tabardiglio* d'après les caractères de l'éruption ; il est certain que ce nom a été plus tard appliqué au typhus (3).

Le seizième siècle, remarquable par la renaissance des lettres et de la religion, le fut également par le nombre et la gravité de ses épidémies ; les descriptions faites par deux médecins italiens, Frascator de Vérone (4) et Cardanus de Pavie (5), nous démontrent aujourd'hui que ces épidémies doivent se rapporter au typhus.

Frascator (né en 1483, mort en 1559) décrit avec le plus grand soin les symptômes d'une fièvre épidémique (*febris pestilens*) qui se montra en Italie, en 1505 et 1528, et qui coïncida dans ces deux occasions avec une saison très-rigoureuse et la presque totale destruction des récoltes. Cette fièvre était contagieuse, souvent mortelle et caractérisée par une éruption qu'on appelait vulgairement *lenticulæ* ou *puncticula.* « Circa quartum, vel septimum diem, in brachiis, dorso a pectore, maculæ rubentes, sæpe et puniceæ, erumpebant, puncturis pulicum similes, sæpe majores, imitatæ lenticulas, unde et nomen inditum est. » Comme autres symptômes on remarquait : grande prostration, pouls faible, soif, langue sale, conjonctives

(1) Trad. d'Hippocrate. *Syd. Societ.*, ed. V, I, p. 384.
(2) Traduction de Paul d'Égine, *Syd. Sociely*, ed. V, I, p. 281.
(3) Vilalba, 1803, V, I, p. 69.
(4) Frascator, 1546.
(5) Cardanus, 1545.

injectées, affaiblissement des facultés mentales, et, après le quatrième ou le septième jour, aberration mentale et subdelirium ; dans quelques cas, agitation, dans d'autres, somnolence, quelquefois ces deux symptômes se montraient alternativement. La maladie durait de sept à quatorze jours, quelquefois plus longtemps. La rétention d'urine et l'absence d'éruption blanche étaient considérées comme des symptômes funestes. Le traitement stimulant paraissait être le meilleur et la majorité de ceux qui avaient été saignés périssaient (1). L'affection se distinguait de la peste véritable qu'on décrivait alors sous le nom de *febris vere pestilens.*

L'analogie de la fièvre observée par Frascator avec le typhus moderne est encore confirmée par cette circonstance que la ressemblance de l'éruption typhique avec l'éruption rubéolique était telle que les auteurs ont dû nécessairement faire ressortir les caractères distinctifs de ces deux affections. Cardanus nous dit que la plus grande erreur commise par les praticiens de son époque était « quod pulicarem morbum morbillum credunt ». Nicolas Massa, de Venise, consacre tout un chapitre aux caractères distinctifs qui existent entre les pétéchies de la fièvre et les éruptions de la variole et de la rougeole (2), et Montuus fait la remarque suivante : « Sed falso morbilli putantur, puncta quædam pulicum morsibus non dissimilia, quæ perfebres pestilentes in cutis superficie aliquando visuntur. » (3)

Pendant les années 1750-54, à une époque de disette qui fut suivie de l'encombrement des grandes villes, une fièvre pétéchiale se montra en Toscane et détruisit plus de 100,000 personnes (4). A peu près à la même époque (1552) une fièvre semblable qui fut décrite par Andreas Gratioli (5), ravagea l'armée de l'empereur Charles-Quint pendant le siége de Metz.

En 1557, le typhus fit de grands ravages en France et fut l'objet d'un long ouvrage : *de Febribus purpuratis,* » par Coyttarus de Poitiers (6). Quelques années plus tard, Ambroise Paré décrivit une fièvre pestilentielle qui sévissait en France en même temps que le typhus et dans laquelle la peau était marquée par des taches, « maculæ pulicum aut cimicum morsui similes (7). »

En 1566, la maladie célèbre connue sous le nom de *Morbus hugna-*

---

(1) *Certe res cecidit, ut major pars phlebotomatorum perierit.*
(2) Cardanus, 1545, éd. 1663, tom. VII, sed. I, cap. XXXVI, p. 216.
(3) Massa, 1556, cap. IV, p. 67, 70.
(4) Montinus, 1558, lib. VII, cap. II.
(5) Palloni, 1804, et Pecbles, 1835.
(6) Coyttarus, 1758.
(7) Paré, 1568.

ricus se montra en Hongrie dans l'armée de Maximilien II et se répandit ensuite dans toute l'Europe. Elle était éminemment contagieuse et présentait les symptômes suivants : céphalalgie intense suivie de délire, langue sèche et noire, quelquefois abcès des parotides et gangrène des extrémités. On remarquait également dans beaucoup de cas une éruption cutanée qui présentait les caractères de la morsure de la puce, dont elle différait cependant, comme le fait remarquer Sennertus, par l'absence de *punctum* central. La durée de la maladie était de quatorze à vingt et un jours (1).

En 1580, Vérone fut encore le théâtre d'une épidémie de typhus qui fut admirablement décrite par Petrus a Castro sous le nom de « *febris maligna puncticularis seu pelicularis.* » (2) Elle était contagieuse et sévissait principalement pendant les mois d'hiver ; on citait alors la famine parmi les causes occasionnelles. Comme symptômes principaux on remarquait : pouls petit, faible et fréquent, langue noire et sèche, injection vasculaire de la face et des yeux, agitation et délire, stupeur et coma, tremblements et soubresauts, abcès parotidiens dans quelques cas, éruption se montrant entre le quatrième et le septième jour de la maladie. Cette éruption ressemblait à des piqûres de puces, mais on signalait quelques points de distinction. La maladie, nous dit Castro, était appelée *la pourpre* par les Français, *Tabardiglio* par les Espagnols, *Petecchie* par les Italiens et *Fleckfieber* par les Allemands (p. 45). La saignée générale et locale fut recommandée au début, mais on la considérait comme dangereuse à une période plus avancée de la maladie. Tous les patients montraient « ardentissimum vini desiderium, ut continuo vinum expostulantes lacessant. » Cette épidémie, qui semble s'être répandue dans toute l'Italie, a été l'objet d'une excellente monographie par Salius Diversus, de Faenza (3).

En 1591, l'Italie fut encore visitée par la famine et par une grande épidémie de fièvre contagieuse qui dura quatre ans et fut bien décrite par Octave Roboretus, de Trente, dans son ouvrage *de Peticulari febre* (4). Les symptômes correspondent parfaitement avec ceux de la fièvre péticulaire décrite par Petrus a Castro.

Pendant le seizième siècle une épidémie de fièvre contagieuse qui se montra en Espagne à différentes occasions reçut le nom de *Tabardiglio* et de *puntos* d'après les caractères de l'éruption. De

(1) Sennertus, 1619 ; Ozanam, 1835, vol. III ; Ritchie, 1835. Consulter également ment le *Repertorium* de Plouquet.
(2) Castro, 1581.
(3) Salius Diversus, 1584.
(4) Roboretus, 1591.

grandes discussions s'élevèrent pour déterminer si cette affection était identique avec la peste véritable ou constituait une maladie distincte (1).

Les premiers cas observés en Angleterre pendant ce siècle se montrèrent aux « *black assizes* » ; nous appellerons l'attention sur ce sujet un peu plus loin.

Pendant la dernière partie du seizième siècle, alors que la Hollande souffrait de la famine et faisait des efforts pour secouer le joug espagnol, Petrus Forestus d'Alcinaer (2) observa dans ce pays une fièvre qui ressemble sous tous les rapports à la *lenticulæ* de Frascator. En parlant de l'éruption Forestus nous dit : « Cum vero stigmata latiora essent et rubidinem haberent; melius evadebant. At nigræ et minutæ, instar piperis nigri, lethales erant. Vulgus, a similitudine, appellabant *pipercoorn*, nostro idiomate. » Un autre symptôme de la fièvre était : « typhomania, vel genus delirii cum levi furore mixtum. »

Rhumelius (3), de Munich, a publié une très-curieuse histoire de l'épidémie de typhus qui prit naissance, en 1621, parmi les troupes fédérées campées à Weidhausen et se répandit dans toute la Bavière et l'Allemagne. L'armée bavaroise perdit 20,000 hommes en Bohême, d'où le nom de *maladie bohémienne*.

Pendant la guerre de Trente ans (1619-1648) toute l'Europe centrale était ravagée par la famine et les fièvres continues (4). Une excellente description de cette fièvre qui régna dans le sud de la France est donnée par Lazare Riverius, de Montpellier, sous le titre de Febris maligna pestilens (5). Cette maladie prit naissance dans la ville de Montpellier durant un siége et un tiers des personnes qui furent atteintes ont succombé. La peau était marquée par l'éruption de taches rouges, livides ou noires, ressemblant à des morsures de puces, qui apparaissaient entre le quatrième et le neuvième jour sur toutes les parties du corps, mais principalement aux lombes, à la poitrine et au cou. Comme traitement on recommandait les toniques et les acides, le vin a souvent été extrêmement utile ; la saignée ne fut jamais pratiquée, si ce n'est chez les personnes phthisiques. En 1641, le sud de la France et même l'Europe entière furent dévastés par le typhus qui fut célébré dans les chants de Zylinglius (6) :

(1) Vilalba, 1803.
(2) Forestus, 1591, éd. 1653, tome I, liv. vi, obs. 35 et suiv.
(3) Rhumelius, 1625.
(4) West, 1840, p. 287.
(5) Riverius, 1648.
(6) Voyez Ozanam, 1835, III, 135.

« . . . . . Per omnes
Burgundos et quas stagnans Arar irrigat urbes
Insolita exarsit febris, quæ corpora rubris
Inficiens maculis (tristo et mirabile dictu),
Quartâ luce frequens, fato pendebat acerbo.
Pulsus erat minimus, tremulusque, soporque,
Mens vaga, visque labens : lotium crassumque rubensque
Interdum tenuæ instar aquæ. . . . .
. . . .
« Illa eadem Italicæ gentes, miserumque Sabaudum
Qui Sequanam, Rhodanumque bibunt, Belgas et Iberum
Corripuit, necnon Europâ sævlit omni.
« Accusant alii pluvias, multoque madentem
Autumnum per flatum austro, qui uligine cœlum
Corrumpit, fluidæque parit *contagia* pestis.
Nonnulli vitiata putant alimenta malignum
Suppeditasse homini succum, qui putris adeptâ
Labe venenatum in venis produxit ichorem.
Undè venenati morbi, undè et maxima clades
Obsessos inter cives et agentia castra.
Sunt qui purpureum hunc morbum *pestemque sequentem,*
Italici sobolem belli.   .   .   .   .
.   .   .   .   et ortas
In castris febres, ...   censent. »

Au printemps de 1643, pendant que le comte d'Essex assiégeait
la ville de Reading, une fièvre (febris pestilens) prit naissance dans
l'armée du général du Parlement en même temps que dans la garnison commandée par Charles Ier. L'encombrement avait été considérable dans les deux camps. La fièvre était accompagnée de l'é-
ruption de taches rouges ou livides. Elle était contagieuse et se
communiqua aux habitants d'Oxford et des pays environnants où
elle fit de grands ravages. Ces détails sont extraits de la description
publiée par Thomas Willis, le célèbre anatomiste qui étudiait
alors la médecine à Oxford (1). En 1658, la fièvre se montra encore
en Angleterre, et, selon l'expression de Morton, convertit l'île entière en un vaste hôpital. Les symptômes principaux étaient : pouls
faible, céphalalgie, agitation ou stupeur, quelquefois des soubresauts et une éruption : « maculæ latæ et rubicundæ morbillis similes in toto corpore (2). »

La peste véritable se montra à Leyde et dans différents points
de la Hollande, en 1635 et en 1669, et fut précédée et suivie en ces
deux occasions d'une fièvre contagieuse à éruption (Spotted
fever) (3). Diemerbroeck nous dit que, en 1635, la gravité de cette
fièvre pétéchiale augmentait graduellement, « donec tandem in
apertissimam pestem transiret (4). »

(1) **Willis,** 1659, éd. 1682, p. 113.
(2 Morton, éd. 1696, t. III, exercit. 2, appendix, p. 234.
(3) Webster, 1800, I, p. 295.
(4) Diemerbroeck, 1646.

La grande peste de Londres, en 1665, semble avoir été précédée et suivie par une épidémie de fièvre maligne continue (*febris pestilens*). Parmi les symptômes de cette fièvre on remarquait une efflorescence de la peau qui au bout d'un temps très-court devenait noire et livide ; on n'observait pas de bubons. La description de cette fièvre faite par Sydenham se confond avec celle de la peste véritable. Cet auteur a observé : « revera enim cum ipsissima geste specie convenit, nec ab ea nisi ob gradum remissiorem discriminatur. » L'épidémie apparut au commencement de 1665 pendant une saison extrêmement froide (1). Sydenham décrit une autre épidémie de fièvre continue (febris nova) qui commença à Londres au printemps de 1685 et se répandit dans toute la Grande-Bretagne. Les deux hivers précédents avaient été très-froids et en 1683-84, un marché public avait été tenu sur la Tamise gelée. Cette fièvre présenta tous les symptômes du typhus : céphalalgie, douleur des membres, langue sèche et brune, délire et soubresauts, éruption ressemblant à celle de la rougeole, mais accompagnée de véritables pétéchies et non suivie de desquamation (2).

En 1698, les récoltes furent très-mauvaises (3) et, en octobre, une fièvre à éruption commença à se répandre dans toute l'Angleterre (4).

Vers l'année 1700, sous le titre de *Febris petechialis vera*, F. Hoffmann, professeur de médecine à Halle, donne une description détaillée du typhus qu'il avait observé dans les armées allemandes en 1683 ; il considère déjà cette affection comme très-maligne, et contagieuse, et engendrée par l'impureté de l'air. Parlant de l'éruption, il observe : « quarto, quinto, vel etiam septimo die in conspectum prodeunt maculæ, in dorso potissimum, et lumbis plus minus copiosæ, varii subinde coloris, plerumque tamen sine levamine, ideo symptomaticæ magis quam criticæ. » Parmi les autres symptômes on remarquait une grande prostration, une céphalalgie intense avec délire et quelquefois de la gangrène des extrémités. Comme traitement Hoffmann ordonna la bonne nourriture, les meilleurs vins et les médicaments acides (vino nil datur excellentius). Sous le nom de *Febris pestilens* que les précédents auteurs avaient appliquée au typhus, Hoffmann décrit la véritable peste glandulaire.

Au commencement du siècle dernier les auteurs irlandais dirigè-

---

(1) Sydenham, 1685, éd. 1844, p. 85.
(2) Id., *ibid.*, p. 488.
(3) Short, 1749, V, I, p. 441.
(4) Webster, 1800, V, I, p. 344.

rent leur attention sur les maladies épidémiques dont on trouve une histoire chronologique très-soignée et embrassant un grand nombre d'années dans les écrits de Rogers (1), O'Connell (2), Rutty (3). Le typhus avait été cependant connu en Irlande longtemps avant cette époque sous le nom de *Irish ague* (4).

Rogers observa la première épidémie à Cork en 1708. Il ne peut dire combien de temps elle avait existé avant cette date, mais elle semble avoir atteint son maximum dans l'hiver de 1708-9, pour suivre une marche décroissante pendant deux ans, et disparaître ensuite (5). Cet auteur ne donne pas de description de cette fièvre, mais il dit que les symptômes étaient identiques avec ceux des fièvres épidémiques qui furent observées plus tard de 1718 à 1721 et de 1729 à 1731. Dans son histoire de l'air, du temps et des saisons, Short nous dit que le printemps et l'été de 1707 furent les plus froids qui aient été observés pendant vingt-sept ans et que l'hiver de 1708-9 fut caractérisé par un froid tel qu'on n'en avait jamais observé en Europe de mémoire d'homme. La moisson de 1707 fut également très-mauvaise et ne fut dépassée en infériorité que par celle de 1698 (6).

En 1718, une fièvre en tous points semblable à celle de 1708 devint encore épidémique en Irlande et se continua jusqu'en 1721, époque à laquelle elle devint moins grave, diminua insensiblement, et ne fut que très-rarement rencontrée (7). Elle était toujours plus intense pendant les mois froids de l'année. Il s'agissait du typhus et la description de O'Connell ne laisse aucun doute à cet égard. Comme symptômes on observait : céphalalgie et anxiété, stupeur ou agitation, abattement et quelquefois délire aigu, tremblements et soubresauts, langue sèche et noire, dents recouvertes d'un enduit, éruption de « petechiæ rubræ, purpures aut lividæ. » La durée de la fièvre était de quatorze à vingt et un jours (8). O'Connell pratiqua la saignée dans certaines conditions, mais les contre-indications étaient si nombreuses qu'elle dut être abandonnée dans la plupart des cas ; c'est à ce propos qu'il dit : « a venesectione manum tempero. » Le reste du traitement consistait en vésicatoires, salins et cordiaux (sel volatile). Une fièvre

(1) Rogers, 1734.
(2) O'Connell, 1746.
(3) Rutty, 1770.
(4) *Review bibl.*, 1844, p. 38.
(5) Rogers, 1734, p. 4.
(6) Short, 1749, V. I, p. 441 et 452.
(7) Rogers, 1734, p. 4.
(8) O'Connell, 1746, p. 65.

semblable commença à se montrer à York et dans d'autres parties de l'Angleterre en 1718, atteint son plus haut degré en juillet 1719 et se termina à la fin de cette même année (1). On connaît peu de chose concernant des circonstances au milieu desquelles cette épidémie a pris naissance, si ce n'est que l'été précédent et l'époque de la moisson en 1717 avaient été remarquables par le froid et l'humidité (2).

Après 1721, l'Irlande eut une période de bonne santé et l'on observa aucune fièvre jusqu'en 1728, époque à laquelle les fièvres reparurent après trois mauvaises récoltes successives. La farine d'avoine atteignit un prix exorbitant, et les aliments de toute espèce étaient si rares que la troupe fut appelée à comprimer les révoltes sur tous les points du territoire. Cette épidémie dura quatre ans et atteint son maximum en 1731. D'après Rogers cette fièvre était due aux mêmes causes qui ont produit la fièvre des prisons (*jail fever*) qui fit son apparition pendant les assises d'Oxford et de Taunton. Les symptômes tels qu'ils sont rapportés par Rogers, O'Connell et Rutty montrent clairement qu'il s'agissait du typhus. La langue devenait noire et sèche, le pouls faible ; on observait de la céphalalgie, du délire, de la stupeur qui dégénérait en coma. L'éruption est bien décrite par Rogers ainsi qu'il suit : « une *efflorescence pétéchiale* générale, non sans quelque ressemblance avec l'éruption rubéolique, tapisse la surface entière du tronc, des membres et quelquefois même de la face. Cette apparition est tout à fait générale. Dans quelques cas très-rares, on observe des taches pourpres et livides, exactement circulaires et ressemblant à celles qu'on trouve dans les cas de variole grave, quelques-unes atteignaient la dimension d'un pois, d'autres n'étaient pas plus larges que la tête d'une épingle de moyenne dimension. » Tous les observateurs rapportent que les malades atteints de cette fièvre ne pouvaient pas supporter la saignée et qu'un traitement tonique et stimulant était nécessaire. Rogers recommandait le laitage, le vin, les salins et les vésicatoires. Cette épidémie se généralisa nonseulement en Irlande, mais en Angleterre. A Londres où elle fut décrite par Edwards Strother comme une *remarquable fièvre à éruption*, elle fit un grand nombre de victimes et, en une semaine, elle éleva la mortalité à près de mille. Les malades présentaient à la fois des pétéchies et une éruption. Winteringham nous apprend également qu' « une fièvre caractérisée par des taches rouges res-

____

(1) Pour renseignement sur cette épidémie, voir Rogers, 1734 ; O'Connell, 1746 ; Short, 1749 ; Barker et Cheyne, 1821.

(2) Short, 1749, V, ii, p. 21.

semblant à la piqûre de la puce, occupant la poitrine et donnant quelquefois à la peau un aspect marbré », sévissait à York en 1728. Huxham nous dit que la fièvre pétéchiale sévissait partout. Quoique Strother employât la saignée dans la fièvre simple, il recommandait dans la fièvre à éruption un traitement stimulant qui consistait dans l'emploi de petit-lait, thé, bouillon de mouton et de poulet, eau de gruau et vin (1).

En 1735, le Dr Browne Langrish publia une excellente description des fièvres qui sévissaient à Londres à cette époque. Le typhus est décrit sous le nom de *malignant fever* et on pensait alors qu'il reconnaissait pour origine « des effluves d'êtres humains vivants. » On croyait également que la principale cause de cette maladie était l'encombrement et l'insuffisante ventilation qui « obligeait les individus à inhaler les produits de leur propre expiration. » A la page 364 cet auteur décrit l'éruption cutanée de la manière suivante : « Des pétéchies ou une efflorescence rouge apparaissent quelquefois sur la peau par larges plaques qui ne dépassent pas le niveau de la surface cutanée. Elles semblent être produites par des particules altérées de sang rouge qui s'échappent des artères sanguines capillaires par les artères lymphatiques et les glandes cutanées ; ces particules sanguines, n'étant pas assez déliées pour traverser les pores de l'épiderme, restent entre l'épiderme et la peau sous la forme de taches aplaties. Cette éruption ne semble pas être favorable au malade, qui n'en éprouve aucune amélioration. Le rouge brillant des taches indique une issue heureuse, mais lorsqu'elles sont d'une couleur rouge foncée ou noire, elles indiquent un plus grand degré de putréfaction. » Quant au traitement, Laugrish recommande le vin, l'acide sulfurique et quelques autres et fait les remarques suivantes qui sont dignes de l'attention des médecins de notre époque : « Tous les médicaments qui renforcent l'action du cœur et des artères et élèvent le pouls sans dissoudre les globules du sang et augmenter l'âcreté alcaline des humeurs, sont d'un excellent usage. Mais tous les esprits et sels volatiles tels que *Sal. volat. succini, Sal. corn. cervi, Sp. sal. ammon.*, sont des médicaments altérants parce qu'il ont une action destructive et colliquative sur les globules du sang et rendent les humeurs animales plus âcres et plus alcalines (2). »

La première édition du célèbre ouvrage de Huxham, *Essay on fevers* (3), parut en 1739. Le chapitre VIII intitulé : « Des fièvres

(1) Le récit de cette épidémie se trouve dans Short, 1749, V, II, p. 44 ; Rogers, 1734, p. 5 ; O'Connell, 1746, p. 268 ; Huxham, 1752 ; Rutty, 1770, p. 24 ; Strother, 1729 ; Winteringham, cité par Laycock, 1847, p. 790 ; Barker et Cheyne, 1821, V. p. 5.

(2) Langrish, 1735, p. 364 et 369.

(3) Huxham, 1739. Voyez aussi Huxham, 1752.

putrides, malignes et petéchiales », contient la meilleure description du typhus qui ait jamais été faite. Il considère la maladie comme contagieuse et décrit à la fois les taches pétéchiales et l'efflorescence rubéolique : « L'éruption des pétéchies est incertaine ; elles apparaissent quelquefois le quatrième ou le cinquième jour, quelquefois le onzième et même plus tard. On a d'autant moins à craindre que les taches sont plus efflorescentes. Nous rencontrons souvent dans les fièvres continues une efflorescence analogue à celle de la rougeole, mais elle est d'une teinte plus sombre et plus foncée, et la peau est marbrée et bigarrée, principalement sur la poitrine. » Huxham recommande la saignée si le malade est pléthorique et vu dès le début de l'attaque, mais, dans la plupart des cas, il préférait le quinquina, les acides minéraux et végétaux et les vins rouges généreux.

La fièvre pétéchiale sévit d'une manière extraordinaire en Irlande pendant le printemps des années 1735 et 1736. On peut remarquer à cette occasion que les années 1734 et 1735 furent très-pluvieuses et eurent des étés semblables à des hivers (1). « Cependant, après 1731, il n'y eut pas de grandes épidémies de fièvres continues jusqu'en 1740. L'hiver de 1739-40 fut extrêmement intense en Angleterre et en Irlande. Le bétail et les animaux de basse-cour périssaient par le froid qui détruisit également les produits végétaux, principalement les pommes de terre. Le surplus des récoltes de l'année précédente ayant été exporté, il survint une grande disette. Le quartaut de blé qui valait 8 francs deux ans auparavant se vendait 56 francs. La plus grande misère régnait parmi les classes pauvres et plusieurs individus moururent de faim. O'Connel nous dit : « Et, quod adhuc funestorum malorum cumulum multo gravius adauxit, radices istæ tuberosæ (battatu vulgo dictæ), nutrimentum fere constans et integrum plebeculæ et inferiorum hujus regni incolorum, a dirissimo hoc et diuturno gelu penitus putrescebant. Hinc funesta annonæ charitas, et inter pauperes populumque inferiorem immaniter sœviens dira fames; hinc putrida plebeculæ alimenta, ex pravis et corruptis istis radicibus, aliis pravi succi vegetabilibus, et morbidorum animalium cadaveribus conflata (p. 325). »

Au mois d'août 1740, une épidémie de fièvre continue se déclara et ravagea toute l'Irlande, mais particulièrement la province de Munster. L'épidémie continua pendant l'été de 1741, elle diminua vers la fin de la même année et disparut complétement pendant l'hiver de 1742 après d'abondantes récoltes. La fièvre avait d'abord

(1) Rutty, 1770, p. 33.

porté ses ravages dans la population pauvre, mais elle gagna ensuite les classes riches. D'après les calculs d'O'Connell, la famine et la fièvre ont détruit 80,000 habitants en Irlande et un cinquième environ de la population de Munster a péri. La fièvre était caractérisée par une éruption rubéolique et par les symptômes ordinaires du typhus. Il est important de remarquer que la description de Rutty prouve la coexistence de la fièvre relapse et du typhus. Cette circonstance doit être présente à l'esprit lorsque nous lisons que, dans quelques cas, le pouls était plein et résistant et que la saignée a été utile. Cette assertion doit être considérée en même temps que le fait « qu'un grand nombre de pauvres, qui étaient à une diète forcée et ne buvaient que de l'eau, ont guéri. » Dans les cas les plus graves (typhus) la saignée ne rendait aucun service, et le pouls était si déprimé qu'il était impossible de le relever malgré les cordiaux les plus généreux.

O'Connell s'élève avec force contre la saignée et, quoiqu'il ait pratiqué lui-même des saignées de dix onces au commencement de la maladie, il reconnaît honnêtement que ce procédé ne lui a rendu aucun service. A peu près à la même époque, quoique un peu plus tard, une épidémie très-meurtrière apparut en Angleterre et en Écosse, et on en a conservé la mémoire à Londres, Bristol, Worcester, Plymouth, etc. L'épidémie se montra à Worcester et à Bristol en 1740, mais ce n'est qu'en juillet 1741 qu'elle fit son apparition à Londres. Elle se déclara dans cette dernière ville au milieu de la population pauvre qui avait souffert de la famine pendant deux années et s'était nourrie d'aliments altérés et malsains. Dans tous les récits il est question de l'éruption : dans quelques cas elle avait l'aspect rubéolique, dans d'autres elle ressemblait à des petites piqûres de puces, et enfin, dans des cas plus rares, on trouvait à la fois des pétéchies et des taches linéaires. Parmi les complications fréquentes, Huxham signale les abcès parotidiens et les bubons. Dans une brochure anonyme publiée à cette époque, la saignée et les purgatifs sont recommandés, mais la plupart des médecins expérimentés étaient opposés à la saignée. Wall traitait ses malades par le quinquina et les acides ; à propos de la saignée il nous dit : « Quant à moi j'ai peu de confiance dans les émissions sanguines et j'ai toujours négligé de les pratiquer à moins d'y être contraint par des symptômes urgents. » Short dit également que les cas observés à Londres « ne pouvaient supporter la saignée (1). »

(1) Pour ce qui concerne cette épidémie, voyez O'Connell, 1746 ; Short, 1749 ; Anonyme, 1741 ; Rutty, 1770 ; Huxham, 1752 ; Barker et Cheyne, 1821, V, I ; Stark, 1865.

En 1750 et 1752, sir John Pringle, médecin général des armées anglaises et plus tard président de la Société Royale, a décrit le typhus sous le nom de fièvre d'hôpital ou des prisons. En parlant de l'éruption il dit : « Il y a certaines taches qui sont fréquentes, mais qui ne sont pas constantes dans la fièvre. » Ce sont les véritables pétéchies qui sont quelquefois d'un rouge plus ou moins vif, quelquefois d'une nuance foncée, mais ne s'élevant jamais au-dessus de la surface de la peau. Elles sont petites et se distinguent assez facilement, mais elles sont quelquefois si confluentes que, vues à une certaine distance, « la peau semble seulement plus rouge qu'à l'ordinaire ; il faut alors un examen plus attentif pour distinguer les interstices. Elles se montrent quelquefois de bonne heure, vers le quatrième ou le cinquième jour de la maladie. La gravité du pronostic est en rapport avec la nuance plus ou moins pourprée des taches. » D'après la description des signes trouvés à l'autopsie on peut croire que Pingle a compris sous la dénomination de *fièvre d'hôpital*, des maladies autres que le typhus et qui n'étaient probablement pas des fièvres continues. Pour ce qui concerne le traitement, son premier soin était de retirer le malade du milieu impur. Parlant du traitement déplétif il dit : « Les grandes saignées ont eu généralement des effets funestes en abaissant le pouls et en provoquant le délire. Beaucoup de cas se sont heureusement terminés sans la saignée, et un très-petit nombre des malades qui avaient été saignés ont guéri. » Il recommandait le quinquina et la serpentaire, et pensait qu'il n'y avait rien de comparable au vin ; chaque homme en recevait en conséquence une ration d'une pinte et demie. En ce qui concerne la cause de la fièvre, Pringle s'exprime ainsi : « Les hôpitaux militaires lorsqu'ils sont encombrés de malades et que l'air est confiné, donnent naissance à une fièvre maligne très-meurtrière. Le même fait se produit dans les casernes malsaines et encombrées, dans les navires-transports trop chargés et longtemps retenus en mer par les vents contraires ou lorsque les hommes sont maintenus longtemps dans les écoutilles fermées pendant les mauvais temps (1). »

Vers la fin de 1757, le typhus apparut à Vienne et s'y maintint jusqu'en 1759. Storck (2) et Hasenöhrl (3) ont laissé des descriptions de cette épidémie. La maladie se montra principalement dans les centres d'agglomération, le pouls était toujours faible et dans beaucoup de cas, le sang ne se coagulait pas, même celui qui pro-

----

(1) Pringle, 1750 et 1752, I, p. 291, 301, 317, 326.
(2) Storck, 1761.
(3) Hasenöhrl, 1760.

venait des émissions faites au commencement de la maladie.
Quoique Hasenöhrl ait préconisé la saignée dans quelques cas, il
avoue que ce moyen était un « *anceps auxilium* ». Il fait le plus grand
éloge des acides nitrique et sulfurique et parle des vertus éton-
nantes du quinquina péruvien. Storck cite un cas funeste qui
s'était compliqué d'abcès parotidiens et de gangrène du nez. A peu
près à la même époque (1757-58), la première épidémie de typhus
fut observée à Berlin, on en possède des descriptions authentiques.
Il était très-contagieux, et son origine fut attribuée à l'encombrement, à la ventilation insuffisante et au manque de nourriture. La
maladie était caractérisée par des taches pétéchiales rouges et par
des symptômes cérébraux graves. Dans quelques cas on remarquait des bubons dans l'aine et l'aisselle et la mort arrivait quelquefois dès la troisième jour (1).

En 1763, James Lind, médecin du *Haslar hospital*, publia deux
mémoires « sur les fièvres et les infections (2) », dans lesquels il
montra que le typhus était une maladie fréquente sur les navires,
surtout pendant les longues traversées d'Amérique. Il considérait
la saignée comme inutile et souvent dangereuse.

En 1764, une terrible épidémie de typhus et de dysenterie ravagea la ville de Naples ; elle fut attribuée à la disette et aux privations endurées par les classes pauvres parmi lesquelles la maladie
resta confinée. Les habitants des pays voisins étaient accourus dans
la ville ou la malpropreté et l'encombrement étaient tels qu'on
prétend que leurs vêtements exhalaient les effluves les plus malfai-
santes (3).

Après les épidémies de 1740-41, on observa peu de cas de typhus
en Irlande jusqu'en 1770. Nous apprenons par le Dr James Sims,
de Tyrone, que, en cette même année, une fièvre se montra dans
l'est de l'Irlande, atteignit Tyrone où elle fit les plus grands ravages
vers la fin de l'automne ; elle dura environ un an. Elle était contagieuse et caractérisée par de la constipation, douleurs occupant le
globe oculaire, céphalalgie et dyspnée ; vers le quatrième jour,
délire et agitation ; à la dernière période, carphologie, pupilles insensibles à la lumière, langue noire, dents recouvertes d'un enduit,
selles involontaires. On remarquait aussi des pétéchies d'un couleur jaunâtre avec un point noir au centre. La saignée était nuisible et l'auteur recommande les acides, l'exposition à l'air froid, le
quinquina à hautes doses, le vin et la bière en petite quantité. La

(1) Baldinger, 1774, p. 246 ; Zuelzer, 1869, p. 19.
(2) Lind, 1763.
(3) Sarcone, 1765, p. 256, 314, 344.

fièvre sévissait principalement parmi les pauvres, mais ses effets étaient plus funestes chez les individus de la classe moyenne livrés à l'intempérance. Sims considérait cette fièvre comme différant entièrement de la fièvre nerveuse de Huxham qui avait sévi quelques années auparavant (1). Webster nous apprend que l'année 1779 fut remarquable par la mauvaise récolte de pommes de terre en Écosse, les grandes inondations et la mortalité considérable du bétail; mais il ne dit rien de l'Irlande (2). Pendant les années 1770 et 1771, les mauvaises récoltes et la famine occasionnèrent en Allemagne une épidémie de typhus très-meurtrière. On employa avec succès le quinquina et les acides, mais la saignée fut toujours très-nuisible.

En 1775, William Grand publia « un Essai sur les fièvres des prisons, des hôpitaux, des navires et des camps (3) » auquel je ferai allusion plus loin. La description de cet auteur montre évidemment qu'il s'agissait du typhus ; l'origine de la maladie était attribuée soit à des émanations concentrées provenant d'êtres vivant, soit à la contagion. Quant au traitement il est dit que la méthode antiphlogistique n'eut aucun succès.

En 1780, une épidémie de typhus qui se déclara parmi les prisonniers espagnols enfermés à Winchester, occasionna 268 décès en trois mois et demi. Charmichael Smyth, médecin du roi George III, écrivit l'histoire de cette épidémie.

Il condamnait l'emploi de la saignée qu'il considérait comme inutile, incertaine et souvent fatale, et recommandait le vin et le quinquina dans toutes les périodes de la maladie. Dans un cas il donna deux bouteilles de Porto dans l'espace de douze heures à un malade qui guérit ; dans un autre il ordonna deux bouteilles de Madère par jour pendant une semaine. « Rien n'est plus absurde, ajoute-t-il, que l'emploi d'un traitement qui peut diminuer les forces du corps, surtout quand nous savons que tôt ou tard ces forces devront être relevées et que, quoique le pouls ne soit pas toujours très-bas, le malade présente des signes évidents de débilité (4).

En 1781, une épidémie de typhus dont il sera question plus loin, apparut à Carlisle ; Heysham, qui en fit la description, pensait que la maladie était caractérisée par une grande débilité et ordonnait le quinquina et le porto (5).

(1) Sims, 1773.
(2) Webster, 1800, V, I, p. 422.
(3) Grant, 1771 et 1775.
(4) Smyth, 1795, p. 81.
(5) Heysham, 1782.

Rasori (1) a rapporté l'histoire d'une épidémie de typhus qui apparut à Gênes pendant que la ville était assiégée par les Français et que la population souffrait de la famine. Cette fièvre était éminemment contagieuse et caractérisée par une grande prostration, faiblesse du pouls, insomnie et agitation suivies d'assoupissement, langue sèche, constipation, éruption ayant quelque ressemblance avec les pétéchies et dont la confluence était en rapport avec la gravité de la maladie. Selon son habitude favorite, Rasori employait les émétiques tartriques.

A la fin du siècle dernier et au commencement de celui-ci, une autre épidémie de typhus apparut en Irlande. Elle commença vers la fin de l'année 1797, atteint son maximum en 1800 et 1801 et se termina en 1803. De grandes calamités ravagèrent l'Irlande pendant cette période. Le pays fut d'abord menacé d'une invasion étrangère, puis devint le théâtre de la guerre civile. Les classes supérieures et inférieures de la société ayant épousé des opinions politiques opposées en vinrent aux mains. L'administration des grandes propriétés tomba entre les mains d'hommes incapables, et beaucoup d'entre elles restèrent improductives. Pour comble de malheur, il y eut une série de mauvaises moissons, et une pluie continuelle qui tomba pendant l'été et l'automne de 1797 compromit les récoltes. Les trois années suivantes furent également défavorables, et la quantité de vivres nécessaires à l'alimentation des classes pauvres devint tout à fait insuffisante. Le pain, les pommes de terre et toutes choses nécessaires à la subsistance avaient atteint des prix exorbitants. A Dublin on refusait des pommes de terre aux domestiques de la classe riche et on ne leur donnait qu'une petite ration de pain. Les pauvres avaient engagé leurs vêtements et même leur literie pour obtenir un peu d'argent et dans beaucoup de familles on n'avait qu'un lit commun. Comme preuve de l'intensité de cette épidémie on peut citer ce fait que le nombre des décès causés par la fièvre dans le « Dublin house industry » pendant les années 1800 et 1801 fut aussi considérable que pendant la grande épidémie qui eut lieu plus tard en 1817-19. La classe pauvre eut plus à souffrir de l'épidémie, mais, eu égard au nombre de personnes atteintes, la maladie était plus souvent funeste parmi les classes riches et moyennes. La moisson de 1801 ayant été très-abondante et les vivres ayant descendu à un prix abordable pour les classes pauvres, l'épidémie ne tarda pas à diminuer pour disparaître presque complétement vers la fin de l'année suivante. La maladie s'était également répandue en Angleterre,

____

(1) Rasori, 1812.

mais elle y sévit avec moins d'intensité qu'en Irlande. La fièvre en
question était simplement le typhus, quoique la fièvre relapse ait été
observée en même temps en Irlande. On la décrit comme éminemment contagieuse et caractérisée par des pétéchies et une grande débilité. Le Dr Willan s'éleva fortement contre les tendances de quelques
médecins de Londres qui considéraient cette fièvre comme le résultat de l'inflammation du cerveau ; il dit : « Quiconque est abondamment saigné par le bras est précipité à une mort certaine (1). »

C'est à la fréquence des fièvres continues à cette époque qu'est
due la création des nombreux établissements spéciaux pour le traitement et l'isolement des malades atteints de ces affections. Le
premier de ces hôpitaux fut créé à Chester, grâce aux habiles efforts
du Dr Haygarth. Liverpool, Manchester, Norwich, Hull, Dublin,
Cork, Waterford et Londres suivirent cet exemple, et le *London fever hospital* fut établi en 1802 (2).

Pendant les quinze premières années de ce siècle, le typhus fit
de grands ravages dans les armées de Napoléon et dans les pays qui
étaient le théâtre de la guerre. Il était toujours causé par la misère et les privations et sévissait avec une violence particulière
parmi les habitants des villes assiégées. Témoin, par exemple, les
tristes épisodes des siéges de Saragosse (3) et de Torgau (4), et l'épidémie de typhus qui ravagea en 1813 les garnisons encombrées de
Dantzick (5) et de Wilna (6) et qui détruisit par milliers nos soldats
affamés pendant la retraite de Moscou en 1812-13. De nombreuses descriptions de cette fièvre ont été publiées à cette époque et le
treizième volume de l'*Edimburg medical and surgical journal* contient une note sur ce sujet (7). Parmi les travaux nous citerons
l'excellent Mémoire de Hildenbrand (8) sur l'épidémie de typhus
qui se montra à Vienne pendant l'hiver qui suivit la campagne
de 1806. Cet auteur prétendait que le typhus vrai contagieux ne
pouvait être produit par l'air saturé d'exhalations humaines. D'a-
près sa description l'éruption est exanthémateuse, d'un aspect
marbré, et est produite par la rupture des capillaires cutanés. Il
considère la maladie comme essentiellement asthénique et, quoiqu'ayant pratiqué la saignée dans quelques cas au commencement

---

(1) Voyez Barker et Cheyne, 1821, V, I, p. 9 et suivantes ; Willan, 1801, p. 224.
(2) Voyez Haygarth, 1801 ; Staufer, 1802 ; Clark, 1802, et *Reports of London
fever hospital*.
(3) Gaultier de Claubry, 1838, éd. 1844, p. 33.
(4) *Idem*, p. 43.
(5) *Idem*, p. 41.
(6) Ozanam, 1835, V, III, p. 201.
(7) 1817.
(8) Hildenbrand, 1811.

de l'épidémie, il la croyait inutile et même dangereuse. Après le premier septenaire il employait le vin, le camphre et les stimulants diffusibles, et il ajoute que quelques praticiens avaient l'habitude de prescrire les stimulants dès le commencement de la maladie. Hufeland (1) nous dit également que le typhus, qui apparut en Russie et en Pologne pendant la campagne de 1806-1807 était le résultat de la faim, des besoins et de la misère, et que le traitement antiphlogistique qui fut d'abord employé, fut reconnu comme inutile et souvent nuisible. Un témoignage analogue est fourni par Larrey : « La saignée préconisée et mise en pratique par quelques médecins dans cette épidémie, a été constamment funeste (2). »

Au printemps de 1809, le typhus se montra parmi les troupes débarquées en Angleterre après la retraite de Corogne ; il futalors décrit par sir James, M. Grigor (3) et Hooper (4). Son origine fut attribuée à la dépression morale des hommes et à l'encombrement des navires. Le vin, l'eau-de-vie, le quinquina, constituaient le traitement recommandé par Hooper.

Le typhus vrai régnait en Italie d'une manière épidémique en 1816 et en 1817 ; il fut alors très-bien décrit par Palloni et Rossi (5). Comme Hildenbrand, Palloni insiste sur la possibilité de le classer parmi les exanthèmes.

Le typhus a été souvent observé sur différents points de l'Europe depuis la paix de 1813 (6). Les remarques qui suivent ne s'appliqueront cependant qu'aux épidémies observées en Angleterre et en Irlande. On peut avoir une idée générale sur les différentes fièvres continues de ces îles en consultant les rapports publiés par les différents hôpitaux.

La première attaque de fièvre, après 1803, eut lieu en 1817-19. Barker, Cheyne et Harty pour l'Irlande, Bateman et Welsh pour l'Angleterre, nous ont donné les plus grands détails sur cette épidémie qui prit naissance au milieu des circonstances suivantes :

1° Le froid fut extrêmement rigoureux pendant les hivers de 1813 à 1816. Au mois de février 1816, le thermomètre descendit, à Lonres, à cinq degrés au-dessous du zéro de Farenheit (16° cent.), et se maintint ainsi pendant quatre jours sans atteindre le point de

(1) Hufeland, 1814 ; voyez aussi Hecker, 1809 ; Reuss, 1814 ; Ackerman, 1814 ; Ritcher, 1814 ; Hornn, 1814 ; Zuelzer, 1869.
(2) Larrey, 1812, V, II, p. 341.
(3) M. Grigor, 1809.
(4) Hoopet, 1809.
(5) Palloni, 1819 ; Rossi, 1819.
(6) Voyez Gaultier de Claubry, 1838 ; Wirchow, Dumler, etc., 1849 ; Forget, 1854 ; Schrive, 1857 ; Baudens et Jacquot, 1858 ; Barrailler, 1861 ; Zuelzer, 1869. — Voyez à la Bibliographie, 1818-1821.

congélation. La température était moins basse en Irlande, mais le froid n'en fut pas moins très-rigoureux pendant l'hiver et le printemps de 1815-16.

2° L'été et l'automme qui suivirent l'hiver de 1815-16 furent froids et humides, et les récoltes de blé et de pommes de terre firent complétement défaut en Irlande. Dans le voisinage d'Édimbourg les récoltes étaient encore vertes au commencement de septembre. La moisson de l'année suivante ne fut pas plus satisfaisante. En septembre 1817, le thermomètre s'abaissa tout à coup de 24° à 1° centigr. et la gelée détruisit complétement la récolte des pommes de terre et des avoines ; au mois de décembre on voyait les gerbes de blé pourrir sur le sol. L'humidité de la saison empêcha également de recueillir les herbes et la tourbe qui constituent le principal combustible employé par la classe pauvre en Irlande.

3° Comme cela arrive presque toujours dans ces circonstances, un grand nombre d'individus ne purent se procurer du travail.

4° La plus grande misère s'en suivit. En 1817, le pain de quatre livres se vendait à Dublin 2 francs 20 centimes. Les descriptions de cette époque nous montrent les pauvres parcourant les campagnes et y ramassant des orties, du senevé et autres graines pour satisfaire leur faim criante. Cette disette commença à l'automne de 1816 et se continua jusqu'à la moisson de 1818 qui fut abondante.

5° C'est de cette époque que datent les grandes émigrations irlandaises dans les villes de l'Angleterre et de l'Écosse où elles condensèrent la population et introduisirent des habitudes de malpropreté et d'imprévoyance.

L'épidémie se montra en Irlande et se répandit ensuite en Angleterre. Elle sévit d'abord avec intensité à Cork vers la fin de 1816 parmi des ouvriers laissés sans emploi à la suite de la paix de 1815 ; mais ce n'est que pendant l'été de 1818 qu'elle atteignit sur ce point son summum. Au printemps de 1817 la maladie se répandit à Ulster, Munster et Connaught ; mais elle ne se montra à Leinster que vers l'automne. Elle commença à Dublin au mois de septembre 1819 ; l'épidémie diminua rapidement, d'abord à Ulster, puis sur différents points de l'île ; vers la fin de 1819, elle avait à peu près disparu. A Londres, l'épidémie se déclara au mois de mars 1817 ; à Édimbourg, elle se montra vers la fin de l'automne suivant dans les environs de Stockbride et se répandit rapidement.

La population de l'Irlande s'élevait à cette époque à 6,000,000 d'habitants environ, et le nombre des malades fut estimé à 737,000, c'est-à-dire au huitième de la population totale, 70,000 cas furent observés dans la seule ville de Dublin et ce chiffre représente à peu près le tiers du chiffre des habitants. D'après Donovan, le nombre total des décès s'éleva pour l'Irlande à 44,000. A Londres, l'épidémie semble avoir sévi avec moins de violence, car le chiffre total des malades admis dans tous les hôpitaux ou dispensaires ne dépasse pas 3,000. A Glascow, 2,715 cas de fièvre furent traités à l'hôpital, quoique pendant les vingt années précédentes le chiffre annuel des cas n'ait pas dépassé 1,300. A Aberdeen, le nombre total des cas s'éleva à 2,400.

Quoiqu'un grand nombre de cas do typhus aient été observés pendant cette épidémie, on peut néanmoins dire qu'elle fut surtout caractérisée, du moins en ce qui concerne l'Écosse et l'Irlande, par la fièvre relapse. Les travaux de Welsh, Harty, Barker et Cheyne démontrent pleinement l'exactitude de cette assertion. Welsh remarque qu'il était rare pendant cette épidémie de voir un malade avec l'éruption rubéolique, qu'on ne rencontrait des pétéchies que dans un cas sur quinze et que les récidives étaient extrêmement fréquentes. Sir Robert Christison, qui a également observé cette épidémie, s'exprime ainsi (1) : « On peut à peine dire que le véritable typhus typique, tel qu'il a été compris dans ce pays depuis Cullen, se soit montré pendant cette épidémie. » Il est à remarquer que la fièvre relapse présente avec le typhus un contraste marqué, non-seulement par les symptômes mais aussi par la mortalité inférieure. Parmi les 100,337 cas recueillis en Irlande (cas traités dans les hôpitaux et probablement les plus graves) par Barker à Cheyne, on a observé que 4,349 décès, soit 1 sur 23 cas ; parmi les 7,608 malades admis au *Dublin fever hospital*, il y eut 258 décès, soit 1 sur 30 $^1/_2$, tandis que la mortalité du typhus vrai est d'environ 1 sur 5. Parmi les 743 cas observés par Welsh à Edimbourg il n'y eut que 34 décès, soit 1 sur 22 cas. Tous les auteurs s'accordent à dire que, quoique la maladie ait sévi plus particulièrement sur la classe pauvre, la mortalité était plus élevée chez les riches où elle atteignait le chiffre de 1 sur 5 ou de 1 sur 3. On ne sait si les cas de fièvre relapse étaient aussi fréquents à Londres qu'en Irlande, mais il est certain, d'après les écrits de Bateman, qu'il y avait un nombre considérable de cas (2).

Le fait que cette épidémie n'était pas constituée par le typhus vrai, mais par une maladie dont les effets funestes ne sont pas considérables, doit être présent à notre esprit lorsque nous considérons le traitement appliqué aux fièvres continues, traitement qui fut si

(1) Christison, 1858, p. 584.
(2) Les ouvrages dans lesquels cette épidémie est décrite sont cités à la Bibliographie, année 1818-21. Voyez aussi Stocker, 1826 et 1835 ; Denovau, 1848.

vanté à cette époque et qui exerça une grande influence sur l'esprit
des médecins et peut-être aussi sur la mortalité.

C'est au commencement de ce siècle que parurent les ouvrages
de Ploucquet (1) et de Clutterbuck (2) qui s'efforcèrent d'établir
que la fièvre continue était une pyrexie symptomatique d'une inflammation locale du cerveau, tandis que Broussais essayait de la
localiser dans les intestins et que Beddoes maintenait que la fièvre
continue était toujours le résultat d'une inflammation dont le
siége était variable. C'est alors que la méthode de traitement du
typhus par les stimulants, qui avait été suivie de temps immémorial
et venait de recevoir une nouvelle impulsion par les doctrines de
Brown, reçut un coup fatal. Quoique les apparences morbides sur
lesquelles Clutterbuck et autres avaient appuyé leurs opinions soient
maintenant reconnues fausses, ces opinions et la pratique qui en
était la conséquence ne tardèrent pas à être adoptées. Le traitement
déplétif appliqué à toutes les formes de fièvre devint donc à l'ordre
du jour.

Mills, de Dublin, fut le premier médecin qui introduisit dans la
pratique les idées de Clutterbuck (3). En 1812, il traita par la saignée (il enlevait rarement plus de dix onces de sang) 500 cas de
« fièvre », et il n'eut que 18 décès, soit 1 sur 28. Mais en examinant
ces cas de plus près, on arrive à douter de leur identité avec le
typhus vrai. La plupart d'entre eux étaient des cas de fièvre relapse
ou de fièvre de courte durée suivie de récidive, tandis que quelques
autres étaient des cas de fièvre entérique, intermittente, péricardite ou autres inflammations locales. Quoiqu'on prétende avoir
observé des pétéchies dans beaucoup de cas, lorsqu'on considère
que 2 décès seulement ont été observés sur 73 de ces cas, il est
permis de mettre en doute l'identité de ces pétéchies avec celles
du typhus. Des écrivains de cette époque nous disent que les fièvres
à éruption étaient loin d'être communes (4). Mais les résultats obtenus par le traitement de Mills n'étaient pas aussi beaux qu'il le prétendait. Une réfutation complète de ses assertions, adressée sous
forme de lettre au comité administratif du *Cork street fever hospital* et signée par les quatre médecins, parut dans l'*Edimbourg
medical and surgical journal* de juillet 1814. Le Dr Mills avait été
nommé médecin de cet établissement à titre provisoire pendant
quatre mois à partir du 21 juillet 1810 et pendant huit mois à partir

(1) Ploucquet, 1801.
(2) Clutterbuck, 1807.
(3) Mills, 1813.
(4) *Edim. med. and. surg. journal*, vol. VII, p. 435.

d'avril 1812. Il fit ressortir que la mortalité de ses cas avait été inférieure pendant ces deux périodes à celle des cas des années précédentes qui avaient été traités par des médecins qui ne pratiquaient pas la saignée ; il prétendait en outre que la convalescence de ses malades était plus rapide. Mais on lui démontra que la mortalité avait considérablement varié d'*année en année* et que ses résultats étaient moins favorables que ceux obtenus par les autres médecins à *la même époque.* Mills eut 55 décès sur 708 cas, soit 1 sur 12,89, tandis que sur 1,531 cas traités par les autres médecins il n'y eut que 110 décès, soit 1 sur 13,9 (1). Le même traitement fut employé sur le Continent. A Berlin, par exemple, presque tous les malades atteints de fièvre furent largement saignés pendant l'épidémie de 1813-14. Les sangsues devinrent rares et atteignirent un prix fabuleux. Heim déclare qu'un petit nombre de ceux qui avaient été saignés mouraient et que, dans beaucoup de cas, la saignée semblait arracher le malade à la mort (2).

Deux années plus tard apparut l'ouvrage d'Armstrong (3). Cet auteur prétendait que le typhus était le plus souvent compliqué de l'inflammation et de la congestion des organes internes ; il défendit alors le traitement déplétif avec plus d'énergie que Clutterbuck et pratiqua la saignée sur une plus grande échelle que Mills. Le traitement d'Armstrong fut appliqué à la première épidémie qui suivit la publication de son livre.

Welsh publia, en 1819, le résultat de ses observations sur l'épidémie d'Edimbourg (4) et se montra l'ardent défenseur de la saignée appliquée au traitement des fièvres. La quantité moyenne de sang extraite du bras de chacun des malades de Welsh s'élevait à 24 onces, mais dans beaucoup de cas elle dépassait ce chiffre. Un de ses patients, homme âgé de vingt-cinq ans, perdit 136 onces de sang en 10 saignées et eut en outre 10 sangsues. Presque tous les cas observés par Welsh se rattachent à la fièvre relapse. En parlant de l'Irlande Stokes s'exprime ainsi : « Je me souviens que pendant le cours de mes études au *Meath hospital*, un grand nombre de malheureux étaient abondamment saignés chaque matin. Le sol était couvert de sang et on appréhendait de traverser la salle dans la crainte de glisser. Les malades nageaient dans leur propre sang semblables à des sangsues auxquelles on a administré un émétique salé (5). » « La saignée, dit Sandwith de Bridlington, était regardée comme l'agent le plus

(1) Voyez aussi Stocker, 1835, p. 16.
(2) Zuelzer, 1869, p. 136.
(3) Armstrong, 1816.
(4) Welsh, 1819.
(5) Stokes, 1854.

Murchison. 23

efficace dans le traitement des fièvres, et les cas qui guérissaient sans la saignée étaient considérés comme très-extraordinaires (1). » Les paroles remarquables par lesquelles Bateman, de Londres, nous fait connaître le changement survenu dans sa pratique méritent d'être citées. Dans son ouvrage sur les épidémies publié en 1818, nous remarquons le passage suivant : « Parmi les autres remèdes actifs que j'ai mentionnés comme pouvant abréger la durée de la fièvre s'ils sont employés de bonne heure se trouve la saignée. Je crois que presque tous les médecins qui, ayant été, comme moi, imbus des doctrines en honneur vers la fin du siècle dernier et dans lesquelles la crainte de la débilité était certainement prédominante, reconnaîtront que leur pratique a été une lutte continuelle entre les préjugés de l'éducation et la conviction résultant de l'observation de faits opposés ; je crois également qu'ils auront été, comme moi, obligés de modifier graduellement et matériellement leur manière de voir relativement à l'emploi de la lancette non-seulement dans les fièvres, mais encore dans toutes les autres maladies. Je suis pleinement convaincu que ma pratique a été très-entravée par ces préjugés et ce n'est qu'avec répugnance que j'ai admis le témoignage de mes sens, alors que des observations fréquentes et l'autorité d'autres médecins faisaient clairement apparaître la vérité. Mon témoignage sur ce point ne peut donc pas être considéré comme le résultat de l'empressement ou de la témérité (2). » Le changement d'opinion de Bateman à l'égard de la saignée coïncide avec les modifications qui furent alors introduites dans la pathologie de la fièvre relapse et du typhus.

La petite mortalité qui fut observée pendant l'épidémie de 1817-19 fut un des arguments en faveur de la saignée. On compara cette mortalité à celle de l'épidémie de 1800 dans laquelle on avait suivi un traitement opposé ; mais il s'agissait alors du typhus et la différence qui existe entre cette affection et la fièvre relapse n'avait pas encore été reconnue. Welsh déclare que la fièvre de 1817-19 était la même qui avait été observée précédemment et que la différence supposée était « plutôt le résultat d'une révolution opérée dans l'esprit des praticiens que d'une révolution de la maladie elle-même ». Mais le succès relatif obtenu en 1817 était évidemment dû à la substitution d'une maladie qui est rarement fatale par une autre qui est plus souvent mortelle. Zuelzer a montré que les succès attribués à la saignée à Berlin s'expliquent de la même manière qu'en Angleterre (3). Il est maintenant admis que même dans

(1) Sandwith, 1821.
(2) Bateman, 1818, p. 97.
(3) Zuelzer, 1869, p. 136.

la fièvre relapse on ne retire aucun avantage de la saignée, et quelques observateurs sagaces avaient déjà reconnu son inutilité pendant l'épidémie de 1817-19. Willam Brown, d'Edimbourg, prétendait que les malades guérissaient aussi bien sans être saignés (1). Graham, de Glascow, ne pratiquait pas la saignée par crainte des symptômes typhoïdes qu'elle pouvait provoquer « même dans la syncope ». Dans les salles du Dr Graham la mortalité n'était de 52 sur 601, soit 1 sur 11 $^{29}/_{52}$, tandis que chez d'autres médecins du même hôpital elle était de 61 sur 652, soit 1 sur 9 (2). O'Brien, de Dublin, proteste également contre les saignées abondantes qu'on pratiquait dans la fièvre sur la croyance qu'elle était due à l'inflammation cérébrale. Ses prévisions et ses craintes ne sont pas dépourvues d'intérêt même aujourd'hui : « Il y a quelques années, dit-il, le typhus demandait à être traité par les stimulants et on administrait en conséquence le vin à larges doses. Le vin était même donné sans discernement ; on l'employait aussi bien dans le typhus compliqué d'inflammation que dans les formes moins graves et non compliquées de troubles viscéraux. Le vin est aujourd'hui plus épargné, tandis que la saignée est fréquemment pratiquée. Ne pourrait-il pas arriver que la saignée, dont l'utilité est généralement admise, ne soit un jour employée à l'excès et que le vin ne soit déprécié outre mesure ? Si l'on juge de l'avenir par le passé, ce fait pourrait bien se produire (3). »

L'épidémie qui vient ensuite est celle de 1826-28. Comme elle prit naissance plutôt à la suite de la pénurie commerciale que du manque de récoltes, elle fut confinée à un petit nombre de grandes villes et n'eut pas ce caractère général qui marquait les autres épidémies. En 1825, la récolte des pommes manque cependant sur quelques points. O'Brien explique ainsi l'origine de l'épidémie : « A la fin du printemps et au commencement de l'été (1826), un grand nombre d'ouvriers qui habitaient les *liberties of Dublin* restèrent sans emploi et n'ayant pas les moyens nécessaires pour se procurer des aliments, eurent à souffrir d'une famine qui, quoique artificielle, n'en était pas moins positive (4). » Le nombre de ces ouvriers s'élevait à 20,000, et il est à remarquer que l'épidémie fût prévue avant son apparition. Un grand nombre de faillites eurent lieu sur différents points de la Grande-Bretagne et, à Edimbourg, il y eut un arrêt subit dans l'industrie du bâtiment à la suite de spécula-

(1) Brown, 1818.
(2) Graham, 1818.
(3) O'Brien, 1818, p. 486 et 490.
(4) O'Brien, 1828, p. 515.

tions malheureuses. Il fut alors difficile de se procurer du travail et
le prix de toutes les provisions était extraordinairement élevé. L'épidémie commença à Dublin en mai 1826, atteignit son maximum
d'intensité en octobre, resta stationnaire pendant l'hiver et diminua d'une manière rapide et inattendue au commencement
de mars 1827. Le 12 mai 1827, le nombre des cas en traitement au
Cork street fever hospital était réduit à 185. 12,877 individus furent
admis dans cet hôpital du 1ᵉʳ avril 1826 au 31 mai 1827; il faut
ajouter à ce chiffre les malades traités à domicile et dans les autres
hôpitaux. Un grand nombre ne purent être admis à l'hôpital et on
calcule que, dans le mois d'octobre 1826, il y avait 3,200 malades à
domicile et 1,400 seulement dans tous les hôpitaux de Dublin
réunis. L'épidémie ne se manifesta à Glascow et à Edimbourg que
longtemps après être apparue à Dublin, et n'atteignit son maximum
qu'en 1828. La même remarque peut être faite en ce qui concerne
Londres où la maladie a sévi avec beaucoup moins d'intensité.
Comme la précédente, cette épidémie était constituée par la fièvre
relapse et le typhus; la fièvre relapse dominait au commencement
de l'attaque surtout à Dublin, mais le typhus vrai était plus commun qu'en 1817-19 et, pendant la dernière phase de l'épidémie, il
régnait presque à l'exclusion de l'autre maladie. Alison a noté
une éruption rubéolique dans la plupart des cas qu'il a traités. C'est
ce qui explique pourquoi la mortalité était plus grande vers la fin de
l'épidémie qu'en 1817-19. Sur 12,877 malades admis à l'hôpital de
Cork street depuis le 1ᵉʳ avril 1826 jusqu'au 31 mai 1827, il y eut
481 décès, soit 1 sur 26 $^3/_4$; mais sur les 794 malades admis dans le
premier trimestre de 1827 il y eut 47 décès, soit 1 sur 16 et sur les
1,570 cas observés à Edimbourg, on constata 153 décès, soit 1 sur
10 $^1/_3$. Sir R. Christison écrivait en 1857 que tous les cas observés
pendant cette épidémie étaient traités par la saignée (1); mais

(1) Stokes, qui écrivait en 1854, prétend que c'était la fièvre typhoïde qui sévissait
à cette époque. Il dit que l'affection intestinale était de beaucoup la plus fréquente
et que la perforation intestinale était commune. On a sans doute rencontré des cas
de cette nature, mais toutes les descriptions publiées à cette époque montrent que
la grande majorité des cas est bien conforme à ce qu'on trouve dans le texte. Dans
sa description de l'épidémie de Dublin, Reed fait allusion aux ulcérations intestinales qu'on rencontrait quelquefois, mais il est clair que, dans quatre autopsies
sur six qu'il a rapportées, l'intestin était sain et que, dans un cas seulement, il y
avait « quelque tendance à l'ulcération. » (Reid, 1828.) Jacob a fait six autopsies
à sir Patrik Dun's hospital, et a trouvé l'instestin sain dans tous les cas (O'Brien,
1828, p. 570). D'après sir Robert Christison, l'épidémie qui sévissait à Édimbourg
était constituée par le typhus et la fièvre relapse, et ce n'est qu'en 1829, à la fin
de l'épidémie, qu'on observa quelques cas très-rares de « typhus entérique ».
(Christison, 1858, p. 588.) Sur vingt-six autopsies, Alison n'a jamais observé l'ulcération des plaques de Peyer (Alison, 1817, p. 258.) « Si ce n'est en automne,

Alison, qui écrivait au moment où la maladie sévissait, nous dit que le danger provenait de l'asthénie plus fréquemment que dans l'épidémie de 1817-19 et « que les stimulants étaient décidément plus utiles qu'autrefois (1). » O'Brien, de Dublin, pensait qu'un léger traitement déplétif était utile dans quelques-uns des cas à récidive, mais il prétendait que la saignée était inadmissible dans le typhus, et le meilleur traitement de cette affection consistait en vins et stimulants. Burne, de Londres, décrit la fièvre comme « adynamique » ; il remarquait que les lésions morbides trouvées dans le cerveau étaient complétement indépendantes de l'inflammation, que le délire était le résultat de la circulation d'un sang vicié dans le cerveau ou de la pression insuffisante des artères, que les saignées copieuses prolongeaient la fièvre et la convalescence, et jetaient le malade dans un dangereux état de débilité. Parlant des abondantes saignées pratiquées pendant les années précédentes, il dit : « Ces récits extraordinaires, je pourrais dire merveilleux, ressemblent plus à des contes fantastiques et à des fictions qu'à la relation calme de faits médicaux. » Un écrivain de cette époque remarque qu'en 1827 on découvrit à Londres et à Edimbourg que les fièvres ne pouvaient supporter la saignée (2). Il est à remarquer que cette découverte fut faite sept ans avant la date assignée par Christison au prétendu changement constitutionnel dans le type des fièvres et coïncide avec l'augmentation d'intensité du typhus vrai (3).

Comme on pouvait le supposer, il y eut alors une grande divergence d'opinions sur le traitement de fièvres continues. Quelques médecins continuaient de soutenir les théories qui avaient fait la base de leur éducation médicale, tandis que d'autres préféraient les stimulants (4) ; j'ai appris par un témoin oculaire que, même dans ces dernières années, le D*r* Craigie, médecin de l'*Edinburg infirmary*, employait la saignée, les ventouses et les sangsues dans le traitement des fièvres. On peut citer à ce sujet l'intéressant rapport publié par le D*r* Craigie sur les cas de fièvre observés dans ses salles en

dit Burne, de Londres, dans ces cas où l'attaque de fièvre adynamique est compliquée de diarrhée ou de choléra, on n'a jamais pu rencontrer des traces de maladie intestinale. » (Burne, 1828, p. 129.)

(1) Christison, 1858, p. 588.

(2) *Edim. med. and surg. jour.*, 1828, vol. XXX, p. 411.

(3) Pour la description de cette épidémie, voyez Graves et Stokes, 1826 ; Alison, 1827 ; Burne, 1828 ; O'Brien, 1828 ; Reid, 1828 ; Wallace, 1828 ; Jacob, 1828 ; Stokes, 1854 ; Christison, 1858.

(4) Tweedie et Southwood recommandent fortement la saignée dans la fièvre, dans leurs ouvrages publiés en 1830. D'après Tweedie, il y a peu de cas où elle n'ait été très-profitable, tandis qu'on a eu que trop souvent à regretter de ne pas l'avoir pratiquée au début de la maladie. Il ajoute : « Le vin est un des remèdes dont on a le plus abusé dans le traitement de la fièvre.» (Tweedie, 1830.

1834 et en 1835 : sur 174 malades il eut 24 décès, soit 1 sur 7, 25, tandis que, sur 691 cas traités par d'autres médecins à la même époque, on n'observa que 59 décès, soit 1 sur 11, 03 (1).

Après 1828 la fièvre relapse disparut si complétement de l'Angleterre que, lorsque quatorze ans plus tard elle fit de nouveau son apparition, les plus jeunes membres de la profession ne la reconnurent pas et la considérèrent comme une maladie nouvelle. D'un autre côté, le typhus ayant été substitué complétement à la fièvre relapse qui ne présente pas d'éruption, certains médecins s'imaginèrent qu'ils avaient découvert dans le typhus une affection nouvelle. Dans une leçon lue au collége des médecins de Londres en 1831, Roupell décrit le typhus comme une maladie exanthémateuse nouvelle sous le nom de *typho-rubéoloïde* (2). Le Dr Stewart nous dit que l'exanthème du typhus qu'on observait dans presque tous les cas n'avait jamais été observé dans l'hôpital avant 1835 et qu'il était considéré comme une découverte nouvelle (3). Les notes qui suivent feront encore mieux ressortir cette erreur.

Après 1828, le typhus augmenta d'une manière considérable à Glascow et à Édimbourg en 1831-32, mais il n'y eut pas de grande épidémie jusqu'en 1836. Pendant cette année la fièvre sévit avec intensité d'abord en Irlande, puis en Angleterre; à Dublin l'épidémie commença en 1836, atteignit son maximum pendant les mois d'hiver de 1837-38 et disparut presque au mois de septembre 1838. Pendant la seule année 1837, 11,805 cas furent admis dans les hôpitaux de Dublin, 5,387 dans ceux de Glascow et le Dr Cowan estime que le nombre total des malades s'est élevé à 21,800. Un comité de médecins, nommé pour rechercher les causes de la maladie à Dublin, conclut qu'elles étaient les mêmes que dans les épidémies précédentes, à savoir : misère et encombrement, et qu'elles existaient alors à un degré exceptionnel. A Glascow et à Dundee la classe pauvre ne put se procurer du travail à la suite des grèves et des faillites tandis que le blé et le charbon se vendaient extrêmement cher. Ces deux villes furent les premières et les plus gravement atteintes; à Londres et à Édimbourg l'épidémie se montra plus tard et fit de moins grands ravages. La fièvre observée à cette époque était le typhus vrai et la plupart des observateurs font allusion à l'éruption rubéolique et aux pétéchies. La mortalité dépassa donc de beaucoup celle des épidémies précédentes. Il y eut 1,103 décès sur

(1) En 1837, Croisil recommandait une saignée de 18 à 30 onces dans les cas de typhus, et prétendait que, même dans la période avancée de la maladie, le vin de Porto était trop fort.

(2) Rouppel, 1831 et 1839.

(3) Stewart, 1840, p. 135.

1,185 cas traités dans les hôpitaux de Dublin, soit 1 sur 10, 1/20. A Glascow le nombre total des décès s'éleva en 1837 à 2,180, soit 1 sur 10 ; à Belfast il y eut 199 décès sur 1,510 cas, soit 1 sur 7, 2/5 ; à l'hôpital Saint-Barthélemy de Londres les malades succombèrent dans la proportion de 1 à 60. Il est vrai que quelques médecins, tels que Roupell et Callanan, pratiquaient toujours la saignée, mais Roupell reconnaît cependant « que cette pratique était moins nécessaire que dans les épidémies précédentes ». West dit que cette épidémie « semblait prohiber les vivisections à Londres », et G. A. Kennedy, « que dans la grande majorité des cas à Dublin, la saignée était non-seulement inadmissible, mais nuisible ». D'un autre côté, on eut généralement recours au vin et autres stimulants et Stokes fit habilement ressortir la nécessité de leur emploi (1).

Le typhus sévit également avec violence à Philadelphie en 1836. D'après Gerhard la fièvre était limitée aux quartiers les plus encombrés et habités par les classes indigentes et les premiers cas furent exclusivement observés chez les habitants les plus pauvres. La saignée fut reconnue nuisible, tandis que la quinine et les stimulants furent administrés à doses élevées (2).

L'épidémie suivante qui eut lieu en 1843 différa des précédentes en ce qu'elle ne prit pas naissance et ne se répandit pas en Irlande, mais fut limitée à l'Écosse. Le nombre des cas de fièvre n'augmenta pas dans les hôpitaux irlandais pendant cette année tandis que ce nombre s'élevait dans l'hôpital de Glascow de 1,194 à 3,467, et dans celui d'Édimbourg de 842 à 2,080 et dans celui d'Aberdeen, de 282 à 1,280. Ces chiffres ne donnent qu'une faible idée de l'importance de l'épidémie, car des milliers de malades étaient refusés à la porte des hôpitaux. L'épidémie était presque exclusivement constituée par la fièvre relapse et le typhus était comparativement rare. Le premier cas fut observé sur la côte est de Five en 1841-42 et non dans les districts populeux des grandes villes (3). A Dundee, où la proportion des cas de typhus fut comparativement grande, la fièvre apparut au commencement de l'été de 1842 et fit des ravages considérables pendant toute la durée de l'automne avant de se montrer ailleurs. Le premier cas fut observé à Glascow en septembre 1842, mais la maladie ne se généralisa qu'au mois de décembre, époque à laquelle le nombre des cas augmenta rapidement jusqu'en

(1) Pour l'histoire de cette épidémie, voyez G. A. Kennedy, 1838 ; Cowan, 1838 ; West, 1838 ; Graves, 1838 et 1839 ; Stokes, 1839 ; Roupell, 1839 ; Christison, 1858.

(2) Gerhart, 1837.

(3) La fièvre qui sévit à Five en 1841-42, et qui fut décrite par Goodsir, doit évidemment se rattacher par ses symptômes à l'épidémie de 1842-43. (H. D. S. Goodsir, 1843.)

octobre 1843 pour diminuer ensuite. Le nombre des cas observés à Glascow fut estimé à 33,000, ce qui fait une proportion de 11 1/2 p. 100 sur la population totale. La fièvre relapse fut d'abord observée à Édimbourg en février 1843 ; elle se répandit rapidement jusqu'en octobre, époque à laquelle elle diminua graduellement pour disparaître ensuite complétement au mois d'avril suivant. Au mois d'octobre 1843, il y avait 638 cas en traitement à l'*Edinburg Infirmary* et pendant plusieurs mois, on a refusé chaque jour de 30 à 50 malades. Alison estime à 9,000 le nombre total des cas observés à Édimbourg. A Aberdeen l'épidémie commença à la même époque et suivit la même marche qu'à Édimbourg. Il est à remarquer que la maladie n'apparut à Leith qu'en septembre 1843; elle se répandit rapidement pendant deux mois, diminua ensuite et finit par disparaître complétement à la fin de février 1844; elle avait atteint 1800 habitants pendant cette courte période, soit 1 sur 14. La maladie se répandit dans toute l'Écosse et ne fut pas limitée aux grandes villes ; elle sévissait à Greenock, Paisley, Musselburgh, Tranent, Penicuick, Haddington, Dunbar, l'île de Skye, etc. Quoique l'épidémie fût presque confinée en Écosse, elle fit également son apparition dans quelques grandes villes de l'Angleterre. Au *London fever hospital* le nombre des malades qui atteignait 252 l'année précédente s'éleva à 1,385 en 1843 ; le rapport annuel montre qu'il s'agissait évidemment de la fièvre relapse dans la grande majorité des cas. La mortalité était petite et ne dépassait pas 2 à 4 p. 100. Quoique la maladie fût la même qu'en 1817-19, on eut rarement recours à la saignée et beaucoup de cas furent traités par les stimulants. Tous les récits s'accordent sur ce point que l'épidémie survint pendant une période de grande misère générale en Écosse et qu'elle fut limitée à la partie de la population la plus pauvre et la plus malheureuse (1).

Une autre épidémie plus importante et plus meurtrière que les précédentes apparut en 1846 et dura environ deux ans. Elle fut précédée d'un manque complet de la récolte des pommes de terre qui occasionna principalement en Irlande une période de famine et de misère qui est loin d'être oubliée. L'épidémie se montra en Irlande pendant les trois derniers mois de 1846, à Glascow à la fin de 1846, à Liverpool en janvier 1847, à Londres et à Édimbourg en mars et à Manchester en avril. Elle atteignit son maximum d'intensité pendant l'été et l'automne de 1847 et ne disparut que vers

(1) Pour la description de cette épidémie, voyez la Bibliographie des années 1843 et 1844; Douglas, 1845; Wardell, 1846; Christison, 1858; *Reports of the Edinburgh, Glascow and Aberdeen infirmaries and of the Lond. fev. hosp.*

la fin de 1848. Il est surabondamment démontré que la maladie fut importée par les Irlandais dans les grandes villes de l'Angleterre et de l'Écosse et même en Amérique. Outre cette circonstance que l'épidémie naquit en Irlande et se répandit d'abord dans les villes de la Grande-Bretagne les plus accessibles aux émigrants irlandais, il est encore démontré que des milliers d'Irlandais émigrèrent en Angleterre, que presque tous les malades atteints en Angleterre et en Écosse étaient Irlandais, et enfin que ceux qui furent atteints les premiers étaient des Irlandais qui venaient de quitter leur pays. Pendant le premier trimestre de 1847, 119,054 Irlandais émigrèrent dans la seule ville de Liverpool ; l'officier sanitaire Duncan nous dit que jusqu'en juin 1847 la maladie était confinée en Irlande et que la santé publique était satisfaisante en Angleterre (1). Il y avait à Glascow 5,316 malades irlandais sur 9,290, soit 57 p. 100 et un tiers de ces malades résidait à Glascow depuis moins de douze mois. A Édimbourg la proportion des malades irlandais, qui était de 73 p. 100, était encore plus considérable au commencement de l'épidémie. Sur 473 malades admis à l'*Edinburgh Infirmary* pendant le mois de juin 1847, 379 étaient Irlandais ; le 26 juillet il n'y avait plus que 410 Irlandais sur 608 malades. Il a été démontré que presque tous les individus admis au *London fever hospital* au commencement de l'épidémie étaient des Irlandais arrivés à Londres depuis quelques jours ; ils étaient admis à l'hôpital souffrant de la fièvre, presque mourant de faim et de froid et presque dans un état d'inanition. En 1847, 75,000 Irlandais émigrèrent dans l'Amérique du Nord et sur ce nombre, 10,000 périrent de la fièvre, soit pendant le voyage, soit dans les hôpitaux de quarantaine immédiatement après leur arrivée. Ces hôpitaux quarantenaires, qui coûtèrent 3,750,000 francs au gouvernement américain pendant l'année 1847, n'empêchèrent pas la fièvre de s'introduire dans plusieurs villes de la République. Dans tous les pays la maladie était causée par l'importation irlandaise. Une épidémie de même nature et non moins remarquable se montra dans la Silésie supérieure et sur d'autres points de l'Allemagne qui se trouvaient dans des conditions hygiéniques aussi mauvaises qu'en Irlande. Cette épidémie a été décrite dans le chapitre consacré à l'étude de la fièvre relapse (2).

La fièvre était générale dans toute l'Irlande. Le nombre des malades fut estimé au minimum à 40,000 pour Dublin et le nombre total des cas observés dans toute l'Irlande dépasse probablement un

(1) *Review bibliogr.*, 1848.
(2) Murchison, *Treatise of continued fever*, chap. III. *Relapsing or famine fever*, p. 369.

million. Plus de 300,000 cas furent observés en Angleterre pendant
l'année 1847. A Liverpool 10,000 personnes moururent du typhus;
Manchester, Birmingham, Preston, Londres et la plupart des autres grandes villes souffrirent également, mais à un degré moindre;
11,425 cas de fièvre furent admis dans les différents hôpitaux de
Glascow pendant l'année 1847 et à ce chiffre il faut ajouter les malades traités à domicile; 2,503 personnes moururent de la fièvre à
Édimbourg et on calcule que 19,254 habitants en furent atteints,
soit un neuvième de la population totale de la ville (1).

Les trois fièvres continues furent observées pendant cette épidémie. Il y eut d'abord quelques cas de fièvre entérique, qui survinrent au commencement ou un peu avant l'épidémie et qui n'é-
taient que les restes de la recrudescence automnale de cette maladie. L'été et l'automne de 1846 ayant été marqués par une chaleur
et une sécheresse peu communes, la fièvre entérique sévit avec une
intensité extraordinaire vers la fin de l'année *même sur les points où
le typhus n'avait jamais fait apparition* (2). Il n'est donc pas étonnant que la fièvre entérique ait sévi avec intensité à Édimbourg,
à Glascow et dans d'autres endroits. De plus, la plupart des cas
observés à Édimbourg se montrèrent avant l'apparition de l'épidémie, ils prirent leur origine dans les localités environnantes et
dans les plus belles maisons de la nouvelle ville et non dans les
quartiers encombrés de la vieille ville où ils restèrent ensuite con-
finés (3). L'épidémie était essentiellement constituée par le typhus
et la fièvre relapse; la première affection sévissait particulièrement
en Angleterre et la seconde en Irlande. A l'hôpital de Glascow où
les différentes fièvres furent bien reconnues, le nombre des cas de
fièvre entérique admis pendant les années 1847-48 s'élève seulement à 134, tandis que ce chiffre atteint 6,225 pour le typhus et la
fièvre relapse. « Je n'ai observé, dit Kennedy de Dublin, qu'un seul
cas de la fièvre si commune en France (4). »

En Irlande la mortalité s'éleva à 8 p. 100, sur 19,254 cas observés à Édimbourg il y eut 2,503 décès, soit 13 p. 100 ; sur 11,245 cas
observés à Glascow la mortalité fut de 14,41 p. 100. Cependant la
mortalité de la fièvre relapse seule n'était que de 6,38 p. 100 à Glascow et de 4 p. 100 à Édimbourg, tandis que celle du typhus atteignait 21 p. 100 à Glascow et 24,7 p. 100 à Édimbourg.

(1) Paterson, 1848, p. 386.
(2) Les preuves de cette assertion seront exposées à propos de la fièvre entérique.
(3) Thèse du docteur Waters, dans laquelle les résidences des malades sont
données (inédites). Voy. *Bibliogr.*, 1847.
(4) Voyez H. Kennedy, 1860, *Edinb. journal*, p. 217, et *Irish report*, lib. 1848,
VIII, 56.

Les stimulants étaient presque toujours appliqués dans les cas de typhus et même dans la fièvre relapse ; on avait rarement recours à la méthode déplétive. Dans quelques localités la fièvre relapse a été traitée avec succès par les stimulants. Sur 179 cas de fièvre relapse observés parmi des moissonneurs à Croydon et qui furent traités à l'aide des stimulants par M. Bottomley, il n'y eut que 4 décès (1).

La première épidémie de typhus qui attira ensuite l'attention fut celle qui ravagea les armées françaises et russes après la prise de Sébastopol. Le typhus s'était déjà montré pendant l'hiver précédent (1854-55). Mais les ravages qu'il fit sont relativement faibles si on les compare avec ceux de l'hiver suivant, alors que l'épidémie était confinée dans les troupes françaises et russes. On a calculé que, pendant le premier semestre de 1856, 12,000 hommes sur 120,000 qui composaient l'armée française furent atteints du typhus et que 6,000 ont succombé. Les causes de cette épidémie ont été bien étudiées. On observa également la fièvre entérique dans les armées de Crimée et cette maladie fut peut être plus fréquente parmi les troupes anglaises que le typhus ; mais les symptômes et les nombreuses autopsies pratiquées par Jacquot prouvent que cette grande épidémie était constituée par le typhus vrai. Dans presque tous les cas, le traitement stimulant était indispensable (2).

La table suivante montre le nombre des cas de typhus admis dans le *London fever hospital* et autres établissements depuis 1847.

(1) Le récit de cette épidémie a été fait d'après les principaux mémoires signalés dans la Bibliographie, années 1847-48-49, d'après les travaux de Graves, 1848 ; T. Gairdner, 1859 et 1862 ; Christison, 1858, et d'après les rapports des hôpitaux.
(2) Sur l'épidémie de Crimée, consultez Alferrieff, 1856 ; Baudens, 1856 et 1858 ; *Lyons and Aitken*, 1856 ; Scrive, 1857 ; *Rew. bibl.*, 1857 ; Armand, 1858 Jacquot, 1858 ; Cazalas, 1860.

TABLEAU :

CAS DE TYPHUS ADMIS DANS LES DIFFÉRENTS HOPITAUX
DE LA GRANDE-BRETAGNE, DEPUIS 1847.

ANNÉES.	LONDON Fever Hospital [1].	EDINBURG Royal Infirmary.	GLASCOW Royal Infirmary.	GLASCOW Fever Hospital [3].	DUNDEE Royal Infirmary.	ABERDEEN Royal Infirmary.	CORK Fever Hospital.
1846.....	»	»	500	»	»	»	»
1847.....	»	»	2399	»	»	»	»
1848.....	786 [2]	»	980	»	»	»	»
1849.....	154	»	342	»	»	»	»
1850.....	138	»	382	»	»	»	»
1851.....	68	»	919	»	»	»	»
1852.....	204	»	1293	»	»	»	»
1853.....	407	»	1551	»	»	»	»
1854.....	337	»	760	»	»	»	»
1855.....	342	»	885	»	»	»	»
1856.....	1062	»	385	»	»	»	»
1857.....	274	»	314	»	»	»	»
1858.....	15	»	175	»	17	»	»
1859.....	48	»	175	»	128	»	»
1860.....	25	»	229	»	67	»	»
1861.....	87	»	509	»	129	»	116
1862.....	1827	14	780	»	54	»	272
1863.....	1309	74	1286	»	236	379 [4]	692
1864.....	2493	212	2150	»	264	811	1021
1865.....	1950	447	2334	1154	891	422	791
1866.....	1760	847	1055	384	706	167	247
1867.....	1394	303	761	795	225	68	124
1868.....	1964	280	620	1023	502	78	245
1869.....	1259	259	1430	2023	402	170	136
1870.....	631	287	947	702	232	61	165
1871.....	411	101	418	511	257	3	397

1. Voyez aussi la préface.
2. La nature précise de la fièvre n'est pas spécifiée dans 260 cas signalés sur les registres de 1848 ; cette année fut la première où l'on signala avec soin les différentes formes de fièvres continues observées au London fever Hospital. Il est cependant probable que ces 260 cas se rapportent au typhus.
3. Les chiffres placés dans cette colonne représentent les admissions qui ont eu lieu pendant douze mois se terminant le 30 avril de l'année placée en regard.
4. Quatre mois de l'année seulement.

On remarquera qu'il y eut une recrudescence du typhus à Londres en 1856. Cette recrudescence fut seulement observée à Londres et n'était pas due à une importation irlandaise. Sur 910 malades admis au *London fever hospital* chez lesquels cette particularité a été notée, il y avait seulement 53 Irlandais, et, sur ces 53, deux seulement résidaient à Londres depuis moins de trois mois. La recrudescence de la maladie était due à la misère passagère et à la disette artificielle qu'on observait alors dans les classes pauvres. La guerre de Crimée en portant le deuil dans beaucoup de familles de la classe élevée, les impôts, l'incertitude et beaucoup d'autres causes avaient produit une interruption momentanée dans les distractions ordinaires de Londres. Beaucoup d'ouvriers restèrent sans emploi, tandis que les aliments et les objets de première nécessité atteignaient un prix très-élevé. La restauration de la paix, l'abondante moisson de 1857 et les améliorations sanitaires introduites dans la classe pauvre firent disparaître rapidement la fièvre et, pendant les quatre années qui suivirent, le typhus devint plus rare à Londres et dans tout le royaume que pendant aucune autre période du siècle présent; 15 cas seulement de typhus furent admis au *London fever hospital* en 1858 et plusieurs d'entre eux étaient douteux ; pendant le dernier semestre de la même année un seul malade fut admis dans cet établissement. Le typhus fut si rare à Londres en 1858-59 et 60 que les étudiants n'eurent pas l'occasion d'en observer un seul cas dans les hôpitaux et qu'on eut sérieusement l'intention de convertir le *London fever hospital* en un hôpital général, pensant que cet établissement n'avait plus raison d'être après la disparition du typhus.

La maladie décrut également en Écosse. Depuis le commencement du siècle le nombre des malades admis dans les hôpitaux d'Édimbourg et de Glascow n'avait jamais été aussi minime que pendant la période de 1855 à 1862. Il y eut seulement 56 cas de typhus admis à l'*Edinburg Royal Infirmary* pendant l'année 1857 et je me suis assurée qu'aucun cas n'avait été observé dans cet établissement pendant le mois de janvier et de mai 1858. Le Dr W. T. Gairdner (1) signale en 1859 la rareté du typhus pendant les cinq précédentes années et remarque que la session académique s'est écoulée plus d'une fois sans qu'il ait eu l'occasion de montrer à ses élèves un seul cas caractéristique de la maladie ; pendant plusieurs mois, en 1858 et en 1859, aucun cas n'a été observé dans ses salles. Le typhus fut plus rare à la *Glascow Royal Infirmary* en 1858 et 1859 que pendant les trente années précédentes malgré l'augmentation considérable de la population pendant cette période. La maladie ne disparut pas néanmoins d'une manière complète à Glascow, à Édimbourg et à Londres. J'ai appris par le Dr Lyons que pendant trois ou quatre ans (1858-1861) le typhus sévissait en Irlande avec beaucoup moins d'intensité qu'autrefois, mais qu'il était loin d'être aussi rare qu'en Angleterre. Sir R. Christison (2), qui écrivit en 1863, attribue cette remarquable diminution du typhus à un changement dans le type épidémique de la fièvre. Mais il a perdu de vue ce fait qu'en 1856 et même à l'époque où il écrivait, le « type épidémique »

(1) V. T. Gairdner, 1859, p. 241.
(2) Christison, 1863.

et l'intensité de la fièvre étaient différents à Londres et à Edimbourg.

En 1861 le typhus se montra d'une manière épidémique. A la fin du rude hiver de 1860-61, le nombre des cas admis au *London fever hospital* fut plus considérable qu'à aucune autre époque depuis 1857. Vers le milieu de décembre il y eut une recrudescence subite ; après le mois de janvier 1862 le nombre des admissions fut plus considérable qu'à aucune autre période depuis la fondation de l'hôpital et un grand nombre de malades étaient refusés faute d'espace. Pendant huit ans (janvier 1862 à décembre 1869) près de 14,000 malades furent admis dans cet établissement tandis que, dans les quatorze années précédente les chiffre total des admissions n'avait pas même atteint 4,000. Un grand nombre de cas étaient également en traitement dans les autres hôpitaux de la métropole. Les bulletins de mortalité fournis par le *Registrar General* montrèrent immédiatement que les cas de mort dus au typhus étaient deux fois plus considérables que dans les années précédentes. Les circonstances qui produisirent cette subite recrudescence ne diffèrent pas de celles qui occasionnèrent les autres épidémies. Il n'y eut pas de manque de récoltes en Angleterre, mais la misère des classes pauvres de Lcndres fut considérablement augmentée par le système des grèves organisées dont les effets ne purent être atténués que temporairement par les secours des sociétés pour la réduction des heures de travail (*short-hour movement*). Comme en 1826, 1836 et 1856 il y eut une disette artificielle. Le grand nombre de secours qui furent demandés à cette époque aux paroisses montre l'intensité de la misère parmi les classes pauvres de Londres. La misère et l'encombrement furent encore augmentés par le grand nombre d'individus qui arrivaient de la province pour trouver du travail dans la métropole et par la démolition des quartiers populeux qui suivit l'établissement des chemins de fer dans le cœur de la ville. Il a été démontré que presque tous les premiers malades admis au *London fever* étaient des artisans sans emploi ni domicile, qui souffraient depuis plusieurs semaines et que plusieurs d'entre eux étaient seulement arrivés à Londres depuis quelques semaines ; mais on n'a pas prouvé qu'ils venaient d'un lieu primitivement infecté et qu'ils avaient importé la maladie. Un petit nombre étaient Irlandais, mais aucun n'était arrivé récemment de l'Irlande. L'encombrement et la misère paraissent avoir été la cause de cette épidémie, qui, après une durée de huit ans, commença à décliner en 1870.

En 1862 la famine causée par la guerre américaine fit prévoir une épidémie de typhus dans les districts industriels du Lancashire. Au mois de juillet la maladie se montra à Preston où elle avait été inconnue pendant quinze ans et, à l'automne suivant, elle devint épidémique à Liverpool et à Manchester. Le premier cas observé à Preston fut attribué à l'encombrement qui résultait de la misère. Les immenses efforts faits pour soulager les pauvres et isoler les malades empêchèrent l'épidémie de prendre de plus grandes proportions, mais le typhus se maintint à Liverpool à l'état épidémique pendant plus de quatre années ; il atteignit son maximum en 1865 et ne disparut complétement qu'en 1867 (1).

La recrudescence de la maladie fut observée à Glascow en même temps qu'à Londres. Environ 800 malades furent admis à la *Royal Infirmary* du 1er août au 30 décembre 1861 est ce chiffre et cinq fois plus considérable que celui des malades admis en 1858 et 1859. Rien ne prouve également que la maladie ait été importée de l'Islande. L'épidémie, qui commença à Glascow en 1861, se prolongea, comme à Londres, jusqu'en 1870 et 1871. L'épidémie ne devint épidémique à Aberdeen et à Dundee qu'un peu plus tard, mais il est à remarquer que, à Édimbourg, où le typhus faisait autrefois de grands ravages, quatre cas seulement furent admis à l'hôpital du 1er novembre 1861 au 29 juillet 1862 et que, pendant plusieurs années, le nombre des admissions fut moins considérable que partout ailleurs. La population bourgeoise d'Édimbourg qui n'était pas exempte du typhus pendant les époques de famine générale, fut moins atteinte par les circonstances qui produisirent une disette *artificielle* à Londres et dans d'autres grandes villes. Il est à remarquer cependant qu'à l'époque où Édimbourg eut à souffrir des suites des faillites des entrepreneurs de construction, le typhus y sévissait avec plus d'intensité qu'à Londres.

Quoiqu'il n'ait pas été démontré que cette dernière épidémie ait pris naissance en Irlande, le typhus se répandit ensuite à Dublin, Cork et autres villes importantes où il fit de grandes ravages.

Les données historiques qui précèdent permettent d'arriver aux conclusions suivantes :

1° Le typhus se montre le plus souvent par de grandes épidémies très-répandues.

2° Ces épidémies apparaissent pendant des époques de disette générale ou à la suite de privations produites par des causes locales telles que guerre, pénurie commerciale et gràves parmi les classes ouvrières. L'assertion qui fixe la durée de chaque épidémie à trois ans est erronée.

(1) Dr *Trench's reports*. Buchanan, 1563.

3° Pendant les intervalles des épidemies on observe des cas de typhus sporadique particulièrement en Irlande et dans les grandes villes industrielles d'Ecosse et d'Angleterre.

4° Quoique quelques-unes des grandes épidémies aient commencé en Irlande et se soient ensuite répandues en Angleterre en se montrant d'abord dans les ports de la côte ouest qui sont le plus souvent en rapport avec l'Irlande, il ne faut pas conclure que toutes les épidémies ont pris naissance dans cette dernière île et que le typhus est une affection essentiellement irlandaise. Cette maladie se montre partout où existent des circonstances favorables à son développement.

5° Dans beaucoup d'épidemies le typhus a été associé à la fièvre relapse et la proportion relative des deux fièvres a toujours varié beaucoup.

6° Depuis les temps anciens le typhus a été considéré comme une maladie de faiblesse prohibant les déplétifs et demandant les stimulants.

7° La principale exception à cette dernière règle eut lieu au commencement de ce siècle à la suite de doctrines erronées, par lesquelles le typhus était considéré comme symptomatique de l'inflammation et de la congestion des organes internes.

8° Le prétendu succès qui suivit la pratique des vénésections fut seulement apparent. Il était dû à ce qu'on pratiquait le plus souvent la saignée dans des cas de fièvre relapse et d'inflammation aiguë et qu'on a comparé les résultats avec ceux obtenus pour les stimulants dans le traitement du typhus qui est plus souvent mortel.

9° Quoique la gravité et la durée du typhus aient varié dans des circonstances et des époques différentes, rien ne prouve que cette affection ait subi des changements dans son type et ses caractères essentiels. Le typhus des temps modernes est le même que celui qui a été décrit par Fracastor et Cardanus. C'est lorsque la fièvre relapse était fréquente qu'on a prétendu que les fièvres épidémiques présentaient le type inflammatoire ; ce type a été considéré comme adynamique alors que la fièvre relapse était rare ou absente.

IV. — DISTRIBUTION GÉOGRAPHIQUE DU TYPHUS.

Il n'existe pas probablement aucun pays en Europe où le typhus n'ait été observé. Quelques-unes des plus grandes épidémies dont on ait conservé le souvenir se sont montrées en Italie et en Espagne (1). Sa présence a été signalée en Allemagne, en Belgique, en Hollande et au Danemark par plusieurs écrivains anciens (2) et, dans le siècle actuel, par Hildenbrand (3), Hufeland (4), Suchanek (5), Schutz (6), Virchow (7), Dümmler (8), Messemann, Steensmann (9), Zuelzer (10), Theurkauf (11), Rosenstein (12), etc. Huss a prouvé qu'il était fréquent en Suède (13) et des épidémies nombreuses ont été observées sur divers points de la Russie par Aner, Bidder, Löwenstein, Heimann (14), etc. Quoique des voyageurs aient affirmé que le typhus n'existait pas chez les Lapons et les Esquimaux (15), on peut supposer, d'après les écrits de Schleisner (16), que des épidémies fréquentes ont apparu en Islande. Le typhus était le grand fléau des armées commandées par Napoléon Ier et de celles qu'on lui a opposées dans toute l'Europe (17) ; plus récemment la même maladie décima les armées française et russe en Crimée et en Turquie (18).

C'est une erreur de croire que le typhus vrai ne s'observe jamais en France. Les écrits d'Ambroise Paré, de Fernel, de Rivière et de beaucoup d'autres auteurs prouvent que cette affection y était autrefois très-commune (19). Vers la fin du siècle dernier elle semble avoir été fréquente dans les hôpitaux de Paris, et les gardes-malades et les jeunes médecins en étaient souvent atteints (20). Pendant les quinze premières années de ce siècle les épidémies de typhus étaient communes sur différents points de la France ; il en est question dans les ouvrages de Gaultier de Claubry (21), [Jacquot (22), Barrallier (23), etc. On a également observé des épidé-

(1) Voyez *Historical accounts*, p. 26 et suivantes.
(2) *Ibid.*, p. 28.
(3) Hildenbrand, 1811.
(4) Hufeland, 1814.
(5) Suchanek, 1849.
(6) Schutz, 1849.
(7) Virchow, 1849.
(8) Dummler, 1849.
(9) Hirsh, 1859, p. 153.
(10) Zuelzer, 1869.
(11) Theurkauf, 1869.
(12) Rosenstein, 1868.
(13) Huss, 1855.
(14) Hirsh, 1852, p. 52.
(15) Fergusson, 1846, p. 162 et 146.
(16) Schleisner, 1850.
(17) Voy. p. 348 (historique).
(18) Voy. p. 363 (hist.).
(19) Voy. p. 334 (hist.).
(20) Tenon, 1778.
(21) De Claubry, 1838.
(22) Jacquot, 1858.
(23) Barrallier, 1861.

MURCHISON. 24

mies à Baulieu, en 1827 (1); à Toulon, en 1820, 1829, 1833, 1845, 1854, 1855 et 1856 (2) ; à Reims en 1839 (3), à Strasbourg en 1854 (4). En 1854 le typhus n'était pas rare à Marseille, Avignon, Paris et autres villes françaises parmi les soldats revenus de Crimée (5). Il est également possible que quelques cas de typhus sporadique se montrent occasionnellement dans les grandes villes de France et soient confondus avec la fièvre typhoïde. Andral (6) et Louis (7) nous disent que, dans certains cas de fièvre continue, ils ont trouvé les intestins parfaitement sains à l'autopsie. Des observations semblables ont été citées par Martin Solon (8) et Piedagnel (9) et ont été présentées par différents observateurs a l'Académie de médecine. Ces cas doivent cependant être très-rares, car il est peu probable que les médecins français laissent passer inaperçue l'éruption du typhus; néanmoins, les épidémies de typhus ont été rares pendant ces dernières années, soit en France, soit sur d'autres points du continent; elles n'ont été observées qu'occasionnellement dans les grandes armées ou dans des petites agglomérations d'hommes sur des navires ou dans des prisons.

Mais c'est dans la Grande-Bretagne et plus encore en Irlande que se trouve l'*habitat* du typhus. Les épidémies observées à différentes époques dans ce pays ont eu une importance égale, sinon supérieure à celles du continent. Il faut ajouter à cela que, particulièrement en Irlande, la maladie ne disparaît jamais comme sur le continent dans les intervalles des épidémies et assume des caractères plus ou moins endémiques.

Quoique la maladie soit plus fréquente en Irlande qu'en Angleterre, son importation d'un pays à l'autre n'est pas aussi considérable qu'on le croit généralement (10). Le tableau suivant montre le lieu de naissance de 12,686 malades atteints de typhus et admis au *London Fever hospital* pendant vingt ans (1848-1867).

(1) Hirsh, 1859, p. 154.
(2) Kerandren, 1833 ; Fleury, 1833; Hirsh, 1859, p. 154; Barrailler, 1861, p. 47.
(3) Landouzy, 1842.
(4) Forget, 1854.
(5) Godelier, 1856 ; Hirsh, 1859, p. 154.
(6) Andral, 1833.
(7) Louis, 1841.
(8) *Ach. gén. de méd.*, 2ᵉ série, t. I, p. 400.
(9) *Ibid.*, 2ᵉ série, t. VII, p. 410.
(10) Voy. Corvan, 1838, et M. Culloch's *Statistical accounts of the british empire*, Londres, 1837.

TABLEAU :

LIEUX DE NAISSANCE.	De 1834 à 1848.		De 1855 à 1867.		De 1848 à 1867	
Nés à Londres..........	902	57.48	8344	75.05	9246	72.98
— sur d'autres points de l'Angleterre........	394	25 11	2000	17.19	2394	18.87
— en Écosse............	16	1.02	74	0.66	90	0.71
— en Irlande..........	244	15.55	546	4.91	790	6.22
— sur d'autres points du globe.............	13	0.83	153	1.37	166	1.31
Totaux......	1569	99.99	11117	99.98	12686	99.99

Parmi les 12,686 malades 790 seulement étaient Irlandais, soit
6.22 p. 100 et, depuis 1854, cette proportion a considérablement
diminué. De plus la plupart des malades irlandais habitaient Londres depuis trop longtemps pour y avoir importé la maladie. Sur
350 Irlandais admis pendant une période de 14 années (1848-61),
38 seulement avaient habité la ville moins de trois mois et 63 moins
d'un an. Il a déjà été démontré que le typhus a été importé en
Angleterre par les Irlandais. Ce fait a particulièrement été noté pour
l'épidemie de 1847-48 (voy. page 361) ; en effet presque tous les
38 malades admis à l'Hôpital des fiévreux étaient récemment
arrivés d'Irlande. Mais, sur 910 malades atteints de typhus en
1856 et dont on a noté le lieu de naissance, 53 seulement étaient
Irlandais et parmi ces 53, 2 seulement avaient habité Londres
moins de trois mois et tous, excepté 3, résidaient dans la ville
depuis plus d'un an. Le même fait fut observé pour l'épidémie de
1862. Sur 992 malades admis dans le même hôpital pendant le
premier semestre de 1862 et dont on a noté le lieu de naissance,
44 seulement étaient Irlandais et sur ce nombre, 5 seulement avaient
habité Londres moins de trois mois.

Mais l'origine irlandaise du typhus de l'Angleterre est plus considérable qu'on ne pourrait le croire d'après les chiffres ci-dessus et
est indépendante de l'importation actuelle. Le recensement de
1861 porte la population de Londres à 2,803,989 qui se répartissent
de a manièr e suivante:

2,594,229 nés à Londres ou en Angleterre.

106,809 nés en Irlande ;

35,733 nés en Écosse ;

67,148 nés dans des pays étrangers.

Parmi les malades atteints de typhus admis au *London Fever hospital* pendant une période de 20 années (1848-67) :

1 sur 135 étaient Irlandais habitant Londres.

1 « 223 « Anglais »

1 « 397 « Écossais »

1 « 404 « étrangers »

De plus, un grand nombre de malades portés comme étant nés à Londres étaient enfants de parents irlandais ou d'origine irlandaise. Il est bien connu que depuis l'immigration des classes inférieures de l'Irlande, le paupérisme, l'encombrement et la malpropreté qui sont les causes du typhus ont considérablement augmenté dans les grandes villes de l'Angleterre.

Les excellentes descriptions de Gerhard (1), Bartlett (2), Austin Flint (3), Da Costa (4) nous montrent que le typhus a sévi avec intensité aux États-Unis et dans les possessions anglaises de l'Amérique du Nord.

Rien ne prouve qu'il ait été observé en Australie ou dans la Nouvelle-Zélande (5), si ce n'est dans de rares occasions parmi les passagers débarqués des navires d'émigrants (6).

Il n'est pas non plus démontré que le typhus tel que nous l'observons en Europe ait été rencontré en Afrique ou dans les régions tropicales de l'Amérique. Dundas dit bien que le typhus est fréquent au Brésil, mais ses descriptions et la transition graduelle qu'il dit avoir observé entre le typhus et la fièvre paludéenne habituelle au pays nous font supposer qu'il avait sous les yeux des exemples de fièvre adynamique rémittente (7). On a également publié des cas de typhus observés à Mexico, dans l'Amérique centrale et l'Amérique du Sud (8), mais aucune des descriptions que j'ai eues sous les yeux ne me permet de conclure qu'il s'agissait bien du typhus vrai et non de la fièvre typhoïde ordinaire ou de la fièvre adynamique remittente de ces pays.

L'étude du typhus dans l'Inde présente un grand intérêt et son

(1) Gerhard, 1837.
(2) Bartlett, 1842, 1856.
(3) Flint, 1842.
(4) Da Costa, 1866.
(5) Hirsh, 1859, p. 158.
(6) 11th *report Board of health*. Victoria, 1867.
(7) Dundas, 1852.
(8) Hirsh, 1859, p. 157 ; Dundas, 1852.

existence demande à être confirmée par de nouvelles observations.
Le D⟋ Morehead affirme que le typhus est inconnu sur le continent
indien et cette assertion avait été acceptée dans la première édition
de ce livre (1). Il y a quelques années le D⟋ Webb avait décrit deux
cas de fièvre pétéchiale observés à Simla, mais la maladie n'avait
pas été considérée comme contagieuse et on sait que les pétéchies
se présentent quelquefois dans les fièvres rémittentes indiennes à
forme grave qu'on confond souvent avec le typhus (2). Plus récemment le D⟋ Ewart a signalé deux cas de typhus dans la prison
d'Ajmere, mais l'éruption caractéristique manquait et la contagion
ne fut pas démontrée (3).

Pendant ces dix dernières années une fièvre contagieuse continue qui fut observée dans les prisons de l'Inde a beaucoup attiré
l'attention. Les opinions sont encore très-diverses relativement à sa
véritable nature. Une seule chose est certaine, c'est que cette maladie n'est pas, comme on l'avait prétendu, la fièvre entérique (4).
En 1861, une épidémie de cette nature qui s'était déjà montrée dans
les provinces du nord-ouest de l'Inde, a été observée et décrite
par le D⟋ W. Walker dans la prison centrale d'Agra (5). Cet auteur
croit qu'il s'agissait du typhus et sur 20 cas dans lesquels l'intestin
a été examiné dans toute sa longueur les glandes agminées, isolées
et mésentériques étaient parfaitement saines. La maladie différait
cependant du typhus par l'absence d'éruption et quelquefois par de
l'ictère et des récidives fréquentes ; mais ces différences peuvent
être attribuées à l'immixtion de la fièvre relapse qui s'est montrée
en même temps que le typhus dans les provinces nord-ouest de
l'Inde.

En 1863 et 1864 une fièvre identique par ses caractères cliniques
à celle décrite par le D⟋ Walker se montra dans plusieurs prisons
du Punjab et fut décrite dans les rapports officiels par les docteurs
R. Gray, de Renzy et autres. La fièvre présenta d'abord des caractères intermittents et remittents, mais elle ne tarda pas à devenir

(1) *Clin. res. of dis. of India*, 1ʳᵉ édit., tom. I, p. 307.
(2) *Pathologia indica*. London, 1848, p. 212.
(3) **Ewart, 1856.**
(4) **Rollestone, 1871.**
(5) *Rep. on sanit. adminis. of Punjab*. 1869, p. 127, et append. 81. *Lancet*, 25
février et 27 mai 1871. Le rapport du docteur Fairweather, dont on n'a imprimé
qu'un extrait, contient malheureusement la relation de deux ou trois cas de fièvre
entérique (V. Rollestone, 1871). Il n'y a pas de raison pour que cette fièvre ne
s'observe pas dans les prisons aussi bien que dans les autres localités de l'Inde,
mais il est à remarquer que ces cas diffèrent de la description générale de l'épidémie par leur durée et leurs symptômes, et particulièrement par l'absence de
l'éruption caractéristique. Dans l'un d'eux on remarque que les symptômes étaient
ceux de la fièvre entérique plutôt que du typhus.

continue ; l'ictère était fréquent, mais on ne remarqua pas d'éruption cutanée ; dans toutes les autopsies les plaques de Peyer furent
trouvées intactes. On attribua la maladie à la nourriture insuffisante et à l'agglomération des prisonniers, mais elle était incontestablement due à la contagion. En 1869, une fièvre encore plus semblable au typhus se montra dans les prisons du Punjab et fut
décrite par le Dr Fairweather qui l'avait observée dans la prison de
Rawulpindi. Quoiqu'elle ait d'abord présenté dans quelques cas des
caractères intermittents, elle devint rapidement continue. Il n'y
avait ni ictère ni symptômes abdominaux, ni lésions intestinales et
on observait une éruption cutanée identique à celle du typhus.
D'après cette description il est impossible de se séparer du D[r] de
Renzy qui conclut que le typhus doit être considéré désormais
comme une des maladies de l'Inde (1). Dernièrement, en 1864,
le Dr Chuckerbutty a rapporté quelques cas de fièvre continue qu'il
avait observés à l'hôpital du collége médical de Calcutta qui présentaient les symptômes du typhus anglais et dans lesquels on ne dé-
couvrait aucune altération des plaques de Peyer ; la seule différence
signalée est que « l'éruption couleur de mure » disparaissait toujours
par la pression pour reparaître ensuite.

On peut en même temps attirer l'attention sur la présence, sur
différents points de l'Inde, « d'une fièvre adynamique rémittente
soupçonnée infectieuse » et plus connue sous le nom de « *pali disease* » ou de « *mahamurree.* » On trouvera une excellente description de cette maladie dans la seconde édition du livre de Dr Morehead (*Clinical researches on diseases in India*) (2). Il suffit de dire
ici que la maladie est supposée contagieuse, qu'elle a le caractère
rémittent avec une grande tendance à devenir continue et que les
phénomènes adynamiques sont très-marqués. L'éruption rubéolique et les pétéchies n'ont été observées dans aucun cas ; mais dans
un grand nombre on a noté dès le début un gonflement glandulaire de l'aine, de l'aisselle et du cou. La mortalité a été considérable. D'après un observateur les quatre cinquièmes des individus
atteints succombaient. Si la maladie n'est pas identique à la peste
à bubons, elle lui ressemble beaucoup. De même que la peste et le
typhus « elle a sévi principalement parmi les pauvres dans les maisons et les villages malpropres et mal aérés et a été précédée par
une époque de famine. » Je puis ici avancer une opinion que j'ai
défendue ailleurs, c'est qu'il existe une grande analogie entre le
typhus et la peste véritable si ces maladies ne sont pas identiques :

(1) Chuckerbutty, 1864.
(2) 2° édit., Londres, in-8°, 1860, p. 155.

les poisons sont produits par les mêmes causes et diffèrent seulement en intensité selon le climat et les autres circonstances concomitantes.

Il y a peu de sujets plus dignes d'études que celui des fièvres continues dans les tropiques. Le D' Morehead pense qu'il n'est pas impossible que la fièvre rémittente revête les caractères adynamiques et typhoïdes et devienne en même temps infectieuse à la suite de l'encombrement et de la négligence ; ceci peut bien être la véritable explication des épidémies décrites par Walker et autres. Il n'est pas déraisonnable de supposer que sous l'influence de ces circonstances, lafièvre puisse être le résultat de la *malaria* en même temps que d'un poison analogue au typhus. Les relations étiologiques du typhus et de la fièvre jaune méritent également d'être étudiées (1).

Les indigènes des contrées tropicales sont souvent atteints par le typhus lorsqu'ils visitent des localités où sévit cette maladie. J'ai vu admettre un grand nombre d'Africains et habitants des Indes Orientales dans le *London Fever hospital* atteints de typhus.

Gerhard nous dit que dans l'épidémie de Philadelphie en 1836 la majorité des personnes atteintes étaient des nègres ou des mulâtres.

(1) *British medical journal*, décembre 1866.
(2) Gerhard, 1837, p. 296.

FORMULAIRE DE LA FIÈVRE TYPHOIDE [1]

———

Potions antiseptiques (voy. p. 645).

I

Chlorate de potasse..........................	30 centigr.
Acide hydrochlorique pur.....................	20 gouttes.

Mettez dans une bouteille et bouchez bien. Cinq minutes après ajoutez graduellement, et en agitant de l'eau, jusqu'à concurrence de 340 grammes et alors ajoutez :

Acide hydrochlorique étendu (Brit. Phar.)............	12 gr.
Esprit de chloroforme	12

Dosc. Une cuillerée à bouche toutes les deux heures dans de l'eau (Murchison).

II

Serpentaire de Virginie. } āā........................	10 gr.
Quinquina calisaya..... }	
Faites infuser dans eau........................	200

Passez et ajoutez :

Sirop de sucre..................................	50 gr.
Acétate d'ammoniaque...........................	20

Par cuillerées toutes les heures (Bouchardat).

III

Serpentaire de Virginie...........................	8 gr.
Extrait aqueux de quinquina gris...................	5
Alcoolé de quinquina gris.........................	5
Acétate d'ammoniaque............................	30

———

[1] Nous avons ajouté aux formules qui se trouvaient éparses dans l'ouvrage du Dʳ Murchison quelques autres formules empruntées à la pratique de nos maîtres français (trad.).

Hydrolat de fleurs d'oranger...................... 5 gr.
Sirop simple.................................. 30
Eau, q. s. pour 100 grammes d'infusion.

Faites infuser la racine de serpentaire dans l'eau pendant 15 minutes ; faites dissoudre l'extrait dans la colature ; ajoutez l'alcoolé de quinquina, l'acétated'ammoniaque, l'hydrolat de fleurs d'oranger, puis le sirop. Mêlez.

Dose. Une cuillerée à bouche toutes les heures (*Formulaire des hôpitaux militaires*, 1869).

IV

Acide salicylique............................... 1gr.
Gomme arabique pulv............................ 10
Sucre blanc pulv............................... 20
Hydrolat de fleurs d'oranger.................... 20
Eau distillée.................................. 100

Mêlez le sucre avec la gomme ; ajoutez l'acide salicylique puis l'eau distillée en triturant, et l'hydrolat.

La dose d'acide salicliyque peut être portée à 4 grammes.

Dose. Une cuillerée à bouche toutes les heures.

POTION POUR ABAISSER LA TEMPÉRATURE ET RÉGULARISER L'ACTION DU CŒUR
(voy. p. 649).

Acide hydrochlorique étendu............ de 15 à 20 gouttes.
Sulfate de quinine...................... de 10 à 15 centigr.
Infusion de digitale............................ 1gr,50
Teintures d'oranges amères. } āā................ 1gr,50
Sirop.......................... }
Eau .... 40 gr.

Pour une dose qui sera renouvelée toutes les 4 heures (Murchison).

POTIONS ANTISPASMODIQUES.

I

Sirop d'opium.................................. 15 gr.
 — de sucre................................... 10
Eau de fleurs d'oranger........................ 15
Éther sulfurique............................... 2
Eau... 96

A prendre par cuillerées à bouche lorsqu'il y a du délire.

II

Sirop de fleurs d'oranger...................... 32 gr.
Eau distillée de menthe. } āā................... 60
 — de tilleul... }
Éther sulfurique.............................. 2
Laudanum de Sydenham......................... 0 gr 5

Apozème tonique.

```
Quinquina jaune concassé........................    16 gr.
Écorce d'augusture vraie.........................     4
```

Faites infuser pendant 12 heures dans :

```
Eau bouillante..................................   500
```

Acidulez avec :

```
Acide sulfurique alc............................     2
```

Ajoutez :

```
Sirop de Tolu...................................    48
```

A prendre par verres dans la fièvre typhoïde adynamique.

Potion contre la diarrhée dans la fièvre typhoïde (voy. p. 651).

```
Acide sulfurique aromatique..............    20 gouttes.
Laudanum de Sydenham....................     3   —
Teinture de cachou.......................    1gr,50
Eau de menthe poivrée ...................    32 gr.
```

Pour une dose qui sera renouvelée toutes les 4 heures (Murchison).

Potion contre l'hémorrhagie intestinale (voy. p. 653).

```
Tannin..................................     5 décigr.
Essence de térébenthine.................    15 gouttes.
Laudanum de Sydenham ...................    10   —
Mucilage de gomme.......................     8 gr.
Teinture de chloroforme composé (Br. Ph.)...   20 gouttes.
Eau de menthe poivrée...................    25 gr.
```

Pour une dose qui sera renouvelée toutes les 2 heures (Murchison).

Lavements (voy. p. 654).

Les lavements les plus efficaces sont ceux qui contiennent de l'acide phénique, de la créosote, de la thérébentine ou de l'asa fœtida.

I

```
Glycérine ..............................    50 gr.
Acide phénique .........................    1gr,50
Décoction d'orge........................   500 gr.
```

II

```
Créosote................................     6 gouttes.
Glycérine...............................    15 gr.
Décoction d'orge........................   500
```

III

Charbon végétal.. 30 gr.
Mucilage... 60
Décoction d'orge....................................... 500

IV

Essence de térébenthine................................ 8 gr.
Huile d'olives... 60
Décoction d'orge....................................... 500

V

Assa fœtida... 8 gr.
Huile de rue.. 10 gouttes.
Décoction d'orge...................................... 500 gr.

VI

Camphre... 4 gr.
Quinquina jaune. }
                  } ãã............................... 16
Serpentaire...... }
Eau... 500

BIBLIOGRAPHIE

PRINCIPALES MONOGRAPHIES ET OUVRAGES PUBLIÉS SUR LES FIÈVRES CONTINUES

ARRANGÉS PAR ORDRE CHRONOLOGIQUE

1500 — 1600

FRACASTOR, De Contagionibus et morbis contagiosis : Venet. 1546.

CARDANUS, Opera Omnia : Lugduni, 1663.

MONTUUS, Halosis Febrium : Lugd. 1558.

MASSA, De Febre Pestilentiali cum Petechiis : Venet. 1556 ; in *Haller's Bib. Med. Pract.*, vol. i.

AMBROISE PARÉ, Traité de la Peste : Paris, 1568.

GRATIOLI, Comment. de Peste : Venet. 1576.

COYTTARUS, De Febribus purpuratis epidemicis, Anno 1557 : Poitiers, 1578.

SALIUS DIVERSUS, De Febre Pestilenti Tract. : Bologna, 1584.

ROBORETUS, De peticulari febre, Anno 1591 : Tridenti, 1592.

FORESTUS, De Febribus, 1591. Op. Om. ed. Rothomag. 1653.

CASTRO, Febris Maligna Puncticularis : Veronæ, 1584.

1600 — 1700

SENNERTUS, De Febribus, Wittemberg, 1619.

RHUMELIUS, Hist. morbi qui ex castris in Bavariam penetravit, anno 1621 : Nuremberg, 1625.

SPIGELE, De Febre Semitertiana, Frankf. 1624. Op. Om. : Amsterd. 1745.

BALLONIUS, Epidemior. et Ephemerid. lib. duo : Paris, 1640.

DIEMERBRŒCK, De Peste : Arnheim, 1646.

RIVIÈRE, De Method. Curand. Febr. : Paris, 1648. Op. Om. Lugd. 1690.

PANAROL, Observat. Med. Pentecostæ : Romæ, 1652.

PETRI, De Febre Militari seu morbo Hungari : Erfurt, 1665.

DONKERS, De Morbo Puncticulari : Lugd , 1686.

WILLIS, De Febribus, 1659 : Op. Om. ed. Blasii, 1682.

SYDENHAM, Op. Om. : Lond. 1685. Syd. Soc. ed., 1844.

MORTON, Pyretologia : London, 1692.

BAGLIVI, Op. Om. : Romæ, 1696 : ed. sext. Lugduni, 1704.

HOFFMANN (F.), Op. Omnia Physico-Medica, 1699 : ed. Schultze, Genevæ, 1740.

1700 — 1750

LANCISI, Op. Om. : Genevæ, 1718, Lib. I.

WINTERINGHAM, Comment. de morbis epidemicis in urbe Eboracensi, 1715 — 1725 : 8vo. Lond., 1727.

STROTHER, A very remarkable history of a Spotted Fever : Lond., 1729.

GILCHRIST, Essay on Nervous Fevers : *Edin. Med. Essays and Observ.*, vol. iv., 1734.

ROGERS, Essay on Epidemic Diseases, 8vo. : Dublin, 1734.

LANGRISH, Modern Theory and Practice of Physic : Lond., 1735.

HUXHAM, Essay on Fevers : Lond., 1739 ; 3rd ed., 1757.

ANONYME, Observ. on the present Epidemic Fever : Lond., 1741.

WALL, Epidemic Fever of, 1740-2 : Oxford, 1780.

O'CONNELL, Morborum acut. et chronic. Observ, : Dublin, 1746.

SHORT, General Chronolog. Hist. of the Air, Weather, and Seasons : Lond., 1749.

MANNINGHAM, the Symptoms, Nature, etc., of the Febricula or Little Fever, Lond., 1746.

LASSÔNE, De divers accidens par les miasmes d'animaux en putréfaction : *Mèm. de l'Acad. Roy. de Méd.*, Tom. i. 1749.

RIEDEL, De Febribus intestinalibus 1748: *Collect. Ballinger*, 1776.

1750 — 1775

PRINGLE, Observations on the nature and cure of Hospital and Jail-Fevers : Lond., 1750.

PRINGLE, Observ. on the Diseases of the Army : Lond., 1752.

HUXHAM, Observ. de Aere et morbis Epidem. Plymuthi, 1728-1752: Lond., 1752.

WARD, Account of the Black Assize at Oxford in 1577 ; *Philosoph. Trans.*, vol. i, 1758.

HOLWELL, Narrative of the Deaths in the Black Hole at Calcutta : Lond.,1758.

HALLER, Disputationes, vol. v. : Lausanne, 1758.

SAUVAGES, Nosologia Methodica : Lyons, 1760.

DE HAEN, Theses sistentes Febrium divisiones : 8vo. Vindob., 1760.

HASENOHRL, Hist. med. febris petechialis, quæ ab anno 1757 ad annum 1759 Viennæ grassata est : Vindob., 1760.

STORCK, Annus medicus : Lugd. Bat., 1761.

ROEDERER and WAGLER, De morbo mucoso : Göttingen, 1762.

FOSTER, Reports on Crown Law : The Black Assize at the Old Bailey : Oxford, 1762.

LIND, Two papers on Fevers and Infection : Lond., 1763.

MONRO (D.), The Diseases in the British Military Hospitals in Germany : Lond., 1764.

PRINGLE, Diseases of the Army, 4th ed., with answer to De Haen, 1764.

SARCONE, Istoria de' Mali in Napoli, nell' anno 1764 : Nap., 1765.

CULLEN, Synopsis Nosologiæ Method. : Edinb., 1769.

RUTTY, Chronological History of the Weather, Seasons, and Diseases in Dublin, from 1725 to 1765 : Lond., 1770.

GRANT, Inquiry into the Fevers most common in London : Lond., 1771.

LETTSOM, Reflections on the Treatment of Fevers : Lond., 1772.

MACBRIDE (D.), Introd. to Theory and Pract. of Physic : Lond., 1772.

SIMS, Observ. on Epidemic Disorders : Lond., 1773.

BALDINGER, Von den Krankheiten einer Armée, Langensalza, 1774.

GRANT, Essay on the Pestilential Fever of Sydenham, commonly called the Gaol, Hospital, Ship, and Camp-Fever : Lond., 1775.

1775 — 1800

CLARK (JOHN), Observ. on Fevers : Lond., 1780.

HEYSHAM, Account of the Jail-Fever at Carlisle in 1781 : 8vo., Lond., 1782.

CULLEN, First Lines of Pract. of Physic : Edinb., 1776.

HOWARD (JOHN), State of the Prisons in England and Wales, etc., 3rd ed. : Warrington, 1784.

STOLL, Aphorismi de Febribus : Viennæ, 1785.

HUNTER (DR. JOHN), Observ. on Jail or Hospital-Fever : *Med. Trans.*, vol. iii., Lond., 1785.

TENON, Mémoire sur les Hôpitaux de Paris : 1788.

ALDERSON (J.), Essay on the Nature and Origin of the Contagion of Fevers : Hull, 1788.

BLANE (SIR GILBERT), Observ. on the Diseases of Seamen : Lond., 1789.

HOWARD (JOHN), Account of the Lazarettos in Europe : Warrington, 1789.

BURSERIUS (J. B.), Institutiones Medicæ, vol. i., Lipsiæ, 1785.

SMITH (J. C.), Description of the Jail-Distemper among the prisoners at Winchester in 1780 : Lond., 1795.

CURRIE, Medical Reports on the effects of Water as a remedy in Fever : Lond., 1797, 3rd ed., 1805.

PHILIP (A. P. WILSON), Treatise on

Febrile Diseases : Winchester, 1799.
PINEL, N9sograph. Philosoph. : Paris, 708.
WEBSTER (NOAH), History of Epidemie

Diseases, with the principal phenomena of the physical world which precede and accompany them : 2 vols. 8vo. Lond., 1800.

1800 — 1810

PLOUCQUET, Dissert. sistent. expositionem nosolog. et therapiam Typhi : Tubingæ, 1800 and 1801.

WILLAN, Report on the Diseases of London from 1796 to 1800 : Lond., 1801.

HAYGARTH, On the Prevention of Infectious Fevers : Lond., 1801.

HEBERDEN, Observ. on the increase and decrease of Plague, etc. : Lond., 1801.

STANGER, Remarks on the necessity and means of suppressing Contagious Fever in the Metropolis. Lond., 1802.

CLARK (JOHN), Collection of Papers intended to promote an Institution for the Cure and Prevention of Infectious Fevers : Newcastle, 1802.

FORDYCE, Five Dissertations on Fever : Lond., 1794-1803.

VILALBA, Epidemiologia Espanola, 1803.

TROTTER, Medicina Nautica : Lond., 1803.

PROST (P. A.), Médecine éclairée par l'observation et l'ouverture des corps : Paris, 1804.

PALLONI, Osservazioni mediche sulla Mallatie febrile dominante in Livorno : Liv., 1804.

HAMILTON (JAMES), Observ. on Purgative Medicines : Edinb., 1805.

SUTTON, Account of a Remittent Fever among the troops in this climate : Canterbury, 1806.

ADAMS (JOSEPH), Observ. on Morbid Poisons : Lond , 1807.

BEDDOES, Researches concerning Fever as connected with Inflammation : Lond., 1807.

CLUTTERBUCK, Inquiry into the seat and nature of Fever, 8vo. : Lond., 1807.

HOOPER, Account of the Sick landed from Corunna : Ed. à. ed. and Surg. Journ., vol. v., 1809.

McGRIGOR (JAMES), Observ. on the Fever which appeared in the Army from Spain : 1809.

HECKER (A. F.), Ueber die Natur und Heilart der Faulfieber : Erfurt, 1809.

CHISHOLM, On putrid emanations as a cause of Fever : Edin. Med. and Surg. Journ., vi., 389. 1810.

FERRIAR (JOHN), Medical Histories and Reflections : Lond., 1810.

1811 — 1817

BANCROFT, Essay on Yellow Fever, with observ. concerning Febrile Contagion, Typhus Fever, etc. : Lond., 1811.

HILDENBRAND (J. V.), Ueber den ansteckenden Typhus : 8vo. Wien, 1810 ; French Transl., 1811.

MUIR (JAMES), History of a Fever in the suburbs of Paisley in 1811 : Edin. Med. and Surg. Journ., viii., 134, 1812.

LARREY, Mém. de Chirurg. Milit. : Paris, 1812.

WAWRUCH, Tentamen Inaugurale sistens antiquitates Typhi contagiosi : Viennæ, 1812.

MILLS, Essay on the utility of Bloodletting in Fever : 8vo., Dublin, 1813.

PETIT and SERRES, Traité de la Fièvre Entéro-mésentérique : Paris, 1813.

ASORI, Storia della Febbre epidemica di Genova, 1799-1800 : 3rd ed., Milan, 1813.

HUFELAND (D. C. W.), Ueber die Kriegspest : Berlin, 1814.

RICHTER, Beschreibung der Epidemie, welche in Torgau in den Jahr., 1813—14 herrschte : Berlin, 1814.

REUSS, Wesen der Exantheme. Das Fleckenfieber : Nürnberg, 1814.

ACKERMANN, Von der Natur der ansteck. Typhus : Heidelb., 1814.

HORN, Erfahrungen über die Heilung des ansteckenden Nerven- und Lazarethfiebers : Berlin, 1814.

STOKER, Treatise on Fever : Lond., 1815.

ARMSTRONG, Practical Illustrations of Typhus : Lond., 1816.

BROUSSAIS, Examen des Systèmes modernes de Nosologie : Paris, 1816.

CRUVEILHIER, Essai sur l'Anat. Path. : Paris, 1816.

HERNANDEZ, Essai sur le Typhus : Paris, 1816.

REUSS, Identität des Fleckenfiebers mit der orientalischen Pest : Nürnberg, 1815.

CALLANAN, Pract. Observ. on the Pathology and Treatment of Typhus : Dublin, 1817.

MACLEAN (C.), Investigation of Epidemic and Pestilential Diseases : Lond.,1817.

Review on Fever in Germany. Edinb. Med. and Surg. J., Juillet 1817.

1818 — 1821

Bateman, Succinct Account of the Contagious Fever of this country : Lond., 1818.

Bonnar, Continued Fever at Auchtermuchty : Edinb., 1818.

Brown (W.), An attempt to estimate the power of Medicine in controlling Fever : Edinb., 1818.

Duncan (Andrew), Reports of the Practice in the Clinical Wards of the Edinburgh Royal Infirmary : Edinb., 1818.

Graham, Pract. Observ. on Continued Fever : Glasgow, 1818.

Millar (R.), Prevalence of Epidemic Fever among the poorer classes in Glasgow : 1818.

Yule, Observ. on the Cure and Prevention of the Contagious Fever now prevalent in Edinburgh, 1818.

Report from a Committee on Contagious Fever in London, printed by the House of Commons, 1818.

Edmonstone, Account of an outbreak of Fever at Newcastle : *Edinb. Med. and Surg. Jour.*, vol. xiv., 1818.

Kidd, Account of Typhus in Ireland, *Ed. Med. and Surg. Jour.*, vol. xix., 1818.

O'Brien (John), Med. Rep. of the Sick Poor Institution of Dublin for 1817 : *Trans. King and Queen's College of Physicians*, vol. ii. 1818.

Review on Epidemic Fever: *Edinb. Med. and Surg. Journ.*, xiv., 1818.

Bateman, Reports on the Diseases and Weather of London, from 1804 to 1816 : Lond., 1819.

Clutterbuck, Observ. on the Prevention and Treatment of the Epidemic Fever at present prevailing : Lond., 1819.

Dickson, Observ. on the prevalence of Fever : Bristol, 1819.

Jackson (R.), Sketch of the History and Cure of Contagious Fever : Lond., 1819.

Percival (E.), The Treatment, Pathology, and Prevention of Typhus : Bath, 1819.

Welsh, Practical Treatise on the efficacy of Blood-letting in the Epidemic Fever of Edinburgh, 1819.

Barnes, Fever at Newcastle in 1817-19 : *Edinb. Med. and Surg. Journ.*, xv., 1819.

Hunter (Adam), History of Continued Fever at Leeds : *Edinb. Med. and Surg. Journ.*, xvi., 1819.

McWhirter, Report of the state of Fever at Newcastle : *Edinb. Med. and Surg. Journ.*, xv., 1819.

Palloni, Comment. sul morbo petecchiale dell' anno 1817 : Livorno, 1819.

Rossi, Sul Tifo Contagioso : Vicenza, 1819.

Lassis, De la non-contagion des maladies Typhoïdes : Paris, 1819.

Hall (Marshall), On a peculiar species of gangrenous ulcer of the face in Children : *Edinb. Med. and Surg. Journ.*, xv., 1819.

Abercrombie, Researches on the Pathology of the Intestinal Canal : *Edinb. Med. and Surg. Journ.*, xvi., 1820.

Harty, Historic Sketch of the Causes, Progress, Extent, and Mortality of the Contagious Fever in Ireland during the years 1817-19 : Dublin, 1820.

Kerr, Memoir on the Typhus Fever in Aberdeen, 1820.

Prichard, History of the Fever which prevailed in Bristol during the years 1817-19 : Lond., 1820.

Ross (W.), On the use of Nitre in Fever : *Edinb. Med. and Surg. Journ.*, Avril 1820.

Sandwith, History of the Epidemic Fever at Bridlington, in 1818-19 : Lond., 1821.

Barker and Cheyne, Account of the Fever lately epidemical in ireland : 2 vols. 8vo. Lond., 1821.

Review on the Epidemic Fever : *Edinb. Med. and Surg. Journ.*, Oct. 1821.

Hancock, Researches into the Laws and Phenomena of Pestilence : Lond., 1821.

1822 — 1827

Autenrieth, On the Sporadic Abdominal Typhus of young people : *Ed. Med. and Surg. Journ.*, xviii., 1822.

Andral, Recherches sur l'Anatomie path. du tube digestif : Paris, 1822.

Acerbi, Dottrina Teorico-pratica del morbo petecchiale : Milano, 1822.

Gaspard, Mém. Physiol. sur les maladies purulentes et putrides : *Journ. de Physiol.*, vol. ii., 1822.

Wendt, Die Kinderkrankheiten systematisch dargestellt : Wien, 1822.

Broussais, Leçons sur les Phlegmasies Gastriques : 2nd ed. Paris, 1823.

Lerminier and Andral, Clinique Médicale : Tom. i., Fièvres, Paris, 1823.

Schnurrer, Chronik der Seuchen : Tubingen, 1823.

Dupré and Magendie, Notice sur une fièvre muqueuse adynamique qui régna pendant l'été et l'automne, 1822, dans la commune, de Villechetive. : *Journ. de Phys. Expér.*, iii., 1823.

MAGENDIE, Quelques Expériences sur les effets des substances en putréfaction : *Journ. de Phys.*, iii., 1823.

SMITH (J. M.), Elements of the Etiology and Philosophy of Epidemics : New York, 1824.

Account of a Fever resembling Plague, resulting from animal putrefaction : *Lond. Med. Chir. Rev. Jan.*, 1825.

BOUILLAUD, Traité clinique et expériment. des fièvres dites essentielles : Paris, 1826.

GRAVES and STOKES, Description of the Yellow Fever at Dublin in 1826 : printed for the students at Meath Hospital, 1826.

LANDINI, Thèse inaugurale sur la Dothiénentérie : Paris, 1826.

TROUSSEAU, De la maladie, à laquelle M. Bretonneau a donné le nom de dothiénentérie, ou de dothiénentérite : *Archiv. Gén. de méd.*, Sér. I., Tom. X., 169, 182 i.

HEWETT (CORNWALLIS). Cases showing the frequency of Follicular ulceration in the mucous membrane of the intestines in idiopathic fevers : *Lond. Med. and Phys. Journ.*, 1826.

STOKER (W.), On the Pathology of Fever : Dublin, 1826.

BRIGHT (R.), Reports of Medical Cases, vol. i., Lond., 1827.

ALISON (W. P.), Observ. on the épidemic fever, now prevalent among the lower orders in Edinburgh : *Ed. Med. and Surg. Journ.*, xxviii.. 1827.

MARSH (H.), Observ. on the Origin and Latent Period of Fever : *Dublin hosp. Rep.*, vol. iv., 1827.

LEURET and HAMOND, Expériences sur le traitement des affections putrides : *Journ. de Progrès des Sc. Méd.*, vi.. 1827.

1828

BURNE, Practical Treatise on the Typhus or Adynamic Fever : Lond. 1828.

TWEEDIE (A.), Obs. on a peculiar swelling of the lower extremity after Fever : *Edin. Med. and Surg. Journ.*, xxx., 1828.

O'BRIEN (JOHN), Report of House of Recovery and Fever Hospital of Dublin for 1826-27 : *Trans. Queen's Coll. of Phys.*, v., 1828.

REID (R.), Clinical Obs. on the épidemic fever of 1826 : *Trans. Queen's Coll. of Phys. in Ireland*, v., 1828.

WALLACE (W.), Essay on a peculiar inflammatory disease of the eye, as a sequela of Fever : *Med. Chir. Trans.* vol. xiv., 1828.

JACOB (ARTHUR), On internal inflammation of the eye following Typhus fever : *Trans. Queen's Coll. of Phys.*, *Ireland*, vol. v., 1828.

BILLARD, Traité des maladies des Enfants : Paris, 1828.

LEURET, Mém. sur la dothiénentérite à Nancy : *Archiv. Gén. de méd.*, Sér. I. xviii.

1829 — 1835

LOUIS (P. C. A.), Recherches sur la maladie connue sous les noms de Gastroentérite, Fièvre putride, adynamique, etc. : 2 vols., Paris, 1829.

BRETONNEAU, Notice sur la contagion de la dothiénentérie : *Archiv. gén. de Méd.*, Sér. I, xxi.

GENDRON, Dothiénentéries observées aux environs de Château-du-Loir : *Archiv. Gén. de Méd.*, Sér. I, xx.

DU CHATELET (PARENT), Rapport sur le curage des égouts : *Ann. d'Hygiène Pub.*, Tom. II., 1829.

Account of the Disease in Mr. Day's School, at Clapham, in August, 1829 : *Lancet*, 1829, xvi., 696; *Méd. Gaz.*, vol. iv., 375, 410, 448.

OCHS, Artis Medicinæ Principes de curanda Febre typhode : Lipsiæ, 1830.

SMITH (SOUTHWOOD), A Treatise on Fever : London, 1830.

TWEEDIE (A.), Clinical Illustrations of Fever : London, 1830.

GRAVES and STOKES, Painful Swellings of the lower extremities after Fever : *Dub. Hosp. Reports*, vol. v. 1830.

DU CHATELET (PARENT), De l'influence des salles de Dissection : *Ann. d'Hygiène Pub.*, tom. v., 1831.

PFEUFER, Beiträge zur geschichte des Petechial Typhus : Bamberg. 1831.

HENRY (W.), Experiments on the Disinfecting Powers of increased Temperatures : *Philos. Mag.*, vols. x. and xi., 1831.

ROUPELL, On Typho-rubeoloid : London, 1831.

DU CHATELET (PARENT), Des chantiers d'écarrissage de la ville de Paris : *Ann. d'Hygiène Pub.*, T. viii., 1832.

GREGORY (G.), Observ. on the Incubation of Morbific Germs : *London Med. Gaz.*, vol. ix., 1832.

CHEYNE, On Epidemic Gastric Fever : *Cyclop. of Pract. Med.*, vol. ii., p. 233, 1833.

POOLE, On Epidemic Gastric Fever at Limerick and Templemore, in 1833 : *Ed. Med. and Surg. J.*, vol. xli., 1833.

Rapport sur les Epidémies qui ont régné en France depuis 1771 jusqu'en 1830 : *Mém. de l'Acad. de Méd.*, T. iii., 1833.

FLEURY, Historique Méd. de la maladie qui a régné parmi les condamnés du bagne de Toulon, 1829 : *Mém. de l'Acad. de Méd.*, T. iii, 1833.

KERAUDREN, Typhus dans les bagnes de Toulon : *Archiv. Gén. de Méd.*, Sér. I, xxii.

ANONYME, Note sur l'épidémie de Typhus qui a régné cette année au bagne de Toulon : *Gaz. Méd. de Paris*, 1833, p. 480.

ANDRAL (G.), Symptômes typhoïdes sans lésions appréciables par l'anatomie, *Clin. Méd.*, 1834, i, 304.

CHOMEL, Leçons de Clinique Méd., Tom. i, Fièvre typhoïde, Paris, 1834.

GENDRON, Recherches sur les épidémies de petites localités : *Journ. des Con. Méd. Chir.*, Tom. i., ii, 1834.

RUEF, Note sur une épidémie de Fièvre Typhoïde qui a régné à Bischofsheim : *Gaz. méd. de Paris*, 1834,

The benefits of Coffee in the treatment of Typhoid Fever : *Dub. Quart. Journ.*, iv., 454, 1834.

CRAIGIE (D.), Report of cases treated in Edinburgh Infirmary in 1832-3 : *Ed. Med. and Surg. J.*, vol. xli., 1834.

TWEEDIE (A.), Article 'Fever' : *Cyclop. Pract. Med.*, 1833-5.

PEEBLES, Observations on Petechial Fevers and Petechial Eruptions : *Ed. Med. and Surg. J.*, vol. xliv., 1835.

STOKER (W.), Medical and Statist. Hist. of Epidemic Fevers in Ireland, from 1798 to 1823 : Dublin, 1835.

GRAVES (R.), On the internal use of Chloride of Sodium in Fever : *Dub. Journ. of Med* , viii., 1835.

DE LARROQUE, Mém. sur la Fièvre Typhoïde : Paris, 1835.

OZANAM, Hist. Méd. des Maladies Épidémiques : 2me éd , Paris, 1835.

STANNIUS, Ueber den Sectionsbefund bei den an Nervosen Fiebern verstorbenen: *Hufeland's Journ.*, lxxx., 1834-5.

1836 — 1839

BOUILLAUD, Essai sur la Philosophie Méd. : Paris, 1836.

EVANSON and MAUNSELL, Treatises on Diseases of Children : Dublin, 1826.

WILLIAMS (R.), On morbid Poisons : London, 1836.

PERRY (R.), No I., Observ. on Continued Fever in the Glasgow Hospitals : *Ed. Med. and Surg. Journ.*, vol. xlv., 1836

PERRY (No. 2), Letter on Typhus Fever : *Dub. Journ. of Med. Science*, vol. x., 1836.

GRAVES, On the use of Tartar Emetic combined with Opium in certain varieties of Delirium in Fever : *Dub. Journ. of Med. Sc.*, vol. ix., 1836.

MATEER, Statistics of Fever in Belfast : *Dub. Journ. of Med. Sc.*, vol. x., 1836.

LOMBARD (H. C.), Observations suggested by a compraison of the Post-Mortem Appearances of Typhus Fever in Dublin, Paris, and Geneva : *Dub. Journ. of Med. Sc.*, vol. x, 1836.

D'ARCET (F.), Observ. d'asphyxie lente due à l'insalubrité des habitations : *Ann. d', Hygiène Pub.*, Juillet, 1836.

HUTIN, Épidémie de la Fièvre Typhoïde chez les Enfants : *Rév. Méd.*, 1836.

EBEL, Beobachtungen und Erfahrungen über den Typhus gangliaris seu entericus : *Hufeland's Journ.*, lxxxii,, 1836.

GROSSHEIM, Ueber das Nervenfieber : *Hufeland's Journ.*, lxxxii., 1836.

SCHONLEIN, Ueber Crystalle in Darmcanal bei Typhus abdominalis : *Muller's Archiv.*, 1836.

CRAIGIE (1), Éléments of the Practice of Physic, vol, i., Fevers : Edin. 1837.

CRAIGIE (2), Report on fever in Edinb. Infirmary in 1836-37 : *Ed. Med. and Surg. J.*, xlvii., 1837.

KENNEDY (G. A.), Med. Rep. of the Cork Street Fever Hosp. for 1837-8 : Dublin, 1838.

GERHARD and PENNOCK, On the Typhus Fever which occurred at Philadelphia in 1836, showing the distinctions between it and Dothienenteritis : *Americ. Journ. of Med. Sc. Feb. and aug.*, vols. xix. and xx., 1837.

GLUGE, Des cristaux microscopiques dans les matières des Individus atteints de Fièvres Typhoïdes : *Gaz. Méd. de Paris*, 1837.

CLESS, Enteric Fever at Stuttgart from 1783 to 1837.

BERLAND, Épidémie de Fièvre Typhoïde, tendant à prouver que cette maladie est contagieuse, *Gaz. méd.*, 1837.

HUDSON (A.), On certain remedies in Typhus : *Dub. Journ. of Med. Sc.*, vol. xi., 1837.

FLEURY, Histoire du Typhus qui a régné pendant le siége d'Anvers : *La Presse Méd.*, 1837.

KILLICHES, Schilderung der Typhus

in der Königl. Stadt Brüx. : *Ed. Med. and Surg. J.*, vol. xlviii , 1837.

MEISSNER, Die Kinderkrankheiten : Leipzig, 1838.

COWAN, Vital Statistics of Glasgow : 1838.

JACKSON (JAMES), Report on Typhoid Fever : Boston, 1838.

PIORRY, Rapport sur les épidémies qui ont régné en France de 1830 à 1836 : *Mém. de l'Acad. de Méd.*, Tom. vi., 1837.

PUTÉGNAT, Mém sur la Dothiónentérite : *Bull. de l'Acad. de Méd.*, Tom. ii , 1838.

LEURET, Sur la contagion de Fièvre Typhoïde : *Bull. de l'Acad. de Méd.*, 1838.

WARD (T. OGIER), Occurrence of Fever from Putrid Exhalations : *Johnson's Med. Chir. Rev.*, 1838.

GRAVES, On the state of the Pupil in Typhus, and the use of Belladonna in certain cases of Fever : *Dub. Journ., Med. Sc.*, xiii, 1838.

WEST (C.), Account of Typhus exanthematicus in St Bartholomew's Hospital in 1837-8 : *Ed. Med. and Surg. J.*, vol. l., 1838.

KENNEDY (H.), Some observations on Fever : *Dub. Journ. of Med. Sc.*, xiii., 1838.

STABEROH, On the occurrence of Typhus in the manufacturing cities of Great Britain : *Dub. Journ. of Med. Sc.*, vol. xiii., 1838.

GAULTIER DE CLAUBRY, De l'Identité du Typhus et de la Fièvre Typhoïde : *Mém. de l'Acad. de Méd.*, tom. vii., 1838, 8vo. ed. 1844.

MONTAULT, Analogies et Différences entre les Fièvres Typhoïdes et le Typhus : *Mém. de l'Acad. de Méd.*, tom. vii. 1838 (réimpression).

VALLEIX (1), Considérations sur la Fièvre Typhoïde : *Archiv. Gén. de Méd., Jan. et Fév.*, 1839.

SHATTUCK, Observations of Typhus and Typhoid Fever : Com. to Med. Soc. of Obs. at Paris, in 1838, published in *Americ. Med. Examiner*, Février et Mars 1840.

VALLEIX (2), Du 'Typhus Fever,' et de la Fièvre Typhoïde d'Angleterre : *Archiv. Gén. de Méd. Oct. et Nov.*, 1839.

HENDERSON (W.), On the Symp. and Treatment of the Epidemic Fever of Edinburgh in 1838-9 : *Ed. Med. and Surg. J.*, Oct., 1839.

ROUPELL, A treatise on Typhus Fever : London, 1839.

GRAVES, On the prevalence of Fever in 1837-8 : *Dub. Journ. of Med. Sc.*, xiv., 1839.

STOKES, Researches on the state of the Heart, and on the use of Wine in Fever : *Dub. Journ. of Med. Sc.*, xv., 1839.

HALE (ENOCH), On the Typhoid Fever of New England : Boston, 1839.

HOLLAND (R. B.), On the morbid effects of deficiency of food : London, 1839.

SCHONLEIN. Allgemeine u. Spec. Path. u. Therap. : Freyburg, 1839.

LOMBARD, Études clin. sur des Fièvres Typhoïdes : *Gaz. Méd.*, 1839.

TAUPIN, Fièvre Typhoïde chez les enfants : *Journ. des Con. Méd. Chir.*, 1839.

1840 — 1842

ROCHOUX, Le Typhus nosocomial et la Dothiénentérite sont-ils la même madie? *Archiv. Gén. de Méd.* Fév., 1840.

BARLOW (H. C.), On the distinctions between Typhus Fever and Dothiénentérie : *Lancet*, Feb. 29th. 1840.

WEST (C.), On the question whether Typhus ought to be classed among the Exanthematous Fevers : *Ed. Med. and Surg. J.*, Avril, 1840.

STEWART (A. P.), Some considerations on the nature and Pathology of Typhus and Typhoid Fever, applied to the solution of the question of their identity or non-identity : *Ed. Med. and Surg. Journ.*, Oct,, 1840.

ANDERSON (AND.), Observ. on Typhus : Glasgow, 1840.

REID (JOHN), On the Statistics and Pathology of the Continued Fever of Edinburgh : *Ed. Med. and Surg. Journ.*, vol lii., 1840.

ALISON (1), On the Management of the Poor in Scotland : Edinburgh, 1840.

ALISON (2), Observ. on the generation of Fever addressed to the Poor-Law Commissioners : 1840.

ARNOTT (NEIL), Remarks on Dr. Alison's Observ. on the Generation of Fever : 1840.

CHRISTISON (R.), Article 'Continued Fever' : *Lib. of Med.*, vol. i., 1840.

GRUBY, Observat. Microscop. : Vindob., 1840.

RILLIET, De la Fièvre Typhoïde chez les Enfants : Thèse de la Faculté, and *Archiv. Gén. de Méd.*, Sér. 3, Tom. ix., 1840.

ROGER, De la Fièvre Typhoïde chez les Enfants : *Archiv. Gén. de Méd.*, 3, viii., 1840.

RUFZ, Sur l'influence de l'âge dans la fièvre typhoïde : *Archiv. Gén. de Méd.*, 3, ix., 1840.

Charcellay, Dothiénentérie chez l'enfant nouveau-né : *Archiv. Gén. de Méd.*, 3, ix, 1840.

Féron, Observ. sur la Fièvre Typhoïde : *Journ. des Con. Méd. Chir.*, 1840.

Falke, Der Abdominal-Typhus : Leipzig, 1840.

Louis, Recherches sur la Fièvre Typhoïde : 2me éd., vol. ii., Paris, 1841.

Forget, Traité de l'Entérite Folliculeuse : Paris, 1841.

Bricheteau, Rapport des épidémies en France pour les années 1839-40 : *Mém. de l'Acad. de Méd.*, Tom. ix., 1839.

Manzini, Fièvre Typhoïde chez un nouveau-né : *Compt. Rend. de l'Acad. des Sc.*, xiii. 1841.

Stoeber, La Clinique des Maladies des Enfants : Strasbourg, 1841.

Davidson (W.), The Sources and Mode of Propagation of the Continued Fevers of Great Britain and Ireland. Thackeray Prize Essay in *Brit. and For. Med. Rev.*, vol. xi., 1841.

Hudson (A.), An Inquiry into the sources and mode of Action of the Poison of Fever : *Johnson's Med. Chir. Rev.*, 1841.

Review on the Identity or Non-identity of the Continued Fever of France and England : *Brit. and For. Med. Rev.*, Juillet 1841.

Bartlett, History, Diagnosis, and Treatment of the Fevers of the United States : Philadelphia, 1842.

Report of Poor Law Commissioners on Sanitary Condition of Labouring Population of Britain : 2 vols., London, 1842.

Hudson (A.), On the connection between Delirium and certain states of the Heart in Fever : *Dub. Journ. of Med. Sc.*, vol. xx., 1842.

Drysdale and Russell, On the Pathology of Typhus : *Ed. Monthly Journ. of Med. Sc.*, ii., 1842.

Goodsir (J.), On the Origin and Development of the Disease of the Intestinal Glands in certain forms of Continued Fever : *Ed. Month. Journ. of Med. Sc.*, vol. ii., 1842.

Reid (John), The Statistics and Pathology of the Continued Fever of Edinburgh : *Ed. Month. Journ. of Med. Sc.*, vol. ii., 1842.

Graham, On the Allocation of Fever patients in the Edinburgh Infirmary : *Ed. Month. Journ. of Med. Sc.*, ii., 1842.

D'Arcet (F.), Recherches sur les Abcès multiples : Paris, 1842.

Landouzy, Sur l'épidémie de Typhus qui a régné à Reims en 1839-40 : *Archiv. Gén. de Méd.*, 8 Sér., xiii., 1842.

1843 — 1845

Malcolm (A. G.), Experiments on the proportion of Carbonic Acid formed during respiration in Typhus : *Edinb. Month. Jour. of Med. Sc.*, iii., 1843

Peacock, Statist. and Path. Report of the Fever Cases in the Edinburgh Infirmary, in 1841-2 : *Edinb. Month. Journ. of Med. Science*, iii., 1843.

Watson's, Lect. on Pract. of Physic : Lond., 1843.

Lombard and Fauconnet, Études Clin. sur les Fièvres typhoïdes : *Gaz. Méd.*, 1843.

Chossat, Rech. exp. sur l'Inanition : *Mém. de l'Acad. des Sciences*, Paris, 1843.

Goodsir (H. D. S.), Account of a form of Continued Fever, accompanied with Jaundice, which occurred in the eastern coast of Fife, in 1841-2 : *Edinburgh Month. Journ. of Med. Science*, vol. iii., p. 662, 1843.

Craigie, Notice of a Febrile Disease, which has prevailed in Edinburgh, during the summer of 1843 : *Edinb. Med. and Surg. Journ.*, vol. lx., 1843.

Alison, On the Edinburgh Epidemic Fever of 1843 : *Scottish and North of Eng. Med. Gaz.*, vol. i., 1843.

Murray (W. R.), Destitution and Fever : *Scot. and North of Eng. Med. Gaz.*, 1843.

Mackenzie (W.), Account of the Epidemic Remittent Fever at Glasgow, in 1843 ; and of the Post-febrile Ophthalmitis : *Lond. Med. Gaz.*, vol. xxxiii., 1843.

Arrott, On the present Epidemic of Dundee : *Scot. and North of Eng. Med. Gaz.*, 1843.

Henderson (W.), On some of the characters which distinguish the present Epidemic Fever from Typhus ; read Dec. 6, 1844 : *Edinb. Med. and Surg. Journ.*, vol. lxi., 1844.

Cormack (J. Rose), Nat. Hist. Path. and Treatment of the Epidemic Fever at present prevailing in Edinburgh : Edinb., Dec. 20, 1843.

Reid (W.), The new form of Fever at present prevalent in Scotland : *Lond. Med. Gaz.*, vol. xxxiii., 1843.

Gibson, Account of the Epidemic Fever prevailing in Glasgow and its neighbourhood : *Lancet*, 1843-4, i., p. 330.

Alison (1), Observ. on the Epidemic Fever of 1843 in Scotland, and its connection with the destitute condition of the Poor : Edinb., 1844.

ALISON (2), Outlines of Path. and Pract. of Med. : Edinb., 1844.

SMITH (D.), Account of the Epidemic Fever in Glasgow, in 1843 : 2 parts (1); *Edinb. Med. and Surg. Journ.*, vol. lxi., p. 67 ; and (2) vol. lxii., p. 62, 1844.

PERRY (R.), Statistical Tables of the late epidemic : *Edinb. Med. and Surg. Journal*, Juillet 1844, p. 81.

ROBERTSON (W.), Note on the prevailing Fever : *Edinb. Month. Journ. of Med. Science*, Fev. 1844.

TAYLOR (MICHAEL), On the presence of urea in the blood in the prevailing Fever, and in Typhus : *Scot. and North of England Med. Gaz.*, vol. i., p. 324, 1844.

KILGOUR (A.), Remarks on the Epidemic Fever in Aberdeen, in 1843 : *Scot. and North of England Med. Gaz.*, vol. i., 1844.

JACKSON (R.), Account of the Epidemic Fever at Leith, in 1843 : *Edinb. Med. and Surg. Journ.*, vol. lxi., 1844.

SPITTAL, The antiquity of the Fever prevalent in 1843 : *Edinb Month. Journ. of Med. Science*, vol. iv., 1844.

Report of Carlisle Fever Hospital for 1843 : *Edinb. Month. Journ. of Med. Science*, vol. iv., 1844.

DOUGLAS (A. H.), Statist. Report on the Edinburgh Epidemic Fever of 1843-4 : *Northern Journ. of Med.* vol. ii.,1845.

WARDELL, Epidemic of 1843 : See 1846.

Review of the Epidemic Fever of Scotland in 1843 : *Brit. and For. Med. Rev.*, Juillet 1844.

HECKER's Epidemics of the Middle Ages. Syd. Soc. Transl. : Lond. 1844.

DE CLAUBRY. See 1838 : 2me ed., 8 vol., Paris, 1844.

KENNEDY (G. A.), Report of Cork Street Fever Hosp. for 1844-5.

ANÇELON, Note sur les maladies endémiques périodiquement dévelop. par les émanations de l'étang de l'Indre Basse : *Compt. Rend. de l'Acad. des Sc.*, tom. xxi., 1845.

BOUDIN, De l'influence des localités marécageuses sur la fréquence de la Fièvre typhoïde : *Ann. d'Hyg. Pub.*, tom. xxxiii., 1845.

PATRY, Sur la contagion de la Fièvre typhoïde : *Bull. de l'Acad. de Méd.*, tom. x., 1845.

DE CLAUBRY, Note sur l'identité du typhus et de la Fièvre typhoïde : *Bull. de l'Acad. de Méd.*, tom. x., 1845.

JACQUEZ, Sur quelques épidémies de Fièvre typhoïde : *Bull. de l'Acad. de Méd.*, tom. x., 1845.

1846.

BOUDIN, Considérations sur les limites géographiques des Fièvres typhoïdes, et sur la question de l'antagonisme . Paris, 1846.

FERGUSSON (W.), Notes and Recollections of a professional life : Lond., 1846.

WARDELL, The Scotch Epidemic Fever of 1843-4 : *Lond. Med, Gaz.*, xxxvi.-xl., 1836-7.

RITCHIE, Pract. Remarks on the Continued Fevers of Great Britain ; and on the generic distinctions between Enteric Fever and typhus : *Edinb. Month. Journ. of Med. Science*, vol. vii., 1846

ORR, Statistics of the Glasgow Infirmary : *Edinb. Med. and Surg. Journ.*, vol. lxv., 1846.

PRUS, Rapport sur la Peste et les Quarantaines : 2 vols., Paris, 1846 ; an abstract by DR. MILROY in *Brit. and For. Med. Rev.*, Oct. 1846.

HEYMANN, Ueber den Typhus in Ostindien : *Schmidt's Jahrb.*, Bd. lii., 1846.

HAMERNJK, Zur Pathologie und Diagnose des Typhus : *Prag. Vierteljahrsch.*, 1846, X., I.

LÖSCHNER Der Typhus der Kinder : *Prag. Vierteljahrsch.*, 1846.

BOUDET, Obs. de Fièvre typhoïde mortelle en moins de six jours et accompag. d'ulcérations intest. profondes : *Arch. Gén. de Méd.*, 4 Sér. xi., 1846.

CHRISTISON, Account of a Typhoid Fever apparently originating in a local miasma : *Edinb. Month. Journ. of Med. Science*, Juillet 1846.

SHEARMAN, On the causes of the Epidemic Fever at Rotheram, in 1845 : *Medical Gaz.*, vol. xxxvii., and *Prov. Med. Surg. Journ.*, 1846.

SIBSON (F.), Fever at Nottingham and its neighbourhood, in the Autumn of 1846 : *Med. Gaz.*, xxxix., 1846.

TAYLOR, Fever at Old and New Lenton in 1846 : *Med. Times*, xv., 159, and *Med. Gaz*, xxxviii., 127.

TURNER, Fever ai Minchinhampton, in Autumn of 1846 : *Med Gaz.*, vol. xlii., p. 157.

BRENCHLEY, Fever in Berkshire, in 1846 : *Med. Gaz.*, xxxviii., 1082.

BREE, Epidemic Fever at Finborough, in Autumn of 1846 : *Prov. Med. and Surg. Journ.*, 1847.

CORRIGAN, On Famine and Fever, as Cause and Effect in Ireland : Dublin, 1846.

1847 — 1849

KENNEDY (H.), On the connection between Famine and Fever in Ireland and elsewhere : Dublin, 1847.

DAVASSE, Des fièvres Éphémère et Synoque : Paris, 1847.

SOLON (M.), De l'Urine dans la Fièvre Typhoïde : *Bull. de l'Acad. de Méd.*, tom. xiii., 1847.

RAGAINE, Mém. sur la Fièvre Typhoïde : *Bull. de l'Acad. de Méd.*, tom. xii., 1847.

BENNETT (J. H.), On the morbid anatomy of Typhus Fever prevalent in Edinburgh during the session 1846-7 : *Edinb. Month. Journ.*, vol. viii., 1847.

WATERS (EDW.), Illustrations of Fever as observed in Edinburgh during 1846-7 : *Prize Essay in Edind. Univ. Library*, inédit, 1847.

STRATTON, Notes on the sickness and mortality among the emigrants to Canada, in 1847 : *Edinb. Med. and Surg. Journ.*, vols. lxx and lxxi.

HUGHES (H. M.), On the Continued Fever at present existing in the southern districts of the metropolis : *Lond. Med. Gaz.*, Nov. 1847.

LAYCOCK, Unusual prevalence of Fever at York : *Lond. Med. Gaz.*, Nov. 1847.

BOTTOMLEY, Notes of the Famine Fever at Croydon in 1847 : *Prov. Med. and Surg. Journ.*, 1847.

DONOVAN, On the morbid effects of deficiency of food in Ireland, in 1847 : *Dublin Med. Press*, xix., 1848.

DUBOIS, Relapsing Fever, and Ophthalmitis Post-febrilis in New-York : *Trans. Amer. Med. Assoc.*, 1848.

BUCK, Oedematous Laryngitis as a complication of Typhus : *Trans. Amer. Med. Assoc.*, 1848.

LALOR, Observations on the late Epidemic Fever : *Dublin, Journ. of Med. Science*, Fev. 1848.

STOKES and CUSACK, On the mortality of Medical Practitioners in Ireland : *Dub. Journ. of Med. Science*, vols. iv. and v., 1848.

ORR, Historical and Statist. sketch of the progress of Epidemic Fever in Glasgow, during 1847 : *Edinb. Med. and Surg. Journ.*, vol. lxix., 1848.

STARK, On the mortality of Edinburgh and Leith for 1847 : *Edinb. Med, and Surg. Journ.*, vol. lxix., 1848.

PATERSON (R.), Account of the Epidemic Fever of 1847-8 in Edinburgh : *Edinb. Med. and Surg. Journ.*, vol. lxx., 1848.

ROBERTSON (W.), Notes on the Epidemic Fever of 1847-8 : *Edinb. Month. Journ. of Med. Science*, vol. ix., 1848.

STEELE (J. C.), On the sicknes and mortality in the Glasgow Royal Infirmary, during 1847 : *Edinb. Med. and Surg. Journ.*, vol. lxx., 1848.

PATERSON (J.), Statistics of the Barony Parish Fever Hospital of Glasgow in 1847-8 : *Edinb. Med. and Surg. Journ.*, vol. lxx., 1848.

ORMEROD, Clinical Observations on Continued Fever at Bartholomew's Hosp., Lond., 1848.

Irisch Report on the recent Epidemic Fever : *Dub. Journ. of Med Science*, New Ser., vols. viii., 1848.

Review of the Epidemic Fever of 1847 : *Brit. and For. Med. Chir. Rev.*, April, 1848.

AITKEN, Remarks on Convulsions in Typhus Fever : *Edinb. Month. Journ. of Med. Science*, June, 1848.

GUY (W. A.), On the health of Nightmen, Scaxengers, and Dustmen : *Journ of. the Statistical Soc.*, vol. xi., 1848.

WESTMINSTER FEVER' of 1848 : Third Rep. of Metrop. San. Com. ; *Lancet*, 1848, i., 609 ; and *Wat'son's Lect. Pract. of Physic*, 3rd ed., ii , 759.

GRAVES, Clinical Lect. on the Practice of Med. : 2nd ed., Dublin, 1848.

WEST, Lect. on Dis. of Infancy and Childhood : Lond., 1848.

STEELE, Statistics of the Glasgow Infirmari for 1848 : *Edinb. Med. and Surg. Journ.*, 1849.

VIRCHOW (RUD.), Mittheilungen über die in Oberschlesien herrschende Typhus-epidemie : *Arch. für Path. Anat.*, Berlin, 1849.

SCHUTZ, Typhus exanthematicus beobachtet in der Wintermonatem des Jahres 1847-8 : *Prag. Vierteljahrsch.*, 1849.

LORENZ, Der Oberschlesische Typhus : *Canst. Jahresbericht*, 1849.

SUCHANEK, Mittheilungen über die Typhus-Epidemie im Teschner Kreise : *Prag. Vierteljahrsch.*, xxi., 1849.

DUMMLER, Ueber den oberschlesischen Typhus : *Arch. für Path. Anat.*, 1849, ii., 334.

Anonyme, Die Hungerpest in Oberschlesien : Mannheim, 1848.

STICH zur Patholog. Anat. des oberschlesischen Typhus : *Arch. für Anat. Path.*, 1849, ii., 323.

FINGER, Die während den Jahren 1846-8 im Prager allg. Krankenhause, beobach. Epidemien : *Prag. Vierteljahrsch.*, 1849, vol. xxiii,

GAULTIER DE CLAUBRY, Rap. sur les épidémies, qui ont régné en France de 1841 à 1846 : *Mém. de l'Acad. de Méd.*, tom. xiv., 1849.

CORMACK (J. ROSE), Additionnal Remarks

on the Edinburgh Epidemic Fever of 1848-4 : *Lond. Med. Gaz.*, Avril 1849.

W. JENNER (1), On the identity or non-identity of the specific cause of Typhoid, Typhus, and Relapsing Fever : *Med Chir. Trans.*, vol. xxxiii. ; Déc. 1849.

W. JENNER (2), Typhus and Typhoid. Au attempt to determine the question of their identity or non-identity, by an analysis of their symptoms and *post-mortem* appearances : *Edinb. Monthly Journ. of Med. Science*, vols. ix. and x., 1849-50.

1850 — 1853

W. JENNER, Typhus Fever, Typhoid Fever, Relapsing Fever, and Febricula, the diseases commonly confounded under the term ' Continued Fever ' : *Med. Times*, vols. xx., xxi., xxii., xxiii., Nov., 1849, Mars 1851.

PARKES (E. A.), Diagnosis of Typhoid Fever : *Med. Times*, June, 1850.

CHRISTISON, On the distribution of Fever patients in an hospital : *Edind. Month. Journ. of. Med. Science*, vol. x., 1850.

ADAMS, Results of the Treatment of Fever in the Glasgow Hospitals, and in Outdoor Practice, contrasted : *Edinburgh Month. Journ. of Med. Science*, vol. xi., 1850.

CLARK (H. G.), Ship-Fever : The Fiske Prize Dissertation : Boston, 1850.

HASPEL, Maladies de l'Algérie : Paris, 1850.

GAULTIER DE CLAUBRY, Rapport sur les épidémies qui ont eu lieu en 1847 en France : *Mém. de l'Acad. de Méd.*, tom. xv., 1850.

PIEDVACHE, Recherches sur la contagion de la Fièvre Typhoïde : *Mém. de l'Acad. de Méd.*, tom. xv., 1850.

RIECKE (C. F.), Der Kriegs- und Friedens-Typhus in den Arméen : Nordhausen, 1850.

SCHLEISNER, Island undersögt fra lægevidenskabeligt Synspunct : *Britis hand For. Med. Chir. Rev.*, vol. v., 456, 1850.

ANCELON, Des transformations des Fièvres essentielles, dont le cow-pox est la cause : *Compt. Rend. de l'Acad. des Sciences*, Fév. 10, 1851.

BAYARD, La Fièvre Typhoïde n'est qu'une variole interne : *Compt. Rend. de l'Acad. des Sc.*, Fév. 10, 1851.

GUY (W. A.), On Gaol-Fever : *Med. Times*, April and May, 1851.

Review on the Diagnosis of Fevers : *Brit. and For. Med. Chir. Rev.*, Juillet 1851.

DUNDAS (R.), On the efficacy of large and frequent doses of Quinine in arresting the course of Continued Fever : *Med. Times*, Oct. 1851.

DUNDAS (R.), Sketches of Brazil, including new views on Tropical and European Fever : Lond., 1852.

On the Treatment of Continued Fevers with large doses of Quinine ; J. H. BENNETT, *Edinb. Month. Journ. of Med. Science.* Avril, 1852 ; McEVERS, *Dub. Journ. of Med. Science*, August 1852 ; HAYWARD, *Lancet*, 1852, ii., 924 ; GEE and EDDOWES, *Lancet*, 1853, i., 8 ; A. W. BARCLAY, *Med. Times and Gaz.*, vol. xxvii., 1853 ; FLETCHER, *Med. Times and Gaz.*, April, 1853.

FLINT, Clinical Reports on Continued Fever, based on an analysis of 164 cases. Buffalo, 1852.

ARMITAGE, Hydropathy as applied to Acute Diseases : Lond. 1852.

Report of the Irish Commissioners of Health on the Epidemic of 1846-9 : Dub. 1852.

BEAU, Mém. sur la Paralysie Gén. Aiguë : *Archiv. Gén. de Méd.*, 4 Sér., xxviii., 1852.

ZIMMERMANN, Der Typhöse Process unter expectativer Behandlung : *Deutsche Klinik*, Nov. 1852.

The Croydon Fever of 1852 : *Board of Health Reports ; Lancet*, 1853, i., 536, and ii, 81 ; *Med. Times and Gaz.*, Juillet 1853 ; *Assoc. Journ.*, vol. ii., p. 900.

W. JENNER, Gulstonian Lectures on the Acute Specific Diseases : *Med. Times*, xxvii., 1853.

YATES, Observ. on the treatment of the intest. affection of Continued Fever by injections of Nitrate of Silver : *Dublin Journ. of Med Science*, Fev. 1853.

BEADLE, Fever in Tewkesbury, in Aug. 1853 : *Assoc. Journ*, 1853.

EDWARDS (G. W.), On the condition of the urine in Typhus and Typhoid Fevers : *Edinb. Month. Journ. of Med. Science*, Sept. 1853.

CORRIGAN, Lectures on the nature and treatment of Fever : Dublin, 1853.

PUREFOY, On Remittent Fever in Ireland : *Dub. Journ. of Med. Science*, Nov. 1853.

KENNEDY (H.), On Slow Pulse in Fever : *Dub. Journ. of Med. Science*, Nov. 1853.

GRIESINGER, Beobachtungen über die Krankheiten von Egypten : *Vierordt's Arch. für Phys. Heilk.*, xii., 1853.

LINDWURM, Der Typhus in Irland beobachtet im Sommer, 1852 : Erlangen, 1853.

RILLIET and BARTHEZ, Traité des Malad. des Enfants : 2me éd., 3 vols., Paris, 1853.

TRAUBE, Ueber Krisen und Kritische

Tage : Berlin, 1852 : *Brit. and Foreign Med. Chir. Rev.*, Jan., 1853.
HESCHL, Die Perforation des Darmes im Typhus : *Zeits. der Gesellschaft*
der Aertze zu Wien, Juin 1853.
HALLER, Beobachtungen über Typhus : *Wien. Med. Woehensch.*, 1853 ; *Ed·nt. Month. Journ.*, Sept. 1854.

1854 — 1855

STOKES, Clinical Lectures on Fever : *Med. Times*, vols. xxix., xxxi., 1854.
GORDON and CORRIGAN, On the Internal Administration of Chloroform in Fever : *Dub. Hosp. Gaz.*, Feb. And Nov., 1854.
TROTTER, On Albuminous Urine in Continued Fever : *Lancet*, June, 1854.
SCRIVEN (J. B.), On Typhoid Fever in Burmah : *Med. Times and Gaz.*, Jan., 1854.
VIRCHOW, Handbuch der Speciellen Path. und Therap., Bd. i., Das Fieber : Erlangen, 1854.
FORGET, Preuves cliniques de la non-identité du typhus et de la fièvre typhoïde : *Compt. Rend. de l'Acad. des Sc.*, Oct. 9, 1854.
DAVENNÉ, De l'épidémie typhoïde, qui a frappé la ville de Paris pendant 1854 : *Ann. d'Hyg. Pub.*, sér. 2, tom. ii., 1854.
VIALE and LATINI, Le l'Ammoniaque dans la Respiration : *L'Union Méd.*, août 17, 1854.
CAMBAY, Essai d'une Topogr. Méd. du bassin de Tlemcen : Paris, 1854.
HASPEL, Rap. sur les maladies qui ont sévi sur l'armée d'Orient : *Gaz. Méd. de Paris*, 1855.
THIERFELDER, Beiträge zur Lehre von Typhus : *Archiv. für Phys. Heilk.*, xiv., 173, 1855.

GRESSOT, On the Prevention of aodominal Typhus by Vaccination : *Edin. Med. Journ.*, 1855.
HUSS, Statistique et Traitement du Typhus et de la Fièvre typhoïde : éd. française Paris, 1855.
STEVEN, On Convulsions in Typhus, and their probable connection with nephritic disease : *Glasgow Med. Journ.*, vol. ii., 1855.
RITCHIE, Clin. Lect. on Continued Fever : *Glasg. Med. Journ.*, ii., 1855.
McGHIE, On the Med. Statistics of the Glasgow Infirmary for 1853 : *Glasg. Med. Journ.*, ii., 1855.
PARKES (E. A), The Gulstonian] Lectures on Pyrexia. *Med. Times and Gaz.*, x., 1855.
BROWN (F. J.), On the Prevalence of Typhoid Fever and absence of Typhus at Rochester and Strood : *Med. Times and Gaz.*, Mai 1855.
CAMPS, Fever at Cowbridge : *Sanitary Rev.*, ii., 185 ; *Med. Times*, xxxi., 477 : *Lancet*, 1855, i., 460.
Review on Typhus and Typhoid Fevers : *Brit. and For. Med. Ch. Rev.*, Oct.. 1855.
WILKS (S.), Report of the cases of Fever in Guy's Hospital in 1854 : *Guy's Hosp. Rep.*, 3rd ser., i., 1855.

1856 — 1857

BARTLETT, The Fevers of the United States : 4 th ed., Philad., 1856.
PEACOCK (1), On the varieties of Continued Fever and their discrimination : *Med. Times and Gaz.*, xiii., 1856.
PEACOCK (2), On the treatment of Fever by repeated large doses of Quinine : *Med. Times and Gaz.*, xiii., 1856.
JENNER (W.), On the Proximate Cause of Fever : *Brit. and For. Med. Chir. Rev.*, Avril, 1856.
WILKS, Report on autopsies and cases of Fever at Guy's Hospital : *Guy's Hosp. Rep.*, 1856.
EWART, On Typhoid and Typhus Fever at the Ajmere Jail : *Ind. Ann. of Med. Sc.*, Oct., 1856.
ROUTH, Fæcal Fermentation as a source of disease : *Assoc. Med. Journ.*, Sept , 1856.
BUDD (W), On Intestinal Fever : its mode of propagation : *Lancet*, 1856, ii., 618. 694.

Fever at the Clergy Orphans' School. St. John's Wood : *Lancet*, 1856, ii.. 555.
FRIEDRICH, Der Abdominal-Typhus der Kinder, Dresden, 1856.
CARNOT, Essai de Mortalité avant et depuis l'introduction de la Vaccine en France : Autun, 1849 ; and *Révue Méd.*, 1856.
BAUDENS, Sur le Typhus de Crimée. *Comp. Rend. de l'Acad. des Sc.*, tom. xlii., 1856.
GODELIER, Mém. sur le Typhus observé au Val-de-Grâce : *Bullet. de l'Acad. de Méd.*, xxi., 881, 1856.
ALFERIEFF, Discussion sur le Typhus observé dans les Armées pendant la guerre d'Orient : Constantinople, 1856.
LYONS and AITKEN, Report on the Pathology of the Diseases of the Army in the East : Blue Book, 1856.
SCRIVE, Relation Méd. Chir. de la Campagne d'Orient : Paris, 1857.
Review on the Diseases of the Army

the Crimea : *Brit. and For. Med. Chir. Rev.*, Juillet 1857.
BOUDIN, Géographie Méd. : Paris, 1857.
HUDSON (A.), Observations on some of the Complications of Fever : *Dub. Med. Journ.*, 1857, vol. xxiii., p. 271.
WUNDERLICH, Beobachtungen über den exanth. Typhus : *Archiv f. physiol. Heilkunde*, 1857, Bd. i., p. 177.
LEDERER, Typhus der Kinder : *Mediz. Wochensch..* 1857.
PARKES (E. A.), On the Urine of Exan·thematic Typhus : *Med. Times and Gaz.*, Feb., 1857.
BENNETT (J. R.), Phlegmasia dolens after Fever : *Med. Times and Gaz.*, April, 1857.
STEWART (A. P.), On Phlegmasia dolens after Typhus : *Med. Times and Gaz.*, 1857.
The disease at the National Hotel, Washington : *Boston Med. and Surg. Journ.*, vol. lvi. ; *New York Journ. of Med.*, new ser. vol. iii., 1857.
JONES (C. H.), Observ. on Elimination in Fever : *Brit. Med. Journ.*, Aug. 22, 1857.
YATES, On the identity or non-identity of Typhus and Typhoid Fever : *Midland Journ. of Med.*, Oct., 1857.
SCRIVEN (J. B.), On Indian Fevers : *Ind. Ann. of Med. Sc.*, No 8, 1857.
MURCHISON, History of the distinction of Typhus and Typhoid Fever : *Mep. Times and Gaz.*, Dec., 1857.

1858 — 1859

JACQUOT, Du Typhus de l'Armée d'Orient : Paris, 1858.
BAUDENS, La Guerre de Crimée : Paris, 1858.
ARMAND, Hist. Méd. Chir. de la guerre de Crimée : Paris, 1858.
LEUDET, Recherches Anat. et Chir. sur les Hydropisies consécutives à la Fièvre Typhoïde : *Archiv. Gén. de Méd.*, sér. 5, tom. xii., 1858.
DRUHER, Hist. des épidémies de Fièvre Typhoïde, observées dans le département du Doubs : *Gaz. Hebdom.*, Juin, 1858.
STEWART (A. P.), Typhus and Typhoid Fever ; History of their Distinction : *Med. Times and Gaz.*, Mars 1858.
CHRISTISON, On the changes which have taken place in the constitution of Fevers and Inflammations in Edinburgh, during the last 40 years : *Ed. Med. Journ.*, Jan., 1858.
RICHARDSON, The cause of the Coagulation of the Blood : London, 1858.
COPLAND, Dict. of Pract. Med., 3 vols., Lond., 1834 to 1858.
CHAMBERS (T. K.), On Low Fever : *Lancet*, Jan. and Feb., 1858.
C. H. JONES (1), On the theory of Elimination in the Treatment of Disease : *Brit. Med. Journ.*, April, 1858.
C. H. JONES (2), General Considerations respecting Fever : *Brit. Med. Journ.*, Aug., 1858.
MURCHISGN (1), Contributions to the Etiology of Continued Fevers : *Med. Chir. Trans.*, March, 1858.
MURCHISON (2), On the supposed changes in the type of Continued Fevers : *Ed. Med. Journ.*, Aug., 1858.
MURCHISON (3), On the Classification and Nomenclature of Continued Fevers : *Ed. Med. Journ.*, Oct., 1858.
MURCHISON (4), Account of a Pig fed for six weeks on Typhoid Dejections : *Trans. Path. Soc.*, vol. x., Nov., 1858.
BARKER, The Influence of Sewer-emanations : London, 1858.
SNOW, Typhoid Fever from drinking water : *Med. Times and Gaz.*, Feb., 1858.
TAYLOR, On the communication of Fever by Ingesta : *Ed. Med. Journ.*, June, 1858.
ACLAND, Report on Fever at Great Horwood in Buckinghamshire : Oxford, July, 1858.
SIMON (JOHN), First Report of the Med. Off. of the Privy Council for 1857 : London, 1858.
HIRSCH, Handb. der geographischen Pathologie : Bd. i., Erlangen, 1859.
GOODEVE, Clin. Lect. on Typhoid Fever at Calcutta : *Ind. Ann. of Med. Sc.*, No 11, June, 1859.
REEVES, Treatise on Enteric Fever : Philadelphia, 1859.
MICHEL, Des rechutes de la Fièvre Typhoïde : *L'Union Méd.*, Nov., 1859.
FONSSAGRIVES, Recherches Hist. sur l'épidémie qui en 1758 ravagea la ville de Brest : *Ann. d'Hyg. Pub.*, 2me sér., tom. xii., 1859.
MAGONTY, Nouveau Traitement de la Fièvre Typhoïde : Paris, 1859.
MURCHISON (1), On the prevalence of Continued Fever in Great Britain in 1858 : *Lancet*. Avril 1859.
MURCHISON (2), Cases illustrating origin of Typhus from Overcrowding : *Med. Times and Gaz.*, Juillet 1859.
MURCHISON (3), On the causes of Continued Fevers, in reference to the Windsor epidemic : *Ed. Med. Journ.*, Août et Oct. 1859.
MURCHISON (4), On the Co-existence of two or more acute specific diseases in the human system : *Brit. and For. Med. Chir. Rev.*, Juillet 1859.

SIMON (J.), Report of the Med. Off. of the Privy Council for 1858 : London, 1859.

BARKER, Illustrations of the origin and propagation of certain epidemic diseases : London, 1859.

BUDD (W.), Intestinal Fever essentially contagious; its mode of propagation, etc. : *Lancet*, vol. ii.

GAIRDNER (W. T.), Clinical Notes on Fever : *Ed. Med. Journ.*, juil. et sept., 1859.

1860 — 1862

TODD, Clinical Lecture on certain acute diseases : London, 1860.

TWEEDIE, Lumleian Lectures on Fevers : *Lancet*, 1860.

BELL (Jos.), Contrib. to the Pathology and Therapeutics of Typhus Fever : *Glasg. Med. Journ.*, vols. vii., viii., ix., 1860.

KENNEDY (H.), Observations on Typhus and Typhoid Fevers, as seen in Dublin : *Ed. Med. Journ,,* Sept., 1860.

BUDD (W.), On Intestinal Fever : *Lancet*, Fev. et Mars 1860.

BRISTOWE, Analysis of Cases of Perforation of the Bowel in Typhoid Fever : *Path. Soc. Trans.*, vol. xi., Avril, 1860.

GAIRDNER (W. T.), On the distinctions of Typhus and Enteric Fever : *Lancet*, July, 1860.

WARNECKE, Die Quantitat Ausscheidungs-Verhalt des Harnstoffs im Typhoïd-Fieber : *Schmidt's Jahrb.*, Bd. 108, 1860.

CAZALAS, Maladies de l'Armée d'Orient : Paris, 1860.

GIETL (F. VON), Beobachtungen aus Medicinischen Klinik zu München, 1860.

BARRALLIER, Du Typhus Épidémique à Toulon : Paris, 1861.

TROUSSEAU, Clinique Méd. de l'Hôtel-Dieu, tom. i. : Paris, 1861; and *Eng. Transl.*, 1869, vol. ii.

LYONS, A Treatise on Fever : Lond., 1861.

ANDERSON, Ten Lectures on Fever : London, 1861.

WALKER, On an epidemic of Typhus in the N. W. Provinces of India : *Edin. Med. Journ.*, Mai, 1861.

SIMON (J.), Third Report of Med. Off. of the Privy Council : London, 1861

LAYCOCK, On the Causes of Fever : *Edin.*, 1861.

BUDD (W.), On the Pythogenic Theory of Intestinal Fever : *Brit. Med. Journ.*, 1861.

Typhoid Fever at Munich, from the Use of Impure Water : *Ed. Med. Journ.*, Juin 1862.

DUNCAN (W. H), On the introduction of Fever into Liverpool by the crew of an Egyptian frigate : *Trans. Epidem. Soc.*, vol. i., 1862.

GAIRDNER W. T. (1), Public Health in relation to Air and Water : Edinburgh, 1862.

GAIRDNER, W. T. (2), Clinical Medicine : Edinburgh, 1862.

RANKING and CORNISH, On the prevalence of Enteric Fever in India : *Madras Journ. of Med. Rc.*, Avril 1862.

JOHNSON (G.), Clinical Lecture on Typhus : *Med. Times and Gaz.*, March, 1862.

WUNDERLICH, On Digitalis in Typhoid Fever : *Med. Times and Gaz.*, Juillet 1862.

PEACOCK, On the recent epidemic of Fever : *Lancet*, 1862, vol. ii.

KENNEDY (H.), Further Observations on Typhus and Tiphoid Fevers in Dublin : *Dub. Journ. of Med. Sc.*, Août 1862.

HJALTELIN, On the disinfecting treatment of Typhus : *Edin. Med. Journ.*, Sept., 1862.

MAUER, Ein Beitrag zur Genese und Prophylaxis des Typhus : *Henke's Zeitsch. für die Staatsarzneikunde*, Erlangen, 1862.

HABERSHON (S. O.), On some cases of Typhus Fever : *Trans. Med. Soc. Lond.*, xol. ii., 1862.

PEET (J.), On the prevalence of Typhoid Fever in Bombay : *Trans. Med. and Phys. Soc. of Bombay*, 1862.

TWEEDIE (A.), Lectures on the distinctive characters, pathology, and treatment of Continued Fevers : Lond., 1862.

MURCHISON (C.), A Treatise on the Continued Fevers of Great Britain : Lond., 1862.

1863

GAIRDNER (W. T.), Blin. Observ. on Fever in the Royal Infirmary of Glasgow : *Lancet*, 1863, i., 438.

PATRY, De la Gangrène des membres

dans la Fièvre typhoïde : *Archiv. Gén. de Méd.*, Fév., 1863.

BUCHANAN (G.), On recent Typhus in Lancashire : *Trans. Epidem. Soc.*,

Feb.. 1863, vol. ii. p. 17; also in *5th Rep. of Med. Off. of Privy Council*.

CHRISTISON (R.), Address on Public Health to Social Science Association :

Brit. Me l. Journ., Oct. 24, 1863.

BARKER (T. H), On Malaria and Miasmata and their influence on the production of Typhus and Typhoid Fevers, etc. : London, 1863.

1864

GRIESINGER, Infectionskrankheiten, Zweite Auflage; Erlangen, 1864.

RADFORD (T.), Plea for establishment of an hospital for the contagious diseases of children : Manchester, 1864.

MURCHISON (C.), On the isolation of infectious diseases : *Med. Times and Gaz.*, Fev. 20, 1864.

RUSSELL (J. B.), Analysis of 300 cases of Typhus : *Glasg. Med. Journ.*, Juillet 1864.

CHUCKERBUTTY, Typhus Fever in the Medical College Hospital, Calcutta : *Brit. Med. Journ*, Dec. 10, 1864.

GOODRIDGE, On the Origin of an outbreak of Typhus in the Bath Refuge : Bath, 1864.

SPANTON (W. D.), On the urine of Typhoid and Typhus Fever : *Med. Times and. Gaz.*, Juin 18, 1864.

MACGILLIVRAY (P. H.), Notes of dissections of Colonial Fever : *Australian Med. Journ.*, Août 1864.

FRITZ, Étude clinique sur divers symptômes spinaux observés dans la Fièvre Typhoïde : Paris, 1864.

ZENKER, Ueber die Veränderungen der willkührlichen Muskeln im Typhus abdominalis : Leipzig, 1864.

FERBER (R. F.), Die Wirksamkeit der Digitalis im Abdominal-Typhus : *Virchow s Archiv. f. path. Anat. u. Klin. Med.*, XXX., 290.

1865

BEALE (L.), On Contagion : *Med. Times and Gaz.*, Sept. 7, 1865.

JONES (BENCE), On Fermentation and Fevers : *Med. Times and Gaz.*. Mars 17, 1866.

GIETL (FRANZ VON), Die Ursachen des enterischen Typhus in München : Leipzig, 1865.

KESTEVEN (W. B.), Contribution to the Etiology of Typhoid Fever : *Beale's Arch. of Med.*, No. 15, 1865.

THIN, Typhoid Fever in Penicuik : *Ed. Med. Journ.*, Jan., 1865.

SHERIFF, Account of a remarkable outbreak of Enteric Fever : *Ed. Med. Journ.*, Dec., 1865.

PALMER, FORD, and EARLE, Report upon Epidemic at Maplewood Ladies' Institute. A reprint from *Boston Me.l. and Surg. Journ.* for 1864 : Boston, 1865.

WILLEBRAND (F. VON), Iod gegen Typhus : *Virchow's Archiv. f. path. Anat. u. klin. Med.*, 1865, xxxiii., 517.

WHITLEY (G.), Report on the Fevers prevailing epidemically in St. Petersburgh, in 1864-5: *Eighth Rep. of Med. Officer of Privy Council.*

BERNSTEIN (M. N.), La Fièvre récurrente à Odessa: *Gaz. Méd. de Paris*, juillet, 15, 1865.

MILLAR (J.), Notes on the recent epidemic in St. Petersburgh : *Ed. Me l. Journ.*, Sept. 1865.

HERMANN U. KUTTNER, Die Febris recurrens in St Petersburgh : Erlangen, 1865.

MURCHISON, On the Cerebro-spinal symptoms and lesions of Typhus Fever: *Lancet*, 1865, i., 417, 482.

GAIRDNER, W. T. (1), Two months of Fever duty in the Glasgow Royal Infirmary : *Glasg. Med. Journ.*, Jan. 1865.

GAIRDNER W. T. (2), The Phenomena of Crisis in Typhus Fever : *Lancet*, 1865, i., 56.

STARK (JAMES), Remarks on the Epidemic Fever of Scotland during 1863-5 : *Trans. Epid. Soc.*, ii., 304.

1866

PERRY (R.), Observ. on the present epidemic of Typhus : Glasgow, 1866.

GRIMSHAW, T. W. (No. 1), On Atmospheric conditions influencing the prevalence of Typhus : *Dub. Quart. Journ. of Med. Sc.*, Mai 1866.

GRIMSHAW, T. W. (No 2), Treatment of

Typhus Fever by Tea : *Med. Press and Circ.*, 1866.

FOX (E. L.), Where should Typhus be treated ? *Ed. Med. Journ.*, Jan. 1866.

BUCHANAN (G.), Typhus Fever: *Reynolds' System of Medicine*, i., 527.

DA COSTA (J. M.), Researches on Typhus

Fever: Rep. from *American Journ. of Med. Sc.*, Jan. 1866.

Russell (J. B.), Suggestions for the logical use of Hospital Statistics: *Glasg. Med. Journ.*, 1866.

Kennedy (H.), On mixed types of Fever in relation to the identity or non-identity of Typhus and Typhoid poisons: *Med. Press and Circ.*, 1866.

Anderson (Keith), Researches on the daily excretion of urea in Typhus Fever: *Ed. Med. Journ.*, Feb. 1866.

Begbie (J. W.), Relapsing Fever: *Reynolds's Syst. of Med.*, i., 637.

Harkey (John), Enteric or Typhoid Fever: *Reynolds's Syst. of Med.*, i., 558.

Baeumler (C.), Klinische Beobach. ueber Abdominal-Typhus in England:

Deutsch. *Archiv. f. klin. Med.*, 1866.

Lang (G.), Die Typhus epidemie in Neuhausen: Schaffhausen, 1866.

Lothholz, Beitrag zur Aetiologie des Ileotyphus: Jena, 1866.

Liebermeister, Ueber die Wirkungen der febrilen Temperatursteigerung: *Deutsch. Archiv. f. klin. Med.*, 1866.

Ladé, De la température du corps dans la Fièvre typhoïde: Genève, 1866.

Compton (T. A), Temperature in Acute Disease: London, 1866.

Smith (G. S.) Thermometric Observ. on the Fevers of Children: *Ed. Med. Journ.*, Mars 1866.

Warter (J. S.), On the use of the Thermometer in Disease: *Barth. Hosp. Rep.*, ii., 64.

1867

Thompson (R. E.) Thermometrical Observ. on Typhoid Fever: *St. George's Hosp. Rep.*, ii., 75.

Squarey C.), Observ. on the Temperature and the Urine in Typhus Fever: *Med. Chir. Trans.*, vol. l., 1867.

Grimshaw, T. W. (No. 1), On the value of Thermometric Observ. in Typhus Fever: *Dub. Quart. Journ. of Med. Sc.*, Mai 1867.

Grimshaw, T. W. (No. 2), Sphygmographic Observ. on the Pulse of Typhus: *Dub. Quart. Journ. of Med. Sc.*, Fev. 1867.

Murchison, On the presence of urea in the blood of Typhus: *Med. Times and Gaz.*, Mai 1867.

Scoresby-Jackson (R. E.), Case of Typhus Fever followed by right Hemiplegia and amnesic Aphasia: *Ed. Med. Journ.*, Jan. 1867.

Moers, Eine Epidemie von exanthemat. Typhus in Bonn: *Deutsch. Arch. f. klin. Med.*, 1867, ii., 36.

Davies D.), The late epidemic of Typhus in Bristol: *Med. Times and Gaz.*, Oct. 19, 1867.

Russell (J. B.), A clinical study of stimulation in Typhus: *Glasg. Med. Journ.*, 1867.

Maclagan T. J. (No. 1), Typhus statistics of the Dundee Royal Infirmary: *Ed. Med. Journ.*, Aug., 1867.

Maclagan, T. J. (No. 2), On Enteric Fever in Dundee and neighbourhood: *Ed. Med. Journ.*, Oct. 1867.

Harpe (Ph. de la), Recherches sur les divers modes de propagation de la Fièvre typhoïde dans le canton de Vaud: Lausanne, 1867.

Coleman, Pythogenic Fever, an attempt to disprove its communicability or identy with typhus: *Med. Press and Circ.*, 1867.

Hardie (G. K.), Spontaneous Origin of Enteric Fever in military prison of Limerick: *Brit. Med. Journ.*, Fev. 3, 1867.

Macgillivray (P. H.), Observations on Enteric Fever: *Australian Med. Journ.*, Août 1867.

Nicholls (J. T.), On the use of Sulphite of Potash in Typhoid Fever: 1867,

Stewart (A. P.), Medical Aspects of Sanitary Reform: London, 1867.

Hudson (A.), Lectures on the study of Fever: Dublin, 1867.

Zuelzer (W.), Der recurrirende Typhus in St. Petersburgh. Being an Appendix to his German translation of 'Murchison on the Continued Fevers of Great Britain': Berlin, 1867.

Arnould (J.), Du Typhus à rechutes au pénitencier d'Aïn-el-Bey: *Archiv. Gén. de Méd.*, 1867, ii., 69.

1868

Virchow (R.), On Famine Fever, and some of the other cognate forms of Typhus; English Transl.: London, 1868.

Hallier (E.), Parasitologische Untersuchungen auf die pflanzlichen Oarg-

nismen bei Masern, Hungertyphus, Darmtyphus, etc.: Leipzig, 1868.

Rosenstein (S.), Mittheilungen ueber Fleckfieber: *Archiv. f. path. Anat. und klin. Med.*, Bd. xiiii., 377.; also

Med. Times and Gaz., 1868, ii 720,., and 1869, ii., 88, 220.

MILLER (J. W.), On the range of Temperature in Typhus and Enteric Fevers : *Brit. and For. Med. Chir. Rev.*, Oct. 1868.

STONE (W. H.), Typhoid in the Tropics : *Brit. and For. Med. Chir. Rev.*, July, 1869 and 1869 : and *Med. Times and Gaz.*, 1868, i., 200.

CLARK (H.), Account of an epidemic of Typhoid Fever at Bishop's School, Jutog : *Ind. Ann. of Med. Science*, 1868, xii., 145.

GAIRDNER (W. T.), On the limits of alcoholic stimulation in acute disease : *Glasg. Med. Journ.*, Nov. 1868.

BRAND (E.), Die Heilung des Typhus : Berlin, 1868.

BRAND (E.), Anweisung für die Krankenwärter bei der Behandlung des Typhus mit Bädern : Berlin, 1868.

JURGENSEN (TH.), Klin. Studien ueber die Behandlung des Abdominal-Typhus Mittelst des kalten Wassers : Leipzig. 1867 ; also in *Deutsch. Archiv. f. klin. Med.*, Bd. iii., iv.

LIEBERMEISTER and HAGENBACH, Ueber die Anwendung des kalten Wassers bei fieberhaften Krankheiten : Leipzigs, 1868.

1869

SCHROEDER (L.), Ueber die Einwirkung kalter Bäder auf die CO^2- und Harnstoff-Ausscheidung beim Typhus : *Deutsch. Archiv. f. klin. Med.*, 1869. Bd.. vi., p. 385.

ZUELZER (W.), Uueber die Verbreitung der typhoiden Krankheiten in Berlin : Berlin, 1869.

THEURKAUF (J.), Ueber Typhus exanthematicus : *Archiv. f. path. Anat. und Klin. Med.*, 1869, Bd. xliii., 34.

RUSSELL et COATS, On the excretion of Urea in Typhus : *Glasg. Med. Journ.*, 1869, p. 489.

BEVERIDGE (R.), On the connection of Typhus with lesion of the cervical Sympathetic : *Med. Times and Gaz.*, Avril 24, 1869.

BASTIAN (H. C.), Plugging of cerebral vessels as a cause of delirium, etc., in Fever : *Pathological Trans,*, vol. xx., 8.

MACLAGAN (T. J.), Thermometrical Observations : *Ed. Med. Journ.*, 1869.

IMMERMANN (H), Zur Theorie der Tagesschwankung im Fieber des Abdominaltyphus : *Deutsch. Archiv. f. klin., Med.*, 1869, Bd. vi., 561.

HOFFMANN (C. E.), Untersuchungen ueber die path. anat. Veranderungen der Organe beim Abdominaltyphus : Leipzig, 1869.

MORIN (A.), Des Perforations intestinales dans le cours de la Fièvre typhoïde : Paris, 1869.

KNOEVENAGEL, Beitrag zur Aetioliogie des Typhus abdominals : *Berliner klin.*

PETTENKOFER (MAX VON), Boden und Grundwasser in ihren Beziehungen zu Cholera und Typhus : München, 1860.

MURCHISON, On the reappearance of Relapsing Fever in England : *Lancet*, 1869, ii., 503.

CLARK (H.), An Account of Cases of Relapsing Fever in India : *Ind. Ann. of Med. Science*, Jan 1869.

WYSS et BOCK, Studien ueber Febris recurrens : Berlin, 1869.

OBERMEIER, Ueber das wiederkehrende Fieber : *Archiv. f. path. Anat. u. klin. Med.*, Bd. xlvii., 162, 428.

PASTAU, Die erste Epidemie von Febris recurrens in Schlesien : *Archiv. f. path. Anat. und klin. Med.*, Bd. xlvii., 282, 487.

PRIBRAM et ROBITSCHEK, Studien ueber Febris recurrens : *Prag. Vierteljahrschrift*, 1869.

LEBERT, Beitrage zur Kenntniss des biliösen Typhoids : *Deutsch. Archiv. f. klin. Med.*, 1869, s. 501.

ESTLANDER (J. A.), Ueber Chorioiditis nach Febris typhosa recurrens : *Archiv. f. Ophthalmologie*, 1869, Bd. xv., Abth. ii., 108.

HUPPERT, Ueber den Stickstoffumsatz bei Febris recurrens : *Archiv. der Heilkund.*, 1869. s. 503.

SCHULTZEN (O.), Ueber den Stickstoffumsatz bei Febris recurrens : Berlin, 1869.

RIESENFELD (E.), Harnanalysen bei Febris recurrens : *Archiv. f. pat. Anat. und klin. Med.*, Bd. xlvii., s. 130.

EBSTEIN (W.), Die Recidive des Typhus : Breslau, 1869.

1870

LEBERT (H.), Aetiologie und Statistik des Rückfalls-Typhus und des Hecktyphus in Breslau : *Deutsch. Archiv. f. klin. Med.*, 1870.

FRANTZEL, Ueber Krisen und Delirien bei Febris recurrens : *Archiv. f. path. Anat. und klin. Med.*, Bd. xlix., 127.

MUIRHEAD (C.), Relapsing Fever in

Edinburgh : *Ed. Med. Journ.*, juil. 1870.

CLYMER (M.), Notes on the history of Relapsing Fever : *New York Med. Journ.*, xi., 55.

FLINT (A.), On Relapsing Fever : *New York Med. Journ*, xi., 110.

CLARK (A.), On Relapsing Fever : *New York Med. Record*, Mars, 1870.

PARRY (J. S), Observ. on Relapsing Fever in Philadelphia in the winter of 1869-70 : *Amer. Journ. of Med. Science*, Oct. 1870.

BEALE (L. S.), Disease-Germs, their supposed nature : London, 1870.

SANDERSON (J. B.), On the intimate pathology of Contagion : *Twelfth R.p. of Med. Off. of Privy Council.*

Fox (E. L.), The temperature of Fevers :

Med. Times and Gaz., 1870, i., 144.

LEYDEN (E.), Ueber die Respiration im Fieber : *Deutsch. Arch. f. klin. Med.*. 1870, s. 536.

VOGEL (A.), Die Nagel nach fieberhaften Krankheiten : *Deutsch. Arch. f. klin. Med.*, 1870, s. 333.

ZIEMSSEN et IMMERMANN, Die Kaltwasserbehandlung des Typhus abdominalis ; Leipzig, 1870.

RUSSELL (J. B.), Hydrate of Chloral as a hypnotic in Typhus : *Glasg. Med. Journ.*, Fev. et Mai, 1870.

MURCHISON, On some of the varieties of Enteric Fever : *Lancet*, Dec. 10, 1870.

GILLEPSIE (J. D.), Notes on an epidemic of Typhoid Fever at Donaldson's Hospital : *Edinb. Med. Jou.n.*, Mai 1870.

1871

ROLLESTONE (G.), On Typhoid or Enteric Fever in Indian Jails : *Lan-et*, 1871, i., 7.

BALLARD (E.), On a localised Outbreak of Typhoid Fever traced to the use impure Milk : London, 1871.

ALLBUTT (T. C.), Marasmus, as a consequence of Enteric Fever : *Brit. Med., Journ.*, 1871, ii., 547.

MACLAGAN (T. J.), On the nature of the Intestinal Lesion of Enteric Fever : *Edinb. Med. Journ.*, Avril 1871, et *Lancet*, Jan., 1872.

HARLEY (JOHN), The Pathology of Scarlatina, and the relation between Enteric and Scarlet Fevers : *Med. Chir. Trans.*, vol. lv.

MURCHISON, On the Period of Incubation of Typhus, Relapsing Fever, and Enteric Fever : *St. Thomas's Hosp. Reports*, vol. ii.

BEALE (L. S.), Disease-Germs, their real nature : London, 1871.

WUNDERLICH, On the Temperature in Diseases : *English Transl. by Sydenham Soc.*, 1871.

GEE (S. J.), Gulstonian Lectures on the Heat of the Body : *Brit. Med. Journ.*, 1871, i., 243.

Fox (WILSON), On the treatment of Hyperpyrexia by the external application of cold : London, 1871.

PARKES (E. A.), Croonian Lectures on elimination of Nitrogen from the human body : *Lancet*, 1871, i.

RUSSELL (J. B.), On subglottic œdema and permanent stricture of Larynx following Typhus : *Glasgow Med. Journ.*, Feb. 1871.

TENNENT (G. P.), Remarks on Relapsing Fever : *Glasg. Med. Journ.*, Mai 1871.

1872 — 1873

LYONS (R. T.), A Treatise on Relapsing or Famine Fever : London, 1872.

BASTIAN (H. C.), The Beginnings of Life : London, 1872.

BEGBIE (J. W.), The Swelled Leg of Fevers : *Ed. Med. Journ.*, Sept. 1872.

NOTHNAGEL (H.), Die nervosen Nachkrankheiten des Abdominaltyphus : *Deutsches Archiv. für klin. Med.*, 1872, ix., 480.

MACLAGAN (T. J.), Hæmorrhage from the Bowels in Enteric Fever ; its varieties and significance : *Lancet*, Fev. 8, 1873.

HARLEY (JOHN), Tubercular Fever and its relation to Enteric Fever : *St. Thos. Hosp. Rep.*, vol. iii.

KENNEDY (H.), On the relation of Enteric Fever to the Strumous Diathesis : *Dub. Journ. of Med. Sc.*, Mars 1873.

OBERMEIER (O.), Vorkommen feinster, eine Eigenbewegung zeigender Faden im Blute von Reccurrenzkranken : *Centralbl. für med. Wissensch.*, 1873, No. 10 ; et *London Med. Record*, Avril 16, 1873.

TABLE DES MATIÈRES

CHAPITRE I

CHAPITRE II

CHAPITRE III

CHAPITRE IV

CHAPITRE V

CHAPITRE VI

CHAPITRE VII

CHAPITRE VIII

CHAPITRE XV

CHAPITRE XVI

CHAPITRE XVII

APPENDICE

TABLE ALPHABÉTIQUE ET ANALYTIQUE ·

3554-77.—· CORBEIL. Typ. et stér. de CRÉTÉ.

[illegible]

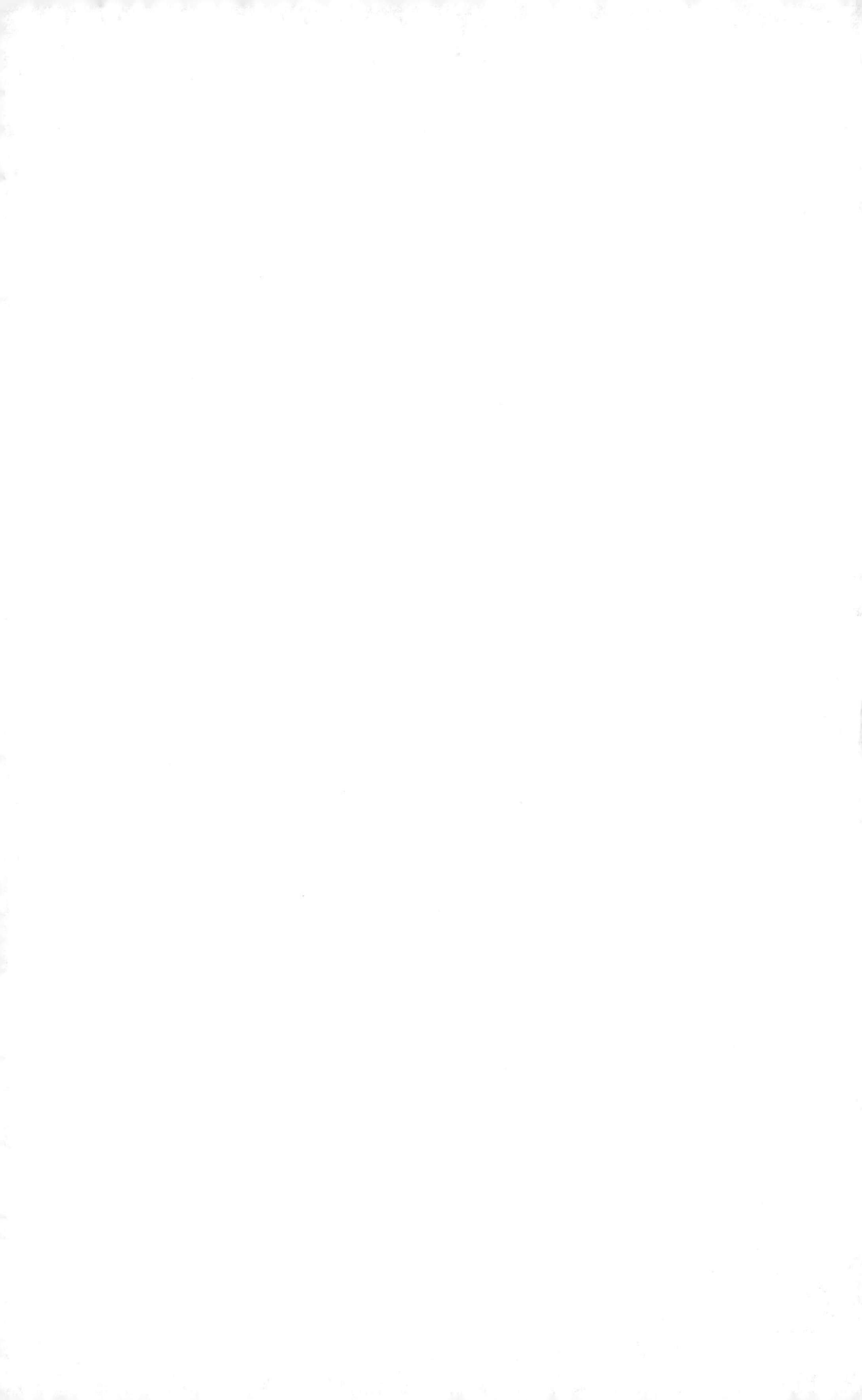

www.ingramcontent.com/pod-product-compliance
Lightning Source LLC
LaVergne TN
LVHW050126060726
842524LV00001B/113